Rethinking Cancer
A New Paradigm for the Postgenomics Era

重新思考癌症
后基因组时代的新范式

[英]伯恩哈德·施特劳斯（Bernhard Strauss）

[意]玛塔·贝托拉索（Marta Bertolaso）

[瑞典]英格玛·恩博瑞（Ingemar Ernberg）　　主编

[美]米娜·比塞尔（Mina J.Bissell）

罗伟仁　主译

清华大学出版社
北京

北京市版权局著作权合同登记号　图字：01-2023-4998

© 2021 Massachusetts Institute of Technology

This edition has been translated and published under licence from The MIT Press.

图书在版编目（CIP）数据

重新思考癌症：后基因组时代的新范式 /（英）伯恩哈德·施特劳斯等主编；罗伟仁主译 . — 北京：
清华大学出版社，2024.8
书名原文：Rethinking Cancer: A New Paradigm for the Postgenomics Era
ISBN 978-7-302-64627-3

Ⅰ . ①重… Ⅱ . ①伯… ②罗… Ⅲ . ①基因组－应用－治疗 Ⅳ . ① R730.5

中国国家版本馆 CIP 数据核字（2023）第 180946 号

责任编辑：孙　宇
封面设计：常雪影
责任校对：李建庄
责任印制：丛怀宇

出版发行：清华大学出版社
　　　　　网　　　址：https://www.tup.com.cn，https://www.wqxuetang.com
　　　　　地　　　址：北京清华大学学研大厦 A 座　　　　邮　　编：100084
　　　　　社 总 机：010-83470000　　　　　　　　　　邮　　购：010-62786544
　　　　　投稿与读者服务：010-62776969，c-service@tup.tsinghua.edu.cn
　　　　　质量反馈：010-62772015，zhiliang@tup.tsinghua.edu.cn
印 装 者：三河市铭诚印务有限公司
经　　销：全国新华书店
开　　本：185mm×260mm　　　印　张：27.75　　　字　数：526 千字
版　　次：2024 年 8 月第 1 版　　　印　次：2024 年 8 月第 1 次印刷
定　　价：268.00 元

产品编号：098613-01

译 者 名 单

主　译　罗伟仁

译　者　（排名不分先后）

罗伟仁　深圳市第三人民医院（南方科技大学
　　　　第二附属医院）

肖　东　南方医科大学

秦文健　中国科学院深圳先进技术研究院

蒋丽娟　深圳湾实验室

帅世民　南方科技大学

马文学　美国加利福尼亚大学圣地亚哥分校

李　肖　中国医学科学院肿瘤医院

许　扬　南方科技大学

胡海亮　南方科技大学

曾宪涛　武汉大学中南医院

魏　强　南方医科大学南方医院

张宝童　南方科技大学

原著者

David Basanta

H·李·莫菲特癌症中心和研究所

Thea Newman

SOLARAVUS

Marta Bertolaso

科技实践哲学研究所

Larry Norton

纪念斯隆－凯特琳癌症中心

Mina J. Bissell

劳伦斯伯克利国家实验室

Roger Oria

加利福尼亚大学旧金山分校

Kimberly J. Bussey

亚利桑那州立大学新学院

Laxmi Parida

IBM（国际商用机器公司）

Luca Vincenzo Cappelli

威尔康奈尔医学院

罗马大学

Jacques Pouysségur

蔚蓝海岸大学

Peter Csermely

塞梅维什大学

Kahn Rhrissorrakrai

国际商用机器公司研究实验室

Paul C. W. Davies

亚利桑那州立大学

Jacob Scott

克利夫兰医学中心

Ingemar Ernberg

卡罗林斯卡医学院

Bernhard Strauss

剑桥大学

Sui Huang

系统生物学研究所

Dhruv Thakar

加利福尼亚大学旧金山分校

Giorgio Inghirami

威尔康奈尔医学院

Emmy W. Verschuren

赫尔辛基大学

Christoph A. Klein

雷根斯堡大学

Valerie M. Weaver

加利福尼亚大学旧金山分校

Courtney König

雷根斯堡大学

Liron Yoffe

威尔康奈尔医学院

Andriy Marusyk

H·李·莫菲特癌症中心和研究所

Maša Ždralević

黑山大学

译者前言

《重新思考癌症》的出版正处癌症研究史的一个重要关头。当前癌症研究的普遍共识是，癌症是由某些基因的特定突变引起的疾病。由于基因组测序技术的迅猛发展，我们对单个癌细胞的了解前所未有，但同时却"云深不知处"。究竟何去何从？该专著拨云见月般为理解和治疗癌症构建了一种全新的理论框架，提出了癌症系统观以及由实证证据支持新研究范式的概念构建模块。其从癌症的四个维度逐一呈现又环环相扣，首先在科学进步观、关系本体论和中尺度结构等理论基础上讨论了新的研究框架；然后采用系统方法的相关性，回顾了非线性、治疗后复发和超进展、细胞吸引子概念、网络理论和非编码 DNA 这基因组"暗物质"；进而通过达尔文进化论、返祖现象及临床实践，探讨了癌症进展的时间性；最后涵盖了组织微环境在癌症中的主导作用，阐述包括癌细胞代谢可塑性、疾病定义对转移的影响以及跨组织层次的不同环境生态位之间相互联系等主题。

该专著由国际上许多在癌症领域作出卓越贡献的科学家共同编撰，有必要在此稍加介绍。例如，主编 Bernhard Strauss 是英国剑桥大学生物化学系资深研究员，其本人组织了专著的编撰工作。Ingemar Ernberg 是卡罗林斯卡医学院微生物及肿瘤生物学中心教授，曾担任"国际 EB 病毒及相关疾病协会"主席，2006 年获得中华人民共和国国际科学技术合作奖。Mina J. Bissell 是劳伦斯伯克利国家实验室杰出科学家，美国科学院院士，因"研究动态互惠以及细胞外基质和微环境，革命性地改变了肿瘤学和组织稳态领域"于 2020 年获得加拿大盖尔德纳国际奖。值得一提的是，在上个世纪 80 年代她开发了 3D 类器官培养技术。

癌症研究迄今仍是以体细胞基因突变占主流，"癌症是一种基因病"这样的观念早已根深蒂固，且有愈演愈烈之势。事实上，这一僵化的旧范式无法解决现实临床治疗中出现的诸多复杂问题，患者预后最终亦难有根本改善，根除癌症这个社会目标更是遥遥无期。我坚信该专著中这些撰稿人对癌症的认识和思考是入木三分的、是高屋建瓴的。为此，我召集了国内外一些深耕在癌症研究领域一线、充满热血和激情的科研人员进行翻译，前后历时二年零三个月，力求忠实于原著而又通俗易懂地介绍给我国医学界、学术界和科技界等领域广大的读者。"忽如一夜春风来，千树万树梨花开"：

倘若这些发人深省的见解可在未来导致变革性创新，为我国癌症研究和临床治疗带来气象一新，最终是患者获益和百姓安康，那便是此译书最大的初心。

"癌症本质并非基因病"——我本人近期构建了医学生态病理学，提出癌症是多维时空"生态进化合一"病理生态系统。我们正站在癌症研究的关键十字路口，是时候摒弃以基因突变为中心的线性还原模式，"重新思考癌症"了！

罗伟仁

2024 年 8 月于深圳

原著序

  生物学是 21 世纪的一门前沿学科。和所有其他学科一样，生物学研究进展取决于实证研究、理论构建、建模和社会背景之间的相互关系。尽管分子生物学和实验生物学近年来取得了巨大成就，产生了大量高度详细的数据，但是将这些结果整合到有用的理论框架中却滞后不前。很大程度地受实用主义和技术因素的驱使，生物学研究仍然较少受到理论的指导。通过促进生物科学领域中新理论的形成和讨论，本丛书愿景在于填补我们对一些重要的开放式生物学问题认识上的重要空白，例如生物形态的起源和组织、发育和进化之间的关系，以及认知和思维的生物学基础。理论生物学有着深厚的历史渊源，其根基可追溯至 20 世纪初维也纳的实验传统。Paul Weiss 和 Ludwig von Bertalanffy 是最早在现代意义上使用"理论生物学"这个术语的人之一。在他们的认知里，这门学科并不像如今这样局限于数学的形式化，而是扩展到生物学的概念基础。维也纳丛书所要强调的正是这种对理论概念的全面和跨学科整合的承诺。当今，理论生物学涵盖了遗传学、发育生物学和进化生物学等现代生物学的核心主题，同时也包括了计算或系统生物学的相关领域，并延伸到科学的自然主义哲学。维也纳丛书是由 KLI（一个从事自然复杂系统高级研究的国际研究机构）组织的以理论为导向的研讨会中发展而来，其承办研究项目、研讨会、图书项目和《生物学理论》期刊，所有这些均致力于理论生物学的各个领域层面，着重但不限于对发育、进化和认知科学的整合。丛书编辑欢迎读者对这些领域的图书项目提出建议。

Gerd B. Müller、Thomas Pradeu 和 Katrin Schäfer

原著前言

本书的出版正值癌症研究史上的一个重要时刻。我们之前从未对单个癌细胞有过如此深入的了解，但对于如何将这些知识转化为成功治疗也从未如此茫然不知所措。这本书也是在全球新型冠状病毒肺炎（COVID-19）暴发一年多后出版。这场病毒大流行不仅造成许多其他毁灭性后果，还导致数百万癌症患者无法获得治疗或诊断。此外，癌症研究支出也大幅下降。根据英国国家癌症研究所（National Cancer Research Institute）2020 年 10 月公布的数据显示，受慈善部门资金下降 46% 的影响，预计英国的癌症研究总支出将下降 24%。疫情对癌症患者和癌症研究的影响将在未来数年内持续存在，因此对目前可用的资金进行有的放矢就显得尤为重要。

在过去的四十年里，技术的飞跃进步使早期诊断、更好的手术、更完善的疾病监测和随访成为了可能，而癌症存活率统计数据刚开始体现这一点。目前，仍难以证实晚期疾病治疗后的患者寿命是否显著延长，而这正是衡量我们能够有效治愈癌症的真正标准。然而，面对全球范围内迅速增长的癌症发病率，这实属当务之急。但我们似乎仍在等待二十年前第一个人类基因组测序在"基因组学革命"时所承诺的进展。

21 世纪初是生物医学研究中一个充满乐观的时期，因为人们普遍认为，一旦我们知道了每一个人类基因，应用程序就会很容易被设计出来，惠及人类健康的切实利益也将不可避免地随之而来。但是，基于对我们基因蓝图"了如指掌"之下所开发的治疗方法很大程度地仍然难以捉摸。例如，精准癌症医学（PCM）中的靶向治疗，仍然只适用于小部分患者，且治疗效果往往不如预期理想。经过五十年的基础研究，肿瘤免疫治疗终于在过去十年中转化为临床实践，但迄今为止仅成功应用于少数类型的癌症。在同一时间跨度内，对基因组的精确操作变得比当时任何人所能想象的还要容易。此外，无论是在单细胞或肿瘤水平，还是在大规模癌症患者队列中，新型计算方法使大量的基因组数据得以深入分析，其目的在于揭示致癌的基因和分子途径。基因组学时代的特点是一种如释重负的感觉，因为人们当时认为了解和操纵生命的方案终于真正到来了。似乎只要略施一些技术上的优化、生物学方面的任何问题包括人类的问题，至少在"原则上"都可以迎刃而解。

　　然而，在 21 世纪的第二个十年，人们已经清楚地认识到，具有诊断或治疗价值的基因、突变和癌症之间的简单关联并不仅仅局限于 DNA 序列水平。我们似乎已经达到了"基因组学的顶峰"。甚至在癌症系统生物学家中也开始达成共识：就算将癌症视为一种复杂的多模态分子网络中的扰动也不会导致直接可行的治疗，即使最近在计算能力和单细胞分析方法方面取得了令人瞩目的进展。这些方法揭示的反而是基因组水平的高度异质性，通常被描述为"复杂性"：不仅在不同癌症之间存在差异，也在同一类型癌症患者之间存在差异，甚至在同一患者肿瘤内部不同癌细胞之间也有差异。这种比比皆是的观察结果导致人们宣布癌症基因组学领域出现了"复杂性危机"。一方面，这一承认将积累多年的大量癌症数据的重要性已然淡化，并经常被用来解释癌症新药在临床上失败的原因；另一方面，蕴涵的意思是，加大在 DNA 序列数据的获取和分析吞吐量（使用人工智能）方面的投入将会在可预见的未来带来重大突破。

　　尽管癌症生物学中核心的因果关系叙事一直存在，即癌症由某些基因突变引起，但许多研究人员开始怀疑 DNA 水平的信息是否足够用以阐明癌症表型，并已转向癌症表观基因组学以及其他类型的组学。因此，癌症研究"后基因组时代"的到来引起了人们的纷纷议论。最初，这个术语有一种乐观的内涵，指的是从此以后很多事情会变得更容易解决，比如实施个性化治疗以及根据患者疾病的具体情况制定治疗方案。虽然这些方法在技术方面确实可以实现，但由于其高度的复杂性以及因此不可避免地存在诊断和治疗的不确定性，更不用说所涉及方法高昂的成本，目前看来似乎不太可能成为常规的治疗方案。与此同时，基于基因组信息的"靶向"药物成功率数据显示，这些药物在临床中的总体成功率远低于预期。

　　或许"后基因组学"确实是要宣布重新启动：我们已经进行了基因组学的研究，但在治疗癌症方面收效甚微，现在需要转向其他领域——但要去哪里？这就是本书的内容。

　　如果套用托马斯·库恩（Thomas S. Kuhn）在 1962 年出版的《科学革命的结构》一书中提出的历史框架，似乎越来越多的科学家今天会同意这一点：目前对癌症研究中被视为"常规科学"的定义或库恩术语中的当代科学"范式"的共识已不足回答有关癌症发生的基本问题。

　　从这一更广阔的历史视角出发，从我们自己和他人科学工作的确凿成果出发，以下两个前提促成了本书的创作。

　　（1）目前的范式认为，某些特定基因发生突变或表达失调导致了癌症的发生，但这一理论本身并未带来治愈癌症的方法——这种失败显然不是由于缺乏财政投资或智力努力造成的。因此，需要一个新的理论框架从因果关系的角度深入理解和治疗癌症（我们并非在批评对基因如何发挥作用及其在生物学中的因果作用的一般了解）。

到底出现了什么问题？我们认为，最重要的是我们应用了一个不完整或不正确的理论框架以试图解释癌症的发生，这具体涉及如何将对单个基因因果作用的简单理解应用于癌症。

（2）在过去二十年的综合数据支持下，可以确定一些对当前范式提出挑战的证据，其正汇聚到一个更为广泛接受的癌症系统观中，并在本书中沿着癌症的不同"维度"逐一呈现。然而，这一观点尚未引起研究实践的改变，也还没有在主流癌症研究中带来根本性的新实验方法。

这个前提的核心在于认识到基于单个（突变）基因或其网络的线性因果关系模型"原则上"无法解释癌症的表型，因此不适用于制定治疗方案。这一观点现在日益得到当初为了寻找简单答案而收集到的数据的支持。然而，目前大多数癌症研究工作的逻辑结构似乎仍然遵循一种思维模式，即为特定的肿瘤寻找少数最相关的癌症基因，或以精准方式靶向这些基因的相应药物。但是越来越明显的是，癌症肯定比这要错综复杂得多。要改变这种思维模式，就需要大家积极协调一致的努力，以将替代概念转化为科学实践——而不是等待"线性"科学自然发展，同时寄希望于相关突破最终"无论如何"会出现。从患者的角度来看，这样的研究投入显然没有达到应有的价值。

本书旨在再次强调，推动癌症研究进步的关键在于新颖的概念或理论思维。最终，只有在研究实践和资助政策方面出现明显变化才能说明新思维是否已经到来。当下，新的思维变得格外重要，例如越来越多曾经被视为"坚实"的基本概念仍构成当前范式的要素，例如"癌基因""克隆扩增""抑癌基因"和"驱动突变"正变得越来越"柔和"，并附有关于其解释力的各种免责声明，而这些声明往往是由先前介绍其的科学家所提出。因此，令人惊讶的是，这并没有导致人们疯狂地寻找额外的概念构建块，即使不是新的框架。

这也突出了癌症研究中理论思维的一个核心问题，即新概念主要出现在基础科学领域，其可以是动态的和不断发展的，但是癌症临床医生仍在基于临床实践的经验见解以及其应用于人类癌症的基础科学概念（通常有一定延迟）之间的紧张关系中徘徊不前。当临床结果与主流范式不一致时，例如在患者肿瘤组织中未发现合理的"癌症突变"，或者合理设计的靶向选择药物不如预期效果，甚至使肿瘤更具侵袭力的时候，临床医生通常会认为，在细胞培养、动物模型或小规模队列中既定的原则可能不适用，因为人类也许是过于复杂和多样化。这些人当然不会去质疑指导临床实践的科学基础，更不用说假设其中存在需要解决的缺陷。尽管临床科学家的数量正在增加，临床科学和基础科学之间的整合也在稳步改善，但目前似乎很清楚的是，除了这些逻辑管理方面的进步，受理论驱动的癌症生物学还需要在概念创新方面带头打先锋。

在过去的四十年里，专门从基因水平阐释癌症的研究工作是如此包罗万象，以至于对至少两代癌症科学家而言，哪怕是试图将其他观点进行概念化也变得举步维艰。这还阻碍了对单个癌细胞水平以外的其他因果相关过程的研究，不仅剥夺了我们研究这些过程的理论工具，甚至连实验工具也一并剥夺。但是，如果要创建一个新的理论框架，我们该从哪里开始？其概念构建块又是什么？

在这里，我们汇集了众多有理论头脑的癌症科学家的贡献，他们提出了关于癌症多个不同领域层面的观点和研究成果，但均一致认为，如果要在寻找治愈癌症的方法方面取得更大的进步，最重要的是重新审视当前的体细胞突变范式。这些思考来自基础癌细胞生物学、临床研究以及理论研究等不同领域，但其对癌症有着超越"特定基因的特定突变导致癌症"这一观念的系统性动态的理解，认为仅将这些突变组合成线性的因果关系链并不足以解释癌症的发生。

我们知道这本著作尚未臻完善，由于时间和篇幅等因素的制约，多年来为可能出现的新范式作出贡献和理论思考的许多同僚无法在此一一列举。特别是炎症和癌症免疫学这两个最近在癌症研究中最为活跃的领域，并没有专门进行论述，尽管在这些领域的相关发现被撰稿人在全书中反复提及。

我们认为，不仅积累了足够牢靠的证据可以根据科学推理改变当前的范式，而且在过去十年中，科学界对变革的准备度也有所提高——尽管资助机构和主流研究工作很大程度上仍然坚守着因循守旧的理念。

在本书中，我们并非旨在再次对当前研究实践进行批驳，毕竟一些作者和其他人过去已经这样做过。相反，我们希望在一些概念方面抛砖引玉，以便引导读者进入一个新的视角，从而可以看到一个同条共贯的癌症研究新理论框架。

编者

目　录

V 下一步该怎么做？

1 导论和概述

Bernhard Strauss

1.1 癌症的理论维度

癌症研究被社会视为一门应用科学，最终评估标准是根据是否实现了其构成目标，即根除癌症。对于部分人而言，过去几十年已经取得了长足的进步，足以证明继续进行当前的科学实践是合理的。对于另一部分人而言，在资金投入和患者的实际获益之间似乎存在相当大的差距，因此其呼吁改变科学范式以缩小这一差距。对于如此不同的观点，有必要更仔细地审视如何真正衡量癌症研究的进步。此外，在提出改变科学范式时，首先需要确定当前癌症研究的理论基础是什么以及其是否实际构成了一个可能正在改变或需要改变的范式。对于一门被视为解决紧迫的实际问题并因此被推设是建立在坚实基础上的科学而言，这并不是一个显而易见的问题。

正如 Marta Bertolaso 和 Bernhard Strauss 在其哲学和科学分析史中所指出的那样，癌症研究的根本范式转变的先决条件最近可能已经出现。他们认为，支撑当前范式的几个理论概念（即某些基因或突变会引发癌症）在过去二十年发生了认知论方面的转变，并逐渐形成了一种癌症系统观，这种观点融合了非线性和互惠（多）因果关系元素以及细胞"生态系统"视角。此外，在数十年的实证证据基础上，同一时期发展起来的一些概念最近在癌症研究领域得到了更为广泛的接受与认同。这些概念扩展涉及到组织/肿瘤微环境、全身免疫应答和炎症的作用、利用进化理论的模型分析癌症进展的时间维度以及来自动力复杂系统理论的概念。这些概念的输入为癌症研究提供了一种理论背景，其在许多方面与过去五十年来主导该领域的体细胞突变主流范式相矛盾。目前，大多数主流癌症研究并没有承认这些矛盾，而是日以继夜加倍努力工作，致力于巩固和维护陈旧老套的科学范式。目前尚未清楚的是，如何将传播基于理论推理的关系认识论的新概念框架整合在一起，从而激发和指导新的科学实践（这也需要相应的资金支持）。对癌症研究中因果关系"复杂性"不断增加的认知实际上是否表明人们对当前思维的不满正在加剧，导致对现有概念的进一步质疑，随之而来是远离当前范式的一个快速"相变"，从而为进入新的方向铺平道路——就像人们对任何复杂的动力系统（比如科学界）所期望的那样？

复杂的问题总是考验着任何科学的基础，癌症也不例外，正如 Thea Newman 在其章节用物理学的例子巧妙地证明的那样。显然，其他科学领域也曾出现过这种情况，因此可以从物理学中吸取教训，了解如何在我们的理论思维中理性选择不同的"粒度"，使困难的问题突然变得茅塞顿开，进而导致意想不到的简单、更大的解释力以及新的前进方式，就如 Newman 在癌症领域的两项长期观察中所展示。因此，在现象中赋予因果解释功能的"实体身份"的正确选择至关重要。正如现在从其他科学中所获知的那样，并不总是某一给定现象的已知最小子实体可以解释其整体行为。许多人会同意这一点，完全了解一只蚂蚁的基因组或其神经系统可能仍不能解释蚁丘的存在。但正如 Newman 所做的那样，要想真正理解癌症，可能需要在单个基因或细胞水平之外寻找不同的功能实体，这对许多癌症科学家而言是一个艰难的信念飞跃。毕竟，一个多世纪以来，"癌细胞"一直是癌症这一复杂生物现象的因果解释实体。这种概念层面的转变需要勇气，毕竟要从不同的第一性原理开始建立一个新的理论，而忽略几十年来高度详细的信息价值和相应的、精心建立的解释体系（我们认为这些就是待解释现象的基本"事实"），显然不是一件轻而易举的事。以前科学界也有过这样的成功尝试，但是癌症研究领域尤其近期还没有开始过类似举措。

1.2　癌症的系统维度

然而，我们从复杂系统中学到的不仅是生物学知识，更是其固有的非线性往往会产生与人类"理性"思维相悖的结果。因此，当人为干预去干扰这些系统时，结果往往会出现"自相矛盾"，例如通过不同的治疗模式对癌症进行干预时。正如 Sui Huang 在其章节中从第一性原理中清楚地解释的那样，确实能够理解为什么癌症在治疗干预后经常会复发，而且几乎总是更具侵袭性和对进一步治疗产生抵抗。"癌症系统"一旦建立起坚实的理论框架，其内在的相互作用逻辑也随之浮现。要想成功地干预一个复杂的系统，首先需要了解的就是这种逻辑结构。Huang 将复杂动力系统的理论框架应用于实证研究和临床实例，这对治疗干预措施的设计具有深远的影响。从一开始就考虑到复杂的动力系统逻辑，例如不试图杀死所有癌细胞或选择低于给定药物的最大杀伤剂量，看似自相矛盾的行为但这都是合理的，并可以在癌症治疗中达到预期的结果。

　　然而，理论的优劣取决于其基本原理，或者更确切地是取决于这些原理是否始终如一地应用理论准确地解释现实世界中的现象。因此，对真实现象的仔细（和实验）观察一直是验证更抽象概念重要性的方法。复杂系统理论应用于生物学的一个基本概念是"细胞吸引子"（由 Sui Huang 在这章首先介绍）。尽管在直观上言之有理，并且早在分子工具可用来测试其在真实细胞中的解释力之前就已经构想出来，但直到最近开发的单细胞分析方法才允许直接观察到细胞群中的吸引子这个概念。正如 Ingemar Ernberg 在章节中所展现的那样，凭借这些方法获得的实验数据、细胞表型特征，如表达蛋白质的绝对量随机变化但保持在一定范围内，可以被认为是"相同"表型或占据相同的吸引子。然而，在真实细胞中这一理论概念的证实提出了亟待回答的新的重要问题，例如，细胞表型是如何实现动态变化的，包括向另一种表型状态的转换（传统认为这是一组静态值），以及当表型转换时，细胞的"决策"是如何执行。考虑到这些决定是细胞内分子相互作用的结果，一个问题就出现了，即标准物理和化学/生物化学理论框架的应用在多大程度才可以描述细胞内数百万同时发生化学反应的超高分子密度环境。将细胞吸引子的概念应用到癌症领域中，如今可以通过实证研究进行探索和验证，也可以启发新的治疗方法和思维方式，任何一个合理的理论概念都向来如此。

　　目前已有一些与癌症相关的复杂动力系统的典型例子可用来应用和测试所需要的思维方式。在过去二十年中，由于网络理论和建模方面巨大的进步，可以产生正常和病变细胞表型的细胞内基因调节网络在概念上已经变得触手可及。这些实现了基因相互作用的动态网络视图，并揭示了一个惊人的事实：同一基因组内存在巨大的表型可塑性和适应性，能够在不需要发生突变的情况下对环境变化做出响应并进行适应。正如 Peter Csermely 所证明的那样，这些模型揭示了基因间的相互作用，以及基因调控网络的适应性反应受到网络结构本身结构特性的强烈影响和引导。当系统遭受干扰时，比如在肿瘤微环境中受到应激因子的影响或者仅使用于杀死癌细胞的药物时，这些网络将表现出高度适应性响应，这可能会导致通常不易觉察的、有悖常理的网络行为。现在，对这些分子相互作用网络的动态结构单元的深入理解可以指导药物设计策略。例如，目前从癌细胞的分子网络分析中获得的确凿证据有助于我们理解为什么不一定是基因调控网络邻域中最重要（或被明显阻断）的基因，而是一些容易遗漏的邻域，它们实际上可能需要作为靶标按预期的方式影响所谓的"靶基因"。

　　癌症的系统视角还告诉我们需要需要更多地走出常规赛道，探索更多远离资金充足的未知研究领域。这一领域的一个经典案例是构成了 99% 基因组，即以前被认为是"垃圾"的非编码 DNA。Kahn Rrissorrakrai 和 Laxmi Parida 解释了这些区域之所以能成为新发现的肥沃土壤，是因为它们涉及到人类基因组所谓的"暗物质"，这对我们理解癌症基因组学至关重要。为了阐明基因组中这一庞大而鲜为人知的部分，需要强大的算法揭示模式和规律，然而迄今为止，我们还未能利用其对编码蛋白质的1%基因组发挥了很好作用的工具寻找到太多"有意义"的信息。寻找癌症与基因组暗物质之间相关性的分析方法方兴未艾，在本章中将简要介绍其中一些方法，但初步结果表明，暗物质可能很快会启发和加深我们在基因组水平对癌症的理解。

1.3 癌症的时间维度

单细胞分析技术在过去的十年中已经毫无疑问地证明，肿瘤组织在细胞和基因组水平方面是极为异质性的（通常被称为"复杂的"），这导致人们广泛接受这种观点，即癌症进展的时间维度对于疾病的了解以及寻找合适的治疗方案至关重要。我们无法在患者中直接观察到从少数异常细胞到可检测肿瘤之间的进展过程，但可以在单个癌细胞的基因组水平方面进行回顾性分析。这涉及所应用进化理论中的模型，这些模型有助于解释晚期肿瘤的异质性可能是进化动力作用于各种细胞类型的结果，而这些细胞类型似乎是在一个胁迫的、异常的癌组织环境中竞争生存，这些条件下的细胞进化动力学与复杂生态系统中的条件非常相似。在过去十年中，生态建模的概念已被成功应用用于癌症背景。在复杂的生态系统中，物种多样性的出现源于对外部应激因子的反应，这一事实只能用进化理论解释，但同时也要考虑到作用于这一系统的选择压力。因此，正如 Jacob Scott、David Basanta 和 Andriy Marusyk 所指出，当在癌症研究中使用进化模型时，究竟应用了哪种进化思维才是关键所在。要从进化的角度解释肿瘤内细胞异质性，仅是观察突变的改变显然不能解决问题，目前大多数可用的癌症进化数据均是如此。"驱动突变"是进化过程的唯一驱动力这个观点忽视了一个事实，即任何与癌症背景相关的突变都是取决于最初对其施加作用的选择压力。在肿瘤中发现的大多数突变通常在癌症进展到晚期阶段时才被检测出来，因此可能是肿瘤组织内选择压力的结果，而不一定是最初触发和促进恶性肿瘤形成条件的原因。作者们呼吁回归真正的达尔文思想，并将目前尚定义不清的作用于癌细胞的选择压力模型纳入其中，作为理解肿瘤内的进化动力学如何塑造癌症发生和发展的必要条件。只有这样，才能成功地干扰导致所观察到的癌细胞行为（高度适应性和治疗耐药性）这一进化动力。与其以短期最大限度地杀死癌细胞为目标，不如去了解癌症随时间推移的进化动力学，这将有助于设计出更有效的治疗干预措施，以长期造福患者。

无论何种选择力量或微环境变化作用于肿瘤内的细胞，细胞对其作出的响应都不

会是随机的（关于进化的一个普遍误解），而是由基因组本身的进化史以及基因调控
网络所体现的结构约束"引导"和塑造。因此，基因组的当前结构只允许特定的适应
性响应，而不允许其他响应，并且由于其进化后的分子"解剖结构"，一些基因组区
域会比其他区域更容易发生突变。与生物学中任何其他进化的复杂结构一样，一些基
因代表了高度保守的"骨架"实体，自单细胞起源以来便支撑着所有细胞生命的基本
功能；还有另一些基因是后期进化而来、通常是复杂的多细胞生物和组织中特定功能
的冗余补充和优化。Kimberly Bussey 和 Paul Davies 指出，多细胞生物的癌症状态可
能代表了细胞行为向单细胞功能表型的回归，也代表了基因相互作用重新布线到一种
"古老的"（前后生动物）功能构型，通常涉及的基因在进化方面也是古老的——这
让人想起了返祖现象。这种功能转换对于处在结构紊乱的癌组织中的单个癌细胞来说
是有意义的，这些机械、代谢和细胞通信环境的改变成为了应激因子。在这种情况下，
细胞不能维持和接收正常组织环境中的稳定信号，需要彼此相互竞争以获得生存机会
（而不是在正常组织中彼此合作使生物体受益）。为了优化生存，回归到单细胞表型
成为了进化上"明智的"策略，这可以最大限度地提高单个癌细胞的存活率，并进化
出尽可能多的适应性表型以应对肿瘤组织在进展中不断变化的胁迫压力。这一观点还
暗示，引发"癌症特征"细胞行为的不一定是某些突变，而是仍存在于当前基因组结
构中的内在选项进行重新布线。这种调节布线选项仍然可以很容易地响应各种应激，
这正是复杂系统中吸引子状态存在的预期表现，正如 Huang、Ernberg 和 Csermely 研
究中所述。这样的癌症视角对旨在诱导癌细胞将其重新布线的癌症基因组"重回正轨"
的治疗策略设计具有启发意义。显然，这种系统性转变不能通过靶向单个基因中的单
个突变加以实现。

　　尽管从分子或基因水平上细胞功能紊乱的角度来思考癌症已成为一种常态，但临
床肿瘤学家仍然每天都要和现实人类患者身上的癌症这"整头怪兽"打交道。尽管关
于癌症治疗成功率的争论经常会让人慨叹分子生物学实验室的结果与临床预后之间
的差距，但很少有人讨论基础癌症生物学是否可以从临床中汲取宝贵的经验教训。正
如 Larry Norton 在其章节中所阐述的那样，肿瘤组织对治疗的总体应答让我们对癌症
基础生物学有了重要的认识。一直以来，药物对癌细胞的作用都是从培养皿中高度异
常、呈指数增长的细胞系中推断而来。目前已经非常清楚，真实的肿瘤不仅以不同的
动力学生长，而且对药物的应答也以高度依赖于组织类型、疾病阶段和肿瘤几何形状
的方式影响其整体生长速率。因此，用药时间安排这个目前仅在药物设计和临床试验
后才考虑的事情，可能与药物在单个肿瘤细胞中的确切机制效应一样对治疗疗效至关
重要。由于一种药物在癌症进展的不同阶段往往会呈现出截然不同的疗效和结果，而

目前大多数候选药物只在晚期患者中进行试验，因此需要以新的思维方式对临床试验进行设计。许多临床医生都知道肿瘤的整体几何形状会影响生长速率这一经验事实，因此抗增殖药物的效果也意味着我们需要更好地去了解三维细胞培养下肿瘤生长的基础细胞生物学过程。正如 Norton 使用数学论据所论证的那样，我们可以对肿瘤的整体生长动力学进行建模，但仍然缺乏在三维组织背景下对驱动这些动力学的确切细胞生物学机制的理解。在基础研究层面去理解"肿瘤生长单位"将对治疗方案设计产生广泛深远的影响。

1.4　癌症的微环境 / 环境维度

在细胞生物学中，很少有其他概念能像"细胞表型由与微环境的持续相互作用所定义"这一概念那样改变我们对细胞功能的理解。然而，其本义最近却由于在一些极为特定的语境之下滥用而变得模糊不清，特别是在癌症生物学这个领域，例如有时专门指代浸润的免疫细胞或特指基质细胞。包含非细胞和细胞成分的复杂微环境这个概念起到了积极的推波助澜作用，将我们对细胞功能的理解从细胞自主的单细胞观点转向了组织环境这个视角。从这种观点来看，细胞命运和分化以及特定的细胞功能是细胞与其微环境之间复杂的正负反馈相互作用的结果。尽管一些生物学家（例如 C. H. Waddington）在理论上早已提出过这个观点，或者在癌症领域中 S. Paget 提出了"种子和土壤"转移假说，并且实证性研究数据也一直积累了数十年，然而直到最近科学界才完全接受其重要性。毋庸置疑的是，过去四十年以阐明相关分子机制为依据的基本发现为组织 / 肿瘤微环境的概念化铺平了道路。由于技术的进步，人们也清楚地认识到，不仅微环境的分子组成，而且包括其三维拓扑结构和物理化学性质如机械应力、pH 值或氧浓度，都可以被细胞感知为决定其表型的基本"指导性"信号。这对定义癌症表型尤其重要，因为癌症的特征不仅仅是异常增殖，而更重要的是组织结构的破坏以及周围细胞外基质（ECM）的组成和物理性质的相关变化。正是这些变化引发并反馈到大多数癌症特有的"癌症特征"细胞行为中。只有在过去的二十年里，人们才发现了令人信服的证据，证明这些微环境因素在健康和疾病的环境中是如何相互作用。

Roger Oria、Dhruv Thakar 和 Valerie Weaver 回顾了大量文献，发现微环境的特性如机械组织硬度和代谢调节彼此相互直接影响。由于机械和代谢输入可导致表观遗传调控状态发生重大的全基因组变化，因此在致癌过程中这两种改变都会触发细胞的主要表型变化。特别是从非恶性向恶性细胞表型的转变似乎是由正常微环境参数的长期扰动所驱动，例如慢性炎症致使的结果。重要的是，即使在没有任何 DNA 突变的情况下，硬化 ECM（临床上称为纤维化）也可以直接影响染色质结构和基因转录。然而，这些变化间接与代谢途径的重编程有关，其推动细胞进一步向恶性转化和肿瘤侵袭性生长演变。因此，对微环境的深入了解让我们意识到，在大多数情况下，我们要评估突变在致癌过程中的因果作用时，依然面临着"先有鸡还是先有蛋"这个问题。看来我们是太关注蛋呢——还是鸡呢？

既然更好地理解了微环境的不同特性如何影响细胞代谢，那么可以反过来尝试在癌细胞中寻找改变促癌效应的可能性，这种效应是通过改变代谢本身的异常代谢产物从而改变微环境。这些年来，人们发现了不同的癌症特异性的、经过修饰的代谢途径，并且越来越了解其是如何受到各种信号输入的调控。这些详实的知识已清楚地表明，这种响应组织应激因子的代谢适应性是后生动物细胞一个非常普遍的特征，并不一定需要代谢途径基因的任何特定突变。Maša Ždralević 和 Jacques Pouysségur 阐明了为什么靶向改变的代谢途径可以是一种有效的治疗方法，因为这将打破正反馈回路，而该回路会促进更多的异常代谢产物诱导更多的异常适应性细胞行为，从而导致进一步的肿瘤进展和恶性生物学行为。这种针对异常的肿瘤特异的代谢途径的尝试也会影响癌症的微环境特性，例如可以诱导程序性细胞死亡或支持杀伤癌细胞的局部免疫应答。

与微环境相互作用的中断不仅与实体肿瘤有因果关系，正如人们可能认为的那样，甚至与血液肿瘤如淋巴瘤和不同类型的白血病也有因果关系，这些疾病历来被视为由体细胞 DNA 改变引发的典型癌症。Luca Vincenzo Cappelli、Liron Yoffe 和 Giorgio Inghirami 总结了最近的大量开创性实验数据，发现未携带任何"经典"突变的白血病是由于造血生态位被破坏的微环境对血液祖细胞"错误指令"而造成。构成血管内壁的内皮细胞则是转换这些不当信号和促进恶性表型的关键互动者。这也强调了这些通信在肿瘤血管化中的重要性，即组织特异性微环境和肿瘤细胞之间的共同相互作用指令内皮细胞使营养殆尽的肿瘤血管化。作者讨论了如何更好地理解内皮细胞和肿瘤微环境之间的相互作用，从而开辟新的治疗方案。即使是身体中移动范围最广泛的细胞，如血液细胞，也可能受到其形成早期阶段所处的周围环境的不良影响：鉴于对人体本质的了解，这并不是什么新现象。

一旦患者被诊断出患有癌症，治疗工作通常会集中在局部肿瘤上，尽管众所周知的事实是，大多数癌症患者死于疾病的转移性扩散，而不是原发肿瘤。正是癌细胞扩散的过程使癌症成为一种名副其实的全身（系统）性疾病，因为播散性癌细胞"成功"在远端形成转移瘤不仅取决于其在进化过程中获得的内在的异常自主能力，还取决于其"试图"定植的组织中的微环境易感性。这也意味着当转移瘤在临床中可以检测到的时候（显性转移），其中大多数癌细胞可能已经被局部和全身性抑制机制控制了相当长一段时间，甚至是数十年。因此，正如 Courtney König 和 Christoph Klein 提出的那样，掌握癌细胞开始播散的确切时间对于采取干预措施至关重要，而这些措施旨在尽可能早地预防转移，并因此会降低很大一部分癌症患者的死亡。虽然传统观点认为转移只会是晚期癌症的一个特征，但最近的单细胞分析工具揭示，肿瘤细胞在很早阶段就开始了播散，甚至在原发肿瘤诊断出来之前。在这个"癌症扩散的不可见阶段"（目前还没有技术在现实临床中检测到新发的微小癌），播散的癌细胞正在对抗身体各种系统防御机制以及不同远处部位的不利（对其而言）微环境。为什么癌细胞最终会在许多患者中成功播散，只是在部分患者中较早而在其他患者中较晚罢了，这是本章要讨论的悬而未决问题之一。因此，我们需要更好地了解不同组织微环境中的特定局部控制机制，而这些机制定义了健康的组织稳态并抵御肿瘤细胞的侵入。这将使旨在缩短转移性癌细胞旅程的治疗策略成为可能，而不是着手于直接杀死肿瘤中单个癌细胞。这应该含括使转移性细胞丧失抵抗天然存在的组织维持和防御机制的方法。从单细胞水平研究癌症早期转移扩散属于新技术，因此有机会及早介入癌细胞这个盗侵者和组织健康维持机制之间的拉锯战，以防止患者后期阶段的防御能力被其他癌症治疗模式削弱时发生的恶意侵占。

随着微环境概念的提出，对其表型定义特性（包括拓扑结构）在组织特定位置的描述已经变得司空见惯，即形成任何特定细胞类型正常"栖息地"的"生态位"（例如干细胞生态位）。这种直观上合理的概念最初是在一百多年前的动物物种生态学研究中发展起来的，研究对象是动物与环境的相互作用如何改变其特性，从而以非随机方式改变作用于生物体自身进化的进化动力。将这一概念应用于癌细胞的研究似乎再也合适不过，因为有足够的实证数据表明，癌细胞自身的进化似乎强烈受到其与微环境相互作用后微环境改变的影响。然而，就像 Emmy Verschuren 所说的，一旦将进化理论中关于生态位的理论背景应用于癌症，对理解该疾病的因果关系将会产生深远的影响。Verschuren 通过肺癌数据得出的讨论结果之一是，组织起源或组织生态位因子对特定癌症类型的定义要比其突变特征或基因型更加明确。随着进化思维应用于癌症生态位，可衍生出另一种概念的创新，即不同癌症类型（癌症特征）之间的表型相似性可能代表"选择单位"，因为不同的病变组织中似乎出现了相似的选择压力。更好地理解这些单位及其与各自微环境参数的相互作用将为有效靶向泛肿瘤开辟新的途径，而不需要针对单个肿瘤组织的基因特征量身定制治疗方案。

最后，Verschuren 提出，从生态位构建及其对动植物物种以及整个生物群落进化的影响中吸取的经验教训使我们现在能够推测如何重建受到扰动而致病的生态位。

就人体而言，这意味着重塑促进健康的生态位特性。然而，只有理解生态位概念的重要一面时，即不同的生态位在跨组织层次（从全球到局部行为再到分子）方面的相互联系以及其如何以互惠的方式定义和塑造彼此特性的共同进化，目标才有可能实现。任何生态位都不能孤立存在，其总是嵌入一个包罗万象的生态位中得以存在。乍一看似乎是癌症领域的一个广义的概念性命题，但迄今为止，这个星球上似乎还没有任何细胞或生物体能在其周围生态位被彻底破坏后幸存下来，或者能够活着逃离这些生态位。因此，要解决癌症预防和治疗中这一具有组织特异性的问题，可能需要对人类健康的内在关系有更深层次的认识。我们越是了解连接周围不同生态位以及连接身体与所处环境（物理和社会）的因果链，就越有可能借此找到重建/逆转病变细胞生态位的治疗策略。在这个方向的早期探索看起来确实充满前景。

（罗伟仁）

I

重新定义问题：
癌症的理论维度

2 癌症研究进步和新理论框架的探索

Marta Bertolaso 和 Bernhard Strauss

概述

在过去的五十年，尽管在治愈癌症这项事业进行了大量的研究和资金投入，但在治愈癌症方面是否取得了真正的进步仍然是一个有争议的问题。目前，人们认识到，二十年前人类基因组测序之后的基因组学"革命"以及由此产生的"靶向"治疗显然没有取得当时所希望的进步。人们对这种缺乏进步的情况已经从多个角度进行了分析，但癌症研究的科学基础和理论根据，即以基因/DNA/突变为中心的解释癌症的范式，是否可能是缺乏进步的一个主要原因，这在主流癌症研究中并没有受到太多关注。然而，一直持续存在的范式，即某些"癌症基因"和"癌症突变"导致癌症，正受到来自癌症研究各个领域的基于实证证据的考验。我们在这里提出，目前正在为这种迫切需要的范式转变奠定基础的是科学实践的累积结果，而不是旨在发展新的因果范式刻意的概念创新。在以下癌症研究的基本原理中，可以发现朝向一种新的理论框架趋同的证据，特别是在过去几十年中，在科学实践的层面，癌症发生的因果解释发生了变化（或发展/进步）。我们划分了四个概念发展的领域，具体如下：①癌症的定义；②与癌症有因果关系的生物学过程；③与癌症有因果关系的生物组织层次；④组织微环境的解释相关性。第五个领域是肿瘤异质性，其与第一个领域密切相关，但直到最近才被完全概念化，目前作为定义恶性肿瘤的特征；任何治疗方法要想成功，都需要深刻理解并妥善处理这一特征。我们认为，真正的进展/进步——认识论假设和研究实践的协同变化确实正在发生，但目前的大多数研究实践仍然坚定地坚持一种过时的范式，尽管这种范式在临床中是失败的。在新的整合性理论框架（真正的范式转变）方面，仍缺乏对新兴的概念变化的明确表述。新的认识论观点正引导我们对致癌的理解向癌症最终是生物体生活史上的一种疾病这样的观念转变。这种重新概念化需要一种明确的、新的认识论实践，我们将其定义为关系本体论。其是基于细胞间的互惠、整合的功能，而该功能由细胞在生物组织跨层次的关系所产生。由于癌症是一个动态演变的过程，认知的焦点需要从"事物"或"部分"的观点（即细胞、基因和分子等）转移到定义和维护"部分"的关系过程[1]。这一概念框架还应在癌症研究的科学实践中激发新的实验方法，并帮助其进一步实现其构成目标，即根除癌症。

2.1 当前癌症研究的历史和哲学背景

2.1.1 历史背景：谁在赢得"癌症战争"？

1971 年，尼克松总统领导下的美国国会签署了《国家癌症法案》，该法案通常被视为"癌症战争"的开始。该法案将癌症视为需要在国家和国际范围内提高公众意识的一种对社会的严重威胁，以便能够聚集各种力量和资源反击威胁并"赢得战争"。重要的是，这一愿景模框假设基础科学"已经存在"，而资源的数量增长是不可避免地导致胜利所需要的一切。然而，无论是明说还是暗示，这一假设从根本上塑造了现代癌症研究的认识论框架。其从一开始就意味着在实现治愈和预防癌症的最终目标方面的任何失败都可能与科学无关（因为科学已经存在），因此一定是敌人（癌症）某些意料之外方面的结果。正如当时为美国政府提供建议的科学家们最初提出的少量的病毒基因可能是致癌的原因，一旦基因/DNA 水平被确定为因果相关分析水平，则一直是解释范式的核心。有趣的是，线性的、以 DNA 为中心的因果叙事变得越来越成功，事实上，对基因的确切身份和功能及其控制机制的理解在过去四十年中不断变化并大规模拓展，从疑似的"少数"癌基因逐渐转变为抑癌基因，再到基因编码区内的特定突变，随后是特定癌症基因（驱动基因）突变的特定时间序列，再到"癌症背景"在整个基因网络集合中诱导突变，最后到任何单个基因的因果作用完全取决于基因网络的相互作用，甚至取决于非编码 DNA 某些方面的作用。通过在 DNA 水平方面保持因果推理的初始线性逻辑，尽管其中心定义随着时间不断变化，但一代又一代的癌症研究人员早已习惯了 DNA 水平"根深蒂固的认识论"，同时他们目睹了"复杂性"的爆炸式增长，并试图将不断改进、更加详细的多层次恶性表型描述与因果范式相匹配。这种思维模式为恶性循环创造了条件，即要求在同一水平（DNA）进行更多的科学研究，以增加对 DNA 序列信息的了解和降低复杂性。

20 世纪 70 年代和 80 年代，许多国家加入了这场所谓的战争，癌症研究成为全球生物发现的主要推动力。然而，近五十年后的今天，癌症仍然是社会中"一个关键的公共卫生问题和巨大的负担"[2]，而癌症发病率在全球范围内正以惊人的速度增长[3]。这种情况使如何评估癌症研究进步变得迫在眉睫。在寻找癌症治疗方法的最初目标方面，这种明显缺乏进步的情况在过去已经有太多的报道。2009年，欧洲合作伙伴"抗癌行动交流委员会"制定了雄心勃勃的目标，即到2020年将癌症发病率降低15%，并启动了多项倡议。2012年，在瑞士卢加诺举行的世界肿瘤论坛上，有人提出了一个问题：四十年过去了，我们是否赢得了这场与癌症的战争？当时的结论总体而言是否定的[4]。Pal等[5]早在前一段时间就量化了对庞大人群进行统计分析，并指出1985年至2007年期间患者生存率没有任何实质性改善；而Langer等[6]研究了进步速度的衡量标准，并表明进步速度相当缓慢（患者生存期增加两个月被认为是一个显著结果）。尽管基于基因组学数据推出了数百种新的抗癌药物，但目前的共识是，对于大多数类型的癌症而言，长期无病生存的治疗结果仍然乏善可陈，完全治愈者甚至凤毛麟角[7]，但某些类型的白血病和结直肠癌以及20世纪80年代的睾丸肿瘤除外[8]。

　　一段时间以来，科学界内部的声音一直在表达这样一种观点，即我们在抗击癌症的努力中可能完全遗漏了一些东西，并质疑癌症研究中应用的科学框架的因果基础——尤其是这些观点：癌症的唯一行动者是癌细胞，携有灵丹妙药的子弹其"靶标"必须是导致癌症表型的主基因，而"敌方基地"位于分子水平[9]。虽然越来越多的实证证据表明这些假设充其量是不完整的，但制药行业根据发现所谓的敌人"指挥核心"，即单个基因或突变（如MAP激酶、TP53和KRAS），仍在乐此不疲地生产"新一代"药物。此外，Huang[10]和其他人长期以来一直质疑这样一种假设，即癌症治疗的主要重点应该是杀死癌细胞，而在探索其他治疗策略时，一些谨慎的尝试即所谓的适应性治疗开始崭露头角[11]（本卷第4、第8和第10章）。其他科学家指出，许多基于当前DNA测序技术驱动的实践研究缺乏意义和因果理解，虽然这些研究实践把控了组织机构、学术奖励制度和财务激励[12]。

　　面对过去和当前的巨大投资和研究工作之间的紧张关系，以及对最初目标（根除癌症）的成功率远低于预期的缓慢认识，问题仍然存在：尽管陈旧的范式持续存在，但过去四十年癌症研究中发生的概念变化能多大程度影响未来的研究实践？其影响是微不足道的，还是能够实现真正的范式转变和新的发展？换言之，即使目前还不清楚谁将赢得这场战争，癌症研究是否还能朝着新的方向发展？

2.1.2 哲学背景：为什么我们需要一个有效的进步观

癌症研究的公众形象仍然是一场漫长而艰难的战争，其特点是缓慢但渐进地进步、罕见的方法学和治疗突破，以及在未来有着巨大的前景。然而，热情和进步主义者憧憬的美好前景与科学家及组织宣称的我们正在输掉这场战争这一残酷现实形成了鲜明对比。其他观察家则指出，人们总是在两种情况之间摇摆不定：一方面，人们疯狂地寻找导致癌症的少数"关键因子"，但随后却因不断出现的"无穷复杂性"而大失所望；另一方面，合理设计的"靶向"药物在临床试验中也惨遭失败。来自科学界内部的这些相互矛盾的信息反映了一种悬而未决的紧张关系，一方面，是科学基础的认识论演变；另一方面，是以治疗成功为衡量标准，基于这些基础的经验治疗方法的结果。媒体在公开辩论中的注意力通常集中在技术进步对癌症患者未来的假想获益方面，如个性化医学、精确肿瘤学或免疫治疗等许诺，从而进一步加剧了这种紧张关系。癌症一直缺乏一种"放之四海而皆准"的治疗方法，即使在癌症科学家中也很少讨论的是，在过去几十年中除了技术创新之外，我们在致癌机制的理解方面取得了哪些概念方面的进步。随着这一"进步差距"越来越受到公众的关注，了解癌症研究是否/如何取得进展以及在何种层面取得进展已成为当务之急。当人们捍卫癌症研究的合法性并向公众宣传其合法性时，更加意识到其对某些认识论立场和范式的依赖性以及由此产生的内部关系对癌症研究变得越来越重要。这种合法性目前仍基于基础科学和由此带来的治疗结果之间的假定线性关系。在这个即时获取信息的时代，公众对这种关系的监督将继续增加，医疗决策将越来越多地受到患者从"外界"获取信息作出选择的影响。大量信息的获取，尤其是通过互联网和社交网络这种快捷途径[13]，再加上缺乏辨别其科学有效性的专业知识，可能会对人群的健康结局产生重大负面影响[14]。例如，在当前围绕儿童传染病疫苗接种运动的公众斗争中，这一点正在发挥作用。

癌症领域这一趋势的一个结果是"替代疗法"市场的不断增长，而这种市场基于标准的西方科学/医学科学框架内的任何缺陷和不确定性。虽然补充和替代医疗体系的某些要素可能会有所帮助，甚至在主流的癌症诊疗中心得到采用[15]，但替代癌症治疗的激增也可能在更大范围内对患者安全构成威胁[16]，所谓的奇迹疗法的大规模集中使用事件证明了这一点[17]，制药公司和科学研究荒谬的阴谋论则进一步对此加以强化。

因此，在基础科学层面评估认识论进步的概念，并了解其与癌症研究中因果推理的关系，是规划未来研究策略和卫生政策的重要起点，这有助于缩小与根除癌症这个总体目标之间的差距。

2.1.3 为癌症研究寻找合适的科学进步概念

对癌症研究进步取得任何程度的"客观"理解绝非易事，这需要对科学进展 / 进步在癌症背景下的含义进行认真的哲学思考。线性科学观对于癌症研究的公共传播仍然具有吸引力，在公共传播中，线性进步的修辞被用来获得持续的财政和社会支持。然而，科学哲学早就指出，科学进步的概念需要明确说明实际测量的内容[18]以及什么样的背景适用。有趣的是，这通常是科学领域一个未被充分挖掘分析的方面[19]。

例如，分析科学知识长期发展的方法侧重于将进步视为累积知识账户（认识论方法）[20]、范式化转变[21]、多元化与一体化[22]，或 P.Kitcher 的科学进展模式[23]。在这些关于科学进步的适当衡量标准的讨论中，主要的紧张关系在于哲学，通常与基本哲学立场有关，如现实主义、反现实主义、还原主义和反还原主义。这种紧张关系的一个例子是，对进步的定义与对"真理"概念的近似（＝愈具逼真性）相关联。在这个框架中，只有当新的科学知识使科学更接近于一个可感知的真理，而不论这个真理是什么还是由谁定义，才能取得进步。进步的另一个概念与产生特定问题的解决方案（功能内部主义方法）相关联。在这种观点中，只有当知识解决了问题（与谁定义问题并宣布问题已解决无关）时，进步才会存在。进步的认识论方法试图仅基于知识的累积增长，而不依赖于上述"合格"实体（真理、问题）提供对进步的解释，这些实体充当科学努力的目标，因此在衡量进步时意味着一定的期望方向性。

鉴于这些在哲学中已经确立的背景，任何关于癌症研究进步的概念都面临哪些挑战？显然，由于癌症研究从定义上讲是一门致力于解决特定问题的科学，因此很难退一步单独研究其他的进步概念，例如认识论的进步。概念上的进步显然会影响基础科学的发展 / 进展，因此不一定需要根据整个事业的构成目标（根除癌症）进行衡量。可以提出这样的论点，即"癌症研究"实际上根本不构成一门科学，而是自然科学中的一个"项目"，其应用了各种生物科学分支学科以及越来越多的物理学中看似有用的任何理论和方法（同样可以说，"火箭科学"收集了物理和化学中似乎有用的东西来解决一个非常具体的问题）。从这样一个角度来看，例如生物学、遗传学、生物化学和生物信息学等对癌症这个项目的贡献不同，会给每个人带来各自特定的认识论"负荷"。这可能意味着一个统一的进步衡量标准要么不可能找到，要么代表一个可能充满不稳定和不确定性的"复合术语"，这取决于所做出贡献的分支学科的发展情况。

此外，有人可能会争辩说，即使该项目旨在解决的问题（癌症）本身也没有很好的定义，因为癌症的表型可能会有很大不同，而将目前已知的所有不同类型的癌症归入一个疾病类别是否合理的争论与癌症研究本身一样年代久远，这意味着我们也应该重新定义"癌症疾病"这个概念[24]。自 20 世纪 70 年代以来，癌症研究已从关注特定基因、遗传突变和体细胞中此类突变的克隆扩增，转向导致癌症特征性细胞行为的多种基因以及最近被认为具有因果关系的各种非遗传因素（如表观遗传机制、各种RNA）。这导致人们认识到癌症相关突变、细胞表型甚至代谢状态不仅在不同类型的癌症之间，而且在同一患者的肿瘤中或不同患者之间同一癌症类型的不同转化细胞中也存在越来越大的异质性[25]。此外，根据完全不同的生物学类别，如组织学、蛋白质标记、DNA 突变和基因网络相互作用的变化，不断有新的尝试对疾病表型进行重新分类。

因此，增加对研究主题的了解并没有导致更清晰、更简单的定义，相反使寻找其变得困难重重。癌症研究的历史也表明，科学界以长远的眼光进行这项研究，逐步改变其研究对象的认识论特征，并调整其解释的充分性，同时其定义不断变化。这种认识论方面很少被科学界察觉或加以辩论。然而，这是一个关键问题，因为许多癌症科学家似乎都在继续埋头研究，对影响其日常活动以及如何进行实验和应用模型的哲学基础置若罔闻。

从"纯粹主义者"哲学的角度来看，有人可能会问，一个围绕着一个似乎无法从科学内部给出明确定义的现象的科学项目的进步如何能够被严格衡量——特别是如果我们想要评估概念上的进步/进展，而不是与总体目标（治愈癌症）相关的进步/进展呢？因此，为了对评估进步作出有意义的贡献，我们需要松绑对如何界定进步的一些期望。首先，我们需要摒弃这样一种观念，即"进步"的概念必须同时涵盖癌症研究的所有认识论维度，比如对癌症的理解、解释和治疗。其次，不需要通过假设这些方面之间存在紧密的因果联系来坚持要采取这样面面俱到的措施。再次，我们可以保持在知识层面上，并观察理论、概念和科学方法如何随着时间的推移而改变（累积的、认知的方法），从而对知识的进步进行累积性解释。最后，可以根据任何概念变化是否导致了对现有数据的因果解释（说明）的新可能性，或者是否能够实现新的实验或研究实践定义进步。关于这种进步是否能够导致治疗成功率提高的详细讨论最初被搁置一旁，关于社会因素如何控制癌症研究整体嵌入社会目标框架的讨论也被束之高阁，这些社会目标引入了各自的进步衡量标准（一种"授权"的讨论）。这种分析分离为评估独立于治愈癌症这一社会目标的认识论进步提供了可能性。在不同的讨论中，我们可以分析如何缩小这两个层面之间的进步差距。

2.2　癌症研究的概念进步源于科学实践

在这部分中，我们确定了一个集体趋同的过程，目前正沿着癌症研究的四个维度朝着在科学实践中脱颖而出的特定概念性和解释性框架发展，这主要是为了应对癌症表型日益增加的复杂性。实证证据和癌变解释模型中的相应趋势清楚地指出这样的一个事实，在癌症中受到损害的复杂生物过程是高度动态的、非线性的和相互作用的。最近将"肿瘤异质性"概念化为癌症的定义特征也突显了这一点，在任何有效的解释模型和治疗方法中都需要从因果关系上理解这一特征。其代表了对癌症研究中几个趋势的囊括，以找到在认识论方面与恶性表型的复杂性相匹配的因果解释（有趣的是，基因组学和基因调控水平方面肿瘤复杂性的"因果"机制解释基础与应用于肿瘤异质性概念的基础并不相同[26]，后者包括肿瘤细胞与局部非细胞/非遗传因素如氧水平、pH 值、代谢环境和机械应力的物理三维相互作用，但前者没有考虑这些因素）。然而，目前癌症科学家既没有明确承认科学实践中观察到的这些观念性概念的趋同，也没有系统地研究其是否有可能启动真正的"范式转变"或新的研究项目（这将是进步的另一个标志）。

2.2.1　科学实践观

概念趋同主要是科学实践发展过程中涌现出来的副产品，而不是为此目的提出的任何一个理论命题的结果（相反，几十年来一直倡导类似理念，旨在转变范式的科学家大多被"主流"癌症研究所忽视或排斥）。

由于科学实践研究已经成为科学哲学中的一个专门领域，有其自身的定义和内涵，因此需简要澄清这里所说的科学实践的涵义是什么。随着时间的推移，癌症研究的实践发生了变化，这并不是由于概念上的进步，而是由于某些技术的创新和规模化以及其成本的降低而变得更加广泛可用。这导致了某些实验方法的主导地位，进而形成了学科和跨学科的组织结构和合作。因此，整体的科学实践已变得广泛统一，这使其更能抵制概念方面的变化，同时成为衡量任何科学进步/进展观的主要标准。这种由科学实践产生的进步观有其自身的动力学和认识论结果，这些结果似乎部分独立于所应用的整体"智力"概念框架，例如癌症研究的"当前范式"（体细胞突变理论）。需要强调的是，这种部分独立性在"实践转向"之后，主流科学哲学开发出了处理科学实践的若干问题的方法和类别，这些方法和类别现在被认为是理解科学作为一个整体如何运作以及其如何随时间变化的关键[27]。有人指出，实践"包括旨在实现某些目标的有组织或有管制的活动，其考虑与对模型、理论、知识及其与世界的关系的哲学研究密不可分[28]"。这种科学观还意味着，作为任何进步概念的一部分，任何"充分性"的衡量标准或概念都会自然地融合了科学工作的许多人文因素。这些都是科学实践中"人为因素"的贡献[29]，如追求科学知识所固有的价值观、规范和理想。将其纳入科学实践分析也考虑了这些实践背后的形而上学和本体论假设。

然而，这种"包容性"的实践观将"目标导向"或"问题解决导向"的元素带入了讨论，在这里，我们在对癌症研究的认识进步进行分析时将其排除。虽然我们很清楚科学哲学中当前实践概念的这些问题，但是我们在这有意选择停留在知识生成的层面。在构建致癌作用和所涉及的生物学过程的相关解释时，科学实践的变化尤其促成了因果推理的改变，由此带来的概念进步无疑值得我们的深入关注。

2.2.2　癌症研究的四个基础的概念 / 认识论进步

2.2.2.1　癌症的定义

自从癌症研究开始专注于从 DNA 水平进行因果叙述构建以来，人们一直在努力明确该疾病的病理学定义。什么是癌症，什么是癌症病理学？在过去的几十年中，随着知识量的不断丰富，这些问题变得越发困难而不是更容易回答。一直以来，早期的定义是基于组织水平的表征，大多肿瘤组织学作为主要依据，提供了关于癌变对于正常细胞和组织结构影响的形态学描述。潜在的因果机制被假设为失控的、过度的细胞增殖，这一过程对周围组织解剖的破坏程度是恶性肿瘤分类、分期和定义的基础。此外，癌细胞类型的详细形态学描述也是定义的一部分。尽管最近人们根据各种分子和遗传标记对癌症进行了重新定义，但在肿瘤学临床实践中，一直占据主导地位的组织 / 解剖学定义仍然是主要的工作定义。对于大多数癌症来说，新的标志物似乎与原来的组织学水平重叠，许多临床医生认为其本身不足以指导治疗决策（HER+/HER- 乳腺癌和某些类型的白血病可能除外）。然而，基于这些额外的分子 / 遗传标记的治疗选择方案越来越合理，尽管其在人类癌症中的因果关系往往不清楚。

一旦癌症的顶层定义，如"癌症是一系列相关疾病的统称"［国家癌症研究所（NCI）］这样的癌症顶层定义与特定因果叙述的 DNA 水平联系在一起，即［"癌症是一种基因病，也就是说，其是由控制细胞功能，特别是细胞生长和分裂方式的基因改变引起的"（当前 NCI 的定义——注意到"DNA"或"突变"一词的缺失）］，癌症便成为一个不断变化的移动靶标，不仅在临床意义方面[30]，在基础研究层面也是如此[31]。事后看来，这是意料之中的，因为这一定义取决于定义基因型和表型之间关系的分子过程的知识。在过去的四十年里，这一知识已迅速地增长 / 发生了变化，而基本的因果假设却一直保持不变（即 DNA 突变导致癌症）。作为历史背景，我们想指出，自 20 世纪 80 年代以来，基于 C.H.Waddington 的早期建议，进化发育生物学领域对相同表型与基因型之间的因果关系问题已经进行了广泛的讨论，并在 20 世纪 90 年代末至 21 世纪中期形成了标准进化理论的扩展进化综论（EES）。EES 的原理包括表观遗传和生成物理机制、因果互惠和生态位构建等非遗传机制，以此解释进化和发育过程中表型的产生[32]。

在目前的框架内，癌症最初被定义为单个细胞中有限数量的基因发生特异性突变后克隆扩增的结果。但随着时间的推移，其他基因的调控水平和最近的表观遗传水平已成为肿瘤形成过程的决定性因素。一旦明确在组织层次的与细胞相互作用相关的调控水平至少与单个细胞中的突变同样重要，完全基于特定 DNA 突变构建因果叙述就会愈发难以证明其合理性。此外，随着全基因组测序和对健康组织进行更系统的基因组特征分析的出现，人们已经确定，大多数被认为是癌症特异性的突变可以在正常的无病变组织中发现[33]。癌症组织样本中越来越多的突变数据也表明，很大一部分肿瘤根本没有显示任何预期的"癌症突变"，而且在大多数情况下，特定突变或突变特征与患者预后和生存率之间并没有很好的关联。有趣的是，在未突变基因的总拷贝数变异中发现了更强的相关性，无论其是否转化为正常基因产物的定量失调[34]。

这些发现证实了早期基于概念的推测，即肿瘤活检中发现的个体突变不太可能是引发和驱动致癌的因果相关突变，因为这些突变通常是在致癌事件发生数十年后的组织诊断中被发现。携带这些突变的细胞此时已经在异常的肿瘤微环境中经历了漫长的进化，这可能是在过程已经开始之后导致大多数突变的原因。这一论点在该领域一直被认为有些异端邪说，尽管在美国国家癌症研究所的当前网页上，人们可以在"什么是癌症"一节中找到以下声明，即"一般而言，癌症细胞较正常细胞有更多的遗传变化，比如 DNA 突变。其中一些变化可能与癌症无关，可能是癌症的结果，而不是原因"。一家领先的癌症研究机构对基本因果叙述的部分逆转当然是引人注目的，一旦因果的方向性不再像人们曾经认为的那样明确，那么可能需要对整个解释范式进行更彻底的重新评估。

当然，癌症的多层次、组织性或系统性的定义一直被提出，例如，有研究者提出癌症是由"致癌场"引起。这些将破坏在胚胎发育过程中建立的、可通过一系列细胞间的三维场样相互作用来维持健康组织完整性的"形态发生场"和"形态稳定场"（这种观点被称为组织结构场论或 TOFT[35]）。将癌症定义为发育或器官发生"出了问题"已经被反复提出，但尚未被主流癌症研究用作因果模型的框架。这些截然不同的因果关系解释了肿瘤细胞为何以及如何最终表现出功能紊乱、逐渐异常的基因组结构以及在不同器官中转移的能力。

虽然这种组织性和系统性的方法从一开始就洞悉了细胞过程，如增殖和分化，是由于细胞相互作用的动态网络受到组织微环境的严重影响和调节的结果，但是基于DNA序列数据的遗传和分子还原法需要更长的时间才能汇聚到癌症的过程观当中。这种向过程定义的转变受到了"癌症特征"概念的强烈影响，该概念指出，细胞的六种或八种功能的破坏会将健康细胞转化为癌细胞[36]（见下一节）。虽然是主流范式的支持者于2001年首次提出（2011年进行了修订和拓展），但其在该领域并未承认向功能性因果定义的转变也会改变DNA水平的因果作用。

因此，就定义癌症的认识论进步而言，在过去十五年中因果叙述发生了明显的转变。对肿瘤表型的解释不再局限于特定的单一突变或突变特征以及相应的调控机制，而是根据复杂的细胞功能和过程，而这些功能和过程在癌症中的整体实现不再与生物体的正常/健康发育和代谢动力学联系成一体。尽管这种认识论方面的转变是由于知识层次的进步而导致，但在大多数主流癌症研究中并没有引起解释范式的改变。大型研究项目的大部分精力及其资金流都集中在寻找癌细胞中"特定"的因果相关突变，无论是对大量患者进行全基因组测序研究，还是采用个性化方法。

2.2.2.2　与癌症有因果关系的生物学过程

正如特征概念中提出的那样，许多复杂和综合的过程在致癌的因果解释中应该具有同等的重要性，这一观点似乎是DNA水平的认识论根深蒂固所导致的"复杂性悖论"的直接结果。特征概念试图在当时似乎与癌症有因果关系的不断增加的基因和突变集合中创造"某种秩序"[37]。从历史来看，对癌症病理的因果解释已经将特定的因果机制最终与过度细胞增殖牢牢捆绑在一起。目前，对特征概念的解释是以一系列同时发生的、复杂的互惠过程为依据，所有这些过程都可能发挥同等的因果作用，意味着这种因果解释的认识论结构需要反映所涉现象的过程本质，但目前的情况并非如此。

这些生物过程或细胞行为的"路径"是什么，倘若其是同时被或以某种顺序被扰动从而表现出完整的癌症表型？最初提出的癌症特征行为包括持续的增殖信号、逃避生长抑制信号、激活侵袭和远处转移、能够无限复制、诱导血管生成、抵抗细胞死亡、逃避免疫清除和细胞能量代谢的失控。炎症促发肿瘤、基因组不稳定性增加和突变被认为是额外的"使能特征"。这些细胞行为中的每一个都是数以百计的调节事件协调一致的结果，而这些事件不仅高度依赖于单个细胞内的功能整合，也高度依赖于组织和整个生物体内的功能整合。

在这个解释框架内，肿瘤过程的因果复杂性是意料之中的事，而不是DNA序列水平方面无法解决的难题，所确定的因果相关过程是动态的和互惠的，最终受到损害的是细胞分化状态或细胞身份特征（这也是癌干细胞模型以及"癌症是器官发生出了问题"观点的立场）。这种癌症的过程观代表了解释范式的明显进步[38]，还包括一个明确的跨层次的癌症现象学，其跨越了许多组织层次（基因、基因组、表观基因组、蛋白质组、代谢组、细胞、细胞间相互作用、组织、器官和生物体等），并对增殖和分化两个过程进行了重要的区分。尽管这两种过程都是细胞内的过程，但仍然鼓励进行不同层面的描述。在这个框架中，癌症被认为是由于互惠过程（分化、凋亡和增殖）的调节解耦联而导致的层间失调的结果，同时也反驳了之前强调细胞增殖是癌症的主要因果特征这个观点，并认为分化状态的扰动是维持正常生物组织的跨层次调节和远程相互作用链的一种主要破坏。远程相互作用包括系统免疫与局部紊乱的组织条件/肿瘤之间的相互作用，因此癌症也被描述为一种由免疫调节因子维持的慢性疾病[39]。将癌症形容为"无法愈合的伤口"[40]，至少可以追溯到19世纪中叶，而这种说法与我们对免疫系统机制的现有理解相吻合[41]。胚胎发育和癌症之间的相似之处已被反复提出，"肿瘤再现了胚胎发育过程"[42]。对基于系统性整合过程的解释模型的探索也推动了发育、衰老和癌症的统一理论[43]。

在特征概念发表后，这种基于过程的癌症因果观没有被主流研究明确采用的主要原因之一是每个特征过程都由各自的科学专业领域闭门造车。在每个学科中，科学家们继续遵循线性的、基于 DNA 序列的因果模型，在其研究途径中寻找"最为相关的"突变，而不是寻找一个整合以及系统性的视角。

2.2.2.3　与因果相关的生物组织层次

从过程的角度来看，仅仅基于单个突变以及单个细胞的决定性选择优势而进行因果解释显然不够，特别是对肿瘤细胞群异质性越发详细的了解，已经对肿瘤为单一转化细胞类型的简单克隆扩增这一早期说法提出了挑战。为了理解这种异质性，肿瘤复杂的三维结构（拓扑特征）如今被认为是癌细胞行为的一个重要因果因素。由于肿瘤三维地形中与众不同的局部条件（即代谢环境、氧应激、低 pH 值和其他在肿瘤进化过程中出现的"应激因子"）诱导的局部分化，致使癌细胞具有功能异质性。长期以来，在临床中观察到肿瘤几何形状对治疗药物的总体肿瘤应答有着深远的影响，并通过数学模型得到了详尽的阐述（见本卷第 10 章）。

因此，少数科学家将组织的涌现特性作为明确的出发点来解释癌症的特定因果特征，并提出了一种观点，认为癌变是一个发育出错的过程或维持场样特性的组织受到扰动所致（组织结构场理论；TOFT[44]）。通过假设细胞表型的因果相关事件存在于各自的更高层次的组织中（自上而下的因果关系），从这个角度做出的解释最初似乎颠倒了最终在致癌过程中受损的因果结构（无论是遗传、表观遗传、拓扑结构还是代谢结构）。

然而，从一个真正的过程 / 关系角度来看，癌变的解释性叙述是基于层间的调节动力学（自上而下和自下而上 / 互惠因果关系）。在这种因果模型中，癌变细胞行为的产生是由于通过整合不同的组织层次（如细胞极性、组织内的近远程信号、微环境因素、机械应力和免疫应答等系统因素）确保正常细胞和组织功能的过程受到了扰动。在这一推理思路中，有人提出了发育因果关系的概念[45]，还有人提出了进化发育（evolo-devo）生物学的因果关系概念，以使对肿瘤过程的解释与正常发育过程的解释逻辑相一致[46]。

通过这些概念的进步可以清楚地看到，在癌症研究中可能不存在一个单一的具有因果关系的生物组织层次；从因果解释的角度来看，哪个层次可能更为根本的问题最终将转变为组织层次之间的哪个层间过程具有因果关系的问题。当然，这种因果相关性的判断必须符合实用标准（技术上可以研究什么、将什么定义为跨层次过程等）和特定的社会科学议程（哪些得到资助、哪些符合伦理标准和社会共识的目标等）。目前，仍不清楚如何以一种可轻易转化为科学实践的稳健方式描述层间过程的扰动[47]。因此，尽管事实上范式有可能向层间因果关系模型转变，并且这一转变有详细描述的生物过程数据的充分支持，但目前尚不明确如何将这种转变纳入研究实践，而不需要更广泛地接受因果解释中根本范式的转变。

2.2.2.4 环境和微环境的因果关系

基础细胞生物学的大量证据和临床结果使人们广泛接受这样一种见解，也就是无法通过孤立地研究细胞来理解细胞的生理过程。很明显，功能性组织环境（包括组织微环境的非细胞成分）为细胞功能提供了关键的调控线索，并对肿瘤过程具有明确的因果影响[48]，特别是环境参数（如物理、拓扑、化学和机械因素）以及近程和远程信号相互作用，因其在稳定细胞内分子部分的结构和功能特性方面的作用而越来越得到认可。细胞组织结构及其特定微环境是一个三维组织系统，其携带的位置和历史信息具有定义细胞表型的"指导性"特性（概念上类似于"形态发生 / 静态场"）。随着组织和器官在发育和分化过程中以一种三维的、背景依赖的方式形成，局部细胞关联模式和细胞分化状态得以确立。微环境的主要指导性成分是细胞外基质（ECM），这是一种组织特异性的由分泌大分子组成的复杂混合物，通过配体 – 受体相互作用或通过其物理特性（如硬度和组织特异性机械应力）控制基因的表达[49]。这些相互作用的重要性也在定义明确的实验系统中得到了证明，例如工程化的三维细胞培养系统[50]。由于数十年来研究结果的支撑，肿瘤微环境是促瘤和抑瘤信号的主要因果相关因素这一观点已经被更为广泛地接受[51]。

这对于解释癌变的因果关系具有重要意义。从（主要是上皮）组织／肿瘤细胞的角度来看，微环境的变化触发了基因表达的变化，而不管这些变化是由某些外部因素引起（如食物或饮用水中的某些化学物质，辐照，或由感染、手术或组织内机械特性的变化引起的组织创伤），还是由其他细胞如基质成纤维细胞引起的。重要的是，微环境的长期变化可以通过非遗传机制诱导，这也解释了为什么许多致癌物不一定是直接导致 DNA 序列改变的诱变剂，但仍可通过改变 ECM 特性引起异常信号和基因调控异常。一旦组织特异性基因的表达通过微环境变化发生改变，受影响的细胞可能会改变其极性、细胞连接以及增殖和迁移行为，可以逆转肿瘤细胞的表型，并开始显示癌症的"特征"，而不管其是否携带"癌症突变"。表现出特征性行为的细胞还会分泌异常的 ECM，随着时间的推移，这种异常的 ECM 会创造一个日益失常的胁迫性微环境，从而也会导致 DNA 突变。将肿瘤细胞置于正常的微环境中，从而恢复正常的组织表型和功能，而无论是否存在"癌症突变"[52]，以及将癌细胞置于卵子／卵母细胞提供的三维环境中可以获得肿瘤逆转的证据，这些都反复证明了微环境的这一主导作用。

关于癌变的因果解释，在这种情况下，从单细胞的角度来看，因果关系的方向性似乎是由外向内发生作用，而且在晚期肿瘤中发现的大多数突变实际上是微环境变化的结果，而不是其原因。这种与肿瘤细胞突变有关的逆向因果关系也得到了研究结果的支持，这些结果表明，其他水平的基因表达控制，如表观遗传机制或调节性 RNA 可以在受影响细胞没有突变的情况下导致细胞癌症表型。然而，从组织的角度来看，毋庸置疑，因果之间的关系是互惠的，因为 ECM 成分和特性持续受到监测，并且组织细胞会根据微环境的变化进行积极的调整[53]。尽管这些互惠关系已经被研究了相当长时间，但其对致癌的因果重要性直到最近才得以承认，虽然主要是通过以突变为中心的因果关系观。

2.3 癌症的分子、细胞和时空异质性呼唤一种新的解释范式

在过去的十年中，由于放射成像技术、分子生物学、单细胞基因组学技术以及应用于癌症基因组学数据的进化建模方面的一系列技术进步，对肿瘤组织本身的细胞和分子组成以及物理特性认识已经发生了根本性的变化。这些方法表明，肿瘤由高度异质性的细胞群组成，这些细胞群显示出高度多样化的基因组、表观遗传、代谢和分化状态的复杂空间分布[54]。最近组织分析方法分辨率的提高已证实，肿瘤异质性是癌症的一个关键的、决定性特征（有人可能会说，这是一个"本质特征"），需要将其

作为因果解释和治疗策略制定的基础加以深入理解。这个见解进一步强调了一点，即癌细胞的时间进化轨迹是决定治疗成功或失败的至为关键因素。

肿瘤异质性的现象本身就表明，因果关系不可能是单向的和简单的，癌细胞中受到扰动的是其在空间和时间组织层次上整合细胞行为的能力，在形态学和分子方面恰恰体现了这一事实。合理的场景具有层间的循环因果关系，例如，由于一些短暂的致癌损伤（不一定引起突变）导致细胞极性丧失，三维组织结构丧失，随之增殖也失去了控制，从而引发更多的组织紊乱、ECM 成分改变以及组织应激因子增加等。因此，与正常功能相关的组织单位无法维继，就细胞行为而言，剩下的是向基本细胞生存机制（代表癌症特征）的转变，而这些机制由异常的、日益恶劣的肿瘤微环境所触发和传播。在这样的情况下，细胞彼此竞争资源（而不是合作），而多样性 / 异质性的增加正是预期的后备"进化策略"，无论是在生物体、组织还是单细胞层次上，每当具有挑战性的外部条件威胁到真核细胞时，这种策略在进化中都是最成功的（参见本卷第 9 章）。

最近，肿瘤异质性被认为是癌症表型的一个基本特征，这将可能支持从基于线性"癌症突变"模型向其他方向的转变，并可能引发对上述癌症研究其他维度中提出的因果关系问题的讨论。这也将有助于重新聚焦于这一事实，即癌症首先是在组织中产生与维持三维和时间架构的整合维护过程的一种扰动。时间架构源于这样一个事实，即增殖、细胞衰老和正常细胞死亡率以及组织池中的干细胞分化率在空间和时间方面受到调控。因此，空间顺序以一种互惠的方式为维持细胞分裂控制等时间机制提供了正确的背景。例如，成人皮肤 4 ~ 6 周的更新周期，或每隔几天就会通过干细胞增殖和分化实现肠内壁的完全更新，这些过程只能在组织形态正常的情况下发生。只有组织中特定于细胞类型的、正常的三维位置才能为正常的增殖控制提供正确的信号。反之亦然，这些发育和组织修复中的"定时"分裂为任何有序的组织结构形成和维持提供了先决条件。

人们很早就认识到时间维度在癌症发生过程中的重要性，并由此提出了多阶段癌变模型[55]，随后又提出了癌变的"多次打击"假说，假定一定数量的序列突变（3 ~ 7 个）可能具有不同的表型"权重"（乘客和驱动突变），需要在同一个细胞中积累才能导致癌症的发生。这些假设是必要的，因为在对癌症发生过程中突变的进展进行建模的早期探索中已经清楚地看到，对于大多数癌症而言，单个突变在统计学方面并不足以诱发完全恶性的表型。虽然在概念上很重要，但当时的技术限制无法将 DNA 序列数据映射到肿瘤组织的空间复杂性。

在肿瘤发展过程中，DNA 水平的异质性是如何随着时间的推移而产生，目前癌症进化领域专门对这一问题进行了研究，该领域将进化建模的理论概念应用于肿瘤组织中的克隆细胞群，以了解癌细胞的基因组特征随时间变化的情况[56]。然而，目前大多数癌症进化分析都是基于 DNA 突变数据。尽管突变是导致细胞变异的进化过程的一部分，但正如物种进化中的情况一样，决定哪些表型存活的是选择压力。目前，仍然缺乏包括肿瘤组织中这些特定选择压力具体信息的模型，坦承地讲，利用现有方法还无法获得癌症组织中选择压力和基因型 – 表型相关性的真实映射[57]（见本卷第8 章）。此外，关于表型变异产生的机械进化论据还包括表观遗传机制和描述肿瘤微环境中的高选择性物理特性的方法（如 pH、氧浓度和机械应力）。更好地理解选择性机制的时间动态如何产生广泛的异质细胞群将有助于解决一些问题，例如暴露于癌症治疗的选择压力后不可避免地出现耐药细胞，以及针对"特定"癌症突变的靶向治疗迄今为止大多以失败告终。此外，人们还期待任何真正基于生物体的癌症进化观点都需要纳入系统性因素，例如免疫系统老化[58]或影响细胞功能的长期激素和组织微环境变化等。

　　这些从肿瘤异质性研究中获得的见解与任何癌细胞行为的绝对背景依赖性的概念是一致的，包括时间维度背景。因此，在早期关于癌症的哲学著作中曾提出，癌症是一种"生活史的疾病"[59]，这是一个合理的定义。最近的进化模型考虑了差异衰老和生活史性状依赖的体细胞选择，也证实了这种定义的有效性[60]。这是一个空间和时间依赖的过程，其整合了跨层次复杂的细胞行为，从而构建了生物发育、生长和组织表型的维持。为了更好地了解正常组织结构的维持，沿着这些思路，我们不妨转变思考方式：与其问为什么癌症会出现在特定病例中，不如问为什么我们不会患更多的癌症[61]。癌症的治疗就是要和生物体持续进行的、相互协调的结构和维持过程打好交道，而不是其中断造成的在诊断时检测到的分子水平单一、特定和局部的这些变化。

　　肿瘤异质性概念进一步引出了使用复杂非线性系统理论和网络理论的理论建模方法研究癌变中的因果相关过程。根据基因表达吸引子与复杂的基因和蛋白质相互作用网络的景观描述癌症，可以清楚地证明，与恶性表型相关的因果关系高度依赖于复杂细胞系统的背景，具有互惠和涌现特性（本卷第 4、第 5 和第 6 章）。在这种建模方法中形成的因果叙述不仅更好地描述了肿瘤表型的系统性特征，还表明新涌现的因果关联可以是短暂的、互惠的和可逆的。

2.4　解释癌症的新方法

　　解释是科学哲学中反思的一个主要主题，已经专门针对包括癌症在内的生物现象的解释进行了研究[62]。生物现象具有本体论的基本特性，如影响其解释逻辑结构的多层复杂性。然而，关于这种影响的现有哲学见解尚未被整合到任何特定的框架中，例如"生物现象的解释理论"。从历史的角度来看，在癌症研究中所解释的（被解释项）和具有解释功能的（解释项）在过去五十年中一直在不断修订。科学哲学中广泛的争论集中在解释项的形式性质方面，如定律、概括、模型和模拟，或解释的认知性质（还原论、系统论和涌现论等）以及被解释项与解释项之间的具体关系。例如，这种关系决定了一种解释究竟是一种因果关系解释、本体论解释还是功能性解释，这些区别可以追溯到亚里士多德思想。解释的语用模型强调了语境因素在决定解释是否充分时的重要性，Mitchell 的综合多元主义[63]强调了多种解释在科学中永久共存的可能。解释有时可能会在过程中失去被解释项。在科学实践中，定义（以及被解释项）的改变屡见不鲜，例如在操作化方面，研究问题会根据实验可行的、可测试的内容进行改变，或在还原过程中[64]，待解释的现象在解释过程中还会加以修改 / 调整。

至于其他科学领域，将解释中的认识论进展 / 进步表述为解释项[65]之间的竞争性选择，或作为对不同问题的答案的积累，然后将其整合来解释具体个例[66]似乎没有意义。癌症研究中解释性进展的特点是对解释项的不断修改以及对被解释项的更精细理解。到目前为止，癌症都无法被简化到单一的、因果关系明确的分子特征[67]。至今为止，还没有发现与细胞肿瘤表型有因果关系的独一无二的基因或分子靶点。此外，越来越多的生物组织层次的多样性以及在解释致癌作用中具有因果相关的"分子机制"正在被见证。但是一旦将最初且持久的被解释项带回科学实践中，所发现的解释项往往显得缺乏充分的解释相关性（或说服力）。另外，试图将一个解释项强加到观测数据方面，最终会破坏被解释项，有必要对两者都进行修订。这在癌症研究中发生过，当时由于某些还原论解释的失败，癌症的定义随之发生了改变。

在对生物非线性现象的解释中，被解释项与解释项之间存在一个复杂的循环反馈，因此不能粗略地将进步定义为被解释项 – 解释项拟合的改善[68]。生物实体通常在不同的生物组织层次（如基因、代谢网络、细胞、细胞群、组织和生物体）以及不同的组织功能过程（如复制、增殖、分化和自稳定）方面体现出其被解释项。尽管多细胞生命的这些方面已得到普遍承认，但在解释其复杂特性时，单功能解释仍然无处不在。因此，同样在癌症研究中，单一的功能解释并不足以解决问题，因为在癌症中真正受到影响的并不是单一的特定功能（因此靶向分子治疗策略大多会失败），而是组织特异性的动态的互惠功能，这些功能将细胞整合到生物体跨组织层次的整体功能动态之中，并从组织水平一直持续到单个细胞的分子和基因组稳定性这个层面。对癌症病理具有因果解释相关性的是，维持正常生理时空整合状态的细胞之间互惠的、动态的依赖关系发生了变化。正如肿瘤异质性分析结果所显示的那样[69]，这些依赖关系可能是不对称的。例如，细胞极性的丧失（空间组织的一个定义性特征）不仅导致三维组织完整性的丧失（＝更高层次的空间组织），还会改变细胞分裂调控和 ECM 组成，这反过来又会引起代谢状态的改变，进而有可能导致突变等一系列变化，所有这些反馈到的细胞功能在因果上都与最初发生扰动时的水平有很大的不同。这种细胞水平上的相互不对称关系也解释了为什么总是需要功能测试，以便对任何突变基因在肿瘤过程中的作用做出因果推断，以及为什么肿瘤逆转策略最终可能是治愈癌症的最佳途径。肿瘤进程中关系的不对称性也会影响生物体内时间依赖过程的整合，从而影响正常生物组织不同层次之间的构成性时间尺度整合。正是这种整合过程将被解释项的多个组织层次的因果相关元素联系起来，并使解释项在辩证／互惠过程中逐步得以细化。

到目前为止，这种概念框架仅被少数人用于癌症研究，其明确目的是开发一种新的解释项，以更好地匹配肿瘤表型的因果特性。这些方法通常应用于复杂动力系统理论和网络科学的理论基础，最近备受关注，不仅允许对复杂分子网络相互作用进行更现实的描述，而且允许在细胞以上更高层次的组织中进行分析[70]。将这种模型应用于生物现象可以得到没有因果特权级别／单位的描述，这与关于癌症表型的观察数据完全一致。

因此，用于解释癌症数据的新方法和工具已经被使用了一段时间，并作为"副作用"为癌症研究注入了一定的理论背景，其中包含了更适合描述所讨论现象的基本生物过程的形式化陈述。然而，目前仍然缺乏正式的工具，例如一种全面的介观语言处理单细胞／基因水平之外的因果实体，从而允许将这种模型的见解转化为新的实验方法，最终催生新的科学实践。

2.5　启发科学实践的关系本体论

鉴于上述将癌症视为一种复杂的多层次现象的认知转变，人们可能会问，需要怎样的整体认识论框架支撑任何关于肿瘤表型的新理论构建。从过去一个世纪对其他复杂生物现象的了解来看，将关系本体论的逻辑应用于癌症似乎是合适的。关系本体论指的是认识论框架，其解释了维持生物体动态时空组织的层间互惠调节过程，并以其整体动态关系的内在不对称性为特征。这样的框架明确地涵盖了所有组织层次的时间维度、从细胞和生物体的行为到其与外部环境的相互作用，所有这些共同构成了生物体的"生活史"。

这种关系本体论根据以下基本原理，涵盖了包括癌症在内的生物现象系统视角的基本方面。

（1）关系在本体论和概念方面都先于实体。

（2）生物/组织实体是通过其所嵌入的关系背景来定义的，因此也是通过其所组成的关系网络来定义。

（3）因此，实体的因果相关性从其背景关系中产生，并不是其本身固有。

（4）时间维度作用于整个系统，而不仅仅是系统的孤立部分。

因此，等级生物组织的生殖和世代维度是个不可分割的连续体（生殖细胞-生物体，干细胞-组织等），这是生物体及其任何涌现现象（如胚胎发育或癌变）的时间历史性的组织基础。

以上基本原理有助于为细胞分化和发育或癌变等现象构建合适的解释，其正是由于空间和时间整合过程而产生的涌现现象，无法在不依赖于时间、细胞功能背景以及生物体的时空等级组织的情况下天然存在。多细胞生物是个体遗传和世代相关联的实体同步协调的体现，这些实体产生了我们所知所感的整体，而其本身则是这个整体的一部分[71]。关系本体论不仅仅是关系的本体论，也不仅仅是用关系替换部分系统，其认为关系是维持和动态转化我们所能观察到的一切事物的要素。因此，关系也是在认识论方面获取和定义可观察对象的方式。这就是为什么关系本体论提供了一个特别适合解释生物现象的认识论（见本卷第15章）。

在关系本体论框架下，癌症被定义为一种由于生物体持续进行的系统关系及其自然的互惠动态受到扰动而引起的疾病。在肿瘤发生过程中，由于关系网络的扰动所致，细胞失去了其完整的功能特性，并从最初构成其身份的关系网络之中中断联系。它们呈现出新的功能状态，并在一个由肿瘤微环境的涌现特性所定义的关系星座中形成肿瘤结构。这些新的形态结构已经失去了与整个生物体之间的关系连接，其开始通过建立和维持自己的局部、短程的关系背景（从进化的角度来看，构建其生态位）稳固新的涌现特性。

因此，从治疗策略的角度来看，关系本体论方法试图重建关系以跨越生物体构成的关系网络与新出现的病理性局部实体之间的鸿沟。我们与其在扰动中寻找治疗的方案，不如去了解哪些关系能维持正常、健康的时空整体状态以及如何利用这些关系来逆转局部扰动。这意味着承认局部扰动可能是由跨越多个不同时空组织层次（例如在免疫和内分泌系统中）的系统性关系中断而导致的。反过来，仅针对局部病理的癌症治疗可能收效甚微，正是因为引发癌症的跨层次关系中断可能仍然存在。测试这样一个癌症研究的关系框架，最终需要不同的实验方法和新的研究实践才能产生与临床相关的结果。

2.6 结论与展望

在本章中我们提出，尽管一直缺乏一种新的范式更成功地解释和治疗癌症，但癌症研究确实取得了认识论上的进步。该评估依据以下的观察结果。

（1）最近十年基于当前范式的大型癌症基因组学研究表明（当然不是出于此目的），某些基因和突变的因果特异性对大多数癌症而言非常有限，其诊断/预后价值对患者生存而言也是乏善可陈。此外，大多数基于基因组学数据设计的"靶向"抗癌药物在临床中都失败了，总体疗效比其他方法更不尽人意，这越来越被认为是范式变革势在必行的证据。

（2）在试图将 DNA 序列数据与癌变的观察数据相匹配的过程中，人们对日愈增加的"复杂性"的认识最终导致了对癌症因果关系提出了一种更具过程性的观点。这一观点最初是在多种细胞行为的整合基础上进行概念化，被称为"癌症特征"，但并没有激发因果推理的改变。相反，人们更倾向于将该概念应用于进一步巩固 DNA 序列水平作为主要因果分析层次，而非突显其过程性的本质。然而，许多整合的复杂细胞行为/过程可能与肿瘤表型具有同等的因果关系，这一认识为利用新的高分辨率方法来研究肿瘤的表型复杂性奠定了基础，从而促进了癌症的"系统观"形成。

（3）在细胞、分子、遗传、代谢和物理等多个层次的表型异质性已被确定为恶性肿瘤的关键特征，被称为"肿瘤异质性"。细胞异质性被认为是解释癌症的一个重要"因果"因素，这也导致人们对"背景"因果因素的日益认可，例如组织/肿瘤微环境以及时间维度在塑造癌症发生和发展的进化过程中的重要性。尽管癌症进化模型仍然主要以突变/细胞为中心，目前尚缺乏理论体系解释致癌过程中的选择压力，但其已将微环境反馈回路（生态位构建）概念和"组织生态学"观点引入癌症领域。

（4）在过去的二十年里，动力复杂系统理论和网络科学等领域的建模方法被介绍到癌症领域，以更好地描述肿瘤背景下涌现的异质性和复杂性。这些概念框架为癌症研究提供了一定的理论背景，强调因果关系动态的、互惠的、多层次和跨层次以及时间依赖性的关系本质，明确指出了在癌变过程中不存在单一特权级别的因果关系这个可能。

尽管这些观点在癌症研究领域中得到了某种程度的认可，但面对与日俱增的范式不稳定性，大多数研究工作和资助机构仍然以"加倍下注"的心态延续以基因/突变为中心的范式。"原则上的见解"通常不足以引起范式变化的一个原因是缺乏具体的理论框架以及一种能够将新概念转化为研究实践的语言。作为科学家，我们当然相信，概念化和理论构建不仅对日常的计划和实验的解释是必要的，更为重要的是，对于决定首先要寻找怎样的证据也是不可或缺。因此，任何新的概念框架都将包含一些认识论方面的创新，这首先需要崭新的数据生成方法，然后才能通过实验对理论的整体鲁棒性进行评估。

基于"癌症是不同层次的生物组织之间关系相互作用中断的结果"这一观点的新范式要求我们深入了解正常组织的整合和稳态维持过程，这就需要目前对单细胞水平以上的因果相关"功能单位"的正确定义以及对支配其相互作用／关系的规则的透彻理解。这还需要对癌症表型的解释遵循一种介观推理方式的逻辑结构，该结构以在单细胞水平以上表现出规律性的癌症介观系统为代表，其中部分本身的特性是在系统被定义后随着系统的整体特性而出现。相反，如果没有正确定义介观系统，那些与解释有因果关系的特性可能就无法出现。这种"因地制宜"原则将是今后在研究生物学复杂问题时进行的任何还原工作中不可避免的一个起点[72]。在这样的一个中尺度（即介观尺度）框架下，解释必须从确定"中间层次"开始，这种"中间层次"使决定论最大化，同时保留被解释项，并且总是在同一个解释中含括多个层次，以避免失去因果相关性和意义。这种介观方法与 Sydney Brenner 等[73]提出的"中间向外"方法密切相关。在一个涉及调节前馈和反馈路径以及环境定义参数约束的多层次互作系统中，除了在一个层次（比喻的"中间"部分）开始突破，然后使用合适的实验和分析方法"向外"走到相邻的层次之外，别无其他去路。"中间向外"避免了任何僵化的自下而上或自上而下的立场，并在对数据和流程有深刻理解的任何层次对见解进行概念化，然后将其与更高或更低层次的结构和功能整合与联系在一起。

最近临床实践中的一些变化可以被视为寻找新的因果解释的征兆——例如，人们发现并非所有类型的乳腺癌都能从现有的化疗中获益，因此不对"癌细胞"斩尽杀绝可以提高患者的生存率。此外，由低浓度药物而非"最大杀伤"浓度的混合物组成的联合疗法的结果有所改善，这表明了策略方面的成功，该策略默认了一种可能利用肿瘤内正常细胞区室"正常化"潜能的系统性方法的概念。操纵免疫系统的跨层次功能可以让治疗干预产生较专门靶向肿瘤内独特突变特征更令人满意的结果。最近，人们试图预测"肿瘤系统"的进化反应，目的是防止作为治疗应答而出现的治疗耐药性，表明人们越来越接受一种更开放的立场，即治疗方法应考虑哪些因果层次。这种治疗策略蕴涵着基于不同的因果逻辑，该逻辑不一定涉及肿瘤组织本身的详细基因组信息，而是试图利用生物体系统的、动态的相互作用"靶向"局部恶性扰动。这些方法的成功结果主要来自临床实践中的经验观察，要对这些结果作出适当的解释，就需要一种新的语言勾勒其机制基础所包蕴的内在逻辑架构。

在这里和本书的其他章节中，我们根据实证证据为这种语言提出了一些元素和词汇。此外，我们认为这种新语言的语法可能会体现出关系本体论的特征。

参考读物

［1］ Bertolaso, M. & Dupré, J. A processual perspective on cancer. In *Process Philosophy of Biology* (eds. Dupré, J. & Nicholson, D.) (Oxford University Press, 2017).

［2］ European Commission. Cancer. (2010). Available at: http://ec.europa.eu/health/major_chronic_diseases/diseases /cancer. (Accessed: 16 October 2016)

［3］ Bray, F. et al. Global cancer statistics 2018: GLOBOCAN estimates of incidence and mortality worldwide for 36 cancers in 185 countries. *CA. Cancer J. Clin*. 68, 394-424 (2018).

［4］ Hanahan, D. Rethinking the war on cancer. *Lancet* 383, 558-563 (2014).

［5］ Pal, S. K. et al. Lack of survival benefit in metastatic breast cancer with newer chemotherapy agents: the City of Hope experience. *ASCO Annu. Meet. Proc*. 26, 17510 (2008).

［6］ Langer, C. J. et al. Survival, quality-adjusted survival, and other clinical end points in older advanced nonsmall-cell lung cancer patients treated with albumin-bound paclitaxel. *Br. J. Cancer* 113, 20-29 (2015).

［7］ Hanahan, D. Rethinking the war on cancer. *Lancet* 383, 558-563 (2014). Friedman, A. A., Letai, A., Fisher, D. E. & Flaherty, K. T. Precision medicine for cancer with next-generation functional diagnostics. *Nat. Rev. Cancer* 15, 747-756 (2015). Letai, A. Functional precision cancer medicine—moving beyond pure genomics. *Nat. Med.* 23, 1028-1035 (2017).

［8］ Peckham, M. J. et al. The treatment of metastatic germ-cell testicular tumours with bleomycin, etoposide and cis-platin (BEP). *Br. J. Cancer* 47, 613-619 (1983).

［9］ Sonnenschein, C. & Soto, A. M. The death of the cancer cell. *Cancer Res*. 71, 4334-7 (2011). Huang, S. The war on cancer: lessons from the war on terror. *Cancer Mol. Targets Ther*. 4, 293 (2014).

［10］ Huang, S. The war on cancer: lessons from the war on terror. *Cancer Mol. Targets Ther*. 4, 293 (2014).

［11］ Maley, C. C. & Greaves, M. *Frontiers in Cancer Research*. (Springer New York, 2016). doi:10.1007/978 -1-4939-6460-4. Degregori, J. *Adaptive Oncogenesis*. (Harvard University Press, 2018).

［12］ Geman, D. & Geman, S. Opinion: Science in the age of selfies. *Proc. Natl. Acad. Sci.* 113, 9384-9387 (2016).

［13］ Du, L., Rachul, C., Guo, Z. & Caulfield, T. Gordie Howe's "Miraculous treatment": Case study of Twitter users' reactions to a sport celebrity's stem cell treatment. *JMIR Public Heal.*

Surveill. 2, e8 (2016).

[14] American Cancer Society. Cancer Information on the Internet. (2014). Available at: http://www.cancer.org /cancer/cancerbasics/cancer-information-on-the-internet. (Accessed: 16 October 2016).

[15] Vickers, A. J. & Cassileth, B. R. Unconventional therapies for cancer and cancer-related symptoms. *Lancet Oncol.* 2, 226-232 (2001). Mulkins, A. L., McKenzie, E., Balneaves, L. G., Salamonsen, A. & Verhoef, M. J. From the conventional to the alternative: exploring patients' pathways of cancer treatment and care. *J. Complement. Integr. Med.* (2015). doi:10.1515/jcim-2014-0070.

[16] Brigden M L. Unproven (questionable) cancer therapies. *West J. Med.* 163, 463-469 (1995). Werneke, U. et al. Potential health risks of complementary alternative medicines in cancer patients. *Br. J. Cancer* 90, 408-13 (2004).

[17] Bifulco, M. & Gazzerro, P. The right to care and the expectations of society—controversial stem cell therapy in Italy. *EMBO Rep.* 14, 578 (2013).

[18] Bird, A. *Philosophy of Science.* (Routledge, 1998). Bird, A. What is scientific progress? *Nous* 41, 64-89 (2007).

[19] Niiniluoto, I. Scientific progress as increasing verisimilitude. *Stud. Hist. Philos. Sci.* 46, 73-7 (2014). Dellsén, F. Scientific progress: knowledge versus understanding. *Stud. Hist. Philos. Sci. Part A* 56, 72-83 (2016).

[20] Bird, A. *Philosophy of Science.* (Routledge, 1998). Bird, A. What is scientific progress? Nous 41, 64-89 (2007). Niiniluoto, I. Scientific progress as increasing verisimilitude. *Stud. Hist. Philos. Sci.* 46, 73-7 (2014). Dellsén, F. Scientific progress: knowledge versus understanding. *Stud. Hist. Philos. Sci. Part A* 56, 72-83 (2016).

[21] Ankeny, R. A. & Leonelli, S. Repertoires: a post-Kuhnian perspective on scientific change and collaborative research. *Stud. Hist. Philos. Sci. Part A* 60, 18-28 (2016). Bizzarri, M. & Cucina, A. SMT and TOFT: why and how they are opposite and incompatible paradigms. *Acta Biotheor.* 64, 221-239 (2016). doi:10.1007/s10441 -016-9281-4. Bizzarri, M., Cucina, A., Conti, F. & D'Anselmi, F. Beyond the oncogene paradigm: understanding complexity in cancerogenesis. *Acta Biotheor.* 56, 173-196 (2008). O'Malley, M. A. & Boucher, Y. Paradigm change in evolutionary microbiology. *Stud. Hist. Philos. Biol. Biomed. Sci.* 36, 183-208 (2005).

[22] Mitchell, S. D. *Biological Complexity and Integrative Pluralism.* (Cambridge Studies in Philosophy and Biology, 2003). doi:10.1007/s10539-004-5896-y. Mitchell, S. D. *Unsimple Truths: Science*, Complexity, and Policy. (University of Chicago Press, 2009). Brigandt, I. Beyond reduction and pluralism: toward an epistemology of explanatory integration in biology. Erkenntnis 73, 295-311 (2010). Plutynski, A. Cancer and the goals of integration. *Stud. Hist. Philos. Biol. Biomed. Sci.* 44, 466-476 (2013).

[23] Kitcher, P. *The Advancement of Science. Science without Legend, Objectivity without Illusions.*

Statewide Agricultural Land Use Baseline 2015 1, (Oxford University Press, 1993).

[24] Bizzarri, M., Minini, M. & Monti, N. Revisiting the concept of human disease: rethinking the causality concept in pathogenesis for establishing a different pharmacological strategy. In *Approaching Complex Diseases: Network-Based Pharmacology and Systems Approach in Bio-Medicine* (Springer, 2020).

[25] Di Filippo, M. et al. Zooming-in on cancer metabolic rewiring with tissue specific constraint-based models. *Comput. Biol. Chem.* 62, 60-69 (2016).

[26] Bizzarri, M., Cucina, A., Conti, F. & D'Anselmi, F. Beyond the oncogene paradigm: understanding complexity in cancerogenesis. *Acta Biotheor.* 56, 173-196 (2008). Plutynski, A. & Bertolaso, M. What and how do cancer systems biologists explain? *Philos. Sci.* 85, 942-954 (2018). Bertolaso, M. *Philosophy of Cancer: A Dynamic and Relational View.* (Springer, 2016). Bizzarri, M. et al. A call for a better understanding of causation in cell biology. *Nat. Rev. Mol. Cell Biol.* 20, 261-262 (2019).

[27] Bertolaso, M. *The Future of Scientific Practice: "Bio-Techno-Logos".* (Pickering & Chatto Publishers, 2015).

[28] Ankeny, R., Chang, H., Boumans, M. & Boon, M. Introduction: Philosophy of science in practice. *Eur. J. Philos. Sci.* 1, 303-307 (2011).

[29] Bertolaso, M., Di Stefano, N., Ghilardi, G. & Marcos, A. Bio-techno-logos and scientific practice. In *The Future of Scientific Practice: 'Bio-Techno-Logos'* 179-192 (Pickering & Chatto Publishers, 2015).

[30] Komarova, N. L. Cancer: a moving target. *Nature* 525, 198-199 (2015).

[31] Francipane, M. G., Chandler, J. & Lagasse, E. Cancer stem cells: a moving target. *Curr. Phatobiol. Rep.* 18, 1199-1216 (2013).

[32] Laland, K. N. et al. The extended evolutionary synthesis: its structure, assumptions and predictions. *Proc. R. Soc. B* 282, 20151019 (2015). Pigliucci, M. *Evolution: The Extended Synthesis.* (MIT Press, 2010).

[33] Martincorena, I. et al. High burden and pervasive positive selection of somatic mutations in normal human skin. *Science* (80-.). 348, 880-886 (2015). Martincorena, I. et al. Somatic mutant clones colonize the human esophagus with age. *Science* (80-.). 362, 911-917 (2018). Kato, S., Lippman, S. M., Flaherty, K. T. & Kurzrock, R. The conundrum of genetic "drivers" in benign conditions. *J. Natl. Cancer Inst.* 108, djw036 (2016).

[34] Smith, J. C. & Sheltzer, J. M. Systematic identification of mutations and copy number alterations associated with cancer patient prognosis. *Elife* 7, e39217 (2018).

[35] Soto, A. M. & Sonnenschein, C. The tissue organization field theory of cancer: a testable replacement for the somatic mutation theory. *BioEssays* 33, 332-340 (2011).

[36] Hanahan, D. & Weinberg, R. A. The hallmarks of cancer. *Cell* 100, 57-70 (2000). Hanahan, D. & Weinberg, R. A. Hallmarks of cancer: the next generation. *Cell* 144, 646-674 (2011).

Cavallo, F., De Giovanni, C., Nanni, P., Forni, G. & Lollini, P. L. The immune hallmarks of cancer. *Cancer Immunol. Immunother*. 60, 319-326 (2011).

[37] Weinberg, R. A. Coming full circle—from endless complexity to simplicity and back again. *Cell* 157, 267-271 (2014). Hanahan, D. Rethinking the war on cancer. *Lancet* 383, 558-563 (2014).

[38] Bertolaso, M. & Dupré, J. A processual perspective on cancer. In *Process Philosophy of Biology* (eds. Dupré, J. & Nicholson, D.) (Oxford University Press, 2017).

[39] Greten, F. R. et al. IKKbeta links inflammation and tumorigenesis in a mouse model of colitis-associated cancer. *Cell* 118, 285-96 (2004). Condeelis, J. & Pollard, J. W. Macrophages: obligate partners for tumor cell migration, invasion, and metastasis. *Cell* 124, 263-266 (2006).

[40] Dvorak, H. F. Tumors: wounds that do not heal—redux. *Cancer Immunol. Res*. 3, 1-11 (2015).

[41] De Vita, V. T., Lawrence, T. S. & Rosenberg, S. A. *Cancer. Principles and Practice of Oncology*. (Lippincott Williams & Wilkins, 2008).

[42] Grier, D. et al. The pathophysiology of HOX genes and their role in cancer. *J. Pathol*. 205, 154-171 (2005). Skakkebaek, N. E. et al. Germ cell cancer and disorders of spermatogenesis: an environmental connection? *APMIS* 106, 3-11; discussion 12 (1998). Bizzarri, M. et al. Fractal analysis in a systems biology approach to cancer. *Semin. Cancer Biol*. 21, 175-82 (2011).

[43] Finkel, T., Serrano, M. & Blasco, M. A. The common biology of cancer and ageing. *Nature* 448, 767-74 (2007). Soto, A. M., Maffini, M. V. & Sonnenschein, C. Neoplasia as development gone awry: the role of endocrine disruptors. *Int. J. Androl*. 31, 288-293 (2008). Levin, M. Morphogenetic fields in embryogenesis, regeneration, and cancer: non-local control of complex patterning. *Biosystems* 109, 243-261 (2012).

[44] Soto, A. M. & Sonnenschein, C. Emergentism as a default: cancer as a problem of tissue organization. *J. Biosci*. 30, 103-118 (2005).

[45] Bertolaso, M. & Dupré, J. A processual perspective on cancer. In *Process Philosophy of Biology* (eds. Dupré, J. & Nicholson, D.) (Oxford University Press, 2017).

[46] Liu, K. E. Rethinking causation in cancer with evolutionary developmental biology. *Biol. Theory* 13, 228-242 (2018).

[47] Bertolaso, M., Caianiello, S., Serrelli, E. (Eds.) *Biological Robustness: Emerging Perspectives from within the Life Sciences*. (Springer, 2018).

[48] Bizzarri, M. & Cucina, A. Tumor and the microenvironment: a chance to reframe the paradigm of carcinogenesis? *Biomed Res. Int*. 2014, 934038 (2014).

[49] Bissell, M. J. The differentiated state of normal and malignant cells or how to define a 'normal' cell in culture. *Int. Rev. Cytol*. 70, 27-100 (1981). Bissell, M. J., Hall, H. G. & Parry, G. How does the extracellular matrix direct gene expression? *J. Theor. Biol*. 99, 31-68 (1982). Muncie, J. M. & Weaver, V. M. The physical and biochemical properties of the extracellular matrix

regulate cell fate. *Curr. Top Dev. Biol.* 130, 1-37 (2018).

[50] Huh, D., Hamilton, G. A. & Ingber, D. E. From 3D cell culture to organs-on-chips. *Trends Cell Biol.* 21, 745-754 (2011). De Ninno, A., Gerardino, A., Girarda, B., Grenci, G. & Businaro, L. Top-down approach to nanotechnology for cell-on-chip applications. *Biophys. Bioeng. Lett.* 3 (2) (2010).

[51] Roskelley, C. D. & Bissell, M. J. The dominance of the microenvironment in breast and ovarian cancer. *Semin. Cancer Biol.* 12, 97-104 (2002). Kenny, P. A. & Bissell, M. J. Tumor reversion: correction of malignant behavior by microenvironmental cues. *Int. J. Cancer* 107, 688-695 (2003). Bhat, R. & Bissell, M. J. Of plasticity and specificity: dialectics of the micro- and macro-environment and the organ phenotype. *Wiley Interdiscip. Rev. Membr. Transp. Signal.* 3, 147-163 (2014). Ricca, B. L. et al. Transient external force induces phenotypic reversion of malignant epithelial structures via nitric oxide signaling. *Elife* 7, e26161 (2018). Walker, C., Mojares, E. & del Río Hernández, A. Role of extracellular matrix in development and cancer progression. *Int. J. Mol. Sci.* 19, 3028 (2018).

[52] Ricca, B. L. et al. Transient external force induces phenotypic reversion of malignant epithelial structures via nitric oxide signaling. *Elife* 7, e26161 (2018). Kenny, P. A. & Bissell, M. J. Tumor reversion: correction of malignant behavior by microenvironmental cues. *Int. J. Cancer* 107, 688-695 (2003).

[53] Bhat, R. & Bissell, M. J. Of plasticity and specificity: dialectics of the micro- and macro-environment and the organ phenotype. *Wiley Interdiscip. Rev. Membr. Transp. Signal.* 3, 147-163 (2014).

[54] Hinohara, K. & Polyak, K. Intratumoral heterogeneity: more than just mutations. *Trends Cell Biol.* 29, 569-579 (2019).

[55] Nordling, C. O. A new theory on the cancer-inducing mechanism. *Br. J. Cancer* 7, 68-72 (1953). Armitage, P. & Doll, R. A two-stage theory of carcinogenesis in relation to the age distribution of human cancer. *Br. J. Cancer* 11, 161-169 (1957).

[56] Maley, C. C. & Greaves, M. *Frontiers in Cancer Research*. (Springer New York, 2016). doi:10.1007/978-1-4939-6460-4.

[57] Martincorena, I. et al. Universal patterns of selection in cancer and somatic tissues. *Cell* 171, 1029-1041. e21 (2017). Turajlic, S., Sottoriva, A., Graham, T. & Swanton, C. Resolving genetic heterogeneity in cancer. Nat. Rev. Genet. 20, 404-416 (2019). Rozhok, A. & DeGregori, J. A generalized theory of age-dependent carcinogenesis. *Elife* 8, e39950 (2019).

[58] Palmer, S., Albergante, L., Blackburn, C. C. & Newman, T. J. Thymic involution and rising disease incidence with age. Proc. *Natl. Acad. Sci.* 115, 1883-1888 (2018).

[59] Bertolaso, M. La complessità del cancro. Verso nuove categorie concettuali per comprendere la rilevanza del contesto. *Med. Stor.* 5, 97-120 (2014). Bertolaso, M. Disentangling context dependencies in biological sciences. In *New Directions in Logic and Philosophy of Science*

(eds. Felline, L., Paoli, F. & Rossanese, E.) (College Publications, 2016).

[60] Rozhok, A. & DeGregori, J. A generalized theory of age-dependent carcinogenesis. *Elife* 8, e39950 (2019).

[61] Bissell, M. J. & Hines, W. C. Why don't we get more cancer? A proposed role of the microenvironment in restraining cancer progression. *Nat. Med.* 17, 320-329 (2011).

[62] Bertolaso, M. On the structure of biological explanations: beyond functional ascriptions in cancer research. Epistemologia 36, 112-130 (2013). Braillard, P.-A. & Malaterre, C. Explanation in biology: an enquiry into the diversity of explanatory patterns in the life sciences. In *History, Philosophy and Theory of the Life Sciences* (Springer, 2015). Silberstein, M. Reduction, emergence and explanation. In *The Blackwell Guide to the Philosophy of Science* (eds. Machamer, P. & Silberstein, M.) 80-107 (Blackwell Publishers Ltd, 2008). doi:10.1002 /9780470756614.ch5. Plutynski, A. Explaining how and explaining why: developmental and evolutionary explanations of dominance. *Biol. Philos.* 23, 363-381 (2008). doi:10.1007/s10539-006-9047-5. Woodward, J. Causation in biology: stability, specificity, and the choice of levels of explanation. *Biol. Philos.* 25, 287-318 (2010). Germain, P.-L. Cancer cells and adaptive explanations. *Biol. Philos.* 27, 785-810 (2012). Richardson, R. C. & Stephan, A. Mechanism and mechanical explanation in systems biology. In *Systems Biology: Philosophical Foundations* (eds. Boogerd, F. C., Bruggerman, F. J., Hofmeyr, J. S. & Westerhoff, H. V.) 123-144 (Elsevier, 2007). Bechtel, W. Mechanism and biological explanation. Philos. Sci. 78, 533-557 (2011). Mitchell, S. D. Explaining complex behavior. In *Philosophical Issues in Psychiatry: Explanation, Phenomenology, and Nosology* (eds. Kendler, K. S. & Josef Parnas) 19-38 (Johns Hopkins University Press, 2008).

[63] Mitchell, S. D. *Biological Complexity and Integrative Pluralism. Cambridge Studies in Philosophy and Biology.* (Cambridge University Press, 2003). doi:10.1007/s10539-004-5896-y.

[64] Schaffner, K. F. Reduction: the Cheshire cat problem and a return to roots. *Synthese* 151, 377-402 (2006). Bertolaso, M. La dimensione non riduzionista del riduzionismo nella ricerca sperimentale dai modelli molecolari a quelli sistemici nella ricerca sul cancro. *Riv. di Neo-Scolastica* 4, 687-705 (2012). Bertolaso, M. Semantic roots of reductionism's limits. *Riv. di Neo-Scolastica* 3, 481-500 (2014).

[65] Beatty, J. Natural selection and the null hypothesis. In *The Latest on the Best: Essays on Evolution and Optimality* (ed. Dupré, J.) 53-76 (The Linnean Society, 1987). Kitcher, P. The division of cognitive labor. *J. Philos.* 87, 5-22 (1990).

[66] Mitchell, S. D. *Biological Complexity and Integrative Pluralism. Cambridge Studies in Philosophy and Biology.* (Cambridge University Press, 2003). doi:10.1007/s10539-004-5896-y.

[67] Bertolaso, M. The neoplastic process and the problems with the attribution of function. Riv.

Biol. 102, 273-295 (2009). Bertolaso, M. On the structure of biological explanations: beyond functional ascriptions in cancer research. *Epistemologia* 36, 112-130 (2013).

[68] Bertolaso, M. & Campaner, R. Scientific practice in modelling diseases: stances from cancer research and neuropsychiatry. *J. Med. Philos*. 45, 105-128 (2019).

[69] Bertolaso, M. *Philosophy of Cancer: A Dynamic and Relational View*. (Springer, 2016).

[70] Bertolaso, M. *Philosophy of Cancer: A Dynamic and Relational View*. (Springer, 2016). Cherubini, C., Gizzi, A., Bertolaso, M., Tambone, V. & Filippi, S. A bistable field model of cancer dynamics. *Commun. Comput. Phys*. 11, 1-18 (2012). Loppini, A. et al. On the coherent behavior of pancreatic beta cell clusters. *Phys. Lett. A* 378, 3210-3217 (2014). Bertolaso, M. et al. The role of coherence in emergent behavior of biological systems. *Electromagn. Biol. Med*. 34, 138-40 (2015). Saetzler, K., Sonnenschein, C. & Soto, A. M. Systems biology beyond networks: generating order from disorder through self-organization. *Semin. Cancer Biol*. 21, 165-174 (2011). Plankar, M., Del Giudice, E., Tedeschi, A. & Jerman, I. The role of coherence in a systems view of cancer development. *Theor. Biol. Forum* 105, 15-46 (2012).

[71] Bertolaso, M. & Ratti, E. Conceptual challenges in the theoretical foundations of systems biology. In *Systems Biology, Series: Methods in Molecular Biology* 1702, 1-13 (Springer, 2018).

[72] Palumbo, M. C., Colosimo, A., Giuliani, A. & Farina, L. Functional essentiality from topology features in metabolic networks: a case study in yeast. *FEBS Lett*. 579, 4642-4646 (2005). Palumbo, M. C., Colosimo, A., Giuliani, A. & Farina, L. Essentiality is an emergent property of metabolic network wiring. *FEBS Lett*. 581, 2485-2489 (2007). Giuliani, A. Collective motions and specific effectors: a statistical mechanics perspective on biological regulation. *BMC Genomics* 11 Suppl 1, S2 (2010). Bertolaso, M. *How Science Works. Choosing Levels of Explanation in Biological Sciences*. (Aracne, 2013).

[73] Brenner, S. et al. Understanding complex systems: top-down, bottom-up or middle-out? *Novartis Found. Symp. Complex. Biol. Inf. Process*. 239, 150-159 (2001).

（肖东　罗伟仁）

3 癌症作为一个系统：物理学的深刻教训与前进之路

Thea Newman

概述

本章目的是为癌症生物学研究策略的重大转变提供科学依据，更广泛地讲，为众多医学科学中迄今仍难以阐释的复杂疾病的研究策略之重大转变提供科学依据。在这里以物理学作为范例进行选取，原因在于该领域对于诸多复杂现象已拥有深刻的认识，并进而阐释了历经两个世纪所获得的来之不易的经验教训，其中最重要的教训是还原论在理解物理学中的复杂现象方面几乎完全无能为力，尽管这些问题与我们在生物学中遇到的问题相比显得异常简单。值得一提的是，在物理学中通过"中尺度结构"为核心的概念方法成功实现了对复杂系统的深刻理解与精确认知。本章建议采用该方法作为癌症领域的一种新的研究策略。

为了铺垫背景，第3.1节定义了一些术语，这些抽象的术语适用于物理和生物领域。

第3.2节将探讨两个日常生活中常见的物理系统：水和金属。本节解释了如何在现代物理学环境中理解这些系统以及如何通过放弃还原法来达成这种理解。此外，本节将尽量对涉及一些读者不太熟悉的物理学术语予以明确标注，以确保这些术语不会致使主要论点变得晦涩难懂。

第3.3节将从物理系统中吸取的经验教训应用于医学研究中对还原论的批判，重点对象是癌症，尽管这些教训的适用范围很广。

第3.4节首先回顾了物理学的例子，目的是制订一个更有效的生物学研究策略，并讨论如何将其应用于癌症。我们相信物理学中使用的概念系统方法有可能改变癌症研究，但这需要对该领域的组织和实施方式进行彻底改革。本章最后包含一些要点总结和结语。

3.1 生命的系统层次

本文将使用"系统"一词表示大量实体的集合，这些实体被称为"组件"。通常而言，虽然系统可能受到外部影响（例如通过将系统与其周围环境分开的边界），但除了组件及其相互作用之外，系统并没有任何额外的物质存在形式。

对此可能会提出以下问题：

系统（即组件集合）是否可以直接从组件这个角度理解？

或者换句话说：

通过对任意组件的详尽了解是否足以直接理解系统的特性和行为？

乍一看，人们可能会回答：

当然了。如果不是从其组件理解这个整体，那么还有什么办法去理解它？——束手无策。

这种常识性的回答虽然颇为自然，但多年的物理学实践表明，这对于大量系统而言是不正确的，每个系统都比我们在生物学中遇到的大多数系统简单得多。事实上，这是问题的关键所在，也是本章的主题所在，由此引出了以下问题：

鉴于物理学领域在过去两个世纪中，通过明晰且决然地摒弃以组件为中心的方法论，在对系统的认知与操控方面取得了斐然成就，那么现代生物学采纳此类方法论究竟还有多大的合理性？

在接下来的章节中，本文将试图解释以组件为中心（即还原论者）的方法在理解物理系统方面的失败，并阐述在此为了通用性而命名为"中尺度结构"的成功策略，然后思考这种方法如何应用于与癌症相关的背景。

一般而言，每个系统本身就是一个更大系统的组件。因此，我们可以把系统看作是一个阶梯或层次结构（顺便说一句，自然世界中的这种层次结构是导致科学分支学科划分的主要原因，这一缺陷造成了研究领域过度专业化以及缺乏交叉融合）。为了有助于阐明系统层次结构这个概念，这里提供两个简单的例子，一个来自物理学，另一个来自生物学，图 3.1 示意了一杯水和一个人体的层级概念对比。

显然，水的系统层次仅存在于分子尺度之下，所有形式的物质通常跨越原子、核和亚核级别的层次结构，大多数情况下都与宏观尺度下系统的可观测性无关。因此，我们将关注 10^{-10} 米及以上的尺度信息（图 3.1 中虚线上方）。然后，在第一个例子

中可以看到 H_2O 分子和一杯水之间并不存在层次结构。与之形成鲜明对比的是，我们在人体的生物学例子中看到了一个密集的系统层次，结构系统从分子到组织之间都有许多尺度。生命是一个层次化的系统，该观点将在第 3.4 节详细描述。

首先，让我们考虑非层次化的物理系统，并思考其多大程度地可以直接从原子 / 分子组件的角度进行理解。

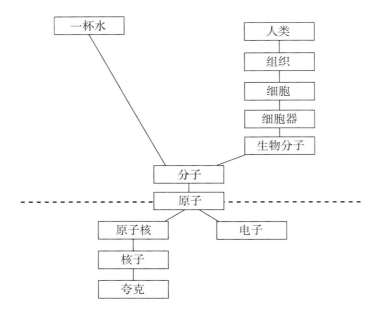

图 3.1　一杯水和一个人的系统层次结构的示意图

虚线划定了亚原子层次结构，假设该结构对所有考虑的系统均通用。

3.2　物理视角的系统

在过去的两个世纪里，许多物理系统已经被深刻地理解。本文选择了两个常见和熟悉的最简单例子，这里的"最简单"是指其组件方面，实际上，系统行为通常是非常具有挑战性的，需要一系列非凡的洞察力来解锁其奥秘。

3.2.1　例子Ⅰ：水

水是一个非常合适的例子，因为其对生命至关重要。就其本身而言，表现出了一系列令人惊奇的系统级行为。然而在分子尺度上，正如上所述，其不过是一组相同组件，即 H_2O 分子的集合，结构非常精确（图 3.2A）。水中较高电负性的氧从氢原子中吸引电荷，使这些分子具有强极性构型，由此产生氢键的定向分子相互作用。考虑到这一点，将上一节的问题重述如下。

根据对水分子的详细了解，在存在各种外部影响（例如重力或压力和温度梯度）的情况下，我们能否直接预测这些分子的总体行为表现？

图 3.2 B ~ G 显示了这些系统行为的小部分内容，包括滔天巨浪、漩涡、分形霜图案、冰晶、鱼鳞云和 Rayleigh-Bénard 对流单元。在其他令人着迷的现象中，还涉及水的液体状态，水的固态、液态和气态不同状态之间的剧烈相变以及已知的 18 种冰相。

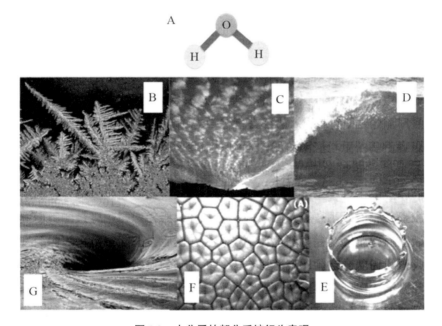

图 3.2 水分子的部分系统行为表现

（A）水分子顺时针方向的原子结构，（B）玻璃上的霜纹，（C）鱼鳞云，（D）滔天巨浪，（E）飞溅纹，（F）Rayleigh-Bénard 对流单元（来自 Getling[1]）和（G）流体漩涡。

借用生物学的语言，人们可以半开玩笑地说，水（即 H_2O）的"基因型"会随着其"表达"的"环境"改变而产生一系列令人眼花缭乱的"表型"——堪称卓越的多效性。

然而，最重要的一点是这些行为中没有一种是可以仅凭水分子结构的知识可以直接预测和理解。为什么？因为这太难了。

相反，在过去的两个世纪里，我们对水的系统级理解是通过实验和抽象概念思维相结合而产生，这需要丰富的想象力和随后复杂的数学运算。

为了简洁起见，本文将重点讨论涉及水流的行为，例如卡门涡街（von Kármán

vortex streets）和瑞利 – 贝纳德对流（Rayleigh-Bénard convection）分别由高压和温度梯度引起。这些行为可以通过高精度和可控性的研究实验来证明，但如何实现对其预测性的科学理解？答案是通过推导和操作一个描述流体速度和压力的空间和时间变化的方程。这个方程在 19 世纪早期被推导出来，被称为纳维 – 斯托克斯方程（Navier-Stokes equation）。这个方程的重要性经久不衰，以至于在 2000 年，克莱数学研究所将其归入七个千禧问题之列，如果成功解决，每一个问题都将获得 100 万美元的奖金。

Navier-Stokes 方程早在水分子结构的详细知识存在之前就已经被推导出来，并且一直保持不变，因为其形式与水分子的精确细节无关（然而，这些细节将影响方程中出现的参数值，例如黏度系数）。这个方程被设想为描述一种称为"流体包"的抽象中尺度结构的速度。人们可以理解"流体包"就是在 1 μm 的尺度条件下，一个包含数十亿水分子的小体积物质。从系统的角度来看，由于体积足够小，可以认为是无穷小。通过考虑作用在流体包上的机械应力并应用牛顿运动定律，最终推导出 Navier-Stokes 方程。

由于该方程是非线性的，已经被证明很难用完全一般化的方式求解。然而，人们可以使用数学方法近似求解该方程，从而得到更简单的理论来描述水的行为。这可以在各种外部条件下求解，例如高速水流通过障碍物，从而产生下游涡街[2]，或者相当于一层薄薄的水从下方加热，会产生 Rayleigh-Bénard 对流模式[3]。这些方法构成了流体力学[4]，该学科领域涉及了物理学、应用数学和工程技术等。该方法的成功也使海空船舶、管道和涡轮机的精确工程得以实现，并为预测大气物理学和水文学中大规模流体流动的效能作用提供了基础——所有这些并没有涉及分子组件。

从现代的角度来看，人们可能会问 Navier-Stokes 方程是否可以直接从分子尺度推导出来？答案基本上是否定的。Ludwig Boltzmann 在 19 世纪 70 年代在统计力学方面研究取得了一项重大成果，就是一定的限制性假设下，该方程可以在低密度流体（即气体）中被严谨地推导出来[5]。然而，随着流体在液态状态下密度的增加，单分子的双分子碰撞被更为复杂的多分子碰撞和相互作用所淹没，这使得系统性地推导流体方程变得非常困难。

因此，水为我们思考生物系统提供了重要的经验总结。尽管我们对水的组件了如指掌，但却无法直接利用这些信息来准确预测其所表现出的多样化系统级行为，这是一个问题。然而，我们通过放弃组件并在中尺度引入结构（即流体包），可以推导出一个在预测和描述系统行为方面非常成功的理论框架。在这里，可以将流体包想象成一个垫脚石，其可以帮助我们实现从"微观尺度"到"宏观尺度"河流的跨越，否则这一条河是不可能一蹴而就（图 3.3）。

对水的其他系统行为的理解，如相变和冰晶，依赖于热力学而不是流体动力学[6]。其理论发展于 19 世纪早期到中期，是在分子组件被深度解构之前基于热、熵和自由能等抽象概念，这些概念需要深入的概念化才能形成热力学定律，而这些定律在近两个世纪以来一直保持不变。如果热力学的先驱们能够获得气体和液体的组件级"大数据"以及数万亿分子的坐标和速度的无尽数据集，那么人们不禁要怀疑他们所取得的进步是否仍旧能够如此卓有成效或具备普适性。过多的信息量有时也会变成一种无形枷锁。

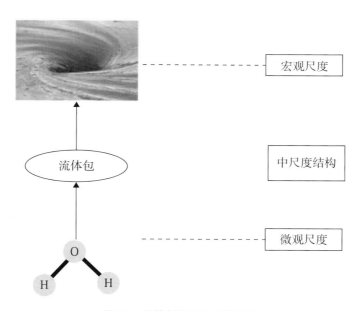

图 3.3　流体包作为中尺度结构

流体包：跨越水分子与水的系统级行为之间"尺度之河"的一块垫脚石。

3.2.2　例子 Ⅱ：金属

下面从物理科学中的第二个例子来看，以室温下的金属——铜为例。在日常生活中，我们通常会在家用电线中遇到铜，其像大多数金属一样，是一种极好的导体。因此，本着对系统进行讨论的精神，自然会产生以下科学问题：

我们能否根据任意详细的铜原子知识直接预测一块铜的电学和热学性质？我们能否理解为什么铜是电的良导体、以金刚石的形式出现的碳是一个不良导体，而硅具有弱而非线性的导电性能（即半导体）？

这些金属系统看起来比水那令人眼花缭乱的系统行为要死气沉沉得多，可能不会吸引读者的目光，但我们应该记住，对金属以及接踵而至的半导体的透彻洞悉，可能比自第二次世界大战以来的任何其他科学进步都更深刻地改变了我们的世界——没错，这就是硅革命。而这些进展发生在一个常被忽视的领域，即"固体物理学"[7]。自 1956 年以来，该领域已悄然获得了 20 项诺贝尔奖。

金属传导的还原理论可以追溯到 20 世纪初，该理论模型将电子作为粒子在外部电压的作用下沿着导线流动，并不时地撞击构成导线主体材料的金属离子阵列。然而，这种理论无法解释导体的一系列性质，特别是将其热导率高估了数百倍。其在解释半导体性等现象时同样也无能为力。随着 20 世纪 20 年代量子理论的出现，固体物理学领域很快通过量子力学应用于大量原子的集合而建立起来，目标是解释电、磁、光学和热特性。这里所采用的科学类型是系统极端分析法，其中只需要很少的原子组件性质，但随后引入了一系列中尺度结构最终允许人们在宏观尺度方面进行预测，并取得了巨大的成功。

由于篇幅限制，虽然无法对这一系列结构进行详细的解释，但我们会竭力构筑若干关键的垫脚石，以勾勒出微观尺度内的铜原子与宏观尺度下的金属导体之间的内在关联，相信其中的一些经验教训对考虑生物系统有指导意义。

基于组件的还原法是专注于导线中的单个电子，这些电子将被推向离子阵列（即前面提到的准量子模型）。尽管我们考虑的是室温下的宏观系统，然而一旦从量子力学机制层面考虑问题时，所有事物都会发生改变。

（1）由于电子是不可区分的，人们不能谈论单个电子，而必须通过"多电子波函数"来表征。

（2）电子波函数在经历离子的规则晶格时，不再是粒子态，而变成了离域类波态（称为"布洛赫态"），这种态可以延伸到数百个原子间距。

（3）离子的热运动（随着温度的升高而变得更加剧烈，从而导致金属电阻随着温度的升高而增加）也可以用量子力学和一种被称为"声子"的高度扩展的类波态光谱来表征。

（4）由于泡利不相容原理，每个布洛赫态最多只能被一个电子自由度占据，因此大多数电子态都是"冻结"的，对温度变化不敏感。坦率地讲，室温下导线中的绝大多数"电子"（严格地说是电子自由度）并不受温度的影响，就像导线处于绝对零度一样。这就解释了为什么准量子方法大大高估了金属的热导率。

（5）那么，这最后一点便为概念化的垫脚石提供了关键所在。只有那些处于最高能级的布洛赫态才能够对温度或外力作出反应，因此理论上的策略是完全根据这些状态重新定义问题。这个抽象概念揭示了问题的症结所在，并提供了在中尺度上的垫脚石，例如"费米表面""准粒子"和"带隙"（图 3.4）。现代固体物理学从准粒子和声子之间的相互作用的角度描述金属和半导体的行为，并能够成功地预测各种不同的性质，甚至在极低的温度下更奇异的固体状态，如超导性[8]。

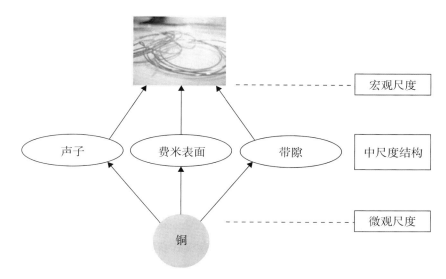

图 3.4　一些关键的中尺度垫脚石将铜原子与铜线中的金属导电性联系起来

3.3　对癌症研究的启发

从这次关于水和金属的走马观花式物理学之旅中可以为生物学，特别是癌症研究提炼出哪些信息？

最重要的经验是：尽管水和金属的组件很简单，但就人类而言，基本上不可能直接从对这些组件的了解中预测其系统特性。相反，对于强大的系统级理解而言，所需的组件信息少得令人惊讶。这一点一开始似乎有悖常理，但这源于一个重要而深刻的概念，即当大量的组件组成一个集合时，就会出现新的规律。五十年前，Phil Anderson 在一篇题为《多则不同》[9]的精彩文章中强调了这一点。这一观点在物理学中通过"涌现行为""有效理论"和"对称破缺"等术语得到了广泛的阐述[10]。

我们试图用尽可能少的专业术语引导读者（他们很可能不是物理学家）从物理学的角度来理解这些内容，但流体力学和固态物理学领域虽然非常成功，而且对其他学科有重要的借鉴意义，其也是技术性和数学性的。幸运的是，为其他学科提炼的经验教训并不依赖于这些技术性问题。

到目前为止相关的讨论中，人们可以向分子生物学界提出以下问题：鉴于水和金属的系统特性不适合采用还原法，那么在生物学和医学领域，我们凭什么认为能够如"癌症是一种基因病"这类表述所宣称的那样，直接从组件（例如基因）去理解系统（例如患者）并取得成功呢？毕竟，水难道不是一种分子液体，铜线难道不是一种原子金属吗？

显然，生物系统要比物理系统复杂得多。正如前面所观察到的，其在本质上是密集的层次结构。此外，其具有巨大的异质性——不是像水和铜中只有一种组件，而是成百上千种（如生物体内的细胞类型）或数万种（如细胞内的蛋白质类型）。其也远离平衡（为了生存必须如此），因为多年来，非平衡系统一直是物理科学中一个知之甚少的研究前沿，这种状态让大多数物理学家望而却步[11]。当然，最根本的是，生物系统是进化过程的产物。这些明显复杂的方面（层次性、异质性、不平衡性和进化）会不会合力给还原法重新注入活力？或许有这种可能，但从物理学的角度来看，这是非常值得怀疑的。一个务实的观点是，这些方面只会使还原法"更不可能"。

为了反驳这个观点，人们可以从生物学中针对系统层面理解所采用的还原法而取得的历史成功证据来探寻。我们是否有坚实的桥梁，允许在生物系统的组织层次之间成功地进行预测？细胞是根据其组成的生物分子理解的吗？器官是根据其细胞群理解的吗？患者是否从其组织功能失调的方面理解？尽管我们拥有丰富的生物学知识，但目前所有这些问题的答案都是"不"。此外，当前生物学的大部分领域中所秉持的理念似乎不是在层次结构之间建立桥梁，而是将所有的理解都锚定在分子水平。人们可以把这称为"极端还原论"。可以肯定的是，这确实是一种雄心勃勃的想法，即一旦所有的"组学"都被详尽地描绘出来，所有的细节都被收集和组织起来，那么"一切将真相大白"。基于上述关于物理系统的讨论，我们不相信这种极端还原论的策略能够带来成功，而且实际上似乎是最糟糕的。

来自医学领域的确凿证据似乎支持这一悲观的观点。五十多年来，分子生物学多大程度地改变了医学？恐怕绝大多数生物学家不得不无奈地说，其是令人失望的——当然也有一些成功，但并不像分子生物学的早期或人类基因组计划之前的狂热所希望的那样具有革命性，也没有改变世界。事实上，这些成果与人们从物理学角度所期望的非常相似。对于那些从异常基因到特定病理有直接的、一对一的因果关系的疾病问题，遗传学是至高无上的，其为理解病理和提供治疗途径搭建了至关重要的联系。但是，对于那些由多基因影响引起的病变以及在强多效性基因起作用的情况下，即在各组件之间有强相互作用的情况下，还原法在解释和治疗这些病变方面无足轻重。这种缺乏进步的典型代表是癌症，但我们也可以对糖尿病和神经系统疾病提出同样的论点。大多数生物医学界人士对还原法缺乏成功的反应是加倍在分子机制方面的投入，而不是退后一步，花大力气去寻找其他策略。这种反应虽然是出于善意，但在外人看来却宛如最后一丝绝望的挣扎，就像赌徒把最后的几枚筹码押在已经让他们倾家荡产的高风险赌局上一样。

这里有一个重要的观点怎么强调都不为过。物理学观点并不是说系统组件本身不重要，只要看看物理学，就会发现该学科对分子、原子、核和亚核现象的追求是何等的热忱。这些组件的细节需要予以研究和理解，这是为了其本身特性，也是为了了解大自然的结构是如何编织而成。但是，正如我们反复强调的那样，对组件细节的深入理解并不一定能使我们理解更高层次的现象。系统科学需要不同的智力和概念方法——其不是乐高积木，人们只需将积木排列成不同的图案。这与乐高积木完全不是一回事。

在生物学的背景下，探究遗传学、分子生物学和生物化学对于洞悉自然界的结构至关重要且蕴含着奇妙之处[12]。然而，两个世纪的物理学经验告诉我们，如果试图从这些组件直接建立起对系统（如细胞、组织和生物体）的理解，就不要期望有变革性的影响。相反，这些组件将为独立的研究路线提供参数化的输入，从而制订新的理论和概念，以从系统层次结构的不同层面更好地对生命现象进行解读。这与 20 世纪 70 年代在分子生物学革命出现之前生物学的工作方式很相似。我们认为，之所以那个时代的生物学动力不足，是因为缺乏与实验工作相辅相成的理论研究。工程师、物理学家、数学家和计算机科学家并没有与他们的生物学同行一起开展大量合作；从其他领域获得的关于系统如何工作的见解并没有在生物学中得到广泛应用。具有讽刺意味的是，强大的物理学投入确实有助于推动分子生物学方法，包括通过理论见解（如推断 DNA 的结构）和技术创新（如蛋白质的 X 射线晶体学）。人们会认为跨学科的工作在今天更为普遍。然而，现在仍然缺乏的是学科之间的智力合作文化；相反，学科倾向于根据其技术价值而不是概念价值被纳入生命科学的范畴。

我们从金属的例子中学到了关于还原论的一个更为深刻的教训——可以称为"实体身份问题"。在金属的例子中，当我们考虑一个金属原子的集合时，手头的电子组件就不存在了，取而代之的是人造电子波函数，然后以布洛赫态的形式表现出来。

因此，当试图用组件解释系统时，必须考虑两类困难。在第一类情况中，组件在集合中不会改变其特性（例如水杯中的水分子），但人类没有能力将组件与系统直接联系起来。在第二类情况中，组件本身在融入集合时便不复存在，至少是不以其是单一实体时赋予的形式存在。在这种情况下，还原法甚至无法走出起跑线。试图自下而上地工作是没有意义的，因为组件的身份特征取决于系统环境。在这样的情况下，自上而下和自下而上这两种方法诡异地纠缠在一起，甚至在定义组件实体的身份时都必须考虑到这一点。

癌症生物学中实体身份问题的一个例子发生在将癌细胞视为一个系统（如组织或肿瘤）的组件时。人们可以在培养皿中单独研究这些癌细胞，以确定其特性和身份。但是，在组织或肿瘤中，这些细胞将暴露在与培养皿中不同的、更复杂的生物化学和生物力学微环境中，并将相应地调整其基因表达，从而有效地改变身份。多年来，通过研究不同组织结构和微环境对癌细胞的影响的实验，人们已经知道了这一点[13]。更进一步来讲，在这种环境中的离散、自主细胞的概念可能是不充分的，甚至是完全错误的。毕竟从金属中得到的教训是，系统可以极大地改变组件的性质。实体身份问题可以通过量子力学的形式在金属的情况下得到处理，其中非常严格的规则适用于环境如何影响原子尺度的组件。到目前为止，在癌症生物学中还没有这样的一套规则，但逻辑难题非常相似，值得进行更深入的理论研究。

3.4 探究一个新的方法

上一节从物理学的角度阐述了一系列的经验教训，其对癌症研究的还原思维方式提出了挑战。在下文中，我们将从同一角度得出一个建设性的结论，这可以激励一种新的方法。从对水和金属的研究中得到明确的积极信息是，尽管还原论无能为力，但这些问题都得到了解决！这才是最重要的。

最后必须强调的一点是，科学地理解一个系统并不等同于将系统的行为与其组件进行因果联系。后者更像是一种主观的偏好或心理状态，通常是由那些擅长研究组件的科学家持有，其很自然地希望表明这种研究不仅可以获得关于这些组件的信息，还可以提供包含这些组件的系统信息。

这方面最极端的例子是物理学，在那里，物理学界很大程度地分化为还原论者（如原子、核、粒子物理学家）和"系统论者"（如固体、材料和生物物理学家）。几十年来，我们一直听到粒子理论家真诚地表示，其正在寻找"万物理论"，意思是一个能够统一粒子物理学的标准模型和爱因斯坦的广义相对论（现代引力理论）的理论。一个统一的理论将描述所有四种基本力。这样的理论将是我们在理解宇宙的基本结构方面迈出的了不起的一步，但其将是严格意义上的基本力理论，而不是"万物理论"。其不会为我们对水、金属、细胞、癌症或人脑的理解提供一丝一毫的洞察力，因为这些系统的行为对宇宙亚核结构的细微差别不敏感。也许"万物理论"是科普书籍销售的一种营销工具，而不是一大群非常能干的科学家中普遍存在的异想天开，但肯定不是字面上所说的那样。对于物理学而言，这种思维模式只影响了一小部分人。对于生物学而言，类似的哲学观念被诸如"癌症是一种基因病"或"没有基因就没有机制"之类的短语所充斥，影响了生物界中大多数从事复杂系统领域（如癌症患者或胚胎发育）研究的人员——这些人类系统很可能受科学原理和机制所支配，而这些仅凭分子细节方面的知识是难以实现的。

关于这一点，值得重复一下上一节中提到的一个观点，即"理解组件不是理解系统的正确策略"这一否定说法并不等同于"组件无关紧要"这一否定说法。系统行为或多或少地会对组件的性质敏感，只是人们不能从其组件的角度理解系统。元素周期表可以很好地说明这一点。当我们向一个元素的原子核里添加一个质子，它便会转变为周期表中的下一个元素，而且我们能够借助量子力学去计算这种变化在电子能级等方面产生的影响。不过，虽然对区分不同元素之间的原子细节有着清晰的掌控，却并不能直接使我们明白这些不同原子集合的特性——比如为什么有些物质坚硬，有些脆弱；有些在室温条件下是液体，有些是固体；有些色泽暗淡，有些光亮；有些属于导体，有些属于绝缘体。因此，我们需要 3.2 节中描述的系统方法。同样，一个特定基因的不同等位基因对特定癌症发生可能性的影响可能会有很大不同，但这并不意味着通过研究该基因及其直接的相互作用就一定能够了解这种癌症的性质。

回到积极的信息上来，理解水和金属的行为是已解决的问题，成功的策略是找到适当的中尺度结构。对于水而言，这就是流体包；对于金属而言，其结构是布洛赫态、费米表面和带隙。这些结构提供了从微观尺度到宏观尺度的垫脚石，也提供了从组件的分子复杂性到系统的通常相对简单和确定性行为的概念联系。因此，我们认为，用以界定中尺度结构的方法针对癌症研究来讲将会是一种行之有效的策略：去识别那些垫脚石。

这种方法几乎肯定不等同于将图 3.1 中系统的层次结构（从生物分子到细胞到组织再到患者）之间的点连接起来。如果生物层次中的尺度等同于中尺度结构，那么现在已经确定了从基因到癌症患者的清晰路径，并利用这些设计有效的治疗方法。

将离散的层次本身作为垫脚石，隐含地假定层次中的任何中间系统都不比层次顶端的最终系统更难解决。例如，对细胞进行深入剖析加以详尽了解这一问题，与了解某种特定癌症的成因及治疗干预措施相比，究竟是更简单还是更困难？答案恐怕并非一目了然。我们敢断言，对细胞的详尽了解属于生物学中极为棘手的问题之一，所以将其置于对某些疾病的了解之前，无疑会给医学的进步造成巨大的瓶颈。

思考这个问题的一个方法是通过生态学的类比。比如，我们可以罗列一群角马在非洲平原每年迁徙时的系统层次。很明显，要很好地了解角马群的种群动态，无疑比了解角马群的一个组件（即一只角马的解剖、神经和生理学特性）要简单得多。

鉴于系统的结构性生物层次并不能提供中尺度结构，那么就需要一种新的智力之旅。这需要勇气，因为必须把大量关于生物结构的详细工作放在一边，转而寻找起初看起来相当抽象的构造。

回顾一下，大自然就是这样安排水和金属这类较简单的系统。通过自下而上和自上而下的相互协同作用，中尺度结构可以说是"系统得以自我理解的有效组件"。

对这些结构的寻找不是盲目的——是高度受限的，因为其必须是可以从微观尺度的组件中推导出来（尽管不一定可以推导），而且根据定义，其必须能够预测系统行为。

我们需要补充一点，更直观地讲，这种结构也应该带来相对简单的系统行为模型。经验表明，每当大自然那扑朔迷离的神秘面纱被揭开之时，往往是通过一个非常简单的镜头得以彰显。从爱因斯坦的相对论到达尔文的自然选择理论，这方面的例子比比皆是。充满参数和未知常数的理论和模型并不是我们所追求的，事实上其与目标背道而驰。

这里提出的战略不会从真空中产生。在生物和生物医学科学中，有大量的实验和理论工作是不以组件为中心的。然而，这些工作往往缺乏资源，而且为了生存，常常使用还原论的语言。

就理论工作而言，要将其提升到生物学和医学实验工作的地位，也有许多工作要做，正可谓"路漫漫其修远兮"。多年来，生物学的理论工作通常扮演着"配角"，部分原因是其科学影响力总体上不大。这种影响力的缺乏要么是因为生命系统就其本质而言不适合理论和概念方法，要么是因为迄今为止所采用的理论方法未能针对当前任务进行精心打磨。我们相信是后者。在生物学的理论工作中，只有一小部分遵循本章节所述的方法，尽管其在物理学科领域取得了明显的成功。在这方面，剑桥大学 Ben Simons 小组最近在干细胞动力学[14]方面的研究工作非常突出，其专业知识涵盖了固体物理学、细胞生物学和医学物理学等多个领域。相反，我们经常发现生物学中的数学模型充满了参数，可以拟合任何数据集，也因此没有什么预测能力。或者，我们还会发现某些理论方法在很大程度上基于中尺度结构的理念，但在概念构想上却不够成熟。例如，有一整个行业的理论工作使用浓度或密度作为模型的变量，随后以"转动手柄"的机械方式进行分析，这与解开生物学问题所需的敢于冲破桎梏的概念性方法相差甚远。

本文由于篇幅所限无法全面性回顾生物学的现有理论工作及其对当前任务的适应能力。在这里仅简要地报告我们研究团队的一些经验性观察结果。在2011至2017年，我们便在理论工作中追求一种目标明确、简单而又"雄心勃勃"的策略，即假设存在对某一现象的简单解释，并以最少的参数（"不超过两个"）制作模型，以明确概括一个生物学假设。我们不断地发现，这种方法是"超乎常理的有效"。我们将这两个案例的成功归因于对中尺度结构的识别，这为随后的理论描述提供了框架，即基因网络中的长闭合反馈回路[15]和癌症发病率中的免疫逃逸阈值[16]，具体见图 3.5。在这两个案例中所产生的理论框架都有很强大的预测能力，能够对大量的数据进行解释，从而提供新的生物学见解。

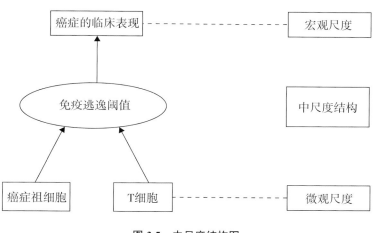

图 3.5　中尺度结构图

一种中尺度结构，将癌症祖细胞和免疫细胞的相互作用与后续临床癌症表现的可能性关联起来（参见 Palmer 等[17]）。

接下来对上面提到的第二个案例[18]进行扩展，以帮助人们了解本章所述的方法如何在实践中进行。这个项目是通过观察一个非同寻常的事实而启动，即众所周知，胸腺 T 细胞输出量随着年龄的增长呈指数级下降，这与一些癌症的风险随年龄增长而增加的数据完全一致。通过还原法来探讨免疫系统衰退和随着年龄增长癌症发病率增加之间的联系，从所涉及的无数细胞类型和其各种基因表达层面来看，这是一项需要成千上万的科学家和巨额预算支持的任务。我们的方法是公开忽略还原论意义方面的"机制"，并假设免疫力下降和癌症发病率之间存在因果关系，但随后将其置于一个中尺度结构中，这样就可以得出一些硬性预测，然后用数据检验这些预测。中尺度结构是基于这样的假设，即癌症祖细胞以与年龄无关的速度不断出现，但被免疫系统所消除。然而，很少有新生肿瘤能够长时间逃避免疫系统，超过一个阈值而不再受免疫系统的控制——这个免疫逃逸阈值是我们所构建的中尺度结构。这一策略囊括了大量的分子和细胞生物学知识，但不需要知道这些细节就可以进行定义和计算存在的一些后果。由于免疫系统随着年龄的增长而减弱，因此免疫逃逸阈值不可避免地随着年龄的增长而降低，因此肿瘤形成的可能性也必然会随之增加。该项目的结果是基于免疫功能下降而对癌症发病率作出的新预测，其性能远优于基于序列突变的传统癌症发病率模型。我们的理论也直截了当地解释了癌症发病率中强烈的性别偏见，而这一现象数十年来一直难以从还原论的角度进行解释。

3.5　总结和结语

这些论点的扼要形式已于我们先前有关物理学与生物学之间的文化分歧以及简单性在解读生物学方面所具力量的文章中有所呈现[19]。在这段时间里，作者本人对生物学中还原论的相对优势和劣势的认识一直在不断加深。

本章对自1970年代以来在生物学和医学（尤其是癌症研究）中占主导地位的还原论研究方法提出了质疑和挑战。我们在这里选取了水和金属这两个物理学的常见例子，说明了尽管经过两个世纪的不懈努力，但从分子层面来解释系统级行为的可能性几乎微乎其微。然而，在物理学中的许多其他系统（包括水和金属）却可以通过截然不同的研究策略得到彻底的了解，这种策略我们称之为"中尺度结构"构建。因此，没有什么理由认为生物系统比物理系统更适合采用还原法。事实上，人们完全有理由认为还原法在生物学中的作用甚至更弱。因此，鉴于在治疗癌症等疾病方面缺乏变革性进步，我们应该为医学研究制订一项重要的新战略，从两个世纪的物理系统研究中吸取宝贵的经验和策略，并加以磨炼，将其应用于人类医学。为方便起见，在此将物理学中与系统有关的经验教训总结如下。

（1）一般而言，不可能直接通过对系统组件的了解来预测一个系统的行为。

（2）这是因为组件的集合有其自身的涌现规律。

（3）当系统行为和组件之间存在直接的一对一关系时，以组件为中心的方法或还原法可能会成功。

（4）当系统行为和组件之间存在多对多关系时，这种还原法通常会失败。

（5）尽管物理学中的还原法失败了，但许多系统已经得到了深入的理解。

（6）这种成功是由于"中尺度结构"的概念化和利用，其就像一块垫脚石，将微观尺度和宏观尺度连接起来。

（7）中尺度结构对微观尺度组件的细节要求相对较少。

（8）有两类系统：

a. 一类是组件不会因为处于集合中而改变其固有特性，但系统的行为只能通过中尺度结构推断（如水）。

b. 另一类是组件在集合中确实改变了其内在特性，因此需要自下而上和自上而下的思维方式来构建问题框架并建立中尺度结构（如金属）。

此外，还附加了三个关于将这些经验教训应用于生物学的声明，这些声明更多地带有作者本人观点的色彩，而不是从物理学中所获得。

（9）中尺度结构不太可能是生物系统层次中介于微观尺度和宏观尺度之间的结构组件。

（10）"实体身份"的问题：生物学和医学中的大多数问题将属于上面第 8 条定义中的第二类系统。

（11）中尺度结构的理论应该可以用简单的术语表达，最多只需要少量的未知参数。

在本章中，我们无意也不应该得出的一个教训是，因为物理学家是更优秀的科学家，所以其比生物学家更成功地理解了系统。首先，由于生物系统在本质上比物理系统复杂得多，所以不可能对这两个学科进行比较。其次，物理学在理解系统方面取得成功的原因之一是不存在层次结构（图 3.1）；也就是说，这里"无处可藏"。这也许更像是科学心理学和社会学的一种表述。对于一个研究水的物理学家群体而言，其实际上面临着一个最后通牒，即"你一方面只有 H_2O 分子，另一方面又有一系列令人眼花缭乱的现象，两者之间没有任何东西。要么从分子开始，自下而上地重新创建系统行为；要么忽略分子，以其他方式找出系统行为"。正如我们所见，第一种方法实在太难了，因此第二种方法是唯一的选择。这最终导致了 Navier-Stokes 方程和热力学定律的出现，其都非常成功。中尺度结构方法随后在广泛的物理系统中获得了成功，其巅峰之作是重整化群的发展[20]，这是一个关于某些临界现象的精彩绝伦的理论框架，在这个框架中，人们可以用数学方法从微观尺度方面系统地导出中尺度结构。

另外，生物学家群体一直面对的不仅有复杂纷繁的现象，还有令人眼花缭乱的结构，在每个尺度上都是如此。从概念的角度来看，这可能已经极大地分散了人们的注意力，因为人们可能有数百种而不是两种策略可供选择，以试图将层次结构中的各种尺度直接连接到一起。因此，在中尺度上寻求与结构层次无关的概念方法方面，真正付诸实质性努力的人屈指可数。而且，由于无法直接在等级尺度之间建立起桥梁，这个群体最终陷入了极端还原主义的境地，努力说服自己相信：事实上，所有层次上的理解最终都必须来自微观尺度，来自基因和相关的生物分子组件。这种逻辑很有说服力，但存在致命的缺陷。

那么，从这里开始该怎么办？在可预见的未来，分子生物学研究界将继续废寝忘食地工作，虔诚地寻求分子和医学之间的直接联系，并将继续获得大部分包括资金和人力的资源。衷心祝愿他们取得最大的成功。如果在未来几年内就能开发出一系列的"分子灵丹妙药"，一劳永逸地消除人类的癌症痛苦，那再没有什么比这更让人拍手称快的了。不过，从物理学的角度来看，这种结果无疑是乌头白马生角，因此恳请科学界和资助者在采取还原论方法的同时，大力推行其他战略。在这种情况下，这里勾勒的基于中尺度结构的策略值得密切关注。

最终，改变我们对癌症和其他疾病的理解需要新一代的科学家能够跨越学科知识体系进行思考，将不同的想法联系起来，进而创造全新的概念和方法。这需要我们对培训科学家的方式进行一场革命。在目前的体系中，一旦十八岁的孩子在物理学和生物学之间作出抉择，其便会踏上一条趋于过度专业化，且最终无可逆转地获取学科信仰体系的单行道。对年轻科学家进行更广泛的教育必不可少，在其整个培养过程中，要本着一种包罗万象的自然哲学精神，而不是将其局限在一门由不同学科组成的科学中。

采用新的战略理解和治疗癌症需要我们的教育和研究环境发生大规模的变革，这种变革将是高度破坏性的。我们大多数人都不喜欢变革，尤其是快速和大规模的变革；在大学和资助机构中，我们的本能是要避免这种规模的破坏，但我们必须接受它。与我们对公众所肩负的责任相比，我们作为一个科学界所面临的窘迫是无关紧要的，因为公众是那些我们为之工作和为研究提供经费的人。癌症死亡人数每年仍以百万计，每一例死亡对患者及其家人来说都是漫长的苦痛煎熬。其应该从科学中得到比迄今为止更好的结果。我们始终满怀信心地认为，科学和医学最终将在管理（不一定是治愈）癌症方面取得胜利，使其成为一种良性状态。但研究界必须在头脑风暴中更勇敢、更创新，才能在几十年而不是几百年内实现这一目标。

致谢

感谢与 Julian Blow、Myles Byrne、Paul Davies、Stuart Lindsay、Adrian Saurin、Bernhard Strauss、Alastair Thompson、Emmy Ver schuren 和 Kees Weijer 等人的讨论，以及多年来所有研究团队成员的支持。

参考读物

［1］Getling AV 1998, *Rayleigh-Bénard convection: structures and dynamics* (World Scientific).

［2］von Kármán T 1963, *Aerodynamics* (McGraw- Hill).

［3］Getling AV 1998, *Rayleigh-Bénard convection: structures and dynamics* (World Scientific).

［4］Landau LD, Lifshitz EM 2003, *Fluid mechanics*, 2nd edition (Butterworth-Heinemann).

［5］Keizer J 1987, *Statistical thermodynamics of nonequilibrium processes* (Springer).

［6］Adkins CJ 1983, *Equilibrium thermodynamics*, 3rd edition (Cambridge).

［7］Ashcroft NW, Mermin ND 1976, *Solid state physics* (Saunders College). Rosenberg HM 1978, *The solid state*, 2nd edition (Clarendon Press).

［8］de Gennes PG 1999, *Superconductivity of metals and alloys* (Westview Press).

［9］Anderson PW 1972, More is different, *Science* 177 393-396.

［10］Laughlin R 2006 *A different universe: reinventing physics from the bottom down* (Basic Books).

［11］Prigogine I 1980, *From being to becoming* (W. H. Freeman).

［12］Alberts B, Johnson A, Lewis J, Raff M, Roberts K, Walter P 2012, *Molecular biology of the cell*, 5th edition (Garland Science).

［13］Nelson CM, Bissell MJ 2006, *Of extracellular matrix, scaffolds, and signaling: tissue architecture regulates development, homeostasis, and cancer, Ann. Rev. Cell Dev. Biol.* 22 287-309.

［14］Rulands S, Simons BD 2017, *Emergence and universality in the regulation of stem cell fate, Curr. Opin. Systems Biol.* 5 57-62.

［15］Albergante L, Blow JJ, Newman TJ 2014, *Buffered qualitative stability explains the robustness and evolvability of transcriptional networks, eLife* 3 e02863.

［16］Palmer S, Albergante L, Blackburn CC, Newman TJ 2018, *Thymic involution and rising disease incidence with age, PNAS* 115 1883-1888.

［17］Palmer S, Albergante L, Blackburn CC, Newman TJ 2018, *Thymic involution and rising disease incidence with age, PNAS* 115 1883-1888.

［18］Palmer S, Albergante L, Blackburn CC, Newman TJ 2018, *Thymic involution and rising disease incidence with age, PNAS* 115 1883-1888.

［19］Newman TJ 2011, *Life and death in biophysics, Phys Biol* 8 010201. Newman TJ 2014, *Water is a molecular liquid, Phys Biol* 11 033001. Newman TJ 2015, *Biology is simple, Phys Biol* 12 063002. Albergante L, Liu D, Palmer S, Newman TJ 2016, Insights into biological complexity from simple foundations, in *Biophysics of infection* (ed. Leake MC, Springer) 295-305.

［20］Goldenfeld, N 1992, *Lectures on phase transitions and the renormalization group* (Addison-Wesley).

（秦文健）

II

癌症的系统维度

4 癌症治疗的逻辑：

为什么癌症很难治愈；
治疗诱导的进展、超进展和尼采效应

Sui Huang

凡不能毁灭我的，必使我强大。

——Friedrich Nietzsche（弗里德里希·尼采）

我们遇到了一个悖论，真是太好了。如今我们有了一些取得进展的希望。

——Nils Bohr

概述

从逻辑上讲，考虑到现代抗癌药物背后的清晰机制，我们应该有能力治愈癌症。然而，任何新的癌症治疗方法的疗效都远远低于人们根据其作用机制作出的预期估量。这种差异是否并非是因为抑制肿瘤的活性不足，而是由于治疗本身隐藏的肿瘤促进活性部分抵消了其抗肿瘤作用？那么，在临床上所观察到的治疗结果实际上是两种对立力量所产生的净效应：一方面，是治疗干预的预期癌症减少效果；另一方面，正如在各种药物、放疗、手术和免疫治疗中观察到的那样，治疗本身促进了肿瘤的进展。有时，后一种应答可能主导治疗结果，然后出现自相矛盾。现代医学中的认知习惯是以线性因果关系和分子级联的方式思考，这让我们对接受任何这种"双刃剑"的情景都持反对态度。在这里，我们会以一种非技术性的通俗易懂的叙述方式，提出一个基于非线性动力系统理论原理的概念框架，以帮助读者科学理解癌症治疗为何会"适得其反"——正呼应了弗里德里希·尼采的格言："凡不能毁灭我的，必使我强大"。理解并将这一逻辑应用于癌症治疗可能会引导开发一种新的治疗模式，从而直接解决当前癌症治疗中固有但被忽视的局限性。

4.1　引言：当前治疗方法的内在无效性

对于癌症治疗，即使是在最新的治疗方式中，治疗失败也是一个比人们普遍认识到的更为严峻的客观现实。关于"突破性"疗法的一系列铺天盖地般庆祝性报道麻痹了我们对当前癌症治疗系统性失败的认识。因此，这种疗法的不足仍然很少作为其本身就具有的现象进行单独研究。即使采用最新的疗法，被诊断为侵袭性癌症患者的寿命通常也仅能延长不到 6 个月[1]。截至 2018 年，就持久缓解而言，即使在免疫疗法的情况下，总体缓解率也不到20%。经过长时间的中断后，这种治疗方式再次将"治愈"一词纳入肿瘤学词汇[2]。肿瘤在最初得以消退缓解后，几乎不可避免地会出现复发，这往往是治疗失败的主要原因。然而，尽管——或者说因为一种新的治疗方法从其作用模式背后的基本原理来看"必须起作用"，不利的结果很少会引发科学方面的审查。相反，它们只是推动人们在不断地寻找更强大的杀死癌细胞的方法。本章试图挑战这种"孤注一掷"的僵化心态，旨在激发人们重新进行思考。

4.1.1　"治疗成功"的低门槛掩盖了最新治疗策略的局限性

无法解释的治疗应答或缺乏治疗应答被认为是对现有范式的威胁，而这些范式是新药开发背后的机制原理的基础。在认识论僵化的环境下运作的研究资助机构对这些现象避而远之。美国副总统乔·拜登（Joe Biden）于 2015 年发起的"癌症登月计划"（Cancer Moonshot program）[3]并不认为"治疗失败"是一个优先级领域，而是愈加重视寻找更有效（更"精准"）的方法攻击癌细胞。随着时间的推移，新疗法普遍令人失望的表现降低了衡量治疗成功的门槛。对现有概念而非新概念的调整被认为是一种创新，治疗后逐渐延长进展时间就足以宣布病情获得好转。事实上，Cox 比例风险模型中最常用的新治疗效果统计指标仍然是"风险比"（治疗组和对照组之间复发或死亡等事件发生率的比率）[4]。该模型量化了新疗法下"进展时间"（或死亡事件）的延长，并且在设计上不确定长期治愈率，实际上默认了治疗的最终失败[5]。本章的目标是揭示当前对治疗结果的态度在认识论和逻辑方面的不足，并阐明其中一些基本的理论和生物学原理。这些原理解释了为什么治愈晚期癌症是如此的困难，这对根除所有肿瘤细胞（如可检测到的），并在患者剩余的生命内防止肿瘤复发是有意义的。反过来，这些基本原则将为提出从根本上与当前思维理论基础不同的替代治疗方法奠定基础。

癌症药物在临床中影响最大的、最新的两项创新是（至少目前认为如此）靶向选择性药物和免疫检查点抑制剂（ICIs）。其中，靶向选择性药物会阻断被认为驱动肿瘤细胞增殖的分子通路，其一般与生长信号通路中涉及的特定激酶结合，目前通常与识别肿瘤基因组中激活相应通路的突变的"伴随诊断"结合使用[6]。ICIs[7]通过免疫系统中细胞毒性效应的负性调控信号，进而释放人体自身抗衡癌细胞的免疫防御能力。ICIs的吸引力目前已经超过了靶向选择性药物，并且有望实现对癌症的长期治愈。

这两项创新都被誉为癌症治疗的革命性成果，但是将其迅速引入临床后，其固有的局限性很快就显现出来[8]。大多数病例的靶向治疗最终都失败了，肿瘤在治疗一段时间后（"进展时间"）进一步发展，或以侵袭性癌症和远处转移的形式复发[9]。一个很少被提及的问题是，为什么肿瘤不仅会复发，而且总是以更晚期、更恶性以及治疗耐药性的形式复发。

虽然耐药性可以通过耐药细胞的选择来作出解释，这是一个从微生物抗生素耐药性研究中得到的众所周知的原理，但原发性肿瘤的治疗不会产生选择压力，从而促进复杂的入侵和定植远处组织机制的发展，因为这需要破坏强大的组织稳态[10]。ICI目前提供了一线希望，即在一小部分（不到20%）对这种免疫疗法有应答的患者中[11]，还有一小部分患者表现出了迄今为止从未见过的、持续数年的抑瘤效应，因此重新提出了在传统的统计模型中被忽视的长期"治愈率"这一概念[12]。然而，对于一小部分患者而言，这一显著的质量进步伴随着与本章中心主题相关的一个转折，即不仅在少数患者中出现了这种潜在"治愈"的案例，而且约10%（或更多）的接受ICI的患者出现了"超进展"——治疗本身似乎加速了病程的进展[13]。

4.1.2 对治疗失败的解释不足延续错误的策略

与其他技术和社会领域的失败情况（诸如飞机事故、建筑物坍塌或社会动荡）有所不同，癌症研究这个领域始终未曾意识到有必要开展彻底的调查，用以阐释那些违背其科学原理的不良结果，就像最初为其提供支撑的科学审查一样。

在靶向治疗的情况下，治疗失败通常归咎于治疗耐药性的出现。复发性肿瘤通常（但并非总是如此[14]）对同样的治疗不再有应答。靶向癌蛋白中的突变可以很容易地被识别到，该突变阻止靶向选择性药物结合，或利用替代信号通路来消除细胞对被药物阻断的蛋白的依赖性[15]。一般而言，细胞解毒系统是细胞内普遍存在的药物清除机制[16]。在接受 ICIs 治疗的病例中，治疗失败的常见原因是肿瘤从免疫系统的监视活动下"逃逸"[17]。在最简单的情况下，癌细胞通过下调某些特异性抗原的表达实现免疫逃逸，这些抗原被用于 T 细胞克隆以识别和杀死癌细胞；或者肿瘤细胞可以主动改变肿瘤微环境，并选择其他方式增强自然免疫表达，从而控制 T 细胞，而不是去降低免疫原性。

这些耐药性和免疫逃逸的概念集中体现了当前关于如何破解肿瘤不可思议的生存能力以抵抗治疗的思考方式：我们面临着一场必须获胜的零和博弈的军备竞赛。因此，我们需要更强大的武器以超越肿瘤产生耐药性的能力，并杀死这些耐药细胞，或者阻断肿瘤不断欺骗免疫系统的多种途径。

但是，为什么复发性肿瘤如此复杂，以至于能够中和任何可想象的化学结构的细胞毒性化合物，并执行复杂的生物学功能，例如协调新血管的形成以供应其自身、迁移并定植在新的部位、重塑细胞外基质，并释放出特定信号来牵制免疫系统？

这些复杂能力的快速获取并不能简单地通过多阶段肿瘤进展的标准模型解释[18]。该模型假设随机基因突变和新生成细胞基因型的自然选择驱动了受影响组织中癌细胞的达尔文进化。然而，癌细胞中绝大多数的体细胞突变是进化生物学家所称的"非适应性"（或"中性"）突变，因为几乎没有确凿证据表明"选择性清扫"可以使这些突变富集到突变频率的定性解释之外[19]。

此外，我们不能否认，癌症在不断演进过程中所获得的"新"功能，即所谓的"癌症特征"[20]，是已经存在于正常生殖、发育、伤口愈合、组织稳态和修复的生理功能，这不需要首先通过随机突变和选择在肿瘤组织中召唤出来。因此，肿瘤的进展是现有细胞功能持续失调的结果，导致功能在错误的环境中被挪用，而不是在选择压力下通过全新的体细胞进化获得破坏性能力。（然而，肿瘤微环境的异常 pH 值、氧饱和度等除了诱导应激反应之外，当然还有可能施加选择压力，正如我们将看到的，但这种选择只能解释在这种环境中生存和增殖的生化能力，这种细胞功能很容易通过单个或少数基因突变便能实现，而这并不能解释作为连贯一致的肿瘤组织程序背后的协调细胞行为。）

政治家、军事战略家和社会科学家早就学到了一个教训，即在零和博弈中，面对顽强对手时"孤注一掷"的策略不可能是制胜法宝[21]，"部分成功"的攻击意味着没有完全摧毁对手，往往会适得其反。并且大多数攻击的结果都符合"部分成功"或"非致命"的标准。轰炸恐怖分子的领土只会加强其决心并促进兵力招募，经济制裁只能巩固独裁者的统治地位，攻击你的政治对手只会增加其在支持者中的声望，受伤的动物更是危险。

4.1.3　本章的内容和目标

一维、线性和确定性思维的结果是零和博弈的默认假设，也是对同一策略孤注一掷所期望得到的，但现实往往是高维、非确定性（随机）和非线性的。后者意味着干预措施的效果不是叠加的，在疗效取得部分成功之后，不能简单地再次执行"卷土重来"的治疗方案，因为最初的行动可能会适得其反。"敌人"已对非致命性攻击作出了反应。在过去几十年中，线性思维模式已经成为生物学和医学的默认模式，这是由分子通路所体现的大量简单的因果关系所促成。摒弃这种线性思维意味着将需要接受许多被忽视的科学概念，包括：

·高维度

·非线性（相互作用和由此产生的动力学）

·随机性（不确定性）

·异质性

在这一章中，我们将看到这些作为复杂系统特征的抽象概念在癌症背景下的具体含义，并揭示在结合机械论式解释的同时接纳抽象原则所具有的价值。

具体地说，我们作出假设，通过推论进行论证，并证明治疗不仅可以杀死癌细胞，而且干预本身可以使肿瘤更具有侵略性和更强的适应能力。换言之，中心论点是治疗本质上是一把双刃剑，有时刀刃的其中一头占据主导地位，我们就可以根除整个肿瘤，实现"治愈"；在其他时候，刀刃的另一头"切错方向"占据了主导地位，治疗反而加速肿瘤的发展。然而，大多数情况下，治疗的最终结果是一个中间结果（因此比未治疗的对照组稍好），代表这两种相反效果的叠加，每种效果都有其相对强度。

本章首先从认识论角度讨论了在观察到的肿瘤行为面前传统线性因果关系的崩溃，然后介绍了一般的系统动力学概念，以满足新的认识论需求。其次，我们转向具体的问题，即治疗失败不仅仅是由于治疗干预力度的不足，而是一定程度上由治疗干预本身主动造成，这一临床前表现的原则被称为非线性方式。我们以非线性动力学系统的核心原理为基础，深度阐述了这一现象的本体论必要性，避免使用技术术语和数学形式化表达，并逐步构建出一个涵盖总体思想的叙述：这种进展是释放出癌细胞和肿瘤组织内在潜能的过程，可以通过治疗干预触发，就像打开盒子时弹簧加载装置强力展开一样。最后，我们提出了一项建议，即通过解耦肿瘤生长的抑制和加速之间的内在联系对双刃剑效应进行治疗控制。

4.2　认识论考量

我们的目的是超越对癌症复发常见的机械论式解释。这种类型的解释提出，基因突变将赋予细胞在细胞毒性药物存在下的生存能力，抑制抗肿瘤免疫应答，或（重新）表达靶向选择性药物无法阻断的替代细胞信号通路。这种近因解释[22]在癌症生物学中是丰富多样的，通常涉及分子机制，并且很容易在综述文章中找到，但是其严格的认识论意义不能令人满意。这些解释无法将待解释的过程（即被解释项）归因于基于观察事实和已知原则的原始逻辑必要性。换句话说，它们无法从第一性原则和条件出发来解释过程出现的必然性。近因解释仅仅在较低层次（分子或细胞水平）描述了这一过程，而未能阐明在特定情况下该过程（如药物耐药性的发展）为何会发生。肿瘤是由突变的 BRAF（鼠科肉瘤病毒癌基因同源物 B1）基因通过其编码的致癌蛋白 BRAF^{mut}"驱动"，这可能会让实用主义者满意，因为这种解释为特定的靶向治疗提供了分子基础。然而，其并没有解释为什么是 BRAF^{mut}，而不是其他致癌蛋白驱动了一种（或多种）肿瘤的发生。事实上，我们不知道为什么激活的 BRAF 突变是黑色素瘤或结直肠癌的"驱动因素"，但在白血病等其他癌症中却很罕见；也不知道为什么肿瘤抑制蛋白 Rb 的缺失主要引发视网膜母细胞瘤，但是在结直肠癌中却不是驱动因素，尽管这些蛋白在细胞中发挥着普遍的作用[23]。这些案例说明了在描述性的近因解释中缺乏通用性和逻辑方面的必要性。虽然特定罪魁祸首（癌蛋白）的身份足以解释给定的观察过程（特定癌症亚型中的肿瘤生长），但这不是必要的，因为另一种癌蛋白可能会起到异曲同工的作用。

4.2.1　从解释中的近因机制到逻辑必要性

超越近因解释并使被解释项符合逻辑的必要性意味着什么？我们在这里寻求的是，通过遵循逻辑和数学原理的推理步骤，将要解释的观察结果与一组相关的生物学事实或条件联系起来，并证明基于这些事实，上述观察结果的发生是必然的。相关的事实或条件既包括"第一性原理"，也包括"本体特征"，这些都是研究系统所固有的。其制约的行为产生了相关定义特征，因此，即在给定的条件下，这些特征是必然发生的。正是这样，解释才符合逻辑必要性的标准。我们在一个特定的（特定于实例的）内部和外部条件下寻找系统的原始动因，即在给定一套有效的一般原则的情况下，为观察到的过程的必然发生提供了原因（补充说明：关于逻辑必要性的争论与决定论和随机性之间的二元论无关，因为随机行为作为一种物理现象，可以是系统必要行为的一部分；此外，依赖于过程必要性的预测很可能是概率性）。

　　具体而言，给予特定的一系列条件（温度、材料组成、材料性质、物体几何结构和周围环境等）一定会发生特定的化学反应，石头必定滚落山谷。仅详细描述特定的底层物质变化（例如，反应动力学或岩石的物理路径）并不能提供这些过程必须在某一特定方向发生的原因，也就是说，在给定的环境（初始条件）下，这些过程是"自发的"。近因解释并没有引用支配这些系统的基本原理，也没有引用过程必要性的基本原理——热力学和化学动力学定律，或者重力和运动学原理。

4.2.2　运用动力系统理论探讨癌症的"第一性原理"

　　在当前的生物医学推理中，驱动过程观察的动力与基本控制原则的逻辑无关，这与生物学的其他领域（如进化和生态动力学）不同。根据第一性原理寻求逻辑必要性的解释是物理科学中预测的基础（这与"数据科学"中运用统计学所做的预测相反）[24]，因为其允许计算预定路径——在某些抽象或具体物理空间中的轨迹。在某种"概率锥"的精度范围内，对陨石撞击地点甚至飓风过程的预测最能概括这一点。生物学家和临床医生当然欢迎预测，但生物医学中的预测通常仅依赖于实证统计关联（生物标志物与治疗或疾病结果之间的相关性）[25]。但这并不意味着其毫无用处。

　　在生物学中，将一个过程锚定在基本驱动力中并不意味着将生物过程简化为化学过程，然后使用热力学的框架推导出一个驱动力的基本形式，从而解释这个过程的自发性以及必然性。这相当于备受嘲笑的朴素还原论，即将复杂的现象简化为经典热力学，然后援引能量和熵解释是什么推动了生物过程朝着一个方向发展。这种方法是失败的，因为生物系统的运行远非热力学平衡所能解释。包括肿瘤发生在内的生物过程的复杂性以涌现性为特征，即不能简化为其组成部分的"更高层次"现象。其存在要求我们相应地考虑"更高层次的"支配原则或物理学家 Phil Anderson 所说的"全新的定律"（引用 Phil Anderson 的话，"心理学不是应用生物学，生物学不是应用化学，化学也不是应用物理学[26]"）。虽然这些新定律与物理和化学中不能违反的基本定律有所不同，但在定义一类系统（包括肿瘤）中行为基本约束的特定形式框架内，这些新定律仍然可以作为第一性原理。应用这些新的定律，我们试图确立在特定方向改变复杂系统状态的过程的逻辑必要性。这个框架本质上是复杂动力系统理论的框架，或者更确切地说，是非线性动力学的框架。通过非线性动力学系统的形式（数学）框架及其一组（相对而言）第一性原理，就可以识别出必要性和明显的悖论。

　　生物学中一些更高层次的原则（"细胞周期不能逆转"）所定义的约束肯定不像物理学中那样绝对（"大理石不能自发地向上滚动"）。尽管如此，其为解释提供了坚实的基础，因为这些约束在第一近似中可以被认为是不可定义的。但如果其在某些定义明确的情况下被违反，那么我们就有一个悖论，这代表了另一个需要解释的明确观察结果。违反控制一类复杂系统动力学的"更高层次"规则，随后可以导致对该类系统的这些原理有更深入的理解。正如 Nils Bohr 所言，悖论是进步的关键。因此，我们将生物过程视为以特定有序方式改变复杂高维系统状态的过程，并将其简化为动力系统理论的基本数学定律。在这样做的过程中，我们试图揭示肿瘤对治疗的应答所代表的可观察过程的逻辑必要性。

总之，我们需要应用一个更广泛的推理范畴，超越并独立于特定的、近因的分子机制领域。这种更广泛、更具包容性的认识论范畴将解释促使耐药性发生的力量所具有的内在必然性。其将补充目前的默认方法，即识别分子通路作为唯一的解释（通过识别特定靶点对药物开发仍然很重要）。

下一节将介绍系统理论中的重要的基本概念，而不使用数学形式。我们将迈出超越分子生物学家认知习惯的第一步，走向有助于在一般复杂动力系统理论框架内思考生物系统的一般形式。之后，我们将其应用于癌症，以解释一些必然特性。

4.3 一般原则：系统状态、约束和景观隐喻

我们寻找一个通用的解释框架，在满足某些基本条件时，耐药性的发生、免疫逃逸甚至疾病进展是肿瘤作为一个复杂系统所固有的必要治疗应答。但为了理解复杂系统的行为，我们必须先从基本概念开始。

4.3.1 作为系统组件相互作用网络的复杂系统

实现这一目标的第一步是将治疗干预视为应用于复杂系统的扰动。复杂系统是由彼此相互作用的组件（细胞、生物分子）所组成的系统，并在此过程中产生了"涌现特性"——与该系统状态相关的特性。例如，在癌症生物学中，癌细胞的增殖是一种涌现特性，是由基因、蛋白质和代谢产物相互作用以产生细胞分裂周期的全部调节活动的结果。肿瘤组织中各种细胞类型之间的通信产生了细胞社会的自主性和鲁棒性等其他系统特性。因此，在癌症背景下，可以定义一个系统及其行为的两个层次(图4.1)。

（1）在细胞作为系统这个层次上，所有基因 N 及其基因产物（mRNA、蛋白质和代谢产物）是相互作用的组件，其根据写入基因组的固定方案相互调节，该方案定义了哪个转录因子可以与哪个调控元件结合，从而建立了基因组的基因调控网络（GRN）[27]。每个基因（或位点）是网络的一个节点，可以分配一个值 x_i，该值代

表基因组位点 i 的变化活动。因此，x_i 值的变化会转化为其编码的蛋白质在细胞内丰度的变化。数学方面，x_i 是一个变量，然后 N 个基因位点（或 GRN 中的节点）及其 x_i 值共同生成特定细胞中整个基因组的基因表达谱，从而定义该细胞作为一个系统的状态。这当然是一个卡通化的、简化的观点，但对我们的解释会有指导意义。

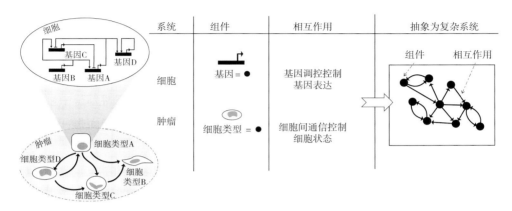

图 4.1　癌症系统及其行为的两个层次

将复杂系统形式化为两个层次，分别为细胞（其组件为相互作用的基因）和肿瘤组织或细胞群（其组件是相互作用的细胞类型）。抽象为黑色实心圆的互作组件是网络的节点（顶点），其中边 / 箭头表示相互作用。节点是代表基因（或生物分子）或细胞类型的符号。因此，其代表相同组件的集合（命名的目标种类，如基因或细胞类型），而不是单个组件，并且可以取一个值（丰度），用节点 i 的变量 x_i 表示。

（2）在肿瘤作为系统这个层次上，这些组件包括肿瘤内所有 N 种"细胞类型"（图 4.1）。在这里将"细胞类型"作为通用术语，并指代所有可能的表型状态，从名义上的细胞类型到细胞亚型（如肿瘤相关成纤维细胞），再到生物细胞状态［如（癌症）干细胞状态、增殖状态、衰老状态以及应激细胞状态］，每个均由特征性生物学行为定义并由特定基因表达谱确定。这些不同的细胞类型是网络的节点，并遵循预定的规则相互作用，即细胞类型产生的介体（配体）及其表达的受体决定了彼此相互作用的细胞类型，从而形成了细胞之间的通信网络。肿瘤细胞群中每种细胞类型 i 的相对分数 x_i（如某种类型的癌干细胞的实际数量）共同决定了肿瘤细胞的组成，从而决定了肿瘤作为一个系统的状态。

注意，对于这两个层次的系统，相互作用网络——GRN 或细胞间通信网络都有一个固定的"接线图"，其由定义每个相互作用的分子特异性决定。因此，所有可能的（不一定是所有使用的）相互作用的网络架构最终被写入基因组。一个基因组映射成一个接线图，这一操作性假设是该理论的核心（在 Huang[28] 中详细解释）。改变和建立给定系统（及其固定基因组）动力学的是变量 x_i 值，即基因位点 i 在细胞中的表达（如表现为 mRNA 或蛋白质丰度）或肿瘤中细胞类型 i 的分数（这种形式也建立了一个框架，以更好地理解如何改变基因组身份的突变，从而重新连接 GRN 并影响系统的动力学）。

随着单细胞分子图谱的出现，例如单细胞 RNA 测序[29]可以测量肿瘤细胞群中每个细胞转录组，我们便可确定每个细胞的细胞状态（至少如 mRNA 谱所定义的那样）。但是，同样的单细胞分析通常是在数以万计的肿瘤细胞样本上进行，通过提供各种类型或细胞状态中细胞的相对比例也呈现了特定肿瘤状态的视角[30]。为了简单起见，这里将不考虑细胞在组织物理空间中相对于彼此的物理位置，尽管在不久的将来这会是最有趣的课题。

4.3.2　基本术语：系统状态 S 和状态空间

N 个系统组件（基因位点或细胞类型）之间的相互作用如何导致系统状态 S（分别为细胞或肿瘤）显示出"涌现特性"？大量 N 个明显相互作用的分量中的每一个组件 i（$i=1$，2，…，N）可以分配一个变量值 x_i（浓度，活性，数量），所有这些值［x_1，x_2，…，x_N］的结果配置定义了时间 t 时刻的状态 S。构成网络的各组件之间相互作用的本质是以协调的方式更改网络（＝节点）每个组件 i 的 N 值 x_i，以建立特殊配置 $S=[x_1，x_2，…，x_N]$。因此，状态 S 以某种方式体现了所有相互作用的集体效应。如果节点和互作的网络是系统或其硬连线内部架构的蓝图，那么由所有 N 值 x_i 定义的状态 S 便是其在给定时间 t（快照）的瞬时外观，而 S 在时间方面的变化就是系统的动力学变化。图 4.2 说明了这里和以下介绍的所有基本理论概念。

将系统状态 S 定义为几乎无数组合可能配置［x_1，x_2，…，x_N］中 N 值 x_i 的一个特定配置，我们可以定义"状态空间"这个重要数学概念：一个包含［x_1，x_2，…，x_N］所有可能配置的 N 维抽象空间。通过"空间"的概念，我们得到了"位置"的概念，即在状态空间中，每个配置或状态 S 都映射到一个点，因为系统的每个特征 i 及其相应的值 x_i 有助于定义状态 S，代表了 N 维状态空间中的一个维度。因此，配置 $S=[x_1，x_2，…，x_N]$ 是一个向量，其组件 x_i 表示 S 位置的坐标。由于 N 是一个大数，我们称其为高维系统。彼此相似的两个配置 S 在状态空间中也彼此接近。在这个空间中相邻的一对状态 S_A 和 S_B 几乎不需要基因表达值的变化就能相互转换。

回到生物学方面，在细胞作为一个系统的情况下，系统状态 S 是基因表达谱，其包含基因组中所有 N 个基因位点的 N 个活性 x_i，可以通过评估一个细胞的转录组甚至蛋白质组来进行近似测量。在肿瘤作为一个系统的情况下（图 4.1），定义肿瘤组

织状态的 N 值是 N 种细胞类型 i（包括细胞状态）的相对丰度。例如，某些肿瘤可能含有更多的特定亚型（$i=1$）的癌干细胞（x_1 值较高）、分化程度较低的 $i=2$ 型细胞（x_2 值较低）、最小比例的衰老细胞（$i=3$）（$x_3=$ 接近零）等。正如单细胞转录技术现在所揭示的那样，肿瘤中不同细胞（亚）类型 N 的数量较之前所估计的要多。即使在肿瘤细胞本身（没有肿瘤间质）中，许多细胞亚型也可以在"快照"测量中得以区分，尽管有些可能只是短暂存在[31]。

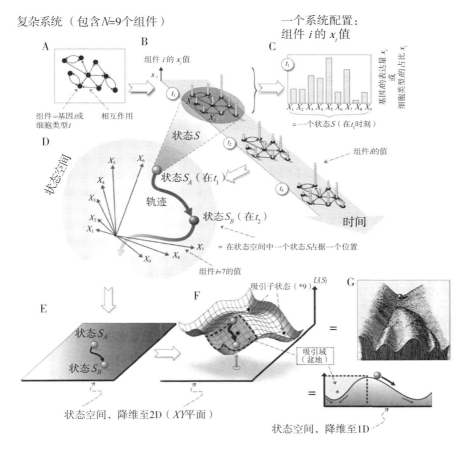

图 4.2 动力系统理论的基本概念，应用于基因调控网络 GRN（细胞作为系统）或细胞间相互作用网络（肿瘤组织作为系统）

（A）$N=9$ 个组件 $i=1$、2、3…，N 的系统的固定网络架构作为网络示例。（B）每个网络组件的 x_i 活动配置（黑点）显示为列，整个配置定义了由互作网络决定的随时间 t 变化的状态 S。（C）向量［x_1，x_2，…，x_N］的配置示例，作为 t_1 时刻 x_i 值的条形图。（D）N 维状态空间（由九个坐标轴表示）。（E）将九维状态空间降维为二维 XY 平面。（F）通过为 XY 平面中的每个位置（=状态 S）指定一个海拔［即准势 $U(S)$］绘制的准势景观。（G）Waddington 的表观遗传景观（1957 年版本[32]）及其以下是一维状态空间的简单景观可视化，通常用作教学方案。

下一点是理解一个中心概念的主要步骤，并将再次以卡通的形式进行说明。现在将细胞层次作为一个系统考虑，即如果 N 个基因位点中的每一个只有两个活性值 x，例如 x=ON 和 x=OFF，那么就已经在 N 个基因中拥有（$2 \times 2 \times \cdots = 2^N$）种不同的基因表达构型 S。对于 N=10 000 个基因，这将相当于超天文数字 $2^{10\,000} \approx 10^{3\,000}$ 个可能的基因表达谱 S，每一个都映射到 N 维状态空间中的不同位置。

但这是从近乎无限的细胞状态连续体中拯救出来：由于组件之间的相互作用，这些配置中的绝大多数在逻辑上无法实现——这将在下面详细解释。即使在那些可以实现的状态中，因为其必须符合所有相互作用的逻辑，也只有一部分被生物体实际使用并代表生理细胞状态，例如名义上的细胞类型——肝细胞、淋巴细胞等。因此，正如我们将在本章后面看到的那样，癌细胞可能只是代表了异常细胞对未使用但可实现的细胞状态的病理性占据，其实现了在无癌生物体中未曾遇到的 S 的配置（x_1，x_2，$\cdots$，x_N）。细胞如何到达这种状态本质上就是肿瘤发生的问题。

4.3.3 系统动力学：系统状态的变化是状态空间的运动

一个系统，无论是细胞还是肿瘤，在上面定义的给定时间 t 处于给定状态 S（图 4.2），分别具有其基因或细胞类型的特定配置或激活模式（图 4.1）。系统状态到状态空间中位置的唯一映射意味着不同的系统状态将占据不同的位置。因此，系统状态 S 的改变（对于相同的基因组，也具有相同的 GRN）会因其状态向量的 x_i 值的改变而导致其移位，即系统从时间 t_1 的状态 $S(t_1)$ 移动到时间 t_2 的另一个状态 $S(t_2)$，这个过程被称为状态转换（图 4.2B，C）。状态空间中从一个位置到另一个位置的这种转变定义了一条"路径"或"轨迹"，例如，当处于祖细胞状态的细胞转变（＝分化）为成熟分化细胞状态时，其基因表达谱就会转变为分化状态。

干预是一种应用于复杂系统的举措，旨在引起治疗中预期的从当前系统状态到另一个（期望的）系统状态的定向改变（例如，从癌细胞的增殖状态到静止或凋亡状态）。在当前生物学中，这种诱导的状态变化通常被理解为线性因果关系，如"要让水变热，就给它加热"：要使处于状态 S_A 的细胞将其状态转换为状态 S_B，而状态 S_B 表现出 S_A 中没有表现出的特征 Y，我们通常会激活或"促成"细胞中特征 Y 的表达。但在现实中，复杂系统中的干预及其后果往往不能用这种简单的线性因果关系来理解，因为系统组件之间的网络对应答施加了复杂的约束。这个观点将是解释为什么治疗干预会适得其反的核心。

4.3.4 组件之间的相互作用制约系统状态及动力学实现

我们现在扩展到复杂系统的定义关键：相互作用（或称互作）。由于系统内的组件持续相互作用，将系统 N 个组件的 N 值 x_i（例如基因表达水平 x_1，x_2，x_3，…，x_N）的理论上可能组合选择缩小为系统配置或状态的一个小子集。

更具体地讲，绝大多数超天文的、理论方面可能的配置在逻辑上并不允许，因为其可能与相互作用的调节逻辑不兼容。如果基因 1 抑制基因 2，那么任何同时高度表达这两个基因的配置 S（即在坐标 x_1 和 x_2 都具有大数值的状态空间区域中）都将是"禁止的"地形；那里的基因表达结构将与网络的（硬连线）相互作用不一致。相比之下，配置为 $x_1 >> x_2$ 的状态 S 是"允许"存在的。在肿瘤状态这个水平，不同的细胞类型彼此相互通信，以控制细胞分裂和死亡以及细胞状态的转换。细胞之间的这种相互影响限制了肿瘤组织的细胞群动力学，类似地，只允许特定细胞类型的组件保持稳态方面的稳定。

在假设组件之间没有相互作用的情况下，任何组合可能的配置或系统状态 S 都将同样有可能存在，且不受任何约束：然后引导系统在任何方向上将 S 转换为另一个（期望的）状态，就像在一张广袤的空白画布上绘制任何抽象图形一样简单。但是系统的相互作用施加了体现系统特性内在架构的约束。约束迫使状态通过一条特定的路径发生变化，从而最大限度地减少"违反约束"。违反约束需要付出努力，因为其必须抵消调节性相互作用。

内在约束通道系统状态变化这一事实是复杂系统以特定方式对干预做出响应的深层原因，而不仅仅是简单地模仿我们的干预，如推动卫星使其进入所需轨道。约束决定了在给定方向变化的容易程度和阻力。因此，通常情况下，不适当的干预可能会释放存储在约束互作中的"能量"，从而触发自我推进过程，使系统远离任何预期的行为，而不是将系统状态转移到所期望的方向（注意，这里的"能量"并不是物理学意义上的概念，如下文所述）。因此，一个非干预意图的自我推进过程使用了存储在互作中的内部"能量"，并将其耗散直到满足互作的逻辑。

打个比方，一种意外的自我推进反应可以被想象为在山脊上行走时不小心迈出了错误的一步：其结果不仅仅是坠落到地面，而是跌入了山谷；在重力的推动下，海拔高度继续下降，直至达到一个坡度为零的点。这个过程几乎是不可逆的，最重要的是，下降是沿着山脊一侧或另一侧的其中一条斜坡进行的。该系统的内在几何结构（山脊景观）是这样的，即该状态具有高"势能"，可以推动过程的进行，并且从"高能状态"跌落的两个可能方向预先便已确定，并且彼此相反。在哪个山谷跌倒取决于失足的微小细节。在平面上同样的失误只会以一种可预测的方式略微推动徒步旅行者的方向；在这里，因果之间的线性关系得以维持不变。

4.3.5 相互作用施加的约束赋予状态空间地形结构

如何将这一隐喻性景观（其地形通过一些内部结构可视化了状态变化的通道）的意象与上面介绍的抽象高维状态空间联系起来？由于在 N 维空间中进行思考颇具难度，但是人们能够以一些信息损失为代价来增加直观理解，将高维状态空间投射到二维空间中。其中一个状态位于 YX 平面中的一个位置，由其 XY 坐标定义（图 4.2E）。这种降维（牺牲了一些关于相邻关系的信息）提供了以下有用的思维导图，即如果其组件之间没有相互作用，系统原则上可以不费吹灰之力地在 XY 平面上从表示状态 S 的任何点移动到任何其他点。但是，系统的内部相互作用限制了系统的行为，因此从一个状态 S_A 到另一个状态 S_B 的位移的"容易"度和"阻力"都受到了极大影响。

因此，中心思想是，约束状态变化的相互作用将平面"折叠"成三维地形构造，包括高海拔或低海拔地区、丘陵和山谷（图 4.2F）。每个状态 S（在其 XY 位置）都被分配一个"仰角"U。这个第三维度表示系统的"准势"$U(S)$。景观不再是一个松散的比喻，而是一个数学结构。平面中所有点 S 处的所有仰角值 $U(S)$ 共同建立了平坦状态空间方面的景观，从而产生了一种特征地形：准势景观（术语"准"表示这些势能不是经典意义上的实际势能，更多详情参见 Zhou 等[33]的文章和第 4.6 节）。表示状态 S_A 的 XY 位置处的斜率取决于 S_A 处的系统状态多大程度上受到其组件相互作用的"驱动"而发生变化以及变化的方向。

以上述基因 $i=1$ 遏制基因 $i=2$ 的调节性相互作用作为例子，那么在表示 x_1 和 x_2 两者均为高值的状态空间区域中的任何状态 S_A（这违背了调节性相互作用的逻辑）时，S_A 处的斜率将指示其将被驱离（"下坡"）到具有较高 x_1 和较低 x_2 的相邻状态 S_B（这更符合调节性相互作用规则）。S_B 处的斜率表示驱动力，依此类推。因此，两个位置 S_C 和 S_D 之间的准电势 U 差 $\Delta U = U(S_D) - U(S_C)$，可以图形化地描绘为景观上的高度差异，对应于一种"引力"的"梯度"（在隐喻意义上），该"梯度"产生了状态 S_C 向状态 S_D 变化的驱动力[34]。当所有的网络互相作用都是"平衡的"或逻辑上得到满足时，状态就不再"受力"。然后，其占据状态空间中没有斜率（即没有梯度）的点。在 GRN 的具体应用中，"符合"GRN 规定的所有基因调控互作的 S 状态的基因表达谱不会改变，其不会受到驱动，因此不会在景观中受到下坡力或斜坡的影响。这种状态被称为稳态，对应于准势景观中平坦的一个点，即正好位于谷底，或者正好位于山顶（或山脊）上。

根据这一数学景观，我们现在建立了一个正式的框架，不仅描述了状态 S 的净变化（与地理位置的变化相对应），而且描述了这种状态变化的"难易"程度以及最省力的路径（克服调节性约束的上坡路）。因此，特定的景观地形捕捉了系统状态变化的努力和路径。弹珠会向下滚动的直觉代表了网络中的相互作用所产生的力，从而将系统推向与相互作用相符的状态。

4.3.6 非线性：稳定性、不稳定性和多吸引子状态共存

现在，我们需要介绍复杂动力系统在相互作用存在的基础上的第二个关键特征，即其非线性性质。例如，如果描述这些相互作用的方程是非线性的，则"上游"和"下游"调控基因之间的相互作用被认为是"非线性"的。这些方程包含调控（上游）基因如何共同影响被调控（下游）基因表达变化率的函数。由于分子结合事件的分子特性（如协同性），生化反应的速率方程通常是非线性数学函数。这些速率方程的解表示"速率变化等于零的状态"，即系统的稳态或地形上平坦（没有斜率）的点。非线性函数允许多重解（但不需要这样做），就像二次方程 $x^2=4$ 有两个解：$x=2$ 和 $x=-2$。

由于速率方程的解表示稳态，而系统中的"非线性相互作用"是指可以有多个解的非线性速率方程，因此具有非线性相互作用的系统可以产生多个稳态。在准势景观中，每个稳态要么映射到山顶，要么映射到谷底，因此系统中多个稳态的存在在具有多个丘陵和山谷的景观中得以体现。这样一来，我们就可以区分两种类型的稳态。

山谷底部的一个点或准势景观的"局部最小值"代表一个稳定的稳态，其附近的不稳定状态会被"吸引"过去，这与山谷底部会将水流引向自身的情形极为相似。一个处于如此稳定的稳态下的弹珠，当被轻轻推离时，其又会回到原位，就像被虹吸回来一样。因此，在山谷底部的稳定稳态被称为吸引子状态，这是一个重要的概念，我们将在后面的 4.6 节中使用到。吸引子状态是一种自稳定状态，因为受扰动后的返回是相互作用的"自动"结果。在 GRN 的情况下，吸引子状态保证了不同基因表达谱的稳定性。

在没有任何扰动（或失误）的情况下，山顶上的一个点（或前面的徒步旅行者类比中的山脊上的一点）也是一个稳态：一个恰好位于山顶上的弹珠（系统）将停留在那里。但这种稳态是不稳定的，最轻微的扰动（"阵风刮过弹珠"）会将其推倒。一旦受到最小扰动，系统就会发现一个斜坡，并在山坡的一侧向下滚动，偏离了山顶的不稳定稳态，甚至在扰动长期消退后，系统也会继续向下滚动。这种下降代表了一个对称破缺事件，因为系统已经选择了一个方向，要么是偶然的，要么是受到扰动或局部地形细节的影响而产生偏差。随之而来的是系统状态的一个永久性转变。这种变化

以一种自我推进的方式继续，这是系统中相互作用的"自动"结果，直到弹珠停在一个稳定的稳态，也就是状态空间中的某个地方附近的山谷处停止。

一般而言，具有高维动力学的复杂系统组件之间的相互作用网络将包含许多非线性相互作用，其中许多是反馈回路。由此形成的景观充分体现了其整体的行为模式，呈现出的将是一片地势崎岖的山地，存在多个山谷，依循逻辑必要性，山谷之间也有丘陵。多个稳态的存在允许一个系统具备多种可供选择的稳定吸引子态，也就是被丘陵分隔开来的山谷。这个特征是一些复杂系统的基本性质，被称为多稳态。其在组件之间存在非线性相互作用的复杂系统中普遍存在，无论该系统是由化学物质、基因、细胞、物种还是构成社会的人类组成。正是这种多稳态赋予了系统独特的、有序的宏观行为。在没有相互作用的情况下，超天文数字的"微观状态"的连续体被相互作用划分为数量少得可怜的已实现或可实现的稳定吸引子状态。

丘陵景观上的斜坡代表了复杂系统中状态变化过程的"必要性"或"自发性"的"第一性原理"解释之一，这是一种内在的"驱力"。当我们试图将复杂系统的状态从 S_A 状态改变为 S_B 状态时，通常无法将弹珠沿期望的方向（沿着直接的地理线 $S_A \rightarrow S_B$）无阻力地自由滚动。我们可能需要努力克服将弹珠拉回吸引子（谷底）以及"上坡"或者绕山而行的相互作用。因此，景观地形可视化了系统内部的约束是如何以一种特定的、通常不易觉察的方式通过相互作用影响干预的结果。

我们现在已经解释了上面列出的构成复杂系统的两个关键要素，即高维（N 维）或者系统状态是其所有 N 个组件的值的配置；以及系统（如 GRN）布线图中所示的这些组件之间的非线性相互作用，这产生了丘陵景观地形。另外两个相关的关键因素为随机性和异质性，下文很快就会详述。

4.3.7 "景观"概念的历史注解及其对癌症治疗双刃剑效应的意义

在给定位置的弹珠象征着系统状态的景观隐喻，在准势景观和随机动力学系统中的"最小作用"理论中有正式的数学基础[35]。然而，这种数学景观也与生物学中表观遗传景观的历史隐喻（如图 4.2G 中插图所示）有着惊人的相似之处，该概念由 Conrad Waddington 于 20 世纪 50 年代提出[36]。在其看来，山谷代表了独特且稳定的自我稳定细胞类型和组织，而斜坡代表了胚胎发育的自我推进过程及其既定的路径，即"定径"（chreods）（在第 4.8 节中讨论）。Waddington 提出，景观隐喻是因为其认识到不同细胞类型（细胞状态）的准离散性，即细胞类型之间没有连续体（这将表现在两种细胞类型之间逐渐变化的一系列同样稳定的细胞类型中）[37]。即使是新发现的两种已知细胞类型之间的"中间"类型也是离散实体[38]。当我们解释为什么任何癌症治疗都可能产生意想不到的、相反的后果时，这幅景观图将被派上用场。

在复杂的系统中，由于互作网络所施加的约束导致期望变化的机会窗口很窄。许多系统组件必须以特定的协调方式（由相互作用规定）改变其值，以实现目标表型的期望配置 S_{final}。由于相互作用，冲突很容易发生，如果我们的干预所期望的 S_{final} 配置或通往其中间状态与网络相互作用不兼容怎么办？该系统似乎"有自己的想法"，因为其渴望遵守其互作的逻辑。这种行为是对癌症治疗的"双刃剑"效应的正式解释的核心，本质上是试图改变（癌症的）系统状态。移动到不稳定状态的地区，或移动到山顶，这都意味着失去控制，会导致"从山的错误一侧滚下，与预期方向相反"的风险。

用更通俗的话来说，试图将复杂的系统转变为新状态的行为可能会形成"恶性循环"或"两难境地"。一般情况下没有两全其美的选择，存在着"鱼和熊掌"之间的权衡和取舍。好的承诺与坏的风险是不可分割的，两者都有相邻的可能性，并且之间有一条细微的分隔线，景观中的分水岭就是一个缩影。

在下一节中将讨论关于癌症治疗的习惯性思维中的一个核心逻辑盲点，并提供一些临床和临床前的案例来说明这些疏漏之处，然后在第 4.5 节回到理论，以解释为什么治疗会适得其反。

4.4 癌症中的悖论和双刃剑效应

所有癌症药物有什么共同点？有两个答案，第一个是用来杀死癌细胞的；第二个考虑到晚期（侵袭性）癌症在治疗（无论是手术、物理、化学还是生物治疗）后的初期缓解后几乎肯定会复发，其都不能按预期那样发挥效力。（在一些免疫疗法和靶向治疗中确实存在罕见的例外，但是反而证实了我们的论点，因为其只会在特定情况下出现）。简单的逻辑是，两个答案提出了这种不明确的可能性，即杀死癌细胞的行为本身是否也在促进癌症复发中发挥了作用？在杀死大部分癌细胞的情况下，无法彻底清除整个肿瘤的治疗是否会使存活的细胞和残留的肿瘤组织变得更加恶性？肿瘤的这种看似矛盾的反应，恰恰印证了弗里德里希·尼采这句名言："凡不能毁灭我的，必使我更强大。[39]"

4.4.1 超越治疗因果关系和加倍治疗的天真逻辑

人们对于治疗失败可能有积极的、非预期的反作用的这一说法不予理会是一种自然反应。相反，人们通常将治疗失败和复发与被动原则联系起来，即心照不宣地认为治疗只是还不够有效。为了超越这种根深蒂固的范式，让我们思考治疗和临床结果改善之间关系的简单逻辑：为了获得结果的改善甚至是治愈（简而言之，"获益"），必须进行相应的治疗干预，那么观察到患者的获益（A）意味着其已经接受了治疗（B）。简而言之，A（获益）意味着 B（给予了治疗）。在逻辑层面，我们通常容易理解的是，从"A 意味着 B"并不代表"B 意味着 A"。因此，如果"获益"（A）意味着"患者已接受治疗"（B），那么很明显，"患者已得到治疗"（B）并不自动意味着"获益"，因为并非所有接受过"治疗"（B）的患者都会表现出"治疗获益"（A）。A 是 B 的子集，反之则不成立。但以上情况通常不考虑生物学影响，我们将在下文中讨论。

尽管很容易理解，如果"A 意味着 B"，那么这并不表示可以说"B 意味着 A"［即"治疗"（B）意味着"获益"（A）在逻辑上是不正确的］，但却通常错误地得出结论，如果"A 意味着 B"，那么"非 A（'无获益'）意味着非 B（'无治疗'）"，反之亦然。这可能是因为一个默认的概念，即前提"A 意味着 B"是如此基本，以至于其具有绝对有效性。我们的思维中有一个根深蒂固的观念，即充分的治疗和患者获益是紧密联系在一起的（等价的），因此对整个前提的否定也是有效的。

然而，我们现在将跳出这个前提，即"A 意味着 B"甚至可能都不正确，更不用说"非 B（'无治疗'）暗示非 A（'无治愈'）"。换言之，A 和 B 虽然通常被认为是紧密联系和相互依存的，但并不一定如此。A 和 B 在逻辑上是正交的，也就是说，在 A 和 B 这两个要素之间存在着理论上允许但实际上不被重视的组合可能性。这导致了两种尚未考虑的可能情况。（α）A 不需要 B，也就是说，非 B 可以实现 A。具体地讲，A（获益）部分位于 B（治疗）之外。因此，即使不能完全治愈，临床结果也可能会得到改善，这种情况下患者可能并不需要接受治疗。当然，这种奇怪的可能性已经在对罕见的"自发缓解"病例的理论研究中得到了承认（下文讨论）。

但允许 A 和 B 之间独立的另一种互补情景是未经考虑的情景（β），即 B 否定 A；也就是说，"治疗"（B）会阻止或减少"获益"（A），而不仅仅是没有效果。换言之，治疗甚至会抵消我们刚才讨论的未接受治疗在理论上可能的获益。这种可能性与上述被广泛接受的基本概念相一致，即"获益"（A）是"治疗"（B）的子集，但很少有人愿意深入探讨子集（A）之外但在集合（B）内的所有可能性。

总之，在接受利益和治疗之间的逻辑分离的情况下，我们还将考虑这两种奇怪的可能性：（α）与治疗组相比，无治疗组的结果有所改善；（β）与无治疗组相比，治疗组的结果更差。在这里，我们将重点讨论第二种情况，因为其与当前癌症治疗实践中可采取行动的变化直接相关，而这基本上被认为是指"杀死癌细胞"。具体而言，尽管"杀死肿瘤细胞可以获益"这一默认假设是正确的，而且在机制方面也有说得通的理由，但由于从不质疑这一假设，我们就会剥夺了一种尚未探索的可能性，即"不杀死肿瘤细胞"也可能获益（隐藏的），而且这种获益可能会得到增强，甚至杀死肿瘤细胞实际上可能会使结果变得更糟。

4.4.2 超越治疗与治愈关系的现实挑战

显然，大肿瘤的治疗对于避免医疗威胁（减少肿瘤负担的临床必要性）非常重要，我们并不主张放弃治疗。但我们不能从逻辑上排除这样的可能性，即治疗在通过杀死癌细胞诱导临床缓解的同时，也会以一种积极的方式促进复发（情景 β）。我们现在需要证明其潜在的生物学原理和具体的机制。

迄今为止仅仅基于逻辑依据而不是直接观察，为什么我们没有遇到这种看似古怪场景的明显表现呢？有两个原因。①出于明显的伦理原因，我们不能在相同的临床环境中比较接受治疗的患者与完全未接受治疗的队列患者，以揭示非治疗可能带来的偶然、可能是条件性获益（情景 α）。肿瘤发展过程的自然病史很大程度上无人所知，因为现在几乎所有正式诊断为癌症的患者都会接受治疗。因此，我们甚至无法评估未经治疗的肿瘤自发消退现象的小的条件概率，尽管存在着不少零星的个案报道（这些病例在正确诊断方面充满了争议[40]）。②治疗的可能促进肿瘤的效果（情景 β）可能被治疗的总体获益所掩盖：各种治疗的有效性在整个患者队列的层面上被量化。研究结果（终点）通常以五年生存率（存活患者的比例）或患者队列中的中位生存时间报告。这样的报告格式忽略了队列的异质性，即个体肿瘤的行为对相同治疗的应答可能大为不同。对队列平均值的关注掩盖了个体患者应答轨迹的差异，异质性现象并不像通常认为的那样微不足道，稍后将详细讨论。

4.4.3 隐藏在生存曲线背后："治疗无应答"患者队列中的肿瘤加速

考虑一个关于治疗成功报告的数字示例，其中通用术语"应答"意味着期望的治疗效果，例如肿瘤体积缩小或延长进展时间。以一种新治疗的结果为例，其中治疗组（T）的应答率 T_R（如影像学显示肿瘤消退）为 45%；而对照组 C 采用现有疗法治疗，其应答率 $C_R = 28\%$[41]；如果 $T_R \gg C_R$ 则差异有统计学意义，则被认为是成功的。

现在分析一下这些总体应答，在治疗组 T 中，$T_R=45\%$ 的患者确实有应答，根据定义，$1-T_R$ 或 $100-45=55\%$ 为无应答者，我们称为"治疗无应答者"，以下简称 T_{NR}，一个重要但被忽视的亚组（由观察结果定义，而非研究组设计）。根据定义，$T=T_R+T_{NR}=100\%$。但这些 $T_{NR}=55\%$ 的接受治疗的患者是谁？这些患者为什么会没有应答？

回顾上面的逻辑分析，如果 A（"结果改善"）意味着 B（"治疗"），那么非 B 不一定意味着非 A，但实际上也可能导致 A。如上所述，原则上完全有可能的是，在一些尚未明确的情况下，无论患者的 p_α 比例多小，如果不治疗，结果可能会更好。但我们现在还将考虑情景 β，即对于接受治疗的患者 T 中的一小部分 p_β，治疗可能会增加进一步复发的风险（尽管在初始治疗中诱导了缓解），因此，不按常规方式（非 B）治疗这部分患者实际上会更获益（A）。

对于某些肿瘤和治疗，治疗促进进展的患者比例 p_β 甚至可能大于未经治疗的自发缓解患者比例 p_α。事实上，目前通过任何治疗方法实现完全治愈（即完全根除且无复发）的晚期侵袭性肿瘤患者所占比例微乎其微，可能与未经治疗的自发治愈比 p_α 处于同一数量级。目前，我们对此一无所知。

因此，在我们的例子中，在接受过治疗但被认为"无应答"的 T_{NR} = 55% 的患者中，部分患者的预后可能较未接受治疗的患者更差。由于治疗组的结果聚合在一起，因此与对照组 C 的患者相比，治疗组中那些治疗加速了病情进展的无应答者中的 p_β 分数在报告的数据中并不明显。

临床试验的结果通常以 Kaplan-Meier 生存曲线的形式呈现，其中，在给定时间点处于缓解（且未进展）或存活的患者比例（100% 指的是初始队列规模）随时间绘制。然后，所得曲线将"无进展生存率"（PFS）或"总生存率"分别视为试验开始后的时间函数（图 4.3A）。基于广泛使用的比例风险模型（生存率指数衰减，即风险率 = 死亡率随时间不变）的简单理论模拟（图 4.3B）显示，所有接受治疗的患者 T_R 的生存曲线以一条曲线（虚线）表示，而对照组 C 的所有患者的生存曲线则以另一条曲线（实线）来表示。稍后我们将使用此模型。

生存曲线代表了整个患者队列，因为只有对所有个体才能计算出在任何时候保持无进展或存活的患者的分数。如前所述，这些曲线是聚合的，代表了研究前定义的名义治疗组 T 和 C，与结果无关，并不揭示个体的命运。治疗但无应答的患者组 T_{NR} 通常不单独显示。

即使在被隐藏的部分中，T_{NR}=55% 的治疗组患者被认为是无应答的，也有一小部分表现出 β 的可能性，因此在新疗法下较对照组 C 的患者病情更为恶化，治疗组的生存曲线仍然可以表明治疗组 T 的净收益。

4.4.4　临床前研究揭示治疗诱导的肿瘤促进作用

只有在动物研究中，我们才能揭示 p_β 分数的大小，即可以揭示在 T_{NR}（接受治疗但无应答的动物）分数中因治疗而导致的加速进展现象，因为与人类患者不同，我们

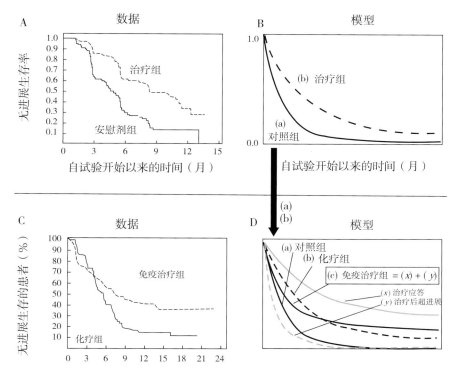

图 4.3 Kaplan-Meier 生存曲线以及聚合结果如何掩盖治疗诱导的进展

（A）治疗组（Olaparib）和安慰剂组比较的典型 Kaplan-Meier 生存曲线示例（来自 Ledermann 等[43]）。（B）基于比例风险的生存数学模型（无病生存患者以恒定速率呈指数下降）中，虚线表示治疗组（a），实线表示对照组。（C）与化疗相比，免疫检查点抑制剂（ICIs）经常观察到"交叉"生存曲线，表明 nivolumab 和 ipilimubab 两种 ICIs 免疫治疗的获益；治疗组最初快速下降的生存曲线（虚线）弯曲并与对照组（化疗，实线）的曲线交叉朝向更高的平稳期，表明研究结束时两年无进展生存率（分数）更高（来自 Hellmann 等[44]）。（D）在模拟中，将图 B 中的两组（a）和（b）与第三组（c）接受 ICIs 治疗的患者（粗实黑线）进行了比较，同样，与 C 中一样，患者的长期生存处于平台期。在数学模型中，免疫治疗组（c）可分为两组（x 和 y），由两条曲线（细虚线）表示，分别代表应答者（x）和超进展者（y）。这两条虚线加起来就是实线，即（x）+（y）=（c）。因此，总体（c）显示净效应，表明获益"出现时间晚于"对照，并重现了图 C 中观察到的 ICI 治疗交叉的典型曲线。

可以将接受治疗的动物与完全未经治疗的动物进行比较。由于可以在精确的条件下对小鼠进行平行和纵向的单独监测，因此我们不仅可以根据治疗组（T 组与 C 组），还可以根据应答类型来划分研究队列。图 4.4A 显示了组蛋白去乙酰化酶（HDAC）抑制剂药物丙戊酸钠（VPA）对肾癌小鼠异种移植模型的治疗效果研究[42]，作者不仅按照通常的做法将所有治疗动物的肿瘤生长曲线作为一个整体记录下来，而且将治疗组中有应答和无应答的动物分别绘制了图表（即将治疗组 T 分为 T_R 和 T_{NR}）。曲线显示，治疗无应答的 T_{NR} 动物中肿瘤生长加速。随着时间的推移，肿瘤的大小明显大

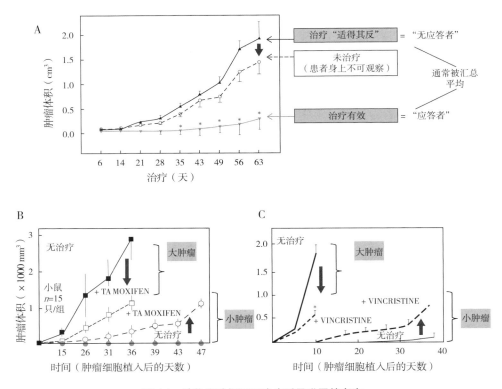

图 4.4　动物实验揭示了治疗诱导进展的存在

　　（A）治疗组与完全未治疗组的比较显示，治疗无应答的动物（顶部曲线）显示出比未治疗的对照组动物肿瘤生长更快，因此治疗"适得其反"（改编自 Juengel 等[45]）。（B，C）在两个肿瘤移植小鼠模型（B 为乳腺癌，C 为淋巴瘤）中，治疗效果明显矛盾。根据皮下植入肿瘤细胞的数量，其要么形成快速生长的大肿瘤，要么形成缓慢生长的小肿瘤。分别用他莫昔芬（tamoxifen）或长春新碱（vincristine）进行药物治疗（虚线），可减缓大肿瘤的生长，但也会加速生长缓慢的肿瘤生长（来自 D.Panigrahy 和 S.Huang 未发表的观察结果以及 Sulciner 等[46]）。

于未治疗对照组 C 中的肿瘤（虚线）。如果作者将 T_{NR} 治疗无应答的肿瘤病例与 T_R 治疗应答的病例相结合，那么总体曲线 T 仍然表明该药物在减缓肿瘤生长方面有作用，尽管效果较单独显示应答患者差。在临床试验中，由于采用的是生存率（综合指标）的测量方法，T 组的曲线无法轻易地分离出 T_R 和 T_{NR}。此外，出于伦理方面的考虑，T 组无法与揭示疾病自然进程的"未治疗"的对照组进行比较，而只能与接受较老旧（标准）药物治疗的 C 组进行比较。

　　对休眠的小肿瘤进行治疗是药物直接促进肿瘤作用的一个更确切的证明，可以通过移植非典型的少量肿瘤细胞在动物模型中进行研究。这种小肿瘤长时间处于准休眠状态而不"迅速生长"。只有经过数月的潜伏期后，它们才会自发或在实验性应激下（如创伤和手术）[47]苏醒过来；然而，在临床前药物测试中，通常会选择最具侵袭性的肿瘤进行实验，即移植大量癌细胞（数百万个）到动物体内。工业界采取这种做法是为了设定实验治疗方法抑制迅速生长肿瘤能力的高标准。这种侵袭性肿瘤要么对治疗产生应答，如图 4.4B、C 所示的肿瘤生长曲线趋于平缓；要么对实验治疗产生抵抗，并以生物学方面可能的最大速率生长，如对照（载体治疗）动物。第三个结果即治疗使本已最大体积的肿瘤进一步加速生长，但这一现象目前无法观察到。

相反，我们和其他研究团队已经证明，抑制大肿瘤的同一种抗癌药物可以触发休眠性肿瘤，使其退出休眠状态并进入指数级宏观生长（图 4.4B、C）。我们已经在多种肿瘤类型［包括肺癌、乳腺癌和其他癌症、黑色素瘤和淋巴瘤的动物模型中以及化疗和靶向选择性治疗（Huang 和 Panigrahy，未发表的观察以及 Sulciner 等的文章[49]）］中均可观察到抗肿瘤治疗产生的这种显著的肿瘤刺激效应。这些结果证实了在治疗和肿瘤进展之间存在正相关的因果关系。此外，这种治疗效果是持续的，治疗不仅加快了（小的或休眠的）原发肿瘤的生长速率，而且大大增强了转移和转移性复发。这些实验还告诉我们，只有在特定的情况下，例如在生长缓慢的肿瘤中才能观察到治疗的这种反常促瘤效应。

4.4.5 免疫检查点抑制剂治疗后的超进展

在临床试验中，识别治疗加速肿瘤生长的病例需要通过成像（或生物标志物，如果可用）对患者进行单独监测并单独报告，而非汇总报告。然而，在人群队列中，异质性应答可能表现为生存曲线的特定形状。免疫治疗似乎就是这样：T_{NR} 患者在治疗后不仅没有应答，病情反而会恶化，这已经成为使用 ICIs 进行免疫治疗的一个问题。这类患者被称为超进展者。如前所述，免疫疗法的前景在于观察到，对于一小部分 $c\%$ 的患者而言，可能在几年内持续无瘤生存（"治愈率"）[50]。这一结果体现在下降生存曲线向平台"弯曲"的特征，该曲线将（很可能）不会进一步下降到存活率为 0 的水平（图 4.3C，ICI 治疗肺癌的一个例子）。

但曲线并不总是简单地以较平坦的曲线开始，与接受常规治疗（如化疗）的对照组相比，该曲线幅度下降得更少。相反，人们一致观察到 ICI 治疗组的存活率出现了特征性的初始急剧下降，通常较常规治疗组更为陡峭。直到后来，曲线才通过跨越对照组的生存曲线而弯曲和趋于平缓，达到长期幸存者的平台期（其水平决定了治愈分数 c 明显高于对照组）。

我们提出，治疗组幸存者比例的最初急剧下降，然后曲线平坦化和特征性"交叉"出现（图 4.3C）可能是多个曲线叠加的结果，而不是简单地反映 ICI 的"迟发效应"，也就是临床医生目前的默认解释。对这种情况的计算模拟表明，复合生存曲线的形状可由同一治疗组中的超进展者和应答者的加性组合产生（图 4.3D）。

ICIs 应答的超进展可以通过不同类型的机制解释，其中包括正常控制（抑制）免疫防御的细胞对适应性免疫系统激活的过度应答，或 ICIs 的固有增殖刺激活性从预期目标 T 细胞转移到肿瘤细胞。撇开机制不谈，我们有理由认为超进展只是一种更普遍、也许是普遍现象中最为突出的表现。治疗要么抑制肿瘤，要么诱导其进展，因为对一个复杂系统（这里由相互作用的癌细胞和基质细胞群组成，它们相互刺激和（或）抑制，形成强大的自我稳定系统）的扰动可能会产生意想不到的后果。这些都是由系统的内部动力学所引导，并且作为一个整体可以朝着两个相反方向中的任何一个做出应答。

将治疗组的队列应答分为 T_R 组和 T_{NR} 组，以及 T_{NR} 组中存在较对照组更差的 p_β 部分患者，这是否正是癌症治疗固有局限性的核心所在？如果加速进展是肿瘤作为一个自我维持的稳定系统的内在行为，那么温和的非细胞毒性药物是否能减弱这种基于细胞杀伤的治疗所带来的不良影响？这将提高治疗的总体疗效——并不依赖于提高治疗对肿瘤细胞的杀伤效力，显然这是一个未得到充分挖掘的癌症治疗空间。

4.4.6 从患者队列异质性到细胞群异质性：治疗悖论应答的核心

经治疗诱导的更恶性行为不仅是肿瘤组织水平方面的现象，而且可以在细胞水平中观察到。在细胞培养中，随着单细胞分析方法的到来，一种几乎普遍的行为已经浮出水面[51]。增加药物的剂量会杀死细胞培养物中越来越多的细胞，从而形成一条典型的 S 形"杀死曲线"，该曲线显示细胞死亡分数的剂量依赖性，并用于确定杀死 50% 细胞所需的剂量，即"半最大效应浓度"（EC_{50}）作为衡量化合物杀伤细胞能力的指标（图 4.5）。在药物作用下死亡的细胞比例随着药物剂量的增加而逐渐增加，而不是在所有细胞死亡的特定剂量下突然增加，这一事实表明，每个细胞在细胞群中都有各自不同的"死亡阈值"。因此，我们需要考虑由个体复杂系统（细胞）组成的集合（种群）。

这不仅为患者群体（如上所述），而且为构成肿瘤的细胞群体（将在第 4.5 节的理论中讨论）的异质性的深刻概念开辟了道路。异质性是引言中提到的本文关键思想的四个核心概念之一：细胞群体中名义上相同的单个细胞相对于其细胞状态 S 的可变性，这决定了每个细胞的药物敏感性（图 4.5）。这种细胞表型异质性甚至存在于克隆细胞群（由遗传信息相同的细胞组成）中，但这一发现往往被认为是理所当然的[52]。在任何剂量下，即使所有细胞在遗传上完全相同，也有许多细胞不会死亡：在高剂量下杀死 90% 的细胞时，仍然存在 10% 的存活率。那么，存活下来的细胞会发生什么变化？

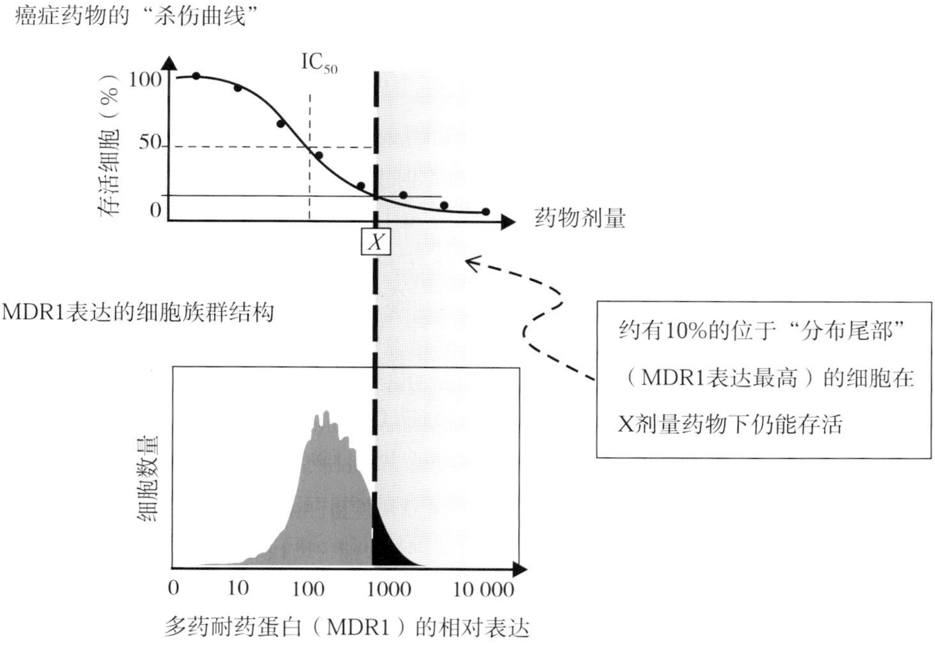

图 4.5　癌细胞群的药敏异质性与剂量 - 反应曲线斜率之间的关系

在很高的药物剂量 X 下，由于细胞群的异质性，例如耐药基因（如 MDR1）的表达，仍有约 10% 的细胞得以存活。

　　虽然一部分细胞群经历了化疗、靶向选择性化合物或辐射引发的细胞凋亡，但未被杀死的细胞并不仅仅是作为毫发未损的"无辜旁观者"存活下来。它们虽然死里逃生，但遭遇了巨大的细胞应激，这必定会对其细胞状态 S 造成影响。正如长期以来所建议的[53]，现在可以通过单个细胞转录组的单细胞分辨率分析证明这一点，从而可以测量高维细胞状态[54]，即经历了非致命细胞毒性作用的治疗后幸存下来的细胞会被推入不同的状态，其特征是表达各种的应激反应基因，其中包括编码外源性解毒蛋白的基因、修复基因以及干细胞相关基因[55]（更多详情见第 4.9 节）。这些存活但受到应激的细胞表现出对毒素以外的许多应激源（如辐射、缺氧和低 pH 值）的耐受性，并且与更高分化且无应激的细胞相比，其能够更好地应对基因组损伤。在一些情况下，它们甚至可以表达通常仅出现于早期胚胎细胞中的多能性调控因子，如 Oct4 或 Bmi[56]。由于这种应激 / 干细胞应答会赋予细胞更强的抵抗力，甚至可以实现"再生"（考虑到其干细胞特性），因此有理由认为这种"无应答者的应答"与细胞死亡相反的现象。因此，对一个系统集合施加的胁迫、毒性但非致命的扰动可能会在局部的系统中实现相反的效果。

在总结这一部分的经验观察时，我们提出一类复杂的、有顺应力的系统基本特性可以表现出多种可供选择的自我稳定行为模式。因此，这样的系统可以通过进入这些可选状态，以两种（或可能更多）相反方式中的任何一种对相同的扰动做出应答。然后在这样的系统（患者、细胞）的复合（异质）集合中，集合的成员可能会对相同的扰动做出不同的应答。因此，扰动将进一步增加系统集合的多样性。无论将癌症细胞还是整个肿瘤视为一个系统，这种现象都适用于这两个层次。在这两个层次方面，干预的双刃剑效应都是一目了然，或是遵循尼采的逻辑，即如果进行干预但没有通过细胞毒性干扰杀死一个癌细胞，就会触发其采用更恶的（干细胞样）表型；如果不能根除整个肿瘤，就可能会导致其进展和复发。我们有一个"非此即彼"的二元选择应答，这两种应答都可以由相同的非致命性治疗扰动而触发，并且以任何一种方式做出应答的系统都可以在一个系统集合中共存。问题是，由于基本的逻辑原因（打击稀有细胞群体的边际效益递减、药物可及性和全身毒性），这种非致命性干预（即取得中等程度的疗效或部分抗肿瘤效应）是一种常态。

下一节将回到理论概念，把这种有悖常理的观察与上一节介绍的动力系统的一般原理联系起来。

4.5 随机性和平衡不稳定性：将双刃剑效应与景观概念联系起来

为什么一个系统，尤其是同一类型的肿瘤或同一类型肿瘤细胞能够以一种方式或与其截然相反的方式对相同的扰动做出应答？难道同一系统中相同扰动所产生的应答不应该是相同的一个吗（图 4.6A）？同样，如果该系统是由多个相似或（接近）相同的复制（患者队列中的患者，细胞群体中的细胞）组成的集合，为什么其中一部分会以一种方式做出应答，而其他却对同样的干预措施却做出截然相反的应答？

4.5.1 表观随机性：山顶上的二元决策

解决这些问题的一个明显的出发点是假设系统的内部状态，从技术上讲，即"初始状态"，当接受治疗扰动时[无论是由分子谱或表型特征(如肿瘤生长速率)定义的]，在作为系统集合（肿瘤或患者队列）成员的每个个体系统（肿瘤中的细胞或患者中的肿瘤）中略有不同。个体的系统配置中这些差异可能小到几乎无法察觉，但却足以决定"宏观"的结果，即作为一个系统的癌细胞是否会发生凋亡，还是成为干细胞样的耐药细胞，从而导致后期复发（同样的原理也适用于肿瘤作为一个系统：肿瘤是否会因相同的治疗而进展或体积缩小，可能取决于由相对细胞丰度定义的肿瘤组织状态的波动）。

如果无法测量单个系统（癌细胞或肿瘤）之间的明显且一致的差异，那么当面临两种不同替代结果之间的选择时，系统可能会随机选择其中一种内在可能的应答反应（图 4.6A、B）。这实际上与每个系统的内部初始状态在微观尺度方面的随机波动（不明显）相同，但足以产生宏观上看似随机的二元结果，就像通过投掷内部硬币来选择一样。如果情况确实如此，那么这就能解释为何一直很难找到可以准确预测治疗效果的理想分子生物标志物[57]。

A 线性（近似）因果关系

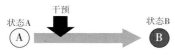

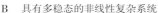

B 具有多稳态的非线性复杂系统

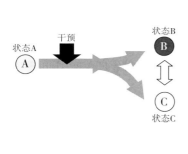

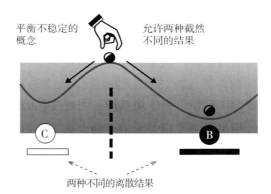

图 4.6 由系统非线性动力学引起的"平衡不稳定"可以解释旨在改变系统状态的干预的意外二元结果

（A）简单系统中的传统线性过程。（B）实际上，在复杂系统中，期望的跃迁 [A][B] 由于状态 [C] 的出现而变得复杂。这种结果分裂为两个对立面可以直观地通过将初始状态 [B]（黑色弹珠）放置在不稳定的稳态或景观山顶上来加以解释，在这种情况下，状态表现出"平衡不稳定"。这两个结果呈现在相邻的山谷中，自然地解释了两个结果之间的离散分隔。

微观随机波动是由细胞中调节蛋白丰度的随机波动引起，因此其是基本的和不可避免的，体现了明显的内部掷硬币行为。这些波动是化学反应的固有随机性所导致的物理后果，而化学反应依赖于随机分子碰撞，在具有低分子数量的小反应体积中（例如在细胞区室中）表现出来，并且在基因表达噪声现象中尤为明显[58]。所有网络组件中 x_i 值的这些随机波动导致状态空间中状态 S 轨迹出现随机行走式"摆动"，其微观步长不会受到调节作用所施加的约束。

4.5.2　景观地形放大了分子噪声

一个系统可能对明显相同的干预显示出两种截然不同的宏观应答，为了解释这一违反直觉但鲁棒的特征，我们将细胞（或肿瘤）行为映射到准势景观上。现在再想象一下理想化的卡通式描述：经过某种干预（待定），癌细胞或肿瘤（由弹珠代表的一个系统）会发现自己处于不稳定的稳定状态，就像是置身于山顶（如果进行投影）或者更确切地说是山脊上（图 4.6C）。如前所述，系统将在最轻微的扰动下沿两个相反方向中的一个方向滚动，从而发生对称破缺事件（为什么一个系统被置于不稳定的山顶状态，将在下一节中讨论）。即使在扰动消失很久之后，这两个发散输出中的任何一个都将继续存在。因此，山顶就像是水滴的分水岭，下降到一个山谷而不是另一个山谷意味着必须做出二元选择。此后，该系统遵循由景观坡度决定的轨迹的自推进发散。每个山谷代表肿瘤或肿瘤细胞在扰动后的状态，注定要么生长和发展，要么消退和消失。

当一个系统在景观的山顶处于平衡状态时，其在受到扰动时不能保持不稳定的稳态，这就是为什么其"不能不应答"，必须从两个选项中选择一个作为应答。我们称这种性质为平衡不稳定。准势景观是第 4.3 节中介绍的一种数学结构，允许使用一些隐喻，如山顶或等效的山脊或分水岭（图 4.6C）。地形结构直观地说明了为什么微小的临时扰动，例如上述系统状态的微小随机波动会构成不平衡，使系统远离不稳定的稳态（山顶）并锁定在两种相反的可能性之间的特定选择。

更一般而言，由于状态空间不是平坦的平面，而是由具有各自分离的丘陵景观构成，S 的噪声驱动的微观波动不会自动平均，但偶尔会被放大并产生宏观后果。当系统处于不稳定的稳态时，与山顶稳定状态的微小偏离（通常是由于噪声波动）会将系统推下其中一个山谷。景观地形对微观波动的放大解释了为什么像细胞或肿瘤这样复杂的系统，尽管利用稳态机制维持远高于分子波动微观尺度的鲁棒表型，但仍然可以在这种似乎随机发生的高级（宏观）表型之间进行切换。这样一来，可以将可观察（宏观）行为的概率性与（微观）分子过程的内在随机性联系起来。因此，我们介绍了肿瘤作为一个复杂系统的第三个基本特征，即随机性，甚至在细胞命运和肿瘤结果的宏观层面也是如此。

在更深入的理论思考中，我们在这想指出的是，随机性是准势景观的基础和核心，这不仅仅是测量噪声。如果没有动态的随机性，景观也就不复存在。只有系统状态内在的"无动力"随机波动，系统才能在没有明显外部原因的情况下自发地从不稳定的平衡状态下降到一个吸引子状态。虽然景观地形可能看起来是一个静态的、决定性的结构，它明确地指示了下降的轨迹，然而其存在取决于系统中的相互作用如何在随机噪声存在的情况下"发挥"出来，但却冻结在零点噪声的数学极限中。因此，景观地形是给定系统的一个不变的基本特性，其系统定义了 N 种类型组件之间的相互作用的固定图。景观地形的存在与物体在特定时间点（"快照"）的"瞬时速度"并无不同，其定义为持续时间为零点，但物体的速度通常定义为在单位时间内（例如每小时 100 英里）行驶的距离，即在噪声为零时，时间段的长度无限接近于零的极限情况下。在相同的意义方面，考虑到随机噪声这一概念，当噪声趋近于零时，系统的状态空间将折叠成一个确定的景观地形。

4.5.3 平衡不稳定可划分并分离异质系统集合

我们已经遇到了细胞或肿瘤作为复杂系统的第四个基本特征，即异质性，并看到了其是如何被临床生存曲线和细胞杀伤曲线中的数据聚合所掩盖（第 4.4.5 节）。由于拥有一个能解决低于数据聚合水平细节的观察镜，我们现在可以更正式地声明，异质性来自个体系统（如细胞）在这些系统复制的统计集合（如细胞群）中状态的随机多样化。因此，异质性是（复杂）系统集合的一种特征，在我们的案例中，这些系统要么是肿瘤中的细胞，要么是患者队列中的肿瘤，并且不能与随机性混淆。

更具体地讲，即使在相同的名称类型和克隆细胞群中，细胞之间也总是或多或少地略有不同，从而导致"肿瘤内异质性"[59]。这些细胞表型的差异可能是短暂的和随机的，由随机基因表达噪声所引起，或者也可能是由网络指定的多稳态引起的不连续、预先确定的和持久的差异。多稳态可能表现为在同一种细胞类型的群体中存在多种生物亚型细胞，例如干细胞、瞬时扩增细胞或免疫激活状态。这两种类型的异质性甚至在一个克隆的细胞内产生，因此被称为非遗传异质性。相比之下，如果我们考虑体细胞突变，这会改变 GRN，从而改变每个细胞的景观，那么肿瘤中可能的细胞状态多样性会进一步增加，从而增加遗传异质性[60]。在不同患者的整个肿瘤水平，即使根据起源组织归类为同一诊断类型（如鳞状细胞癌），也存在另外一层异质性，即肿瘤在其详细的细胞组成方面可能彼此不同。例如，由于免疫细胞和癌细胞相对丰度的差异，导致名义上肿瘤类型相同（即起源于相同细胞类型）的患者队列中的"肿瘤间异质性"。

异质性和平衡不稳定性共同产生了系统集合水平上的宏观行为，这些行为无视"平均化"单个系统行为的影响，这导致复合系统，即肿瘤作为细胞集合或患者队列作为肿瘤集合的不同行为（图 4.7A）。在一个处于平衡不稳定状态的肿瘤中，细胞群作为一个整体位于表观遗传景观的山顶上，而其中的个体细胞被放置在山顶周围略微不同的位置，这一点已被单细胞转录组检测所证实。从山顶比喻中可以明显看出，单个细胞将朝着一个或另一个方向下降，并移动到相反的状态：其可以对同一个扰动进行应答而进入静止或增殖状态（图4.7B）。同样，在肿瘤作为系统这个层次上，如果一群癌症类型命名相同的异质性患者处于平衡不稳定状态，其肿瘤就会处于肿瘤状态景观的山顶上，只不过是位置略有不同，这取决于不同细胞类型相对丰度的微小差异。因此，在一个异质性患者队列中，作为细胞社会的个体肿瘤可能会出现向一个方向或相反方向下降的偏倚：肿瘤消退谷或加速进展谷，如在超进展者中所见（图4.7C）。因此，由于细胞类型组成的微观差异，名义上肿瘤类型相同的患者可能表现出定性不同、宏观相反的应答。

总之，在某些情况下，表面上相同（宏观）类型的复杂系统集合的成员在应答几乎相同的扰动时可以表现出截然相反的行为。这一原理解释了为什么当解释医学研究中仍然由线性思维文化主导的生命系统时，人类大脑在因果之间1：1线性映射的习惯（图4.6A）可能会失败。平稳不稳定性和二元结果与混沌理论中经常被引用的对初始条件敏感性原理有关[61]，其解释了两个几乎相同（但不完全相同）的系统对相同扰动产生的不同结果（图4.6B，图4.7A）。在景观框架中，尼采对治疗干预应答的二元性或等价意义方面的双刃剑特性，通过将系统状态置于以山顶为代表的平衡不稳定的位置而加以捕获。

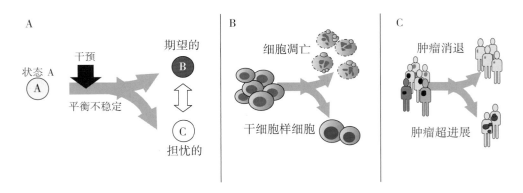

图4.7　两个层次上的集合的异质性可能受到平衡不稳定的影响，并产生两种离散结果，一种是期望的，
　　　　另一种是担忧的

　　（A）由于分支路径，在异质系统（细胞或患者肿瘤）中，集合分为两种结果；（B）在细胞群中的细胞层次和（C）在患者队列中的肿瘤层次。

但为什么治疗（或其他外部）扰动首先会导致癌细胞或肿瘤的平衡不稳定状态？在接下来的两节中，我们将讨论这个问题。为了做到这一点，我们首先需要回顾一下代表细胞（表型）类型的吸引子的概念，并对细胞如何从一个吸引子（细胞类型）跃迁到另一个吸引子进行探讨。

4.6 过程自发性：多稳态系统的基本必然性

为了更好地理解生物过程的方向性或等效的自发性，让我们现在将第 4.3 节中介绍的非线性动力系统理论的基本概念应用于生物学。首先，将对什么是"生物学状态"建立一个更准确的概念。然后，将推理从一种特征状态到另一种特征状态的转换以及是什么驱动了这种转换。这些状态转换是我们需要理解的基本过程。为了说明这些原理，我们将细胞（而非肿瘤）这个层次视为一个复杂的系统，并再次将细胞的表型或细胞状态 S 视为基因调控网络（GRN）相互作用的涌现特性，从而在基因组的所有基因位点（以"转录组"和"蛋白质组"度量）产生基因表达配置 $[x_1, x_2, \cdots, x_N]$（图 4.2）。这些全基因组的分子模式在实际应用中可粗略视为决定了可观察到的、特征性的细胞表型，因此这是一种生物学状态。

4.6.1 细胞类型对应吸引子状态

细胞类型是细胞状态的一种特殊形式，可以是细胞的任何功能性、可观察到的生物状态：给定细胞类型的细胞可以处于增殖、静止、激活、衰老或凋亡状态。上皮或间质表型以及更多的干细胞样细胞表型，包括癌干细胞在内，也是细胞状态。在整个生物体的更宏观（更高层次）视图中，后生动物体内由基因组位点活性的特定配置 S 定义的特定细胞类型，如肌肉细胞、肝细胞和肺细胞，也是细胞状态。

如第 4.3.7 节所述，生物学特征表型（如细胞类型）是离散的不同细胞状态，Conrad Waddington 将其与表观遗传景观上的山谷等同。从宏观来看，这些表型状态不仅是离散的，而且是稳定的，即使在组织中存在基因表达噪声和微小扰动的情况下，其也能保持和恢复特性。这两种性质的一个基本推论是在适当的（主要）扰动下，细胞可以在这些状态之间进行开关式（全或无）表型跃迁。因此，细胞状态具有自稳定性，然而并非刚性。通过将细胞状态映射到准势景观中的谷底、吸引子状态或简而言之的"吸引子"（如第 4.3 节所述），自然可以捕捉到这种行为。

分子相互作用网络的吸引子状态代表不同的生物细胞表型，这一概念在 20 世纪 40 年代末由 Max Delbrück（以数学方式）[62] 和 Waddington（以隐喻方式，使用其图示表观遗传景观）[63] 分别独立提出，用于解释细胞分化。1961 年，Monod 和 Jacob 在发现基因调控相互作用后不久再次提出了这一观点。后来，在 1969 年，Stuart Kauffman[64] 假设高维吸引子与细胞类型相对应，并将这些观点以及一系列基本见解[65]扩展到由数千个相互作用的基因组成的高维基因调控网络。

吸引子概念捕捉了生物现实的一个动态特征，这通常被认为是理所当然的：因为吸引子状态是自稳定的，一旦细胞处于特定的吸引子状态，"导致"相关表型的因素可以消失，但表型仍然存在。因此，吸引子状态代表了自身的一种记忆——一旦它采用了这种记忆，就会保持其分子身份。（没有必要以DNA甲基化和染色质修饰的形式引入一些分子"表观遗传标记"，这些标记无论如何都是动态的和可逆的[66]）。

另外，状态空间中的许多路径可以通向相同的吸引子，其只需到达山谷中"流向"到吸引子或"吸引盆"中的任何一个点即可（图4.2F）；然后，通往新吸引子状态的下坡路段由"吸引力"负责。在这段路径中，该过程以（新的）吸引子状态为目标导向，并被称为"自发的"，因为其遵循准势能 U 中的梯度（斜率）。在景观和水流的比喻中，吸引子的吸引盆由所有"初始状态"将流入该吸引子状态的区域（状态空间）的总和定义。重要的是，吸引子中的一个细胞在经历轻微扰动后会记住其状态（只要其离开吸引子状态时仍在盆地内），但同时会"忘记"其过去，也就是从何处进入其吸引盆。这种历史信息的丢失是系统为稳态的稳定性所付出的代价。

4.6.2 细胞类型转变即准势景观中吸引子状态之间的转换（跃迁）

复杂系统的一个基本特征是多个吸引子（多稳态）共存，因此，人们也对其之间的关系颇感兴趣，这些关系被准势景观的地形所捕获。正是在这样的景观上产生了生物学活动。然后，吸引子之间的关系引发了以下问题的产生：细胞如何在离散不同的稳定表型之间切换，即如何在吸引子之间"移动"？这种吸引子状态转换是细胞生物学过程例如分化的形式表现，或者正如这里的主题，是治疗诱导的细胞表型转变？鉴于细胞状态的稳定性，当干预导致特定吸引子跃迁时会发生什么详细情况？干预如何克服试图在扰动后将细胞状态恢复到吸引子状态的吸引力？让我们将癌细胞看作一个复杂的系统，其景观包含了所有可能的细胞状态，并将细胞杀伤治疗过程作为干预研究。药物治疗的目标是使癌细胞状态发生转换：从增殖状态到凋亡状态，这两种状态都是不同的吸引子状态。

在最简单的形式模型中，药物影响了一组与药物分子靶点有生物化学连接的信号通路。这一事件改变了细胞中一组特定蛋白质的表达和活性。分子网络的这种多点扰动导致组分 i（基因表达水平、蛋白质活性；见第4.3节）的值 x_i 的配置发生变化。这些组件共同定义了细胞状态 S，从而导致 S 在景观中的位移。在诱导细胞凋亡的抗癌药物的情况下，其将利用上述多种方式进入新的吸引子，将细胞从增殖吸引子转移到凋亡吸引盆中的某个位置。只要细胞被放置在目的表型的吸引盆中，其就会到达目的表型，以"自我推进"的方式（下坡）下降到执行凋亡程序的新吸引子状态的最低点。

这个默认的吸引子转换模型面临着一个挑战：从数学方面讲，如果我们考虑到景观地形，那么将状态 S 移出增殖吸引子就需要克服障碍从中爬出，这条上坡路体现了克服稳定增殖状态的调节约束所需付出的努力。这一努力由数量 ΔU 表示，即吸引子的深度——或丘陵的高度，或分隔两个吸引子的"能量势垒"。相比之下，一旦成功从增殖吸引子的山谷中"爬"出，新吸引子在盆内的下降过程就是自发的，或者说是"不费吹灰之力"。这种翻越山顶（爬升和下降到新的吸引子）似乎具有可通过实验观察到的阈值性质或"不归路"的特征。

4.6.3 分岔可促进吸引子状态之间的转换

克服海拔上升的爬坡过程 ΔU 要离开吸引盆，需要付出巨大的努力来对抗由数千个基因组成的调控网络的高维平衡力，且需要对作用网络中的组件进行非常特殊的改变组合，而这很难通过外部控制操纵来实现。它也极不可能因状态 S 的偶然波动而发生，如第 4.5 节所述。上升的陡度和盆的大小是用以量化在给定吸引子盆地中通过偶然事件逃离的"第一次逃脱"概率[67]有多低的数学表达式，即仅仅由状态 S 的随机摆动过程驱动。

然而，对细胞状态转换的实验观察表明，在已知引起表型转换的中低剂量信号的存在下，状态转换是可以实现的，这种情况可能并不罕见，但本质上是概率性的。事实上，如果我们考虑整个细胞群都位于吸引子中，每个细胞由于基因表达波动而处于稍微不同的状态，那么可以想象，部分细胞将较其他细胞更容易受到干预并且从吸引子中退出[68]。这与图 4.5 中所解释的个体系统在群体中应答阈值的统计分布概念相一致。

信号即使在低剂量下也能相对容易地将一些细胞推入新的吸引子，这促使我们提出了另一种原理解释这种概率性和部分应答的普遍存在——景观地形的变化。在非线性动力系统理论中，这种类型的变化是分岔过程的一部分：我们假设[69]导致细胞转换为新表型的外部扰动降低了吸引子之间的丘陵或"能量势垒"。从数学方面讲，分岔过程是通过改变一个（或两个，而不是更多）参数 μ 的值来驱动，该参数 μ 定义了网络中给定互作的强度和模态（图 4.8）。由于这些相互作用是状态空间折叠成景观的起因，因此相互作用性质的改变将会引起景观地形发生变化。然而，将相互作用的变化（由参数 μ 值的变化表示）映射到崎岖高维景观的地形扭曲，在数学上并不是一件简单的事。很明显的是，我们不能使用线性因果关系的直观思维（如教科书中关于药物作用机理和发病机制方面无数的"箭头 – 箭头"方案所概括的那样）来预测哪些"微观"（分子）调控相互作用必须进行调整才能引起某种景观扭曲，从而触发特定的"宏观"细胞状态发生转换[70]。

分岔过程的一个特点是其不仅导致丘陵变高或吸引子变低的定量扭曲，而且在某一点触发了准势景观的定性（不连续）变更；这是严格意义上的分岔事件。一种解释性的分岔类型涉及吸引子（稳定的稳态）的失稳（"平坦化"），直到其停止吸引。接着，即使相关分岔参数 μ 逐渐改变，原始吸引子状态的山谷（图 4.8 中的 *）在 μ 的一个临界值处翻转成山顶（不稳定的稳态）。在这种突然的质变中，吸引力被逆转，成为"排斥"力。吸引子变成了一个山顶，其仍然是一个稳态，但却是不稳定的，因此呈现出平衡不稳（图 4.8 中的 #）。整体来看，分岔可以改变景观的吸引子数量（在某个子区盆内），从而使系统的行为模式发生质的变化。在图 4.8 的示例中（所谓的叉形分岔），系统动力学从单稳态转变为双稳态。

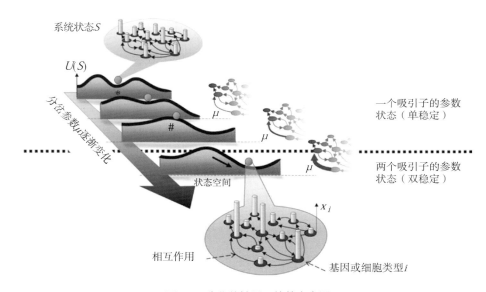

图 4.8　分岔关键原理的基本术语

分岔参数 μ 的逐渐变化表示网络中临界相互作用的"强度"（右），并对准势景观产生影响，吸引子（*）变平并突然消失，从而产生不稳定状态（山顶，平衡不稳定 #）。

破坏吸引子的稳定性，或者等效地降低充当"能量势垒"的分离丘陵，让人联想到经典平衡系统世界化学反应中的催化作用：该催化作用通过降低"能量壁垒"，增加了从一个稳定的稳态（处于化学平衡状态的底物）向另一个稳定状态（产物）过渡的反应速率，否则就会阻止自发反应沿着自由能差到达较低的能态，这将需要"活化能"方可启动反应。一旦势垒足够低，在热波动的驱动下，反应可以以较低的"自由能"转移到另一种化学状态。如果没有"能量势垒"，反应就变成了不可避免的"自发"

反应。

4.6.4 经典平衡热力学能量景观的粗略等价

对于那些希望将上述理论框架与物理学中的基本概念联系起来的人，可以用以下方式总结这种关系：在动力系统理论中，特别是在生物学领域的应用中，我们不涉及物理或化学中研究的经典平衡系统，其中自由能是指示系统内在"驱力"将其状态转变为热力学平衡（最低能量状态）的势函数。相反，我们面对着一个非线性复杂系统（即生物体），它远离热力学平衡，并通过内部约束维持一种远离热力学平衡但有序的状态。这是可能的，并且其明显自发产生的秩序并不违背热力学定律，因为它是一个开放系统，从外部获取自由能量（营养）来推动组件之间的相互作用，并进而施加了约束以"阻碍"向热力学平衡状态转变。在消耗能量的同时，系统被"卡"在远离热力学平衡的吸引子状态中。其有序行为与热力学平衡相去甚远，是由系统组件之间相互作用网络产生的吸引子状态所形成的多个局部极小值之间的状态转换构成。例如，生物体发育和稳态维持等现象属于这一类有序行为。在这里，有序稳态之间的转换由"准势"能量 U 控制，该能量 U 可视为"准势"能量景观的海拔，这与经典势能景观中的自由能量不同。只要小心谨慎，我们就可以清楚地说明这两个平衡和远离平衡的动力学世界之间有意义的等价关系。

总之，我们已经剖析了复杂系统中过程的必然性，与其说干预（治疗）"导致"变化，不如说以下说法更为准确，即一个由干预改变的互作参数定义的新星座为系统的自发变化建立了一个新的条件，从而实现了系统从一个稳态到另一个稳态的自发变化。这幅图景与用来描述分子事件因果链以解释药物作用的分子机制的"箭头－箭头"漫画截然不同。

有了吸引子跃迁的基本形式概念后，让我们现在回到特定的生物学内容，并解释试图杀死癌细胞，如何使应激但未被杀死的癌细胞变得更加恶性；或者强制缩小肿瘤体积，如何使肿瘤组织更具攻击性。回到第 4.5 节中提出的问题——为什么治疗干预会将细胞放置在山顶上，赋予平衡的不稳定性，从而可以解释两种不同的结果？为什么这两种截然相反的结果会具体表现为肿瘤的消退和增强？

4.7 为什么癌细胞和肿瘤固有尼采效应

通过调整复杂系统组件之间的相互作用，以驱动使吸引子不稳定的特定分岔，这将使吸引盆变平，或者等效地减少吸引子周围的"能量势垒"，从而激发吸引子跃迁。

现在，我们将这些想法与随机噪声和异质性的概念结合起来（在第 4.5 节和第 4.6 节中解释）。根据这些来自动力系统理论的概念（在第 4.3 节中介绍），我们提出一个一般原理来解释为什么在复杂系统中进行干预会引发不同的应答甚至适得其反。

4.7.1　分岔事件前吸引盆平坦化增加了系统集合中系统状态多样性

在分岔参数改变并减少吸引子周围的"能量势垒"的过程中，吸引盆在分岔点突然消失的定性步骤之前首先经历了逐渐变平的阶段。因此，当改变网络中临界相互作用的条件将系统推向分岔点时，吸引盆的吸引力降低，稳态减弱，以及系统状态的波动（在细胞状态下由基因表达噪声驱动）幅度增大。单个细胞虽然仍在原来的山谷中，但不再显示吸引子的确切基因表达谱，并且在任何给定时间点看起来彼此之间的差异更大，因为波动是不同步的，即使平均而言细胞群体仍然显示吸引子状态特征性的基因表达谱。这种不稳定的表现目前已经通过单细胞解析基因表达谱进行了实验证明，显示了在二元细胞命运决定之前细胞群体中单个细胞的"微状态"（转录组）的多样化[71]。图 4.9 说明了在相同平均状态下细胞状态变化增加的现象。

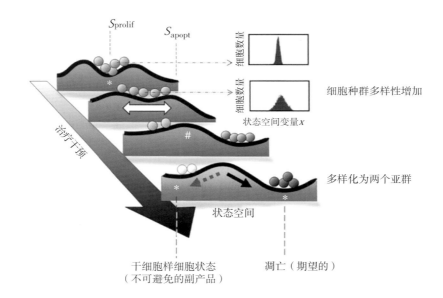

图 4.9　分岔事件的原理解释了癌症治疗过程中干细胞样细胞的反常生成

图中每个球都是准势景观上的一个细胞，该干预旨在将癌细胞从其处于基础增殖状态（*）的吸引子跃迁到右侧的凋亡状态。治疗干预被建模为分岔参数的变化（从后到前的大箭头），与药物对分子相互作用的作用一致。当系统接近原始吸引子消失的分岔点时，细胞状态的多样性增加，在一个状态空间维度 x 中可测量，并显示为分岔事件之前整个细胞群中 x 值的直方图。因为分岔过程产生了平衡不稳定（#），失去了控制，异质癌细胞群中的一些细胞可以违背治疗意图，"溢出"到邻近的吸引子编码一个异常的干细胞样细胞状态（左），这相当于正常细胞中的再生状态。

现在，让我们让我们将吸引子不稳定性和退出原理应用于治疗干预，以试图引发一个从增殖状态吸引子 S_{prolif} 到凋亡状态吸引子 S_{apopt} 的跃迁。这个吸引子跃迁 $S_{prolif} \rightarrow S_{apopt}$ 遵循着使起源状态 S_{prolif} 不稳定的分岔过程。但与化学催化或生态状态转换不同[72]，在双势阱系统中降低能量势垒（图 4.10A）将确保大幅加速向（唯一）目的地状态的势井过渡，由此有了一个多稳定系统——崎岖的准势景观。不稳定和随后的平衡不稳定状态将打开通向分水岭两侧两个吸引子的通道（图 4.10B）。事实上，复杂高维系统的高冲击扰动不仅可以触发一个，还可以触发一系列多个这样的对称破缺分岔，而每个分岔都有两种可能的结果。随后的二元决策层次最终创造了新的"动力学路径"，从而有助于获取景观上的大量低能量吸引子。在系统状态 S 的随机波动的驱动下，从具有相对高准势能的单一初始状态下的不稳定系统开始，系统现在有可能进入任何这些以前无法接近或新创建的稳定表型状态（图 4.10C），这是一组在未知或古老的景观领域中非生理性的吸引子。

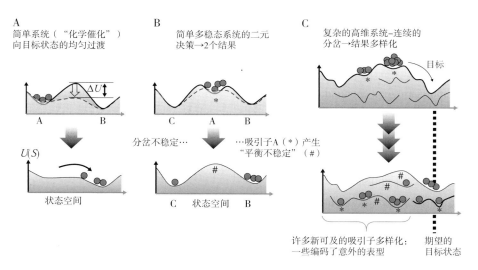

图 4.10　日益复杂（"崎岖"）景观上的分岔

（A）在经典情况下，原始吸引子 A 消失，"能量势垒"降低，系统均匀地（与集合的所有成员一起）移动到新状态 [B]。这种情况对应于化学催化（在热力学平衡领域）或"折叠分岔"（在简单的非线性动力学系统中），轨迹并没有被离散成两个截然不同的结果。（B）吸引子 [A] 被转换为平衡不稳定状态（#）后多稳定系统中二元分支的情况。（C）对于具有崎岖景观的复杂高维系统，一系列分岔和通过多个不稳定的平衡不稳定的通道最终导致细胞多样化为各种准稳态（小吸引子），这反映了癌细胞中细胞类型的异质性。

4.7.2 分岔事件是低维的并创造了通向相反命运的途径

为什么"双刃剑"效应的两个结果在功能（生物学）方面是对立的？具体而言，为什么同样的干预会导致干细胞状态和再生，抑或衰老和死亡？在第 4.5 节中，我们看到了景观场景如何迫使处于平衡不稳定状态的系统做出二元决策并向相对方向移动。这就是为什么分水岭图景，或者前文中提到的在山脊上行走的景象是如此的强大。

仔细观察一下就会发现，吸引子消失的实际后果是由分岔的"几何结构"决定：在一般情况下，虽然复杂网络的动力学发生在高维系统中，但分岔是低维的。在 GRN 中，产生两个新细胞命运的分岔由单个分岔参数 μ 驱动，并不会同时影响所有变量 x_i。因此，这种不稳定性可以投射到系统状态的几个主要维度（基因）中。分岔代表高维动力学中的低维事件。（技术方面，这种行为的一个有趣表现是，随着网络接近分岔事件，许多关键调控基因在所有细胞中的表达水平 x_i 的相关性迅速增加[73]。）因此，我们可以专注于描述此处讨论的分岔类型的一维 $x_i = X$。相对于维度 X［图 4.9 或 4.10 中的水平轴（基因 X 的表达水平）］，将系统从其附近状态（即 $X^* - X$ 或 $X^* + X$）吸引到 X^* 处吸引子状态的力被转化为沿着同一轴 X 的排斥力。因此，当稳态 X^* 的稳定性转化为平衡不稳定性时，系统将沿着吸引子值 X^* 增加或减少 X 值的方向远离值 X^*（朝向图 4.10B 中的稳态 B 或 C）。因此，通过增加或减少特征 X 的值，系统将下降到相反的方向。

基因 X 表达的变化可能会触发特定的下游调节事件，导致不同的定性结果取决于 X 值的高低。如果发生定性分离的 X 轴也映射到一个重要的生物学功能中，那么可以在两种不同的生物学命运之间进行二元选择，这两种命运在 X 所实现的表型特征谱中处于相反的两端。在发育过程中，干细胞的二元细胞命运决定可能是在两种"相反"的姐妹细胞命运之间进行选择，例如"白"（髓系）血细胞与"红"（红系）血细胞；在一种细胞类型（如癌细胞）内的细胞命运的情况下，二元分支可能存在于增加的生存机制和凋亡程序之间，或在干细胞和终末分化之间等。这便是治疗"双刃剑"效应的数学 - 几何解释。

4.7.3 经历分岔的异质系统集合将会多样化

在解释了个体细胞作为一个系统的状态变化的潜在路径多样化之后，我们现在回顾第 4.5 节的概念，并将这些理论原则放在细胞群体的现实背景中。如第 4.5 节所述，肿瘤是由数百万细胞组成的异质性群体。因此，细胞群不是位于准势景观上的单个弹珠，而是"点云"，其中每个点都是一个细胞，在之前由弹珠表示（图 4.9）。这种云分布在景观的某些扩展区域内，代表了细胞状态的异质性。在分岔事件期间，将吸引子状态 $S*$ 转换为山顶的平衡不稳定状态后，先前占据吸引子的群体将被新的分水岭分割，细胞向相反方向分散（图 4.9）。因此，在第 4.5 节（图 4.6）所述的平衡不稳定时刻，相对于新的分离分水岭，细胞最终会到达哪个山谷，这不仅由纯粹的偶然性"决定"，而且受到分岔过程中细胞在原始吸引子云中所在位置的影响。

这种现象已经在多能干细胞和成体干细胞或祖细胞的单细胞分辨率分析（流式细胞术）中反复观察到。当这些细胞暴露于已知的诱导其分化的条件时，其命运决定的方式受到分岔事件之前在原始吸引子中的位置很大的影响，表现为一个或几个信息标记 X 的表达的可测量值，即使促进特定命运的分化信号是已知的[74]。

总之，个体系统集合的异质性是将其个体成员划分为两个亚群的基础，这两个亚群的不同命运都发生在导致分岔的干预之后，如图 4.7 所示。因此，一个系统产生两种相反结果并不意味着该系统必须做出二元选择，而是可以由其成员并行实现。如果 Mary 面临学习医学或法律的选择，其可能会说对医学的偏好是 60%，对法律的偏好是 40%。但是，在一个由 100 名学生组成的小组中，在相同的职业决策情况下，其偏好分布完全相同，我们将会观察到 60% 她的同学进入医学界，40% 的同学会从事法律工作。为了观察系统群体的这种划分，用于分析的分辨率必须能够揭示其个体成员系统的命运，最好还够衡量这种命运的实现程度。

在细胞作为系统这个层次，未来的高分辨率单细胞转录组学和蛋白质组学无疑将全面揭示非致命性治疗压力对癌细胞状态多样化的诱导影响。然而，通过荧光显微镜对化疗后的单个癌细胞的检查已经揭示了干细胞和衰老细胞的并行产生[75]。在肿瘤作为系统这个层次上，动物肿瘤治疗模型中的病例已经揭示了治疗无应答者的加速进展（第 4.4.4 节，图 4.4）。重要的是，单个肿瘤的具体命运虽然是概率性的，但在干预或决策之前，其在集合中的"微观状态"（即在吸引盆中的位置）很大程度会带来偏向性影响。这一现象可以用来开发基于科学原理的预测性生物标志物，而不是盲目地去统计关联。

4.7.4 治疗压力导致分岔使肿瘤细胞状态多样化

我们现在可以重新回到癌症治疗方面：在通过细胞毒性治疗将鲁棒增殖的吸引子状态转化为预期的向凋亡命运推进的平衡不稳定状态之后，但并非所有的细胞都会像预期那样自动转变为凋亡状态的吸引子。相反，群体中的许多细胞将经历一次或可能一系列的分岔，这是由于近乎（但非）致命的治疗干预对网络中多个相互作用造成了严重扰动，从而彻底重塑了景观。结果是吸引子的一系列失稳，并转化为新的山脊，进一步将细胞点云分裂为新的吸引子，从而当一些癌细胞采用新的稳定表型状态时，其在状态空间中进一步分离（图 4.10C）。事实上，肿瘤内细胞表型的异质性长期以来被认为与较差的预后有关[76]。随着数以百万计的癌细胞涌入景观表面引导的表型空间，甚至发生在累积基因突变（这是不可避免的，因为病理吸引子没有被赋予有效的 DNA 修复系统）之前，癌细胞群的表型也会变得越来越异质。在多谷景观中，只有一小部分不同的细胞达到细胞凋亡的吸引子状态，并在治疗中死亡。

癌症是一种细胞群疾病。由于治疗过程中使用的细胞毒性药物会扰乱系统状态并使细胞分散到新的表型空间生态位中，因此，这种治疗更类似于追逐一只猫而非放牧一群羊。许多癌细胞将在表型空间中丢失，停留在没有向下轨迹（"引流"）的状态，既不朝向正常分化，也不朝向凋亡。单细胞分析现在越来越多地显示，异常的癌细胞只是偶尔"溢出"过屏障，但仍能到达正常的定径并分化，尽管这可能较正常发育中的频率要低很多[77]。在分化的、表面正常的细胞中检测到致癌突变，支持肿瘤干细胞的这种自发的正常分化。

当然，许多新占据的吸引子不一定代表更具侵略性的细胞表型，更不用说活细胞了。在存活下来的肿瘤细胞中，部分会转换细胞类型，这在胶质母细胞瘤的治疗中得到了充分的证明。在治疗中，异质性肿瘤中细胞类型（间质细胞、原神经细胞等）的比例发生了变化，这不仅是由于其不同的存活率，也是因为确实发生了细胞表型转换[78]。类似地，在黑色素瘤[79]或前列腺癌中，治疗富集了神经嵴或神经内分泌型细胞，这些是赋予治疗抵抗的未成熟细胞状态[80]。鉴于在广泛的细胞毒性治疗下采用的多种命运，癌（干）细胞也可以分化[81]为有丝分裂后的休眠状态，有其积极的意义[82]，尽管这种分化的发生通常不足以让治疗获益。如前所述，与向相反方向的多样化相一致，癌细胞对非致死性治疗压力产生的应答不仅是干性的获得，而且其可能会衰老[83]。重要的是，与治疗诱导的干细胞特性一样，治疗诱导的衰老可以通过释放细胞因子来促进耐药性的形成[84]，如下文所述形成组织场。

在对治疗的顺应力方面，只要少数未被杀死但受到干扰的癌细胞进入了编码更具攻击性的干细胞样表型的吸引子，这些表型就能重新形成肿瘤群，并创造一个癌组织场，从而为复发铺平道路。如果一个肿瘤包含 10^{10} 个细胞（1 ~ 3 cm^3 肿瘤），那么即使 99% 的细胞被杀死（成功地引导到细胞凋亡吸引子），但仍有 10^8 个细胞存活，并且这些幸存者都是高度多样化的。

随着越来越多远离正常发育轨迹的远处和"死胡同"吸引子被占据，其中许多编码与生存状态兼容的表型可能会映射到接近正常发育状态的状态，原因将在下一节讨论。然而，这些未成熟细胞无法以阻止疾病进展的足够速度进入生理成熟细胞的吸引子中。这就是为什么肿瘤总是含有未成熟细胞。这种现象被病理学家称为"去分化"或间变性，这也许就是去分化程度与肿瘤恶性程度有关的原因。

这本书第 8 章讨论了细胞群中达尔文进化的一个版本（体细胞突变理论），这一普遍观点认为干性和耐药性的出现是由达尔文进化驱动，这与本章所强调的非遗传机制并不矛盾。事实上，许多异常的未成熟状态是通过从未暴露于自然选择以调节生理功能的通常未被占据的吸引子来实现，由于异常的细胞周期和 DNA 修复而表现出基因组的不稳定性，赋予其"突变体表型"[85]，从而促进作为自然选择底物的基因突变的积累。因此，人们可能会认为，非遗传诱导的干细胞特性有助于短期内维持癌细胞存活，并启动和促进随后的达尔文进化过程[86]。

4.7.5　治疗压力亦重构细胞间相互作用网络

与细胞状态相同的动力学也在整个肿瘤作为一个复杂系统的层次上发挥作用。通过治疗干预改变肿瘤组织中不同类型和丰度的细胞组成，包括将基质细胞转化为肿瘤相关成纤维细胞以及炎性细胞的浸润，也会改变细胞之间相互作用的网络参数。例如，新出现的细胞类型（如应激细胞或上述衰老细胞）产生分泌性生长因子和趋化因子，可能会增加细胞间相互作用网络的连接，进而改变细胞状态，例如促进干细胞样状态[87]。

然而除了这种细胞生物学效应之外，映在我们眼前是一幅更恢弘的画面：相互作用网络的变化将改变肿瘤作为一个复杂系统的景观，也可能导致组织动力学层面的分岔。整个肿瘤的稳定性会受到组织行为分岔事件的影响，从而破坏肿瘤缓慢生长的状态，并促使肿瘤细胞群进入休眠或者类似于伤口愈合增殖失控的宏观生长状态，如第 4.4 节中的动物模型所示。

癌症研究几乎没有触及组织动力学这个方面，在当前主流癌症生物学中，这种动力学很容易被概括为"非细胞自主"效应，本质上是对"场癌变"这一古老、深刻但更抽象概念的心照不宣的还原主义信奉[88]。我们最近观察到，凋亡细胞及其碎片发出信号，进一步促进存活癌细胞的干性，并促进分泌有丝分裂信号的炎性细胞的浸润和增生，这是治疗适得其反原理的一个典型例子[89]。

我们在这里已经看到，景观概念本身根植于动力系统理论，合理地解释了组织和细胞的非特异性（非生物）扰动如何相对容易地诱导各种新的细胞表型，这些表型由新占据的吸引子状态所代表。但是，为什么在状态空间中有那么多癌细胞在巨大的胁迫压力下首先会进入的空吸引子？为什么某些病理吸引子能够特异性地编码干细胞样、成熟度较低的细胞等这些肿瘤耐药性特征？

4.8 癌症吸引子的内在必然性

上述几何分析解释为尼采反应的逻辑必要性提供了形式基础，系统状态失稳后释放两种相反命运的一般动力学。然而，仅仅解释双刃剑效应作为对干预的一般应答的必然性是不够的。如果要继续进行逻辑方面必要的解释，我们还需要将这种不稳定和平衡不稳定的动力学与特定的生物学联系起来。因此，我们应该问，为什么非致命性扰动无意中将细胞推入其中的异常吸引子会编码特定的干样细胞状态？同样，在整个肿瘤作为系统这个层次，为什么肿瘤在没有被治疗完全摧毁的情况下，会进入一个稳定的组织吸引子状态，从而控制着有序的，甚至是不受限制的发育或再生行为？显然，无论是高特异性的通路靶向药物，还是广泛作用的非生物化疗药物或放疗，都不能提供特定的生物学指令，以引导细胞采用干细胞性、发育和再生等生物功能。然而，癌症在治疗过程中以一种看似偶然但却始终如一、甚至不可避免的方式产生这些复杂的特殊表型，并且频率之高令人诧异。

4.8.1 癌症通往一个隐藏的、必然的状态：癌症吸引子

Stuart Kauffman 在 1971 年提出，复杂的 GRN 产生的吸引子状态较实际使用者更多，因此较正常组织中实际发现者更具潜在稳定的细胞表型。这一发现促使其作出这样的假设：占据未使用的吸引子是导致癌症的原因[90]。如果存在"癌症吸引子"，那么这将首次为"在没有特定的指导信号甚至特定的基因突变的情况下，如何偶然产生高度特异稳定的表型"这一可能提供一般性解释，正如我们之前所讨论的那样[91]。然后一系列的扰动可以将细胞"倾倒"到 GRN 固有的预先存在的吸引子状态 S 的盆中，这将编码特定的发育和恶性表型，并允许该状态的自发和鲁棒实现。

Paul Davies 和 Charles Lineweaver（见本卷第 9 章）在没有援引吸引子的情况下提出，癌细胞是"返祖细胞"，其将重新表达进化祖先细胞的特征，这些特征类似于自主原生动物：更具适应能力、移动性和侵入性，并且不会屈从于细胞社会的需求[92]。这个假设默认了基因组中隐藏的"遗传程序"可以被重新激活；其也为意外获得复杂的癌症表型的特定性质提供了一些解释。然而，还需要更多的原因来解释为什么 Kauffman 未使用的吸引子通常不但编码发育不成熟的表型，而且编码进化上古老的表型。

如果 GRN 或细胞 – 细胞相互作用网络的崎岖准势景观（其中吸引子是稳定的细胞或组织状态）中充斥着从未使用过的吸引子，或编码进化或发育祖先表型的吸引子在现存的成年生物体中没有什么用途[93]，那么在相互作用网络的准势景观中，这些

多余的山谷最初是如何在进化过程中产生的？

4.8.2 进化塑造了准势景观

如果由相互作用组成的网络动力学行为属于特定的一类不太紧密的连接网络，即 Kauffman 所说的"关键网络"，那么其就必然会产生大量的稳定吸引子[94]。这种网络具有令人惊叹的特性，能够产生一种对处理信息和平衡有序（鲁棒性）与混沌（灵活性）都极为有利的动力学行为[95]。有趣的是，包括 GRN 在内的大多数生物网络都属于这类关键网络（见本卷第 6 章）。这种类型的网络，在 GRN 的情况下连接数千个基因，即使以一种相当随机的方式，也会根据数学必要性在其巨大的状态空间中产生大量稳定的吸引子状态。正如 Kauffman 和其他人自 1970 年[96]以来在计算机模拟中所显示的那样，吸引子的数量以特定的方式与网络中组件（基因）的数量成一定比例。重要的是，从网络图到景观地形的映射过程中的组合约束和复杂性使得通过适当的网络布线进行"景观设计"，这是完全不可思议的。即使是众所周知的可以最大限度减少无谓效力浪费的进化，也不能精确地生成网络架构，从而只创造那些能编码有意义的细胞和组织稳定状态的吸引子。

为了理解这一点，让我们回想一下，生命系统中的秩序是如何通过物理规律（包括结构和自组织）建立的约束与适应性随机变异的自然选择之间的紧密协同作用而从"混沌"中产生[97]。自组织机制解释了前面提到的生物网络即使通过随机连接也能轻松产生大量吸引子这一内在特性。事实上，在 GRN 控制细胞状态动力学的情况下，突变（编码区和非编码区）会随机"重新布线"基因之间的调控相互作用。具体而言，决定网络动力学从而塑造景观地形的网络相互作用由特定的蛋白质 – 蛋白质和蛋白质 -DNA 相互作用以及基因组 DNA 中的调控结合位点所介导，这些都是基因组 DNA 序列的表现形式。这样一来，景观地形最终被编码在基因组中，并被基因突变所改变。因此，随机突变可以塑造准势景观，其（偶然地）在一类本质上可能首先产生吸引子的网络中创造出新的稳定吸引子；然后，吸引子编码的新表型可以通过选择进行测试，但前提是吸引子必须被细胞（或组织）占据，从而使相关网络状态 S 暴露于自然选择之下。

我们由此可以得出这样的结论：GRN（或细胞间通信网络）的"接线图"是通过进化不断地重新绘制的，在进化过程中通过选择控制着细胞状态和组织状态的稳定性。然后，进化选择出适应性表型。因此，在最终的拟人化捷径公式中，进化似乎通过"制造"景观中的吸引子状态，并通过网络的突变连接对具有这些吸引子的景观地形进行编码，从而"生成"新的有用表型状态 S（这不应与分岔过程中局部地形的微调相混淆，因为在分岔过程中，参数值的变化决定了相互作用的性质并受到外部条件的影响）。

4.8.3　准势景观进化的副产物：未使用的吸引子

现在，通过进化塑造景观地形的一个关键特征是，进化只能通过选择适应性基因组突变来改变景观地形，并且其杠杆作用有限。相互作用网络的拓扑结构（接线图）与其产生的准势景观的地形之间并没有明显的"直接"映射关系。这种基本的复杂性解释了假设独立作用基因和表型之间存在简单线性映射这一方法为什么行不通。考虑到景观地形是所有遗传相互作用的数学表达，值得一提的是，全基因组关联研究（GWAS）所依据的对基因位点活动的独立性和线性的默认假设是一个重大疏忽，这可能给出了此类研究在解释复杂疾病的遗传基础方面作用不大的原因[98]。

但这里更相关的是在虚拟 GRN 的计算模拟中观察到的现象，其中拓扑结构通过随机重新布线的调控相互作用以模拟突变或基因组重排而发生改变。这些分析表明，大型网络中的网络重新布线不太可能彻底改变吸引子结构。毫不奇怪，对于复杂的网络而言，景观地形总体上对个体互作的重新布线相当鲁棒。随机删除、添加或重新连接相互作用较消除或创建全新的吸引子更有可能影响盆大小和势垒高度[99]（这至少适用于"关键"网络的类别）。因此，虽然数学约束解释了复杂网络中吸引子的必然性，但这些相同的约束也意味着进化不能轻易消除未使用的吸引子。但其也不需要这样做。随着进化在 GRN 生长过程中（大多数生物的基因数量通常会随着时间的推移而增加）的重新布线，并改变正在扩展的准势景观，这个时候只要通过提升能量屏障，并关闭许多未使用的作为景观扩展副产物的吸引子，就足够了[100]。因此，未使用的吸引子被"屏蔽"在正常发育过程或"定径"之外。

但进化创新不仅取决于新的表型（稳定的吸引子），后者也必须被整合在发育这个过程中，正如工程师设计具有新功能的更复杂的机器时，必须确保其首先可以被组装一样。因此，为了创造新的表型（例如，新的细胞类型），进化还必须开辟出一条发育路径，使未成熟的（干细胞和祖细胞）细胞能够以适当的速度到达编码新细胞表型的新吸引子。同时，必须避免意外进入"错误的吸引子"。这就是为什么吸引子的可及性概念（由准势值 U 量化）至关重要的原因之一。

由于这一原则，许多自其创造以来就无法访问的吸引子可以留在景观上"未使用"，而那些编码在现存成年个体中不再使用的祖先或发育表型的基因也不需要完全删除；相反，进化只需要重塑景观，使其不再被访问就足够了。这比消除所有非期望的吸引子所需要的基因变异要少得多。

4.8.4 未使用的吸引子在进化和发育上更古老且功能失调

从以上内容可以看出，在已经进化到可以指导所有后生动物细胞和组织类型的发育，并实现其特定的生理基因表达或细胞状态配置的准势景观中，充斥着无数未使用的（通常无法访问的）吸引子，其中部分代表了祖先使用的古老表型。其他仅在胚胎发育期间使用，而不用于成年生物体。然而，其他的只有在极端的、非自然的干扰后才会被占据，比如当暴露于细胞毒性药物或辐射时，我们将在稍后看到。

由于生理吸引子被利用，它们会受到自然选择的影响，从而确保其所编码的表型不断得到功能改进。例如通过进化微调就必须调整其增殖率以满足组织需求，并且必须确保其基因组复制的保真度以优化生物体适应性。相比之下，未使用的多余吸引子，无论是进化的残余还是从未被占用过的吸引子，最终都会被侵蚀，就像无人居住和无人维护的房屋一样。由于其不是由自然选择"维持"，可能会编码不完美的生物状态。如前所述，其缺乏鲁棒的生存能力或可能具有不精确的 DNA 复制，或者可能仍然被赋予不适应当今后生动物细胞社会生活的祖先功能。

为了高效促进发育，自然选择塑造了表观遗传景观，以确保细胞安全和及时地下降到生理吸引子中。"下降"一词在这里很重要，其代表了发育的过程，并抓住了全局的方向性。由于驱动力是由准势 $U(S)$ 的"海拔降低"决定，因此被选择用于编码高级表型和可及性的较年轻、有用的吸引子往往倾向于较低的海拔和较深的山谷——可以这么说，接近景观的底部。Waddington 在创造"定径"一词时（第 4.3.7 节）的意思可能是正常发育的轨迹，这些轨迹避开了通向崎岖景观中未探索区域的异常路径。包括"肿瘤抑制基因"或抗增殖的细胞 – 细胞相互作用（"接触抑制"）在内的这些稳态机制，可能已经进化到有利于定径的稳定。

总之，如果满足以下两个条件，吸引子将在进化选择中存活下来并被用作生物体的一部分。①其可以从现有的吸引子状态或发育路径（如第 4.5 节和第 4.6 节所述，在基因表达噪声的帮助下，通过外源诱导的分岔）到达；②其表现为"生理吸引子"，也就是编码有利于生物体发育和适应度的细胞和组织表型。

4.8.5 利用发育吸引子进化出成体生理再生和组织修复程序

上述条件解释了为什么未使用的细胞吸引子状态处于较高的景观海拔，并编码系统发育以及个体发育的不成熟表型。在这里，我们提出，作为生物体调控网络中未实现的遗传程序的一部分，其在适应性进化中起着重要作用：由于与发育状态相似，并且考虑到其可能在非生理干扰下变得容易可及，这些未被占据的不成熟吸引子注定是再生程序进化的原材料。如果这些吸引子状态始终由非致命损伤诱导，并且恰好编码了发育功能（如干细胞样细胞表型或发育组织可塑性），鉴于景观的演化方式，这在本质上是可能的，那么其可能会被适应性进化所利用，从而进化出伤口愈合和组织再生反应（经过突变和自然选择的进一步微调之后）。

事实上，无论再生是一种先天的祖先能力，代表无性繁殖的残余，还是必须在反复发生的非致命损伤所带来的选择压力下通过适应性进化获得[101]，动物界再生能力在机制和程度上的多样性都表明，再生能力（或至少是组织修复能力）与发育密切相关，并且相对容易进化（和丢失）。我们提出，进入发育期或祖先未使用的吸引子也可能与肿瘤发生有关，这与人们普遍认为的观点一致，即有限的再生能力是高等哺乳动物为了抵御肿瘤带来的危险而进化出的一种保护机制。

由于复杂系统的基本约束（无论是由于网络动力学原理还是任何形态结构），进化的副产物（如未使用的吸引子）将会有机会被使用，这是不可避免的，也是自然选择下适应性进化的一个共同特征，并且可能部分解释了复杂功能快速获取的情况[102]。这样的进化路径代表了"捷径"，因为突变和选择不需要重新塑造新的功能结构，而是可以接管内在系统约束已经产生但尚未使用的东西。这一观点与新达尔文主义的自然选择并不矛盾，但也不是进化论主流思想的核心，被学术界笼统地称为"结构主义"[103]。

4.8.6　"陷入"未使用吸引子中的细胞可成为癌细胞或增加恶性程度

上述原理的推论为癌症发生的起源提供了一个中心思想。当发育中的细胞"卡住"在非生理性吸引状态时，可能会引发癌症，或者在其从升高的位置下降的途中，例如在正常组织从干细胞分化过程中处于平衡不稳定状态的"错误"决定之后，或者在组织应激后，由于细胞在定径和成熟状态吸引子中的屏蔽不完善，未能有效阻止其进入病理性未占据的吸引子。发育中的细胞和组织，一旦因压力而脱轨进入病理性吸引子，就会真正被"卡住"，因为后者还没有进化出一种路径使其通往成熟状态的低能量、稳定的生理吸引子。这幅图景生动地解释了为什么癌细胞始终表现出不成熟的"去分化"表型，类似于干细胞或祖细胞的表型，并且也解释了为什么肿瘤组织具有类似于发育或再生的细胞组件，如间充质细胞、基质重塑和炎症，从而支持癌症是一种"成熟停滞"疾病这个旧观念[104]。

上述概念框架提供了一个简单明了的解释，即为什么一个相对随机和"粗糙"的非致死性扰动会导致肿瘤细胞和组织状态受到广泛干扰，特别是导致返祖和胚胎吸引子的进入。这种损伤可能触发生理修复反应的分子途径。然而，由于癌细胞和组织的异常起点，这种反应可能会错过生理性伤口愈合吸引子，转而将细胞和组织引导到潜伏在景观未知区域的其他不成熟的病理吸引子中。相比之下，基因毒性物质导致的突变可能会同时重新连接调控相互作用，从而永久性地扭曲基因表达的景观，这可能会降低准势能壁垒，而这种壁垒通常会阻止处于定径上的细胞转向侧谷。如果后者被病理吸引子占据，这些吸引子编码快速增殖状态的细胞表型并丧失返回正常轨迹的定径，那么这些异常细胞有可能会被选择而进一步发生癌变。因此，不难看出非遗传和遗传过程在肿瘤发生发展中如何协同发挥作用。

4.8.7　癌细胞再现组织修复机制的进化，但却失去控制

对正常修复和再生过程的模拟可能有助于解释为什么治疗中不完全杀死肿瘤细胞会触发一系列复杂的应答，这不仅涉及干细胞样细胞的产生，还涉及组织层次的反应，如炎症、血管生成、细胞外基质重塑和免疫抑制——所有这些是在正常伤口愈合和胚胎发育中会被激活的细胞功能，包括胎盘功能[105]。这种发育、妊娠和再生程序的重现，还包括损伤后的免疫调节：损伤后正常组织的生理重建经历了发育蛋白（可能是抗原性的）重新表达的阶段。因此，在正常的伤口愈合过程中，免疫系统通过炎性细胞、受损上皮细胞分泌的介质被短暂地抑制[106]，就像早期妊娠时一样，胎盘细胞的免疫调节有助于避免胎儿排斥[107]。

然而，与其说这只是肿瘤组织复制了生理修复的过程，不如说其中蕴含着更深层次的意义：如果大自然利用了未使用的吸引子的发育样程序进行生理组织修复和再生的快速适应性进化，那么类似的机制也可以在出现应激的肿瘤细胞中应用。因此，肿瘤炎症不仅仅是组织内在的损伤后自我修复能力的一种病理性表现，而且可能以更根本的方式揭露出经历复杂发育的生物体的内在进化能力。肿瘤发生可能是活体组织先天能力的一种模仿表现，其通过利用个体产生的副产物进行适应性进化创新，从而进化出修复功能。如果正常再生是对组织非致命性损伤的反复威胁所表现出来的一种进化应答反应，那么治疗诱导的进展可能只不过是对肿瘤非致命性损伤产生的不幸的、同样先天但非进化的一种应答反应。

因此，在正常的组织修复和肿瘤所"窃取"的修复功能之间有一个关键的本质区别。在肿瘤组织中，修复反应是异常的，这是对正常的协调良好的伤口愈合和再生的夸张模仿。造成这种差异的一个原因是，与正常组织不同，肿瘤组织和细胞的应激状态从来没有暴露于选择压力以保持组织完整性，因此从未通过进化进行微调以有利于整个生物体。在肿瘤组织中不存在正常再生的稳态自我限制这样的机制，其结果便是善于观察的病理学家一直以来所提出的"肿瘤是永远不会愈合的伤口[108]"，其是

永远不会终止脚步的再生。这种特性是驱动肿瘤进展和复发的核心因素，而治疗引起的损伤会使其放大。与正常伤口愈合过程的相似之处自然也可以解释肿瘤免疫逃避惊人的特异性能力[109]，因为免疫抑制也是正常组织修复的一个重要特征。

总体而言，准势景观背后的形式体系解释了生理功能鲁棒性在进化过程中的优化。通过纳入未被占据的吸引子作为进化作用网络所产生的必然副产物的这一数学必要性，其可以解释对损伤的应答反应，并解释为什么癌症似乎重现了系统发育和个体发育过程[110]以及为什么癌细胞似乎会发生成熟停滞[111]。最后，准势景观地形演化的原理也解释了为什么癌症治疗只不过是对肿瘤组织的非致命损伤，却促进了无法终止的反常再生过程。令人遗憾的是，这些长期以来由敏锐的观察者所阐明的深层次癌症生物学现象，却没有被分子遗传学家过多地关注，他们仅仅将癌症看作是需要通过药物靶向治疗的突变。

4.9 结论：概括理论原理的具体机制

本章的目标是提出一种特殊的科学推理模式，其有助于理解有悖常理的现象，但在生物医学中很大程度是未知的。这种推理模式寻求对现象进行逻辑方面必要的解释，并将其固定在基本约束之下。在这样的过程中，其淡化了通常以细胞和分子过程为框架的近因机械论式解释。因此，到目前为止，我们几乎没有提到通常被认为是主要因果关系和治疗干预"万物之源"的特定分子途径。

约束条件的制定使在特定使得我们能够预测在特定情况下某一过程必然会发生（因此是不可避免的或自发的）。如果在物理学和化学中，预测过程自发性的约束是几何、力、能量和熵等，这里约束的类比就是动力系统理论的第一性原理。

然而，尽管通过将癌症行为根植于"第一性原理"揭示癌症行为的必然性提供了认识论方面的满足感，但从实用的角度出发，这些原则必须映射到特定的生物学功能或"途径"。即使有理论指导，也需要详细的生物学功能机制知识确定治疗干预的杠杆点。涉及肿瘤进展、耐药性发生和免疫系统逃避的分子机制五花八门，很容易在癌症生物学大量的综述文章中找到关于这些机制的描述。为了将我们的理论论点与具体的近因解释领域联系起来，以下列举了一些关于机制途径的典型例子。

4.9.1 体现必然的第一性原理的特定分子机制

正如所讨论的，细胞毒性、近乎致命的扰动在癌细胞中诱导干细胞样状态是组织修复的异常和无序性尝试的一部分，即一幅由组织损伤引发的生理性伤口愈合和再生程序的讽刺漫画。在恶性细胞的这种异常应激反应中，细胞解毒装置是一个中心部件。事实上，广泛治疗所产生的细胞毒性应激诱导或增强了三磷酸腺苷结合盒转运蛋白（ABC 转运蛋白）的表达。ABC 转运蛋白是一种膜泵家族，通过促进有毒化合物从细胞内排出来保护细胞[112]，从而解释了仅接触一种药物后的多药耐药性。有趣的是，ABC 转运蛋白也是成人组织中正常干细胞以及癌干细胞的原型标志物[113]。

在一些癌细胞系中，对治疗后 ABC 转运蛋白的诱导由 Wnt/β- 连环蛋白（Wnt/β-catenin）信号通路介导[114]。这一途径对于维持干细胞的特性至关重要，同时也控制着主要胚胎干细胞转录因子的表达，例如 Oct4，该因子也在化疗应激的癌细胞和癌干细胞中被检测到[115]。由于 Wnt 是一种分泌型介体分子，其与相邻细胞的同源受体结合，进而激活经典的发育信号转导子 β- 连环蛋白，这意味着一种非细胞自主过程，将细胞内与组织层次之间的应答反应联系起来。这与我们的总体框架一致，正常的 Wnt 系统也在再生过程中协调干细胞、炎症[116]和免疫抑制[117]。

抗癌治疗引起的细胞应激究竟是如何激活干细胞促进信号通路的，目前尚不清楚。同样，这里描述了各种可能的机制[118]。被研究得最为透彻的应对细胞应激的分子通路之一是由 p53 蛋白控制（TP53 基因），其合成一直以来被描述为由 DNA 损伤所诱导。但现在我们知道，各种其他细胞应激也可以激活 TP53 基因[119]。p53 蛋白导致细胞周期停滞，同时刺激 DNA 修复系统相关基因的表达或激活细胞凋亡或衰老。这两种反应都被解释为防止突变在细胞群中传播的一种方式。有趣的是，p53 也参与了胚胎干细胞的干细胞程序，部分也是通过 Wnt 的诱导而实现[120]。更广泛地讲，在细胞受到细胞毒性扰动（无论其是否特异性）之后，似乎出现了包括热休克反应（由普遍存在的应激反应转录调控因子 NF-κB 介导）、缺氧反应〔由转录因子缺氧诱导因子（HIF）介导〕、代谢应激和内质网（ER）应激等多个细胞程序，将这种非特异性细胞扰动与 GRN 中的特定途径联系起来，以协调修复过程，允许与干细胞相关的休眠生存，并促进伤口愈合和再生功能[121]。

值得注意的是，触发逆向应答反应的细胞损伤并不一定由广泛作用的化疗或辐射的细胞毒性引起，即使是选择性靶向药物也可能产生"双刃剑"效应。伊马替尼（格列卫）用于靶向和阻断多种恶性肿瘤中的致癌融合蛋白 Bcr-Abl、细胞信号激酶 c-Kit 和生长因子受体 PDGFR，是迄今为止最成功的靶向治疗药物之一（至少在 Bcr-Abl 驱动的慢性髓性白血病中）。但也有研究表明，其能诱导上皮 – 间充质转化（EMT）的发生，而后者是肿瘤进展的核心过程，与干细胞特性和治疗耐药性相关[122]。

在肿瘤组织这个层次，尼采效应指的是在部分被破坏后肿瘤会进一步得到强化，这是细胞社会对治疗造成的损伤而产生的一种协调伤口愈合或类似再生的应答反应。

正如炎症是正常组织受损后愈合的第一步一样，受到胁迫压力的肿瘤组织也会产生炎症反应。但这是一个病理性过程，炎症过程并没有在组织缺损修复时被协调终止（可能也是因为从未产生过作为负反馈控制的组织完整性恢复信号）。

炎症的一个主要诱因是对细胞死亡的感知。由肿瘤组织破坏引起的组织反应受到肿瘤微环境中大量信号转导通路的调节，其中涉及到肿瘤基质。细胞毒性治疗产生的垂死肿瘤细胞释放出"警报素"[123]，这是一组细胞内组件，其作为危险信号，可诱导存活肿瘤细胞的细胞状态向干性转变，并触发炎症和免疫细胞向损伤部位的募集，最终启动炎症的信号级联反应。肿瘤中细胞碎片对再生过程的诱导[124]是一个简单的例子，说明肿瘤如何应对治疗损伤而选择一种有效的稳态机制，该机制通常通过相邻有丝分裂后细胞分裂的短暂再激活来替代细胞损失。我们最近发现，细胞凋亡（与坏死不同，其在健康组织中不会引发炎症）是肿瘤中炎性巨噬细胞的有效刺激因子，而这反过来可以促进肿瘤的进展。这种应答反应部分由细胞凋亡的分子特征介导，如胱天蛋白酶的激活和细胞膜外侧脂质磷脂酰丝氨酸的暴露[125]。但如前所述，化疗诱导的衰老[126]也会引发细胞因子的分泌，从而导致炎症和干性的产生[127]。

在许多炎症模式中，一些刺激对外来物质的适应性免疫应答、细胞死亡和肿瘤碎片诱导的炎症可导致免疫抑制，部分途径是通过炎症的中枢介质前列腺素 E_2（PGE_2）[128]。细胞死亡诱导炎症的这一特点可能有助于解释含有细胞碎片的肿瘤组织所具有的免疫抑制能力[129]。然后，我们只需将这些线索串联在一起，就可以提出这样的假设：免疫检查点抑制剂如果起作用，可能会导致明显的细胞死亡（包括未被免疫系统清除的碎片），从而触发相反的反应，即炎症驱动的肿瘤加速过程伴随着（短暂的）免疫抑制，表现为对 ICIs 治疗的抵抗，并可能对第 4.4 节中讨论的超进展现象作出解释。

4.9.2 展望：两种不同认知论文化的统一为癌症控制开辟新途径

上述关于治疗诱导的癌症进展现象背后特定生物分子和细胞过程的例子，是主流癌症生物学中传统的近因解释模式的缩影。虽然这种近因解释的具体性有其实际吸引力，但只有寻求从理论中得出的通用第一性原理的认识论才能将肿瘤的有悖常理行为锚定为基本的必要性。只有理解由动力系统理论原理决定的必要约束的逻辑，我们才能有朝一日利用大量的分子数据来预测个体肿瘤的轨迹，从而指导个性化治疗。

因此，我们需要将两种互补的认知论文化结合起来，一种是人们熟悉的描述特定的近因机制的尝试，另一种是（仍然）非正统的对基本管理原则的追求，如果没有这些原则，我们就无法理解尼采效应的明显悖论，即治疗的反作用。为了实现这种统一，首要任务在于转变临床医生、转化研究人员以及编辑和研究政策制订者等经验从业者群体的思维认知模式。实践者排斥理论，但理论家倡导（其理论的）实际应用。因此，这种重新思考的呼吁主要针对前一群体。我们认为，思维方式的转变需要采取以下措施：

· 动力系统理论，甚至只是这里介绍的定性概念，必须在医学院和所有生命科学本科课程的前几个学期中讲授，至少必须使年轻人认识到抽象第一性原理的思维效用，并使其熟悉非线性现象。

· 生物医学研究资助机构必须支持理论原则和框架的发展，从而产生可测试的新理论。不幸的是，过去十年中定量生物学和系统生物学蓬勃发展的势头几乎被非理论的计算和统计分析化为无形。在没有管理原则理论的情况下，我们可以从"大数据"分析中得到的信息也仅此而已。

· 期刊编辑和政府研究资助机构的管理人员是科学创新的两大把关人，其必须培养工作级别的认识论意识，并学会欣赏假设驱动的研究和基于理论的正式推理。从历史上看，在数据驱动的、技术支持的对近因分子解释的探索浪潮将第一性原理的思考推到一边之前，这种方法已经司空见惯。

· 理论家也可以通过自信地参与其推理模式，并以明智的方式向实验者传达不一样的认识论，同时抵住这些触手可及的近因解释的诱惑，从而促成这一变革。其必须了解到，纯粹的科学和对基本原则的追求不仅适用于诸如生命起源或复杂性进化等基本问题的领域，而且可以应用到开放性实践和转化问题的领域，例如关于组织顺应力和癌症"进展之箭"的问题。

在上述两种文化的统一推动下，必须积极开展新的研究项目，怀着当前寻求更有效的细胞杀伤药物的新分子靶点一样的热情，仔细分析本章所讨论的矛盾现象背后所蕴藏的机制。

· 阐明胁迫诱导的干细胞的分子途径，深入剖析炎症机制，以鉴别抑制肿瘤和促进肿瘤进展的机制，并在药物发现中开发生物测定方法。这不是为了识别肿瘤杀伤活性，而是为了找到不会产生反作用甚至能特异性阻断有害应激反应的"温和"（状态修饰）药物。

· 以精细、定量和理论指导的方式设计和分析实验，揭示干预的剂量机制，以最大限度地减少"适得其反"的干预剂量方案。

· 在临床方面，将积极应答者（治愈）和消极应答者（治疗诱导的进展）视为真实的生物学现象，而不是统计方面的偶然事件。

· 我们还必须对新的试验方案持开放态度，目前的这些方案将新类型治疗的早期研究限制在所有疗法都无效的患者身上。正是因为之前的治疗可能改变了表观遗传景观中的癌细胞并使其多样化，从而使其基本无法治疗。

综上所述，我们在癌症治疗所面临的这种失败局面无法通过当前这种对分子特征穷追不舍以及孤注一掷去杀死癌细胞的思维认知模式予以扭转。要理解尼采效应这一违背常理的悖论现象，就要对过去几十年实验和技术驱动的分子生物学中被边缘化的逻辑推理和理论原则加以重新重视。将理论付诸于实践仍然需要传统的分子近因机制的系统性表征研究，但这前提是必须以逻辑和第一性原理理论作为指导。将这两种认识论文化结合起来，必将在开发控制癌症的新策略方面产生前所未有的协同效应。

参考读物

[1] Fojo, T., Mailankody, S. & Lo, A. Unintended consequences of expensive cancer therapeutics-the pursuit of marginal indications and a me-too mentality that stifles innovation and creativity: the John Conley Lecture. *JAMA Otolaryngol Head Neck Surg* 140, 1225-1236, doi:10.1001/jamaoto.2014.1570 (2014). Davis, C. et al. Avail- ability of evidence of benefits on overall survival and quality of life of cancer drugs approved by European Medicines Agency: retrospective cohort study of drug approvals 2009-13. *BMJ* 359, j4530, doi:10.1136/bmj. j4530 (2017). Haslam, A. & Prasad, V. Estimation of the percentage of US patients with cancer who are eligible for and respond to checkpoint inhibitor immunotherapy drugs. *JAMA Netw Open* 2, e192535, doi:10.1001/jama networkopen.2019.2535 (2019). West, H. J. No solid evidence, only hollow argument for universal tumor sequencing: show me the data. *JAMA Oncol* 2, 717-718, doi:10.1001/jamaoncol.2016.0075 (2016).

[2] Haslam, A. & Prasad, V. Estimation of the percentage of US patients with cancer who are eligible for and respond to checkpoint inhibitor immunotherapy drugs. *JAMA Netw Open* 2, e192535, doi:10.1001/jamanet- workopen.2019.2535 (2019). The Lancet. Calling time on the immunotherapy gold rush. *Lancet Oncol* 18, 981, doi:10.1016/S1470-2045(17)30521-1 (2017).

[3] Office of the Press Secretary, T. W. H. *Fact sheet: at Cancer Moonshot Summit, Vice President Biden announces new actions to accelerate progress toward ending cancer as we know it*, 〈https://www.whitehouse .gov/the-press-office/2016/06/28/fact-sheet-cancer-moonshot-summit-vice-president-biden-announces-new〉 (2016).

[4] Cox, D. R. Regression models and life-tables. *J R Stat Soc B* 34, 187-220 (1972).

[5] Asano, J., Hirakawa, A. & Hamada, C. Assessing the prediction accuracy of cure in the Cox proportional hazards cure model: an application to breast cancer data. *Pharm Stat* 13, 357-363, doi:10.1002/pst.1630 (2014). Maetani, S. & Gamel, J. W. Evolution of cancer survival analysis. *Surg Oncol* 19, 49-51; discussion 61, doi:10.1016/j.suronc.2010.03.002 (2010).

［6］ Klaeger, S. et al. The target landscape of clinical kinase drugs. *Science* 358, doi:10.1126/ science.aan4368 (2017). Seebacher, N. A., Stacy, A. E., Porter, G. M. & Merlot, A. M. Clinical development of targeted and immune based anti-cancer therapies. *J Exp Clin Cancer Res* 38, 156, doi:10.1186/s13046-019-1094-2 (2019). Stoughton, R. B. & Friend, S. H. How molecular profiling could revolutionize drug discovery. *Nat Rev Drug Discov* 4, 345-350 (2005). Overington, J. P., Al-Lazikani, B. & Hopkins, A. L. How many drug targets are there? *Nat Rev Drug Discov* 5, 993-996 (2006). Jorgensen, J. T. & Hersom, M. Companion diagnostics: a tool to improve pharmacotherapy. *Ann Transl Med* 4, 482, doi:10.21037/atm.2016.12.26 (2016).

［7］ Topalian, S. L., Drake, C. G. & Pardoll, D. M. Immune checkpoint blockade: a common denominator approach to cancer therapy. *Cancer Cell* 27, 450-461, doi:10.1016/ j.ccell.2015.03.001 (2015). Nishino, M., Ramaiya, N. H., Hatabu, H. & Hodi, F. S. Monitoring immune-checkpoint blockade: response evaluation and biomarker development. *Nat Rev Clin Oncol* 14, 655-668, doi:10.1038/nrclinonc.2017.88 (2017).

［8］ Kim, C. & Prasad, V. Cancer drugs approved on the basis of a surrogate end point and subsequent overall survival: an analysis of 5 years of US Food and Drug Administration approvals. *JAMA Intern Med* 175, 1992- 1994, doi:10.1001/jamainternmed.2015.5868 (2015).

［9］ Fojo, T., Mailankody, S. & Lo, A. Unintended consequences of expensive cancer therapeutics- the pursuit of marginal indications and a me-too mentality that stifles innovation and creativity: the John Conley Lecture. *JAMA Otolaryngol Head Neck Surg* 140, 1225-1236, doi:10.1001/ jamaoto.2014.1570 (2014). Davis, C. et al. Avail- ability of evidence of benefits on overall survival and quality of life of cancer drugs approved by European Medicines Agency: retrospective cohort study of drug approvals 2009-13. *BMJ* 359, j4530, doi:10.1136/bmj.j4530 (2017). Rosenzweig, S. A. Acquired resistance to drugs targeting receptor tyrosine kinases. *Biochem Pharmacol* 83, 1041-1048, doi:10.1016/j.bcp.2011.12.025 (2012). Marquart, J., Chen, E. Y. & Prasad, V. Estima- tion of the percentage of US patients with cancer who benefit from genome-driven oncology. *JAMA Oncol* 4, 1093-1098, doi:10.1001/jamaoncol.2018.1660 (2018).

［10］ Sonnenschein, C. & Soto, A. M. The aging of the 2000 and 2011 Hallmarks of Cancer reviews: a critique. *J Biosci* 38, 651-663 (2013). Bernards, R. & Weinberg, R. A. A progression puzzle. *Nature* 418, 823 (2002).

［11］ Haslam, A. & Prasad, V. Estimation of the percentage of US patients with cancer who are eligible for and respond to checkpoint inhibitor immunotherapy drugs. *JAMA Netw Open* 2, e192535, doi:10.1001/jamanet workopen.2019.2535 (2019).

［12］ Maetani, S. & Gamel, J. W. Evolution of cancer survival analysis. *Surg Oncol* 19, 49-51; discussion 61, doi:10.1016/j.suronc.2010.03.002 (2010). Berkson, J. & Gage, R. P. Survival curve for cancer patients following treatment. *J Am Stat Assoc* 47, 501-515 (2012).

［13］ Kato, S. et al. Hyperprogressors after immunotherapy: analysis of genomic alterations associated with accelerated growth rate. *Clin Cancer Res* 23, 4242-4250, doi:10.1158/1078-

0432.CCR-16-3133 (2017). Fuentes-Antras, J., Provencio, M. & Diaz-Rubio, E. Hyperprogression as a distinct outcome after immunotherapy. *Cancer Treat Rev* 70, 16-21, doi:10.1016/j.ctrv.2018.07.006 (2018). Frelaut, M., Le Tourneau, C. & Borcoman, E. Hyperprogression under immunotherapy. *Int J Mol Sci* 20, doi:10.3390/ijms20112674 (2019).

［14］ Riely, G. J. et al. Prospective assessment of discontinuation and reinitiation of erlotinib or gefitinib in patients with acquired resistance to erlotinib or gefitinib followed by the addition of everolimus. *Clin Cancer Res* 13, 5150-5155, doi:10.1158/1078-0432.CCR-07-0560 (2007).

［15］ Rosenzweig, S. A. Acquired resistance to drugs targeting receptor tyrosine kinases. *Biochem Pharmacol* 83, 1041-1048, doi:10.1016/j.bcp.2011.12.025 (2012).

［16］ Gottesman, M. M. & Ling, V. The molecular basis of multidrug resistance in cancer: the early years of P-glycoprotein research. *FEBS Lett* 580, 998-1009 (2006).

［17］ O'Donnell, J. S., Teng, M. W. L. & Smyth, M. J. Cancer immunoediting and resistance to T cell-based immunotherapy. *Nat Rev Clin Oncol* 16, 151-167, doi:10.1038/s41571-018-0142-8 (2019).

［18］ Vogelstein, B. & Kinzler, K. W. The multistep nature of cancer. *Trends Genet* 9, 138-141 (1993).

［19］ Buisson, R. et al. Passenger hotspot mutations in cancer driven by APOBEC3A and mesoscale genomic features. *Science* 364, doi:10.1126/science.aaw2872 (2019). Williams, M. J., Werner, B., Barnes, C. P., Graham, T. A. & Sottoriva, A. Identification of neutral tumor evolution across cancer types. *Nat Genet* 48, 238-244, doi:10.1038/ng.3489 (2016).

［20］ Hanahan, D. & Weinberg, R. A. Hallmarks of cancer: the next generation. *Cell* 144, 646-674, doi:10.1016/j .cell.2011.02.013 (2011).

［21］ Huang, S. The war on cancer: lessons from the war on terror. *Front Oncol* 4, 293, doi:10.3389/fonc.2014.00293 (2014).

［22］ Tinbergen, N. Derived activities; their causation, biological significance, origin, and emancipation during evolution. *Q Rev Biol* 27, 1-32 (1952). Mayr, E. Cause and effect in biology. *Science* 134, 1501-1506 (1961).

［23］ Tiong, K. L. & Yeang, C. H. Explaining cancer type specific mutations with transcriptomic and epigenomic features in normal tissues. *Sci Rep* 8, 11456, doi:10.1038/s41598-018-29861-1 (2018). Yamamoto, H. et al. Para- doxical increase in retinoblastoma protein in colorectal carcinomas may protect cells from apoptosis. *Clin Cancer Res* 5, 1805-1815 (1999).

［24］ Shmueli, G. To explain or to predict? *Stat Sci* 25, 289-310, doi:10.1214/10-STS330 (2010). Huang, S. The tension between big data and theory in the "omics" era of biomedical research. *Perspect Biol Med* 61, 472-488, doi:10.1353/pbm.2018.0058 (2018).

［25］ Huang, S. The tension between big data and theory in the "omics" era of biomedical research. *Perspect Biol Med* 61, 472-488, doi:10.1353/pbm.2018.0058 (2018).

［26］ Anderson, P. W. More is different. *Science* 177, 393-396 (1972).

［27］ Davidson, E. H. & Erwin, D. H. Gene regulatory networks and the evolution of animal body plans. *Science* 311, 796-800 (2006).

［28］ Huang, S. The molecular and mathematical basis of Waddington's epigenetic landscape: a framework for post-Darwinian biology. *Bioessays* 34, 149-155 (2012).

［29］ Kolodziejczyk, A. A., Kim, J. K., Svensson, V., Marioni, J. C. & Teichmann, S. A. The technology and biology of single-cell RNA sequencing. *Mol Cell* 58, 610-620, doi:10.1016/j.molcel.2015.04.005 (2015).

［30］ Patel, A. P. et al. Single-cell RNA-seq highlights intratumoral heterogeneity in primary glioblastoma. *Science* 344, 1396-1401, doi:10.1126/science.1254257 (2014). Shaffer, S. M. et al. Rare cell variability and drug-induced reprogramming as a mode of cancer drug resistance. *Nature* 546, 431-435, doi:10.1038/nature22794 (2017). Hovestadt, V. et al. Resolving medulloblastoma cellular architecture by single-cell genomics. *Nature* 572, 74-79, doi:10.1038/s41586-019-1434-6 (2019).

［31］ Waddington, C. H. *The strategy of the genes.* (Allen and Unwin, 1957).

［32］ Patel, A. P. et al. Single-cell RNA-seq highlights intratumoral heterogeneity in primary glioblastoma. *Science* 344, 1396-1401, doi:10.1126/science.1254257 (2014). Shaffer, S. M. et al. Rare cell variability and drug-induced reprogramming as a mode of cancer drug resistance. *Nature* 546, 431-435, doi:10.1038/nature22794 (2017). Hovestadt, V. et al. Resolving medulloblastoma cellular architecture by single-cell genomics. *Nature* 572, 74-79, doi:10.1038/s41586-019-1434-6 (2019). Li, Q. et al. Dynamics inside the cancer cell attractor reveal cell het- erogeneity, limits of stability, and escape. *Proc Natl Acad Sci U S A* 113, 2672-2677, doi:10.1073/pnas.1519210113 (2016). Pisco, A. O. et al. Non-Darwinian dynamics in therapy-induced cancer drug resistance. *Nat Commun* 4, 2467, doi:10.1038/ncomms3467 (2013). Su, Y. et al. Single-cell analysis resolves the cell state transition and signaling dynamics associated with melanoma drug-induced resistance. *Proc Natl Acad Sci U S A* 114, 13679- 13684, doi:10.1073/pnas.1712064115 (2017).

［33］ Zhou, J. X., Aliyu, M. D., Aurell, E. & Huang, S. Quasi-potential landscape in complex multistable systems. *J R Soc Interface* 9, 3539-3553, doi:10.1098/rsif.2012.0434 (2012).

［34］ Zhou, J. X., Aliyu, M. D., Aurell, E. & Huang, S. Quasi-potential landscape in complex multistable systems. *J R Soc Interface* 9, 3539-3553, doi:10.1098/rsif.2012.0434 (2012).

［35］ Zhou, J. X., Aliyu, M. D., Aurell, E. & Huang, S. Quasi-potential landscape in complex multistable systems. *J R Soc Interface* 9, 3539-3553, doi:10.1098/rsif.2012.0434 (2012). Freidlin, M. & Wentzell, A. *Random Per- turbations of Dynamical System.* (Springer-Verlag, 1984).

［36］ Waddington, C. H. *The Strategy of the Genes.* (Allen and Unwin, 1957).

［37］ Waddington, C. H. The epigenotype. *Endeavour* 1, 18-20. (1942). Waddington, C. H. *Principles of Embryology.* (Allen & Unwin Ltd, 1956).

［38］ Grosse-Wilde, A. et al. Stemness of the hybrid epithelial/mesenchymal state in breast cancer and its association with poor survival. *PLoS One* 10, e0126522, doi:10.1371/journal.pone.0126522 (2015). Jolly, M. K. et al. Stability of the hybrid epithelial/mesenchymal phenotype. *Oncotarget* 7, 27067-27084, doi:10.18632/oncotarget.8166 (2016).

［39］ Nietzsche, F. *Twilight of the Idols.* (Oxford: Oxford University Press, 1998).

［40］ Tokunaga, E. et al. Spontaneous regression of breast cancer with axillary lymph node metastasis: a case report and review of literature. *Int J Clin Exp Pathol* 7, 4371-4380 (2014). Bramhall, R. J., Mahady, K. & Peach, A. H. Spontaneous regression of metastatic melanoma—clinical evidence of the abscopal effect. *Eur J Surg Oncol* 40, 34-41, doi:10.1016/j.ejso.2013.09.026 (2014). Chang, W. Y. Complete spontaneous regression of cancer: four case reports, review of literature, and discussion of possible mechanisms involved. *Hawaii Med J* 59, 379-387 (2000). Challis, G. B. & Stam, H. J. The spontaneous regression of cancer: a review of cases from 1900 to 1987. *Acta Oncol* 29, 545-550, doi:10.3109/02841869009090048 (1990). Cole, W. H. Spontaneous regression of cancer and the importance of finding its cause. *Natl Cancer Inst Monogr* 44, 5-9 (1976).

［41］ Reck, M. et al. Pembrolizumab versus chemotherapy for PD-L1-positive non-small-cell lung cancer. *N Engl J Med* 375, 1823-1833, doi:10.1056/NEJMoa1606774 (2016).

［42］ Juengel, E. et al. Resistance after chronic application of the HDAC-inhibitor valproic acid is associated with elevated Akt activation in renal cell carcinoma in vivo. *PLoS One* 8, e53100, doi:10.1371/journal.pone.0053100 (2013).

［43］ Ledermann, J. et al. Olaparib maintenance therapy in platinum-sensitive relapsed ovarian cancer. *N Engl J Med* 366, 1382-1392, doi:10.1056/NEJMoa1105535 (2012).

［44］ Hellmann, M. D. et al. Nivolumab plus ipilimumab in lung cancer with a high tumor mutational burden. *N Engl J Med* 378, 2093-2104, doi:10.1056/NEJMoa1801946 (2018).

［45］ Juengel, E. et al. Resistance after chronic application of the HDAC-inhibitor valproic acid is associated with elevated Akt activation in renal cell carcinoma in vivo. *PLoS One* 8, e53100, doi:10.1371/journal.pone.0053100 (2013).

［46］ Sulciner, M. L. et al. Resolvins suppress tumor growth and enhance cancer therapy. *J Exp Med* 215, 115-140, doi:10.1084/jem.20170681 (2018).

［47］ Sieweke, M. H. & Bissell, M. J. The tumor-promoting effect of wounding: a possible role for TGF-beta- induced stromal alterations. *Crit Rev Oncogenesis* 5, 297-311 (1994).

［48］ Sulciner, M. L. et al. Resolvins suppress tumor growth and enhance cancer therapy. *J Exp Med* 215, 115-140, doi:10.1084/jem.20170681 (2018). Rashidi, B. et al. Minimal liver resection strongly stimulates the growth of human colon cancer in the liver of nude mice. *Clin Exp Metastasis* 17, 497-500 (1999). Panigrahy, D. et al. Preoperative stimulation of resolution and inflammation blockade eradicates micrometastases. *J Clin Invest* 129, 2964-2979, doi:10.1172/JCI127282 (2019).

［49］ Sulciner, M. L. et al. Resolvins suppress tumor growth and enhance cancer therapy. *J Exp Med*

215, 115-140, doi:10.1084/jem.20170681 (2018).

[50] Berkson, J. & Gage, R. P. Survival curve for cancer patients following treatment. *J Am Stat Assoc* 47, 501-515 (2012).

[51] Brock, A., Chang, H. & Huang, S. Non-genetic heterogeneity—a mutation-independent driving force for the somatic evolution of tumours. *Nat Rev Genet* 10, 336-342, doi:nrg2556 [pii] 10. 1038/nrg2556 (2009).

[52] Brock, A., Chang, H. & Huang, S. Non-genetic heterogeneity—a mutation-independent driving force for the somatic evolution of tumours. *Nat Rev Genet* 10, 336-342, doi:nrg2556 [pii] 10. 1038/nrg2556 (2009). Brock, A. & Huang, S. Precision oncology: between vaguely right and precisely wrong. *Cancer Res* 77, 6473-6479, doi:10.1158/0008-5472.CAN-17-0448 (2017).

[53] Brock, A. & Huang, S. Precision oncology: between vaguely right and precisely wrong. *Cancer Res* 77, 6473-6479, doi:10.1158/0008-5472.CAN-17-0448 (2017). Pisco, A. O. & Huang, S. Non-genetic cancer cell plasticity and therapy-induced stemness in tumour relapse: 'what does not kill me strengthens me'. *Br J Cancer* 112, 1725-1732, doi:10.1038/ bjc.2015.146 (2015).

[54] Shaffer, S. M. et al. Rare cell variability and drug-induced reprogramming as a mode of cancer drug resis- tance. *Nature* 546, 431-435, doi:10.1038/nature22794 (2017). Neftel, C. et al. An integrative model of cellular states, plasticity, and genetics for glioblastoma. *Cell* 178, 835-849 e821, doi:10.1016/j.cell.2019.06.024 (2019).

[55] Pisco, A. O. & Huang, S. Non-genetic cancer cell plasticity and therapy-induced stemness in tumour relapse: 'what does not kill me strengthens me'. *Br J Cancer* 112, 1725-1732, doi:10.1038/bjc.2015.146 (2015).

[56] Amini, S., Fathi, F., Mobalegi, J., Sofimajidpour, H. & Ghadimi, T. The expressions of stem cell markers: Oct4, Nanog, Sox2, nucleostemin, Bmi, Zfx, Tcl1, Tbx3, Dppa4, and Esrrb in bladder, colon, and prostate cancer, and certain cancer cell lines. *Anat Cell Biol* 47, 1-11, doi:10.5115/acb.2014.47.1.1 (2014). Trosko, J. E. From adult stem cells to cancer stem cells: Oct-4 Gene, cell-cell communication, and hormones during tumor promo- tion. *Ann N Y Acad Sci* 1089, 36-58, doi:10.1196/annals.1386.018 (2006). Bhattacharya, R., Mustafi, S. B., Street, M., Dey, A. & Dwivedi, S. K. Bmi-1: At the crossroads of physiological and pathological biology. *Genes Dis* 2, 225-239, doi:10.1016/j.gendis.2015.04.001 (2015). Rowbotham, S. P. & Kim, C. F. Don't stop re-healin'! Cancer as an ongoing stem cell affair. *Cell* 169, 563-565, doi:10.1016/j.cell.2017.04.030 (2017). Blanco, S. et al. Stem cell function and stress response are controlled by protein synthesis. *Nature* 534, 335-340, doi:10.1038 /nature18282 (2016). Hung, K. F., Yang, T. & Kao, S. Y. Cancer stem cell theory: are we moving past the mist? *J Chin Med Assoc* 82, 814-818, doi:10.1097/JCMA.0000000000000186 (2019).

[57] Diamandis, E. P. The failure of protein cancer biomarkers to reach the clinic: why, and what can be done to address the problem? *BMC Med* 10, 87, doi:10.1186/1741-7015-10-87

(2012). Kern, S. E. Why your new cancer biomarker may never work: recurrent patterns and remarkable diversity in biomarker failures. *Cancer Res* 72, 6097-6101, doi:10.1158/0008-5472.CAN-12-3232 (2012). Poste, G. Bring on the biomarkers. *Nature* 469, 156-157, doi:10.1038/469156a (2011).

［58］Kaern, M., Elston, T. C., Blake, W. J. & Collins, J. J. Stochasticity in gene expression: from theories to phenotypes. *Nat Rev Genet* 6, 451-464 (2005). Raj, A. & van Oudenaarden, A. Nature, nurture, or chance: stochastic gene expression and its consequences. *Cell* 135, 216-226, doi:S0092-8674(08)01243-9 [pii] 10.1016/j .cell.2008.09.050 (2008). Raser, J. M. & O'Shea, E. K. Noise in gene expression: origins, consequences, and control. *Science* 309, 2010-2013 (2005).

［59］Brock, A., Chang, H. & Huang, S. Non-genetic heterogeneity—a mutation-independent driving force for the somatic evolution of tumours. *Nat Rev Genet* 10, 336-342, doi:nrg2556 [pii] 10. 1038/nrg2556 (2009). Marusyk, A., Almendro, V. & Polyak, K. Intra-tumour heterogeneity: a looking glass for cancer? *Nat Rev Cancer* 12, 323-334, doi:10.1038/nrc3261 (2012).

［60］Huang, S. Genetic and non-genetic instability in tumor progression: link between the fitness landscape and the epigenetic landscape of cancer cells. *Cancer Metastasis Rev* 32, 423-448, doi:10.1007/s10555-013-9435-7 (2013).

［61］Strogatz, S. H. Exploring complex networks. *Nature* 410, 268-276 (2001).

［62］Delbru¨ck, M. *Unités biologiques douées de continuité génétique Colloques Internationaux du Centre National de la Recherche Scientifique* 33-35 (CNRS, Paris, 1949).

［63］Waddington, C. H. *The Strategy of the Genes.* (Allen and Unwin, 1957).

［64］Kauffman,S.Homeostasis and differentiation in random genetic control networks. *Nature*224,177-178 (1969).

［65］Kauffman, S. A. *The Origins of Order.* (Oxford University Press, 1993).

［66］Huang, S. The molecular and mathematical basis of Waddington's epigenetic landscape: a framework for post-Darwinian biology. *Bioessays* 34, 149-155 (2012). Kubicek, S. & Jenuwein, T. A crack in histone lysine methylation. *Cell* 119, 903-906 (2004).

［67］Aurell, E. & Sneppen, K. Epigenetics as a first exit problem. *Phys Rev Lett* 88, 048101 (2002).

［68］Chang, H. H., Hemberg, M., Barahona, M., Ingber, D. E. & Huang, S. Transcriptome-wide noise controls lineage choice in mammalian progenitor cells. *Nature* 453, 544-547 (2008).

［69］Mojtahedi, M. et al. Cell fate decision as high-dimensional critical state transition. *PLoS Biol* 14, e2000640, doi:10.1371/journal.pbio.2000640 (2016).

［70］Wells, D. K., Kath, W. L. & Motter, A. E. Control of stochastic and induced switching in biophysical networks. *Phys Rev X* 5, doi:10.1103/PhysRevX.5.031036 (2015).

［71］Mojtahedi, M. *Single-Cell Analysis for Cell-Fate Decision Studies.* PhD thesis, University of Calgary, (2014). Richard, A. et al. Single-cell-based analysis highlights a surge in cell-to-cell molecular variability preced- ing irreversible commitment in a differentiation process. *PLoS*

Biol 14, e1002585, doi:10.1371/journal.pbio .1002585 (2016).

[72] Scheffer, M. et al. Anticipating critical transitions. *Science* 338,344-348, doi:10.1126/ science.1225244(2012).

[73] Mojtahedi, M. et al. Cell fate decision as high-dimensional critical state transition. *PLoS Biol* 14, e2000640, doi:10.1371/journal.pbio.2000640 (2016).

[74] Hough, S. R. et al. Single-cell gene expression profiles define self-renewing, pluripotent, and lineage primed states of human pluripotent stem cells. *Stem Cell Reports* 2, 881-895, doi:10.1016/j.stemcr.2014.04.014 (2014). Martinez Arias, A. & Brickman, J. M. Gene expression heterogeneities in embryonic stem cell populations: origin and function. *Curr Opin Cell Biol* 23, 650-656, doi:10.1016/j.ceb.2011.09.007 (2011). Rotem, A. et al. Single- cell ChIP-seq reveals cell subpopulations defined by chromatin state. *Nat Biotechnol* 33, 1165-1172, doi:10.1038 /nbt.3383 (2015). Canham, M. A., Sharov, A. A., Ko, M. S. & Brickman, J. M. Functional heterogeneity of embryonic stem cells revealed through translational amplification of an early endodermal transcript. *PLoS Biol* 8, e1000379, doi:10.1371/journal. pbio.1000379 (2010).

[75] Jackson, T. R. et al. DNA damage causes TP53-dependent coupling of self-renewal and senescence pathways in embryonal carcinoma cells. *Cell Cycle* 12, 430-441, doi:10.4161/ cc.23285 (2013).

[76] Gay, L., Baker, A. M. & Graham, T. A. Tumour cell heterogeneity. *F1000Research* 5, doi:10.12688/f1000 research.7210.1 (2016).

[77] Rastrick, J. M., Fitzgerald, P. H. & Gunz, F. W. Direct evidence for presence of Ph-1 chromosome in erythroid cells. *Br Med J* 1, 96-98, doi:10.1136/bmj.1.5584.96 (1968). Takahashi, N., Miura, I., Saitoh, K. & Miura, A. B. Lineage involvement of stem cells bearing the Philadelphia chromosome in chronic myeloid leukemia in the chronic phase as shown by a combination of fluorescence-activated cell sorting and fluorescence in situ hybrid- ization. *Blood* 92, 4758-4763 (1998).

[78] Neftel, C. et al. An integrative model of cellular states, plasticity, and genetics for glioblastoma. *Cell* 178, 835-849 e821, doi:10.1016/j.cell.2019.06.024 (2019). Halliday, J. et al. In vivo radiation response of proneural glioma characterized by protective p53 transcriptional program and proneural-mesenchymal shift. *Proc Natl Acad Sci U S A* 111, 5248-5253, doi:10.1073/pnas.1321014111 (2014).

[79] Su, Y. et al. Single-cell analysis resolves the cell state transition and signaling dynamics associated with mela- noma drug-induced resistance. *Proc Natl Acad Sci U S A* 114, 13679-13684, doi:10.1073/pnas.1712064115 (2017).

[80] Rickman, D. S., Beltran, H., Demichelis, F. & Rubin, M. A. Biology and evolution of poorly differentiated neuroendocrine tumors. *Nat Med* 23, 1-10, doi:10.1038/nm.4341 (2017).

[81] Prabhakaran, P., Hassiotou, F., Blancafort, P. & Filgueira, L. Cisplatin induces differentiation

of breast cancer cells. *Front Oncol* 3, 134, doi:10.3389/fonc.2013.00134 (2013). Brambilla, E. et al. Cytotoxic chemotherapy induces cell differentiation in small-cell lung carcinoma. *J Clin Oncol* 9, 50-61, doi:10.1200/JCO.1991.9.1.50 (1991).

[82] Sell, S. Stem cell origin of cancer and differentiation therapy. *Crit Rev Oncol Hematol* 51, 1-28 (2004).

[83] Jackson, T. R. et al. DNA damage causes TP53-dependent coupling of self-renewal and senescence pathways in embryonal carcinoma cells. *Cell Cycle* 12, 430-441, doi:10.4161/cc.23285 (2013). Prabhakaran, P., Hassiotou, F., Blancafort, P. & Filgueira, L. Cisplatin induces differentiation of breast cancer cells. *Front Oncol* 3, 134, doi:10.3389/fonc.2013.00134 (2013). Herr, R. et al. B-Raf inhibitors induce epithelial differentiation in BRAF-mutant colorectal cancer cells. *Cancer Res* 75, 216-229, doi:10.1158/0008-5472.CAN-13-3686 (2015).

[84] Ewald, J. A., Desotelle, J. A., Wilding, G. & Jarrard, D. F. Therapy-induced senescence in cancer. *J Natl Cancer Inst* 102, 1536-1546, doi:10.1093/jnci/djq364 (2010). Guillon, J. et al. Chemotherapy-induced senes- cence, an adaptive mechanism driving resistance and tumor heterogeneity. *Cell Cycle* 18, 2385-2397, doi:10.1080 /15384101.2019.1652047 (2019).

[85] Beckman, R. A. Efficiency of carcinogenesis: is the mutator phenotype inevitable? *Semin Cancer Biol* 20, 340-352, doi:10.1016/j.semcancer.2010.10.004 (2010). Bielas, J. H., Loeb, K. R., Rubin, B. P., True, L. D. & Loeb, L. A. Human cancers express a mutator phenotype. *Proc Natl Acad Sci U S A* 103, 18238-18242 (2006).

[86] Brock, A., Chang, H. & Huang, S. Non-genetic heterogeneity—a mutation-independent driving force for the somatic evolution of tumours. *Nat Rev Genet* 10, 336-342, doi:nrg2556 [pii] 10. 1038/nrg2556 (2009). Huang, S. Tumor progression: chance and necessity in Darwinian and Lamarckian somatic (mutationless) evolu- tion. *Prog Biophys Mol Biol* 110, 69-86 (2012).

[87] Korkaya, H., Liu, S. & Wicha, M. S. Regulation of cancer stem cells by cytokine networks: attacking cancer's inflammatory roots. *Clin Cancer Res* 17, 6125-6129, doi:10.1158/1078-0432. CCR-10-2743 (2011). Fordyce, C. A. et al. Cell-extrinsic consequences of epithelial stress: activation of protumorigenic tissue phenotypes. *Breast Cancer Res* 14, R155, doi:10.1186/bcr3368 (2012). Hangai, S. et al. PGE2 induced in and released by dying cells functions as an inhibitory DAMP. *Proc Natl Acad Sci U S A* 113, 3844-3849, doi:10.1073/pnas.1602023113 (2016). Kurtova, A. V. et al. Blocking PGE2-induced tumour repopulation abrogates bladder cancer chemore-sistance. *Nature* 517, 209-213, doi:10.1038/nature14034 (2015).

[88] Rubin, H. Fields and field cancerization: the preneoplastic origins of cancer: asymptomatic hyperplastic fields are precursors of neoplasia, and their progression to tumors can be tracked by saturation density in culture. *Bioessays* 33, 224-231, doi:10.1002/bies.201000067 (2011). Soto, A. M. & Sonnenschein, C. The tissue orga- nization field theory of cancer: a testable replacement for the somatic mutation theory. *Bioessays* 33, 332-340, doi:10.1002/

bies.201100025 (2011). Dotto, G. P. Multifocal epithelial tumors and field cancerization: stroma as a primary determinant. *J Clin Invest* 124, 1446-1453, doi:10.1172/JCI72589 (2014). Simple, M., Suresh, A., Das, D. & Kuriakose, M. A. Cancer stem cells and field cancerization of oral squamous cell carcinoma. *Oral Oncol* 51, 643-651, doi:10.1016/ j.oraloncology.2015.04.006 (2015).

[89] Sulciner, M. L. et al. Resolvins suppress tumor growth and enhance cancer therapy. *J Exp Med* 215, 115- 140, doi:10.1084/jem.20170681 (2018). Brock, A. & Huang, S. Precision oncology: between vaguely right and precisely wrong. *Cancer Res* 77, 6473-6479, doi:10.1158/0008-5472.CAN-17-0448 (2017).

[90] Kauffman, S. Differentiation of malignant to benign cells. *J Theor Biol* 31, 429-451 (1971).

[91] Huang, S., Ernberg, I. & Kauffman, S. Cancer attractors: a systems view of tumors from a gene network dynamics and developmental perspective. *Semin Cell Dev Biol* 20 869-876, doi:S1084-9521(09)00149-9 [pii] 10 .1016/j.semcdb.2009.07.003 (2009). Huang, S. On the intrinsic inevitability of cancer: from foetal to fatal attraction. *Semin Cancer Biol* 21, 183-199, doi:S1044-579X(11)00032-0 [pii] 10.1016/j.semcancer.2011.05.003 (2011).

[92] Davies, P. C. & Lineweaver, C. H. Cancer tumors as Metazoa 1.0: tapping genes of ancient ancestors. *Phys Biol* 8, 015001, doi:10.1088/1478-3975/8/1/015001 (2011).

[93] Huang, S. Genetic and non-genetic instability in tumor progression: link between the fitness landscape and the epigenetic landscape of cancer cells. *Cancer Metastasis Rev* 32, 423-448, doi:10.1007/s10555-013-9435-7 (2013). Huang, S. On the intrinsic inevitability of cancer: from foetal to fatal attraction. *Semin Cancer Biol* 21, 183-199, doi:S1044-579X(11)00032-0 [pii] 10.1016/j.semcancer.2011.05.003 (2011).

[94] Kauffman, S. A. *The Origins of Order*. (Oxford University Press, 1993).

[95] Bornholdt, S. & Rohlf, T. Topological evolution of dynamical networks: global criticality from local dynam- ics. *Phys Rev Lett* 84, 6114-6117 (2000). Nykter, M. et al. Gene expression dynamics in the macrophage exhibit criticality. *Proc Natl Acad Sci U S A* 105, 1897-1900 (2008). Ramo, P., Kesseli, J. & Yli-Harja, O. Perturbation avalanches and criticality in gene regulatory networks. *J Theor Biol* 242, 164-170 (2006). Torres-Sosa, C., Huang, S. & Aldana, M. Criticality is an emergent property of genetic networks that exhibit evolvability. *PLoS Comput Biol* 8, e1002669, doi:10.1371/journal.pcbi.1002669 (2012).

[96] Kauffman, S. A. *The Origins of Order*. (Oxford University Press, 1993). Bagley, R. J. & Glass, L. Counting and classifying attractors in high dimensional dynamical systems. *J Theor Biol* 183, 269-284 (1996). Huang, S. & Kauffman, S. In *Encyclopedia of Complexity and Systems Science* (ed. R. A. Meyers) 1180-1213 (Springer, 2009).

[97] Huang, S. The molecular and mathematical basis of Waddington's epigenetic landscape: A framework for post-Darwinian biology. *Bioessays* 34, 149-155 (2012).

[98] Janssens, A. & Joyner, M. J. Polygenic risk scores that predict common diseases using millions

of single nucleotide polymorphisms: is more, better? *Clin Chem* 65, 609-611, doi:10.1373/ clinchem.2018.296103 (2019).

[99] Torres-Sosa, C., Huang, S. & Aldana, M. Criticality is an emergent property of genetic networks that exhibit evolvability. *PLoS Comput Biol* 8, e1002669, doi:10.1371/journal. pcbi.1002669 (2012). Aldana, M., Balleza, E., Kauffman, S. & Resendiz, O. Robustness and evolvability in genetic regulatory networks. *J Theor Biol* 245, 433-448 (2007).

[100] Huang, S. Genetic and non-genetic instability in tumor progression: link between the fitness landscape and the epigenetic landscape of cancer cells. *Cancer Metastasis Rev* 32, 423-448, doi:10.1007/s10555-013-9435-7 (2013). Huang, S. On the intrinsic inevitability of cancer: from foetal to fatal attraction. *Semin Cancer Biol* 21, 183-199, doi:S1044-579X(11)00032-0 [pii] 10.1016/j.semcancer.2011.05.003 (2011).

[101] Maden, M. The evolution of regeneration—where does that leave mammals? *Int J Dev Biol* 62, 369-372, doi:10.1387/ijdb.180031mm (2018). Slack, J. M. Animal regeneration: ancestral character or evolutionary novelty? *EMBO Rep* 18, 1497-1508, doi:10.15252/embr.201643795 (2017).

[102] Gould, S. J. & Lewontin, R. C. The spandrels of San Marco and the Panglossian paradigm: a critique of the adaptationist programme. *Proc R Soc Lond B Biol Sci* 205, 581-598 (1979).

[103] Aubin, D. Forms of explanations in the catastrophe theory of René Thom: topology, morphogenesis, and structuralism. In *Growing Explanations: Historical Perspective on the Sciences of Complexity* (ed. M.N. Wise) 95-130 (Duke University Press, 2004). Webster, G. & Goodwin, B. C. A structuralist approach to morphology. *Riv Biol* 92, 495-498 (1999).

[104] Sell, S. On the stem cell origin of cancer. *Am J Pathol* 176, 2584-2494, doi:10.2353/ ajpath.2010.091064 (2010).

[105] Holtan, S. G. et al. The dynamic human immune response to cancer: it might just be rocket science. *Immu- notherapy* 3, 1021-1024, doi:10.2217/imt.11.109 (2011).

[106] Fordyce, C. A. et al. Cell-extrinsic consequences of epithelial stress: activation of protumorigenic tissue phenotypes. *Breast Cancer Res* 14, R155, doi:10.1186/bcr3368 (2012). Hangai, S. et al. PGE2 induced in and released by dying cells functions as an inhibitory DAMP. *Proc Natl Acad Sci U S A* 113, 3844-3849, doi:10.1073 /pnas.1602023113 (2016). Kurtova, A. V. et al. Blocking PGE2-induced tumour repopulation abrogates bladder cancer chemoresistance. *Nature* 517, 209-213, doi:10.1038/nature14034 (2015). Kalinski, P. Regulation of immune responses by prostaglandin E2. *J Immunol* 188, 21-28, doi:10.4049/ jimmunol.1101029 (2012). Stoeck- lein, V. M., Osuka, A. & Lederer, J. A. Trauma equals danger—damage control by the immune system. *J Leukoc Biol* 92, 539-551, doi:10.1189/ jlb.0212072 (2012). Wang, D. & DuBois, R. N. Immunosuppression associated with chronic inflammation in the tumor microenvironment. *Carcinogenesis* 36, 1085-1093, doi:10.1093/ carcin/ bgv123 (2015). Xiao, W. et al. A genomic storm in critically injured humans. *J Exp Med* 208, 2581-2590, doi:10.1084/jem.20111354 (2011).

[107] Holtan, S. G. et al. The dynamic human immune response to cancer: it might just be rocket science. *Immu- notherapy* 3, 1021-1024, doi:10.2217/imt.11.109 (2011).

[108] Dvorak, H. F. Tumors: wounds that do not heal. Similarities between tumor stroma generation and wound healing. *N Engl J Med* 315, 1650-1659, doi:10.1056/NEJM198612253152606 (1986).

[109] O'Donnell, J. S., Teng, M. W. L. & Smyth, M. J. Cancer immunoediting and resistance to T cell-based immunotherapy. *Nat Rev Clin Oncol* 16, 151-167, doi:10.1038/s41571-018-0142-8 (2019).

[110] Zhou, J. X. et al. Phylostratigraphic analysis of tumor and developmental transcriptomes reveals relation- ship between oncogenesis, phylogenesis and ontogenesis. *Convergent Sci Phys Oncol* 4, 025002 (2018).

[111] Sell, S. On the stem cell origin of cancer. *Am J Pathol* 176, 2584-2494, doi:10.2353/ajpath.2010.091064 (2010).

[112] Abolhoda, A. et al. Rapid activation of MDR1 gene expression in human metastatic sarcoma after in vivo exposure to doxorubicin. *Clin Cancer Res* 5, 3352-3356 (1999). Chin, K. V., Tanaka, S., Darlington, G., Pastan, I. & Gottesman, M. M. Heat shock and arsenite increase expression of the multidrug resistance (MDR1) gene in human renal carcinoma cells. *J Biol Chem* 265, 221-226 (1990). Correa, S. et al. Wnt/beta-catenin pathway regulates ABCB1 transcription in chronic myeloid leukemia. *BMC Cancer* 12, 303, doi:10.1186/1471-2407-12-303 (2012). Mickley, L.A. et al. Modulation of the expression of a multidrug resistance gene (mdr-1/P-glycoprotein) by differentiating agents. *J Biol Chem* 264, 18031-18040 (1989). Pisco, A. O., Jackson, D. A. & Huang, S. Reduced intracellular drug accumulation in drug-resistant leukemia cells is not only solely due to MDR-mediated efflux but also to decreased uptake. *Front Oncol* 4, 306, doi:10.3389/fonc.2014.00306 (2014).

[113] Donnenberg, V. S. & Donnenberg, A. D. Multiple drug resistance in cancer revisited: the cancer stem cell hypothesis. *J Clin Pharmacol* 45, 872-877 (2005).

[114] Correa, S. et al. Wnt/beta-catenin pathway regulates ABCB1 transcription in chronic myeloid leukemia. *BMC Cancer* 12, 303, doi:10.1186/1471-2407-12-303 (2012). Hung, T. H. et al. Wnt5A regulates ABCB1 expres- sion in multidrug-resistant cancer cells through activation of the non-canonical PKA/beta-catenin pathway. *Oncotarget* 5, 12273-12290 (2014). Stein, U. et al. Impact of mutant beta-catenin on ABCB1 expression and therapy response in colon cancer cells. *Br J Cancer* 106, 1395-1405, doi:10.1038/bjc.2012.81 (2012).

[115] Trosko, J. E. From adult stem cells to cancer stem cells: Oct-4 Gene, cell-cell communication, and hormones during tumor promotion. *Ann N Y Acad Sci* 1089, 36-58, doi:10.1196/annals.1386.018 (2006). Jackson, T. R. et al. DNA damage causes TP53-dependent coupling of self-renewal and senescence pathways in embryonal carcinoma cells. *Cell Cycle* 12, 430-441, doi:10.4161/cc.23285 (2013). Hu, X. et al. Induction of cancer cell stemness by

chemotherapy. *Cell Cycle* 11, 2691-2698, doi:10.4161/cc.21021 (2012).

［116］ Bastakoty, D. & Young, P. P. Wnt/beta-catenin pathway in tissue injury: roles in pathology and therapeutic opportunities for regeneration. *FASEB J* 30, 3271-3284, doi:10.1096/fj.201600502R (2016). Bielefeld, K. A., Amini-Nik, S. & Alman, B. A. Cutaneous wound healing: recruiting developmental pathways for regeneration. *Cell Mol Life Sci* 70, 2059-2081, doi:10.1007/s00018-012-1152-9 (2013).

［117］ Goldsberry, W. N., Londono, A., Randall, T. D., Norian, L. A. & Arend, R. C. A review of the role of Wnt in cancer immunomodulation. *Cancers (Basel)* 11, 771, doi:10.3390/cancers11060771 (2019).

［118］ Hu, X. et al. Induction of cancer cell stemness by chemotherapy. *Cell Cycle* 11, 2691-2698, doi:10.4161 /cc.21021 (2012).

［119］ Hafner, A., Bulyk, M. L., Jambhekar, A. & Lahav, G. The multiple mechanisms that regulate p53 activity and cell fate. *Nat Rev Mol Cell Biol* 20, 199-210, doi:10.1038/s41580-019-0110-x (2019).

［120］ Lee, K. H. et al. A genomewide study identifies the Wnt signaling pathway as a major target of p53 in murine embryonic stem cells. *Proc Natl Acad Sci U S A* 107, 69-74, doi:10.1073/pnas.0909734107 (2010).

［121］ Lee, E. et al. Metabolic stress induces a Wnt-dependent cancer stem cell-like state transition. *Cell Death Dis* 6, e1805, doi:10.1038/cddis.2015.171 (2015). Lettini, G. et al. Heat shock proteins in cancer stem cell maintenance: a potential therapeutic target? *Histol Histopathol* 35, 25-37, doi:10.14670/HH-18-153 (2019). Cubillos-Ruiz, J. R., Bettigole, S. E. & Glimcher, L. H. Tumorigenic and immunosuppressive effects of endo- plasmic reticulum stress in cancer. *Cell* 168, 692-706, doi:10.1016/j.cell.2016.12.004 (2017). Lu, H. et al. Chemotherapy triggers HIF-1-dependent glutathione synthesis and copper chelation that induces the breast cancer stem cell phenotype. *Proc Natl Acad Sci U S A* 112, E4600-4609, doi:10.1073/pnas.1513433112 (2015). Ciocca, D. R., Arrigo, A. P. & Calderwood, S. K. Heat shock proteins and heat shock factor 1 in carcinogenesis and tumor development: an update. *Arch Toxicol* 87, 19-48, doi:10.1007/s00204-012-0918-z (2013). Sosa, M. S. et al. NR2F1 controls tumour cell dormancy via SOX9- and RARbeta-driven quiescence programmes. *Nat Commun* 6, 6170, doi:10.1038/ncomms7170 (2015).

［122］ Puissant, A. et al. Imatinib triggers mesenchymal-like conversion of CML cells associated with increased aggressiveness. *J Mol Cell Biol* 4, 207-220, doi:10.1093/jmcb/mjs010 (2012).

［123］ Stoecklein, V. M., Osuka, A. & Lederer, J. A. Trauma equals danger—damage control by the immune system. *J Leukoc Biol* 92, 539-551, doi:10.1189/jlb.0212072 (2012). Chan, J. K. et al. Alarmins: awaiting a clinical response. *J Clin Invest* 122, 2711-2719, doi:10.1172/JCI62423 (2012). McDonald, B. et al. Intravascular danger signals guide neutrophils to sites of sterile inflammation. *Science* 330, 362-366, doi:10.1126/science.1195491 (2010).

［124］Sulciner, M. L. et al. Resolvins suppress tumor growth and enhance cancer therapy. *J Exp Med* 215, 115-140, doi:10.1084/jem.20170681 (2018).

［125］Sulciner, M. L. et al. Resolvins suppress tumor growth and enhance cancer therapy. *J Exp Med* 215, 115-140, doi:10.1084/jem.20170681 (2018). Huang, Q. et al. Caspase 3-mediated stimulation of tumor cell repopulation during cancer radiotherapy. *Nat Med* 17, 860-866, doi:10.1038/nm.2385 (2011).

［126］Ewald, J. A., Desotelle, J. A., Wilding, G. & Jarrard, D. F. Therapy-induced senescence in cancer. *J Natl Cancer Inst* 102, 1536-1546, doi:10.1093/jnci/djq364 (2010). Guillon, J. et al. Chemotherapy-induced senescence, an adaptive mechanism driving resistance and tumor heterogeneity. *Cell Cycle* 18, 2385-2397, doi:10.1080 /15384101.2019.1652047 (2019).

［127］Ewald, J. A., Desotelle, J. A., Wilding, G. & Jarrard, D. F. Therapy-induced senescence in cancer. *J Natl Cancer Inst* 102, 1536-1546, doi:10.1093/jnci/djq364 (2010). Guillon, J. et al. Chemotherapy-induced senescence, an adaptive mechanism driving resistance and tumor heterogeneity. *Cell Cycle* 18, 2385-2397, doi:10.1080 /15384101.2019.1652047 (2019).

［128］Hangai, S. et al. PGE2 induced in and released by dying cells functions as an inhibitory DAMP. *Proc Natl Acad Sci U S A* 113, 3844-3849, doi:10.1073/pnas.1602023113 (2016). Kalinski, P. Regulation of immune responses by prostaglandin E2. *J Immunol* 188, 21-28, doi:10.4049/jimmunol.1101029 (2012).

［129］Liu, D. & Hornsby, P. J. Senescent human fibroblasts increase the early growth of xenograft tumors via matrix metalloproteinase secretion. *Cancer Res* 67, 3117-3126, doi:10.1158/0008-5472.CAN-06-3452 (2007).

（秦文健　罗伟仁）

5 细胞吸引子概念作为加深我们理解癌症的工具

Ingemar Ernberg

概述

在本章中，我们将探讨从复杂动力系统理论中引入的"细胞吸引子"概念在分析和研究癌症背景下由细胞内基因调控网络产生的细胞身份、可塑性和细胞表型方面的潜在作用。首先简要总结一些考量因素，这些因素促使癌症科学家意识到，我们需要超越 DNA 对生物/细胞功能进行"编程"这一比喻，以便更好地理解细胞功能。简而言之，我们需要回答的首要问题是"在细胞中谁/什么做决定"？或者更确切地讲，"细胞是如何做出决定的？"这听起来可能带有目的性，或会引发始料不及的危险或误导性的争论，但希望通过慎之又慎的处理，以引导读者了解这个隐喻性问题的本质。简单地讲，人类体内大约十万亿个细胞共享的同一个基因组如何能产生我们观察到的几百种迥然不同的细胞表型及其特定功能，这是一个谜。

5.1 DNA 可以指定细胞类型吗？

多细胞生物中细胞最重要的特征是什么？基本功能如新陈代谢和细胞分裂，是所有细胞生命的必需并起决定性作用。但在整个生物体的背景下，细胞最重要的特征，或细胞的整体功能是其对生物体生存的贡献。人们常常通过定义细胞类型及其表型表示细胞功能，或至少是细胞功能组。因此，典型的细胞类型粗略地代表了细胞的不同功能或功能组（例如，在人体内）。多细胞生物的不同细胞类型携带相同的基因组信息，但执行的功能却大相径庭，如电信号、收缩、移动、搭建骨架、防御入侵的生物和分子、将光子转化为"有意义的"信号，或生产酶、激素或抗体释放所需的蛋白质。生物个体中的单个基因组是如何在如此迥然不同的环境中运作的？通常认为，这是由指导生物发育的分化程序和（或）表观遗传控制机制造成。细胞分化的实际信号如何运作以及其是如何被调控，这仍然是当前许多研究的主题和焦点，所涉及的许多生物学过程已经被恰如其分地了解。然而，现在已经很清楚的是，其不能被简单地认为是由 DNA 编码和执行的"编程算法"。如果是这样的话，那么无法解释同一 DNA 序列中出现的大量观察到的终点、不同的细胞类型和功能。当涉及其他水平的基因表达控制时，例如"表观遗传编程"，我们目前对"先有鸡还是先有蛋"这个问题的理解知之甚少。染色质区域或基因的关闭或打开是如何被赋予特异性的？这种特异性在成千上万的基因和蛋白质之间是如何协调的？例如，末端修饰酶可能是乙酰化酶、去乙酰化酶、甲基化酶，或者可能是去甲基化酶，但是这种酶的作用是如何在细胞整体环境中针对特定的细胞内区域或特定的基因起作用，目前还不是很清楚。通过逆行的线性分析，人们将不可避免地失去关于谁在控制这种特异性的任何清晰的层次概念。事实上，从对复杂系统的研究中我们已经知道，在当前的研究中仅仅将细胞分化问题归因于"基因或表观遗传编程"，不足以解决这个特异性问题。换言之，我们不知道谁在细胞中做出决定，也不知道如何做出决定，例如决定成为神经元、B 淋巴细胞、视杆细胞、肌肉细胞或成骨细胞。在没有解决这个问题的情况下，必须承认，在理解细胞如何"工作"这方面，我们仍然缺失一个重要的环节。

造成这种缺陷的一个主要原因可能是，我们没有真正试图去解释细胞的"决策"过程。自从 1953 年对 DNA 结构的开创性和独创性的发现以及随后几十年对遗传密码和转录和翻译的生物化学之谜解开，我们陷入了一个相当有限的视角，即所有生物学现象都可以通过了解 DNA 进行解释，而正是"DNA 代码"（≈基因）在不同的细胞内运行着不同的程序。这种还原论的观点过去是，现在依旧是细胞生物学、生物学和生物技术取得重大进展的得力工具，并且在诸如将生物医学应用于人类疾病等方面发挥着重要作用。已故诺贝尔奖得主 Sydney Brenner 扼要地评论了我们这一代人对基因组重要性的崇拜，即"我认为我们所知道的关于生命系统最重要的一点是其都有基因，只有通过基因，一个生命系统才能繁殖出与其相似的后代。""科学上所取得的成就告诉我们，这一切之所以发生，是因为生物体内有基因，其后代就是以某种方式编写而成，而'某种方式'是我们必须要解释的。但我们要探个究竟的不是'为何'而是'如何'[1]。"

5.2 细胞研究中遗漏了什么？

以 DNA 为中心的还原论无疑使人们对诸如癌症等疾病的细胞生物学有了更好的了解，并开发了能够成功靶向突变基因及其产物的药物。当我们忙于收获挂在低处的唾手可得的果实时，却被自负冲昏了头脑，认为生物系统完全是由 DNA 所控制。尽管有关 DNA 中储存的信息如何在细胞中工作的知识非常详尽和令人赞叹，但我们仍然无法轻易地将基因和遗传信息的运作转化为不同细胞类型的复杂功能。虽然多少意识到了这一缺陷，但我们仍将自己固步自封于一种观点，即生物学中的因果关系在很大程度地是一个线性过程——这种看待生物系统的观点类似于 19 世纪末爱因斯坦、薛定谔、海森堡和玻尔之前对自然科学（经典）基础的感知方式。科学家们现在才意识到，我们不能再忽视这样一个事实，即生物系统是纷繁复杂的，在一个细胞中有数以千万计的相互作用的参与者。如今人们越来越接受这样一个事实，即细胞代表一个复杂的、具有新涌现特性的适应性系统。这种复杂性最迫在眉睫的是，我们对"决策"如何在这样的系统中发挥作用仅略知一二。有一种观点认为，其是以分布式方式发生，近邻之间在局部相互影响，这些局部相互作用的总和加起来形成系统级的输出，我们称之为"决策"，就像在自组织系统中观察到的那样[2]。到目前为止，这样的框架还没有被生物学家广泛地应用到细胞研究中。此外，迄今为止，决定细胞物理性质的许多基本特性都被无情忽视，需要更多的关注才能理解细胞的生命。

细胞的一个基本特性是在微、纳米尺度方面存在着极高的蛋白质浓度或分子密度。这一特性和其他特性清楚地表明，细胞的运作方式远非热力学平衡，而是在非常特殊的三维纳米环境中，利用长链同时发生的化学反应以及许多反馈和前馈回路。由于技术方面的限制，这种复杂的网络耦合化学反应的高密度化学过程目前为止还没有得到太多的研究。这种复杂的非层次网络中非线性化学反应的规律是什么？我们如何理解这样一个系统的因果关系？细胞内化学反应因此主要是表面化学，这其中涉及质子梯度和有序的水分子。有人认为，细胞内密集排列的分子表面相互碰撞代表了连续/恒定的"相变"状态。此外，这种细胞系统在外界条件的一系列变化中都能很好地维持体内稳态，这一点目前知之甚少。一旦我们应用一个复杂的系统框架，在细胞生物学、（细胞）物理学和（细胞）化学的水平理解了这些现象（因为这些可能与"标准"物理和化学相当不同），我们就可以考虑将类似的原理应用到生物体这个层次。

5.3 DNA 的作用不是为细胞编程

系统生物学的创始人之一 Denis Noble 在 2013 年的一篇综述中提到了系统生物学的十项原则，他在几年之前的一次会议上首次提出了这些原则[3]。他不无挑衅地说：

- ·生物功能是多层次的；
- ·信息的传递不是单向的；
- ·生物相对论：不存在特权级别的因果关系；
- ·DNA 并不是遗传信息的唯一传递者；
- ·没有遗传程序；
- ·没有任何其他级别的程序；
- ·还有更多有待发现；真正的"生物学理论"目前还不存在。

如果是这样的话，Carl Sagan 和 Francis Crick 于 1971 年在美尼亚埃里温城外的山顶天文台上由美国和苏联科学院联合主办的关于"地外智慧文明通讯"（CETI）的会议上发表的著名声明就是错误的，当时他们说"如果我们能将一串 DNA 发送到宇宙中，让其他文明能够接收到它，那么他们就会理解我们的生命形式[4]"。显然，要了解生命还需要做更多的工作。首先，我们所知道的生命形式似乎具有高度特异性的物理和化学约束，此外是遗传"计划"对细胞的明显影响，复杂的细胞组织结构不是通过 DNA 遗传而是通过（受精卵）本身遗传。卵细胞作为一个整体将基因组保存在这个整体结构中，并使其保持结构的完整性。

在这样一个细胞内异常复杂的世界里，如果 DNA 不是细胞功能的编程，那么其作用又是什么？毋庸置疑，这是非常重要的。其为功能表达的可能性提供了边界，是细胞内网络的重要组成部分，也是构建新蛋白质分子的信息源。当细胞在进化过程中"需要"一种新功能时，其还充当新分子的重要记忆源。可以这么说，DNA 为子孙后代修复和存储了进化经历的"记忆"。

5.4 细胞内分子相互作用网络

基于上述论点考虑，要回答是什么最终定义和控制了细胞类型、特定的细胞功能或表型，看来其一定是被放置在可能的分子相互作用的细胞内网络中！这种"网络"产生于基因和 DNA 以及细胞结构组织所定义的边界条件，但又独立于这些条件。例如，在细胞的不同部位和区室中，网络的局部活动可以独立运行和相互作用，而无须编码在不同位置活动的蛋白质的基因任何直接参与；明显的例子有肌肉收缩、昼夜节律发生器，或是光子撞击视网膜中的视杆细胞所产生的信号传递。因此，与经常使用的机器或引擎比喻相比，将细胞与城市进行比喻对比更为有用，也更少误导。在一个城市的不同地区，由于各种社会网络（包括现实生活和基于网络的）的互动，产生了许多地方性活动，这些活动似乎或多或少都是自治的。这些活动的边界（约束）是由城市的有形物理结构（建筑物、工作场所、餐馆、会议厅、街道等）及其基础设施以及特定社区"看不见的"无形社会规则和规范所界定，如各方商定的那样，这些边界总是动态变化，并从社会网络内的互动中产生（例如，在当地和国家法律中可以找到这些官方固定的陈词）。重要的是，这些地方活动的出现并不是由于法律或法规书籍的存在，也不是因为官员们在市政厅阅读了法律。同样，细胞内网络只有在某个局部角色丢失、故障或需要完成特定任务时才会访问基因组并索取备件（蛋白质）。因此，导致细胞分化/功能/表型的决策发生在整个细胞内网络中，而基因组只是其中一个重要的组成部分。正如 Denis Noble 所言，DNA 本身不会对任何事情进行编程，就像城市法律不会在音乐厅里烹饪食物或演奏音乐一样。

我们对这种细胞内分子相互作用网络了解多少？当然还远远不够。目前，其最佳可用模型是由所谓的大型无标度网络所提供，这是由复杂动力系统理论和网络理论发展而来。这些网络的特征至少在表面上与细胞内分子相互作用网络的观察结果相吻合。其可以是极为宽广的网络，但受数量有限的简单规则所控制（本卷第 6 章）；其可以表现出高度复杂的集体行为，尽管缺乏一个明显的中央控制层或领袖实体；其行为也难以预料，这是迄今为止所研究的所有复杂系统的基本特征；其使用、产生和整合来自网络内部和环境的信息和信号。通过学习和进化，其可以改变和适应以提高生存或成功运作的能力，并且能够对不断变化的外界刺激做出快速的应答反应。大规模无标度网络表现出不一样的涌现和自组织行为[5]。节点和中枢通过不同的相互作用（例如，物理接触或远程信号分子）相连接，而与许多其他节点和中枢连接的中枢有进一步增加其连接数量的趋势（"富者愈富"——一个成功复杂网络的共同法则）。在这个网络模型中，细胞中的节点和中枢对应于彼此相互作用的单个蛋白质和分子。

5.5 从细胞内网络互作表型效应的荟萃分析引出细胞吸引子概念

因此，多细胞生物中细胞类型的多样性是由于不同表型之间的非遗传转换造成，尽管每个细胞都有完全相同的基因组。将复杂的非线性动力系统理论应用于基因调控网络（GRNs）可以捕捉克隆细胞群体中多个不同表型状态的瞬时动态特性。一个相互影响表达的基因网络可以呈现出大量理论上的（组合）基因表达配置（网络状态）。每一种组合可能的基因表达模式／谱都可以被认为是 n 维坐标系中的一个位置、一个点，其中 n 代表相互作用基因的数量。GRNs 的动力学已经通过使用布尔代数模拟作为概念模型研究，以呈现真实 GRNs 功能的基本特征。这些模拟表明，并非系统的所有状态都同样稳定（可能发生），但某些由 GRN 支配的网络状态呈现出稳定的稳态，称为吸引子状态，所有可能状态的动态变化都将被"吸引"到这里。

细胞吸引子的概念最初由 Stuart Kauffman[6] 提出，源于布尔代数在基因调控网络中的应用。如果遵循一些简单的规则，细胞内相互作用的基因或其产物的网络最终只会产生有限数量的基因表达稳态，而不管起始条件或理论上无限数量的组合可能状态如何。这种有限数量实际达成的稳态对应于现实世界中有限数量的细胞类型，尽管或许有一些额外的稳态还没有被现实世界的细胞类型所利用。

真实的基因表达数据表明，由于每个生物参数的显著异质性／变异性，一种细胞类型的细胞不会定位于单个吸引子点（在数学意义方面），而是定位于统计吸引子中心周围或多或少分布的云内。早期的工作已经证明，同一细胞类型的细胞之间相同蛋白质水平的随机变化是迄今为止所研究的大多数细胞的一个基本特征[7]。基因表达中的分子噪声导致的随机波动有助于细胞"表型云"的分布范围和形状，特定云的体积／面积可以被视为所有细胞类型的虚拟景观中的吸引盆[8]，这种可变性本身与吸引子一起代表了细胞类型的"原型"表型（＝模式）。值得注意的是，这种观点与传统模型背道而驰，在传统模型中，给定表型的整个细胞群中的所有细胞都被假设为与抽象的"平均细胞"的行为方式相同。另外，动态吸引子概念可以被看作是经典的表观遗传景观隐喻的一个现代版本，这一隐喻在七十年前 C.H. Waddington 便已直观地介绍[9]。

5.6　根据吸引子概念划分细胞类型

因此，在生物体中观察到的不同细胞"类型"代表了动态吸引子状态，整个基因组中基因活动的"自稳定"配置是由于基因之间调控相互作用和 GRN 的整体结构所施加的总体、总基因表达的集体输出所涌现的约束而产生[10]。因此，正常组织中的多能状态或终末细胞类型，以及癌症中的干细胞样（肿瘤起始的）或转移状态，都可能是这样的吸引子状态。吸引子状态显示出对随机波动的鲁棒性，当每个细胞的基因表达模式显示为高维基因表达空间中的一个点时，克隆的细胞群体就会表现为一个浑然一体的细胞"云"[11]。这就是为什么尽管细胞之间千差万别，但它们仍能作为一个独特的表型被识别出来，代表我们所知的"细胞类型"。

然而，在存在足够高水平的波动或对确定性调节信号作出反应的情况下，细胞可以在吸引子之间切换，也就是进行表型转换[12]。由于吸引子状态是整体基因活动模式下不同配置的结果，这些表型转换并不需要涉及 DNA 水平上具有长期影响的基因突变，尽管突变可以通过修改整个吸引子景观促使状态转换[13]。

5.7 将细胞吸引子模型应用于癌细胞：实验观察

细胞吸引子模型最初被提出用于解释正常细胞表型的维持[14]。细胞群体的表型是随着时间的推移而不断动态变化的结果，这取决于单个细胞内部分子网络（基因表达水平和模式、蛋白质相互作用、代谢通量等）的持续变化。

我们和其他研究者已经证实，任何从一个原始完整表达水平谱的群体中分离和单独培养的细胞亚群，就可以在几天到数周内重建表型变异的原始亲本分布[15]，这是应用吸引子模型的一个预测结果。此外，任何保留在原始、完整的"亲本"群体中的细胞亚群也会以类似的方式改变其表达水平，就像从这个群体中分离出来的细胞在单独的新培养体系中生长一样。细胞的表达表型与已实现表型云的边缘位置相对应，随着时间的推移，其会重新定位到分布的中心位置。同样，位于中心的细胞也会从中间向表型分布的边缘移动，在这两种情况下，最终在统计学中都分布在整块群体云（因此代表"平均"表型）。在我们的和类似的体外培养克隆细胞系的还原实验系统中，细胞间信号和细胞间通信似乎不是这种行为的主要决定因素[16]。不可避免的是，在更复杂的环境中，例如组织或整个生物体，相邻细胞接触的输入、来自微环境的短程信号或激素的远程信号会重置暴露的细胞吸引子的边界，可能会重新定义吸引子点和细胞状态云的形状。这些工具方始用来研究内在的细胞网络 /GRN 的基本设定点和其由于与微环境的相互作用而引起的修饰程度之间的平衡。

细胞群体内"表型"状态的分布行为及其在该群体中的弛豫动力学可以用福克－普朗克方程（Fokker-Planck equation）描述。基于这个方程的建模表明，一个确定性漂移力和一个代表细胞状态动力学主要驱动力的扩散项，即 GRN 和分子噪声的调节约束，可以相当好地表示癌细胞吸引子周边细胞状态的动态变化[17]。

虚拟细胞型吸引子景观的一个重要特征是吸引盆（"丘陵和山脊"）之间的空间没有细胞的存在。这些是单个细胞不太可能占据的状态景观位置，因为在吸引盆外的这些位置上，由于现有网络相互作用的限制，细胞内网络状态是不稳定的，或者不允许一个可行性表型的存在[18]。那么，只是由于细胞内网络的随机变化，细胞是否有可能（偶尔）逃离其原生表型吸引盆，并越过其边缘进入另一个（亚）吸引子？这意味着存在一个暂时的、可能至为关键的（就细胞存活而言是有风险的）通道，其穿越空隙，或越过两个景观中"不可能"或"不允许"状态的吸引子山谷之间的山脊。这将是一种特殊的现象，因为其会破坏多细胞生物中细胞表型和组织的有序结构。来自我们体外细胞模型系统的初步数据表明，处于表型变异分布边缘的细胞可能是跨越两个盆之间山脊的细胞，很是脆弱、容易发生凋亡，并且增殖缓慢。在一个高度结构化的正常、健康的微环境中，其可能仅仅能够完成了这一过渡，但无法继续生存。然而，在一个经历了组织应激和紊乱的环境中，例如在低级别慢性炎症中，其将获得更大的机会存活下来，并进入癌前病变的路径，正如其他人也提出的那样[19]。细胞进入邻近表型吸引子（尽管频率非常低），这甚至可能是景观中新的吸引子，因此并不符合生理学方面的逻辑，在无需启动突变的情况下就可以促进肿瘤的发生。这种情况代表了 Feinberg 等早些时候提出的表观遗传祖细胞癌症模型的扩展[20]。

在我们的实验模型中，另一个重要的观察结果是存在具有非典型标志物表达谱但出现频率较低的细胞。从吸引子模型的角度看，这些细胞可能代表向另一个吸引子的短暂性转换，或表型向亚吸引子的不完全的部分改变。在体外分离后培养过程中，我们实验中的外围边缘细胞（与中央吸引盆相对）增殖缓慢以及凋亡率较高，但最终返回到亲本的状态。然而当这些细胞被分离时，在涉及大量基因的信使 RNA 表达模式方面出现了明显的变化。

所谓的细胞吸引子在现实世界中并不存在，其只是代表细胞类型的一种方式，为细胞在群体中的行为提供一些（部分有悖常理的）见解。我们认为，这些关于同种细胞类型的细胞群中细胞间微异质性的普适性见解，可以推广到生物圈中所有的细胞类型。

5.8　应用吸引子模型寻找新的治疗方法

随着基本的分子细胞生物学被成功阐明，我们对癌症的认识往前迈进了一大步。癌症生物学中"驱动"与"乘客"基因突变的概念使癌症治疗药物的开发步入了一个新阶段，可以通过多种不同方法靶向肿瘤中发现的一个或几个突变基因[21]。这种有望纠正或规避基因错误的精准药物开发，是将基础科学发现转化为临床应用的一项巨大成就。虽然精准癌症医学（PCM）仍是有价值、总体上前景广阔的一种方法，但到目前为止，这类药物在临床的成功率并不高。正如在这本书其他地方指出的那样，对癌症的系统生物学更全面的了解将有助于改进治疗的理念并开发出更成功的治疗方法[22]。

将吸引子模型应用于癌症表型将对癌细胞生物学和癌症治疗产生重要的影响。局部微环境（包括局部暴露）对细胞网络的影响以及由此产生的表型很可能先于之后的致癌基因突变，从而可以根据所提到的表观遗传祖细胞癌症模型来设定肿瘤进展过程中所需的微环境条件。更为常见的是，突变的癌基因或抑癌基因及其异常基因产物代表了肿瘤发病机制中的"原罪"。然而，长期以来，突变基因对细胞犯下的错误已经被细胞内网络的顺应力所弥补。复杂的细胞网络具有"愈合伤口"的功能，因此这些异常基因所带来的影响将不再对表型起决定性作用。由于细胞内网络提供的适应性和代偿机制，携带突变基因的进展性肿瘤细胞得以存活[23]。当常规治疗方法不能起作用时，这些补偿机制或许是应该寻找并可以靶向的目标[24]。其很有可能在正常的体内稳态下运转以维持"健康"状态。

吸引子模型还对未来癌症治疗产生了另一个重要影响。癌细胞吸引子范围内单细胞的广泛分布可以解释为什么群体中的一些细胞在某个时间点对给定药物产生耐药性；而在另一个时间点，当其在表型状态空间中的位置发生变化时却没有发生耐药[25]（本卷第 10 章）。在治疗过程中，一旦治疗选择压力解除，少数暂时耐药的边缘细胞就可能会重新建立起原始的恶性细胞群。如果一个恶性细胞克隆代表了不同基因表达状态的随机分布，包括罕见的变异，那么就有必要确定治疗的组合，这不仅要降低群体细胞的平均生存能力，还要能够特异地消除可能暂时对药物产生耐药的罕见边缘细胞。除了癌症祖细胞耐药或由于治疗选择而出现新突变的问题之外，这是对耐药性提出的一种具有挑战性的补充观点[26]。

细胞吸引子的概念是否可以用于改进或开发新的癌症疗法？只有当在癌细胞吸引子中单个细胞的观察行为可以用细胞内世界的"真实"物理化学网络特性解释时，才会发生这种情况。除了绘制细胞内网络、其节点和中枢以及其相互作用的规则和原则之外，看不出还有别的办法。在对网络的这种理解中，可以为网络的路径和子电路的目标制订新的原则，这些原则目前仍然超出我们的能力范围。如今，Peter Csermely（本卷第 6 章）的工作最接近于这种尝试，其发现靶向一个强大枢纽的邻域较靶向这个枢纽本身更有效[27]。另一种方法是将重点放在稳定网络的目标/网络节点上，倘若其存在的话。该目的是摧毁（瓦解）或冻结（超稳定）细胞内网络，这将会由于网络解体或对某一特定网络状态的"锁定"而导致细胞死亡。

为了能够追寻这种概念上充满前景的方法，我们需要更好地理解细胞内部世界的极为特殊的物理现实。这需要新的方式来研究细胞内物理和化学条件的特征，与日常物理世界和化学教科书中的线性、少步线性反应途径相比，这些条件可能是相当苛刻的，也千差万别。将这一必要的基本知识与包含非线性维度的细胞内 /GRN 网络建模融为一体，会是未来面临的一个挑战。要想结出丰硕的果实，这个挑战需要细胞和癌症生物学家、系统生物学家、计算机科学家、生物化学家、化学家、物理学家和数学家彼此之间的通力合作。

致谢

本文作者得到瑞典癌症协会、儿童癌症基金会、Radiumhemmets 研究基金会和卡罗林斯卡医学院的支持。感谢哈佛大学医学院 Qin Li、斯德哥尔摩皇家技术学院 Erik Aurell、卡罗林斯卡医学院 Anders Wennborg 和 Jie-Zhi Zou、西雅图 ISB 的 Sui Huang 在这些主题上的合作和讨论促成了这篇综述。

参考读物

［1］Brenner S & Wolpert L. 2001. My Life in Science. BioMed Central Ltd. ISBN-10: 0954027809.

［2］Wolfram S. 2002. A New Kind of Science. Wolfram Media. ISBN 1-57955-008-8.

［3］Bard J, Melham T, Werner E, & Noble D. 2013. Plenary discussion of the conceptual foundations of systems biology Prog Biophys Mol Biol 111:137-140.

［4］Crick F. 1982. Life Itself: Its Origin and Nature. McDonald & Co, London and Sydney.

［5］Mitchell M. 2011. Complexity: A guided Tour. Oxford University Press. ISBN-10: 0199798109.

［6］Kauffman S. 1969. Metabolic stability and epigenesis in randomly constructed genetic nets. J Theoretical Biol 22(3):437-467. doi:10.1016/0022-5193(69)90015-0. PMID 5803332.

［7］Sigal A, et al. 2006. Variability and memory of protein levels in human cells. Nature 444(7119):643-646.

［8］Sisan DR, Halter M, Hubbard JB, & Plant AL. 2012. Predicting rates of cell state change caused by stochastic fluctuations using a data-driven landscape model. Proc Natl Acad Sci U S A 109(47):19262-19267.

［9］Waddington CH. 1940. Organisers & Genes. Cambridge University Press. Huang S. 2011a. Systems biology of stem cells: three useful perspectives to help overcome the paradigm of linear pathways. Philos Trans R Soc Lond B Biol Sci 366(1575):2247-2259.

［10］Huang S & Kauffman S. 2009. Complex gene regulatory networks—from structure to biological observables: cell fate determination. Encyclopedia of Complexity and Systems Science, ed Meyers RA (Springer), p 1180-1213.

［11］Huang S. 2011. Systems biology of stem cells: three useful perspectives to help overcome the paradigm of linear pathways. Philos Trans R Soc Lond B Biol Sci 366(1575):2247- 2259.

[12] Kalmar T, et al. 2009. Regulated fluctuations in nanog expression mediate cell fate decisions in embryonic stem cells. PLoS Biol 7(7):e1000149. Munoz-Descalzo S, de Navascues J, & Arias AM. 2012. Wnt- Notch signal-ling: an integrated mechanism regulating transitions between cell states. Bioessays 34(2):110-118.

[13] Huang S. 2011. On the intrinsic inevitability of cancer: from foetal to fatal attraction. Semin Cancer Biol 21(3):183-199.

[14] Kauf fman S. 1993. Origins of Order: Self- Organization and Selection in Evolution. Oxford University Press.

[15] Chang HH, Hemberg M, Barahona M, Ingber DE, & Huang S. 2008. Transcriptome-wide noise controls lineage choice in mammalian progenitor cells. Nature 453(7194):544- 547. Gupta PB, et al. 2011. Stochastic state transitions give rise to phenotypic equilibrium in populations of cancer cells. Cell 146(4):633- 644. Li Q, et al. 2016. Dynamics inside the cancer cell attractor reveal cell heterogeneity, limits of stability, and escape. Proc Natl Acad Sci U S A 113(10):2672-2677.

[16] Andrecut M, Halley JD, Winkler DA, & Huang S. 2011. A general model for binary cell fate decision gene circuits with degeneracy: indeterminacy and switch behavior in the absence of cooperativity. PLoS ONE 6(5):e19358.

[17] Li Q, et al. 2016. Dynamics inside the cancer cell attractor reveal cell heterogeneity, limits of stability, and escape. Proc Natl Acad Sci U S A 113(10):2672-2677.

[18] Chang HH, Hemberg M, Barahona M, Ingber DE, & Huang S. 2008. Transcriptome- wide noise controls lineage choice in mammalian progenitor cells. Nature 453(7194):544-547.

[19] Huang S. 2011. On the intrinsic inevitability of cancer: from foetal to fatal attraction. Semin Cancer Biol 21(3):183-199. Andrecut M, Halley JD, Winkler DA, & Huang S. 2011. A general model for binary cell fate decision gene circuits with degeneracy: indeterminacy and switch behavior in the absence of cooperativity. PLoS ONE 6(5):e19358.

[20] Feinber g AP , Ohlsson R, & Henikoff S. 2006. The epigenetic progenitor origin of human cancer. Nat Rev Genet 7(1):21-33.

[21] Hanahan D & Weinberg RA. 2011. Hallmarks of cancer: the next generation. Cell 144(5):646-674. Bernards R. 2012. A missing link in genotype-directed cancer therapy. Cell 151(3):465-468.

[22] Huang S. 2012. Tumor progression: chance and necessity in Darwinian and Lamarckian somatic (mutation-less) evolution. Prog Biophys Mol Biol 110(1):69-86.

[23] Gupta PB, et al. 2011. Stochastic state transitions give rise to phenotypic equilibrium in populations of cancer cells. Cell 146(4):633- 644. Roesch A, et al. 2010. A temporarily distinct subpopulation of slow- cycling mela-noma cells is required for continuous tumor growth. Cell 141(4):583- 594. Csermely P , Hódsági J, Korcsmáros T, Módos D, Perez- Lopez AR, Szalay K,

V eres DV , Lenti K, Wu L Y , & Zhang XS. 2015. Cancer stem cells display extremely large evolvability: alternating plastic and rigid networks as a potential mechanism: network models, novel therapeutic target strategies, and the contributions of hypoxia, inflammation and cellular senes-cence. Semin Cancer Biol 30:42-51.

［24］ Pisco AO, et al. 2013. Non- Darwinian dynamics in therapy-induced cancer drug resistance. Nat Commun 4:2467.

［25］ Roesch A, et al. 2010. A temporarily distinct subpopulation of slow- cycling melanoma cells is required for continuous tumor growth. Cell 141(4):583- 594. Pisco AO, et al. 2013. Non- Darwinian dynamics in therapy-induced cancer drug resistance. Nat Commun 4:2467. Schadt EE, Friend SH, & Shaywitz DA. 2009. A network view of disease and compound screening. Nat Rev Drug Discov 8(4):286-295. Quintana E, et al. 2010. Pheno-typic heterogeneity among tumorigenic melanoma cells from patients that is reversible and not hierarchically organized. Cancer Cell 18(5):510-523. Holzel M, Bovier A, & Tuting T. 2013. Plasticity of tumour and immune cells: a source of heterogeneity and a cause for therapy resistance? Nat Rev Cancer 13(5):365-376.

［26］ Bernards R. 2012. A missing link in genotype- directed cancer therapy. Cell 151(3):465-468.

［27］ Csermely P , Hódsági J, Korcsmáros T, Módos D, Perez- Lopez AR, Szalay K, V eres DV , Lenti K, Wu L Y , & Zhang XS. 2015. Cancer stem cells display extremely large evolvability: alternating plastic and rigid networks as a potential mechanism: network models, novel therapeutic target strategies, and the contributions of hypoxia, inflammation and cellular senescence. Semin Cancer Biol 30:42-51.

（蒋丽娟　罗伟仁）

6 癌细胞中分子相互作用网络的适应

Peter Csermely

概述

　　网络理论作为复杂系统理论的一部分，在过去几十年中开发了强大的工具，用于分析和理解现代分子生物学方法在 DNA、RNA 和蛋白质水平方面获得的大量分子相互作用数据。这些细胞内分子相互作用的复杂网络模型（从这里开始简称为"细胞网络"）可以多方面揭示无法通过其他方式描述的细胞功能和整体分子相互作用行为。本章简要介绍此类网络模型的一般逻辑以及我们如何将网络模型应用于癌症背景，并获得新颖的、与生物学和医学相关的见解。此外，本章还描述了基于网络的自适应机制，这些机制使癌细胞在不可预测的、通常是恶劣的肿瘤组织环境中获得生存和扩张的"创造力"。我们首先描述了从由细胞分子相互作用网络核心驱动的"一如既往"过程到网络外围变化的主导地位转变，这些变化导致遥远网络区域之间产生了"创造性"捷径，从而使网络能够响应新的挑战[1]。这形成了表征癌症发展初始阶段的一类普适性的适应/学习机制[2]，这种适应性变化可能将细胞网络的拓扑结构从刚性状态改变为可塑状态。刚性网络具有密集的核心、分离的模块（网络群组）、突出的层次结构、低网络熵和所谓的汇主导，其只有几个主要吸引子（即网络收敛的稳态）。可塑性网络则具有模糊的核心、重叠的模块、更少的层次结构/更多的循环、高网络熵和源主导，其有很多吸引子，且通常是分散的。网络可塑性和刚性的交替变化有助于将新信息编码到网络结构中，从而重塑网络核心并开发新的系统吸引子[3]。癌干细胞的特点是具有极高的进化能力，涉及可塑性和刚性之间的快速交替[4]。这种可塑性和刚性网络（分别表征早期和晚期肿瘤）需要从概念方面采取不同的药物设计策略。可塑性网络（可以很好地消散刺激）应该只受到"中心打击"的攻击，即靶标网络中的中枢、模块间桥和瓶颈。如果其在网络外围受到攻击，由于有效的刺激消散，药物的作用永远不会到达网络的中心。相比之下，刚性网络（传输刺激过程中没有太多耗散）可能会因"中心打击"攻击而变得"过度兴奋"，从而导致不必要的不良反应，例如药物不良反应。刚性网络需要针对其中枢和中心节点的近邻采用"网络影响药物设计策略"[5]。对关键网络节点近邻的"网络影响靶标"可以通过仅靶标关键、邻近网络节点的特定功能来提高干预的准确性。本章的结尾将概述基于网络动力学的个性化多靶点药物设计策略作为未来治疗的前景。

6.1　网络科学为包括癌症在内的复杂细胞行为提供重要见解

6.1.1　细胞网络的定义

"细胞网络"这一术语涵盖了细胞内多种类型的相互作用网络，例如蛋白质 – 蛋白质相互作用网络（互作组）、信号网络、基因转录网络和代谢网络。最近，其他类型的细胞内网络也被提出，例如细胞骨架网络、细胞器网络和染色质网络。然而，目前对大多数后面的这些网络，我们没有足够的信息对其进行了解，因此无法将其纳入癌细胞网络适应过程的详细分析中[6]。更重要的是，网络科学的一个快速兴起的领域是细胞间网络的评估，这为理解肿瘤中异质的癌细胞、基质细胞和免疫细胞之间的相互作用提供了新思路[7]。迄今为止，对这些网络的分析尚未产生足够的信息以纳入本综述中，但其适应过程是一个非常有趣的且有待未来进一步研究的领域。

6.1.2　生物系统中的核心 - 外围学习机制

复杂系统理论领域的三项发现为复杂系统的一般适应机制提供了重要见解。

a）网络核心和外围的区别。从 Steve Borgatti 和 Martin Everett 1999 年的工作开始，大量研究表明，大多数复杂网络都可以分解为核心和外围[8]。网络核心是指一组中心化且密集连接的少数网络节点，其中连接密度通常会随边（即网络节点相互作用）的权重变大而进一步增加，这反映了在网络中心使用这些相互作用功能的可能性更大。相比之下，网络外围由非中心、稀疏连接并优先附着在核心的节点组成[9]。重要的是，一些具有良好模块化结构和小模块重叠的网络拥有多个核心，对应于其模块的核心，这样的模块核心可以通过多种算法定义[10]。网络核心的节点一般（进化上）

是保守的并且被外围保护，可不受网络环境的影响[11]。外围节点通常是创新的源泉，因为其具有很大的自由度（例如在社会网络中被描述为缺乏社会压力[12]）。

b）复杂系统的吸引子通过学习得以加深。1969 年，Stuart Kauffman 描述了随机遗传控制网络可以发展出数量惊人的吸引子[13]。后来 William Little、Gordon Shaw 和 John Hopfield 的研究表明，在真实或人工神经元网络的学习过程中，吸引子可以被进一步加深或稳定[14]。

c）复杂系统的吸引子由其网络表示的核心节点编码。Reka Albert、Bernold Fiedler、Atsushi Mochizuki 及其同事最近的研究表明，吸引子由强连接网络区域的重叠节点子集编码，这些区域正是有向蝴蝶结网络的核心[15]，也是确定网络中给定吸引子的充分必要条件。

6.1.2.1 核心 – 外围学习理论

基于上述三个关键观察结果和 Csermely 在文中描述的其他几项研究[16]，以下适用于复杂网络的通用核心 – 外围学习理论可以被构建出来（图 6.1）。在大多数情况下，某一刺激首先影响外围节点，因为其数量远远超过核心节点，而核心节点通常被外围节点屏蔽在网络环境之外。然后刺激从外围快速传播到核心，因为外围节点优先连接到核心节点。一旦刺激信号到达网络核心内的一个节点，其就会通过一项快速的过程迅速共享 / 分布到整个网络核心，这是因为核心节点密集连接，并且其连接边（互作路径）与其他互作相比具有很大的权重、"重要性"或"偏好"（参见图 6.1 的实线）。

在这些初始步骤之后，可能会发生以下三种情况之一[17]。

场景 1. 激活先前编码的吸引子。如果输入的刺激之前已经被复杂系统多次经历，那么核心节点的一个子集已经在核心内形成了一个子群，这个子群较核心的其余部分更紧密地相互连接，并且已经与外围的"感觉"节点建立了良好的连接。这个网络核心节点子群将复杂系统快速驱动到一个能够对经历过的刺激做出足够响应的吸引子（结果系统响应）处。如果现在相同的刺激再次出现，其会立即被引导到这个核心节点子群，并驱使系统做出完全相同的吸引子 / 响应（图 6.1A）。这种机制导致整个复杂系统能够做出快速、可靠和鲁棒的响应[18]。

场景 2. 新吸引子的初始发展。如果刺激是某个新的、意外情况的结果（图 6.1B），其可能与复杂网络当前核心编码的任何现有吸引子不兼容。因此，这种新颖的刺激可能会引起相互矛盾的核心反应，从而导致复杂系统在其原始吸引子之间波动。这延长了刺激不能被系统消散的时间。在这段延长的时间内，刺激可能有机会传播回网络中弱连接的外围节点，而这些外围节点正是大多数网络中的大部分节点，并且彼此互不

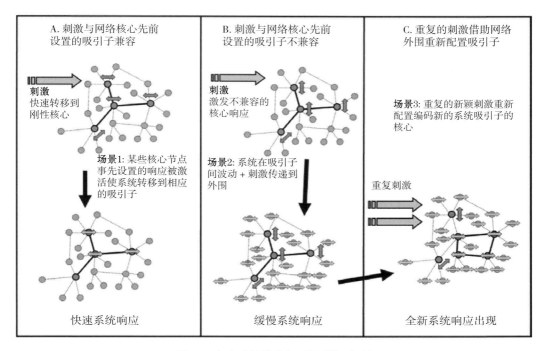

图 6.1 复杂系统的核心 - 外围学习机制

（A）场景 1：由于核心的中心位置，刺激被迅速引导到网络的刚性核心（深灰色节点）。由于核心节点的密集连接具有较大的边权重（实线），使得刺激"立即"被核心节点共享。刺激（大箭头）与复杂系统先前设置的吸引子兼容，该吸引子由核心节点的子集（上图，双箭头）编码，并激发快速匹配响应（下图，双箭头），从而迅速消散信号。（B）场景 2：刺激与先前设置的核心节点吸引子（突出显示）不兼容，引起吸引子之间的波动（垂直双箭头）。因此，刺激有足够的时间传播回网络外围（未突出显示的节点），在那里其引起缓慢的系统级综合响应（下图，水平双向箭头）。在这个过程中，整个网络通过多次主要是随机步骤的选择过程做出集体决策。（C）场景 3：重复的新刺激（水平双向箭头）重新配置编码新的系统吸引子的核心（突出显示的节点），经 Csermely[19] 许可转载。

连接，因此只能通过核心节点进行访问。这个过程稳定了系统（通过修改复杂系统中吸引子盆的位置、大小、鞍点或深度）。新涌现的外围响应通常很慢，部分原因在于外围的重新连接需要大量相当缓慢的且主要是随机的步骤[20]。复杂系统的这种"学习步骤"的一个关键例子是"创造性节点"[21]，其在网络中具有动态位置（通常充当"信息枢纽"[22]），并在先前相距遥远的网络区域之间创建一条捷径，从而允许对先前在这些网络区域中编码的信息进行全新组合[23]。此外，新兴的系统响应是缓慢的，因为在找到新的、足够的响应之前，通常必须进行数百次（甚至数千次）刺激驱动的外围重组[24]。

场景 3. 新吸引子的稳定和编码。如果（多次）重复新刺激，"场景 2"中涉及的外围网络节点可能会逐渐重新配置网络核心，向其添加节点或交换节点（图 6.1C）。

这个过程将新获得的响应编码为系统的新吸引子。核心重配置可能会削弱或消除一些较早的系统吸引子，因此也可能作为一种"遗忘"/"消除"机制[25]。

6.1.2.2　核心－外围学习机制表征了广泛的复杂系统

上述核心－外围学习理论描述了从蛋白质结构到社会网络的各种复杂系统的适应过程[26]。在蛋白质的情况下，刚性核心通常被本质上无序的蛋白质结构域包围，这些结构域可能至少在与其他蛋白质相互作用时的信号传导过程中变得部分有序，从而形成"构象记忆"，也就是一种分子水平上的学习过程[27]。个体细胞可以通过改变信号通路动力学"学习"，且最重要的是可以通过表观遗传发展出染色质记忆[28]（这些变化是否在信号网络的外围启动并成为其核心的一部分尚待研究）。代谢网络拥有一个包含所有基本生化过程的反应核心，并且具有一个庞大、适应性强的外围，其开关则由细胞的营养物质流动和需求或细胞所处的环境所驱动的转录和调节过程控制[29]。在神经元网络中，外围节点在学习过程中可逐渐成为核心节点。在社会群体中，"外围"个体并不属于社会"精英"阶层，不受社会压力的羁绊，也没有维持"现状"的内在需要，因而往往可能成为创新者。外围（没有良好联系的）个体的集体行动通常被称为"群体的智慧"[30]。

6.1.2.3　核心－外围学习理论应用于癌症

迄今为止，我们已经有许多很好的例子证明，核心－外围学习理论所描述的细胞行为也可能推动癌症的发展，以下观察结果支持这一观点。上皮－间充质转化吸引子的决定性节点位于描述该过程的动态信号网络的强连接区域[31]。microRNA 介导的基因间网络强连接区域的表达模式对乳腺癌和结直肠癌具有有效的预后潜力[32]。最近的一项研究强调了癌症相关蛋白的第一和第二近邻在癌症发展中的重要性及其在治疗手段中的潜在作用[33]。例如，这项研究表明癌症相关（即突变或差异表达基因）蛋白的第一近邻在蛋白互作组和信号通路网络中的介数、中心性和聚类系数至少与癌症相关蛋白质本身相同，从而揭示了一种以前未知的中心网络位置。此外，目前已有223 种上市药物可靶向第一邻近蛋白，虽然目前主要应用于非肿瘤性疾病，但为治疗实体癌提供了潜在的药物再利用清单[34]。我们下一步研究的任务是证明蛋白质－蛋白质相互作用网络、信号或代谢网络的外围节点在癌细胞对致癌刺激物、微环境中的压力变化或抗癌药物产生新的应答反应过程中是否起着独特的作用。

6.1.3　网络可塑性和刚性交替作为癌细胞的特征

复杂系统通常处于两种主要配置之一，即可塑性或刚性。可塑性和刚性可以被定义为复杂系统的功能性术语，也可以定义为复杂系统网络描述的结构性术语。功能或结构上的可塑性和刚性描述的不是同一种现象，但它们的发生在很大程度上是相关的[35]。在下文中，将首先介绍一些有关可塑性和刚性网络的一般概念，然后举例说明如何在癌症里应用这些概念。

6.1.3.1 功能刚性和可塑性复杂系统的区别

功能刚性系统只有很少的吸引子，通常只有一个，因此具有非常粗糙的吸引子景观（是指一组被大的障碍隔开的吸引子）。例如，像瓷花瓶这样的刚性物体除非被打碎，否者无法改变其状态，而这种不连续的、不可微分的转变形成了一个完全不同的系统。相比之下，功能可塑性系统具有大量吸引子，通常与平滑的吸引子景观相关联（在平滑的吸引子景观中，吸引子被非常小的障碍隔开）。例如，像回形针这样的可塑性物体则可能有大量不同的构象而不会被突然改变。因此，刚性系统的适应（学习）潜力非常一般，但其具有出类拔萃的"记忆力"，可以高精度和高效地执行（那些）专门的任务。相反，可塑性系统具有卓越的适应（学习）潜力，但"记忆力"非常一般，因此其只能以低精度和低效率执行特定任务[36]。

6.1.3.2 结构可塑和刚性网络的区别

结构可塑网络通常有一个扩展的、模糊的核心，网络核心的界限不容易划定，且通常包含大部分网络节点（而不是只有几个）。可塑性网络具有很大程度互相重叠的模糊模块，通常其没有层次结构，包含更多的循环，如果其具有方向性还要受源支配。相比之下，结构刚性网络有一个小而密集的核心，以及不相交、组织严密和密集的模块。刚性网络的特点是具有很强的层次结构，如果其具有方向性还会有汇主导（图6.2[37]）。总之，可塑性网络是外围主导的，而刚性网络则由核心主导。这与网络吸引子由核心节点编码的发现非常一致[38]，因为刚性网络的小而组织良好的核心仅编码少数吸引子，且这些吸引子很易获取并能提供优化过的高效响应；而另一方面，可塑性网络具有大量定义不明确的吸引子，这些吸引子由大量难以区分的核心节点编码。

上述场景2中描述的新鲜刺激可能会通过降低核心边的权重来"融化"/重组网络核心的一部分。请注意，这也会降低核心刚性，从而导致原始吸引子的不稳定并增加学习潜力以开发新的吸引子。可塑性网络配置可以由"软点"诱导和维持，即高度动态且具有多个弱连接的节点（图6.2）。这些"软点"与上面场景2中提到的"创造性节点"相同，其在网络中具有动态的位置，可以在先前相距遥远的网络区域之间创建捷径，从而实现全新的节点组合以对早先已经编码在这些相同网络区域中的相同信息进行编码[39]。

如上面的场景3中所述，如果重复新的刺激，其可能会将一组新的约束编码到网络结构中，从而建立网络核心的一个新区域。这种核心扩展再次使网络更具刚性[40]。这些刚性网络配置可以通过"刚性种子"诱导和维持，即增加密集连接网络集群大小的节点，例如通过在网络中构建更大的完整子图（即网络中的每个节点都与其他每个节点相互作用）或通过连接两个紧密相连的网络区域加以实现（图 6.2）。

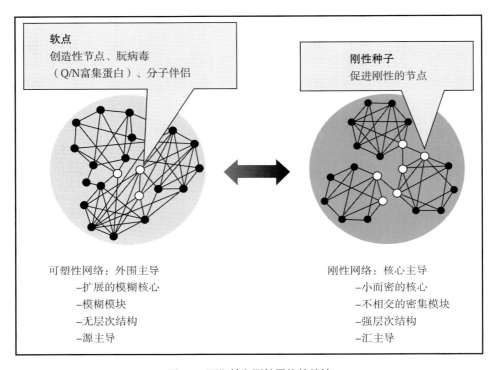

图 6.2   可塑性和刚性网络的特性

网络结构可以采用结构可塑性或刚性网络配置[41]。可塑性网络通常有一个扩展的、模糊的核心，网络核心不容易区分，核心通常包含大部分网络节点（而不是只有几个）。此外，可塑性网络具有重叠较大的模糊模块。通常，可塑性网络显示的层次结构很少，有更多的循环，且如果其是定向的则由源主导[42]。相比之下，刚性网络有一个小而密集的核心和不相交、组织紧密的密集模块。刚性网络的特点是具有很强的层次结构，且如果其具有方向性则汇占主导地位[43]。总之，可塑性网络以外围为主，而刚性网络以核心为主。可塑性网络配置可以通过"软点"诱导和维持，即具有高度动态和多重弱连接的节点，如创造性节点[44]（分子伴侣、朊病毒或类朊病毒、Q/N 富集蛋白质等[45]）。相反，刚性网络配置可以通过"刚性种子"诱导和维持，即增加密集连接网络集群规模的节点，例如，通过完成网络中更大的完整子图（团）或通过刚性连接两个密集连接的网络区域。

6.1.3.3   可塑性和刚性交替是一种普遍的适应机制

可塑性－刚性转变是从蛋白质结构到社会网络等大量复杂系统的特征。蛋白质水平可塑性和刚性状态之间交替的一个例子是具有三磷酸腺苷（ATP）水解驱动的"伴侣循环"的分子伴侣，其通过让错误折叠的蛋白物理延伸来帮助这些蛋白质重新折叠，并随后将其从伴侣笼中释放出来。在其延伸形式中，错误折叠的蛋白质变得刚性，而在释放后，其又是可塑的。如果错误折叠的蛋白质折叠成天然构象，其会变得更具刚性，因为其稳定在一种构象（吸引子）中，而不是处于错误折叠，至少部分是无序状态的相互竞争的众多构象（吸引子）之中。这种伴侣驱动的延伸–释放（刚性–可塑性）循环反复进行，直到错误折叠的蛋白质再次正确折叠或被蛋白酶体降解掉为止[46]。

细胞分化通过祖细胞中基因表达网络的初始"无组织"阶段进行，可以通过下述方法度量：①使用对称的 Kullback-Leibler 距离测量基因表达谱的相似性；②应用层次聚类算法并计算网络的巨型组件；以及③将巨型组件与完整基因表达网络之间的大小进行比较。这一最终比较显示了转录过程的组织水平，最初的"无组织"之后是分化细胞更加"有组织"的基因表达网络的发展。与细胞分化过程中系统可塑性的短暂增加一致，细胞群的异质性与祖细胞相比也会在分化过程开始后明显增加。随着分化的进一步推进，细胞群的异质性随后显著降低，通常远低于在祖细胞群中观察到的水平[47]。此外，大多数终末分化细胞是高度特化的，这意味着其通常具有简单、层级化和刚性网络。

还有其他几项研究表明，在大量学习过程中，例如鸟鸣学习或婴儿语言学习，可以观察到神经网络内的可塑性–刚性变化。人类创造力由交替的"盲目变异"和"选择性保留"过程组成，分别对应于更可塑和更刚性的神经元状态。这种可塑性–刚性循环也是组织学习过程的特征之一[48]。

6.1.3.4 癌症发生发展过程中的可塑性–刚性变化

癌症初始阶段的特征是细胞网络的网络熵总体增加[49]，这是由于随机过程（噪声[50]）和环路的数量增加[51]以及表型可塑性增加所导致[52]。所有这些变化都有助于肿瘤发展过程中癌细胞的细胞表型异质性增加（图 6.3[53]）。研究发现，信号网络的熵值越高与前列腺癌患者的存活率越低密切相关[54]。对归一化局部和模块间信号网络熵的详细研究表明，与健康结肠上皮细胞相比，良性腺瘤的熵有所增加。重要的是，与良性腺瘤细胞相比，结肠癌细胞显示出熵降低[55]。在早期 B 细胞淋巴瘤和早期肝细胞癌[56]以及在可塑性更强的早期增殖性表型中，也观察到了短暂的熵升高现象；而在各种晚期癌症类型中，重塑表型的基因表达特征的熵值较低[57]。这与在细胞分化过程中所观察到的非常相似，是一种系统紊乱的变化模式[58]。细胞从健康的吸引子开始，在癌症的发生、发展过程中形成一组特定的吸引子，称为"癌症吸引子"[59]。吸引子景观开始从相对"粗糙"的表面（定义健康吸引子）变化到一个"更平滑"的吸引子景观，这个过程中新的吸引子出现和（或）可能变得可及，而到了最后晚期肿瘤的过程中，一组充分发展且相对稳定的癌症吸引子被逐渐占据和稳定下来，这些变化与观察到的信号网络熵的先增加后减少非常吻合[60]。

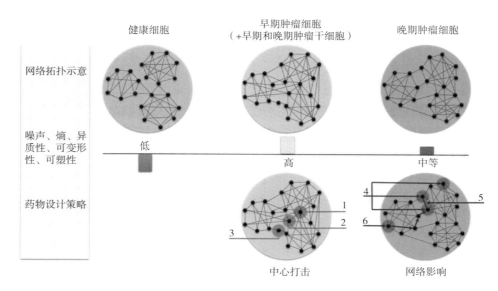

图 6.3 癌症作为一种可塑性增加和减少的适应过程，需要相应的不同药物靶向策略

该图总结了文献数据[61]，表明癌症通过系统可塑性的初始增加及可塑性的晚期降低而进展。在癌症发展过程中，网络结构从可塑性到刚性的转变需要在早期肿瘤和晚期肿瘤中采取截然不同的药物靶向策略。虽然在癌症发生的早期阶段，对中枢（"1"）、模块间桥（"2"）或瓶颈（"3"）的中心打击可能是一个成功的策略，但在癌症进展的后期，应该采用更间接的"网络影响策略"方法，例如多靶点药物（"4"）、边缘药物（"5"）或同种异体网络药物（"6"）[62]。不幸的是，大部分抗癌药物测试使用的癌细胞系具有更多类似于"早期肿瘤样"细胞的可塑性网络，而大多数患者被诊断为具有刚性细胞网络的晚期肿瘤。重要的是，肿瘤的异质性细胞群可能同时含有早期和晚期细胞[63]。此外，癌干细胞可能具有将其可塑性从早期肿瘤细胞转变为晚期肿瘤细胞的能力，反之亦然[64]。因此，使用中心打击和网络影响型药物的多靶点、组合或序贯疗法可提供一种有前景的治疗方式（经 Gyurkó 等[65]许可转载）。

6.1.3.5 癌干细胞样细胞表现出高度的可塑性／刚性变化的可进化性

癌干细胞具有自我更新以及在不断变化的肿瘤微环境中反复重建构成肿瘤的异质性细胞谱系的能力，其可以同时具有可塑性和刚性的网络结构以及细胞表型。可塑性表型可迅速增殖，并以对称细胞分裂为特征。刚性表型的特征则是有不那么频繁的不对称细胞分裂，并且具有更强的侵袭性。高度增强的可塑性调节能力（导致进化水平提高）可能是癌干细胞的一个主要区别特征。在癌症发展过程中，癌干细胞被反复选择而获得高度的可进化性，因此也成为了"适者生存"的代表。重要的是，这种增强的可塑性调节能力可能是抗癌疗法经常诱导新的癌干细胞而不是杀死或转化其的一个关键原因。在传统化疗（紫杉醇）或靶向治疗（厄洛替尼）后的非小细胞肺癌、在紫杉烷或蒽环类药物治疗后的乳腺癌，或卡铂治疗后的肝癌中都观察到了这种行为。在这些例子中，网络可塑性通过诱导特定转录因子如 Sox2 或 Oct3/4、SRC 或 IGFR 信号和表观遗传变化而增加[66]。

6.2　早期和晚期肿瘤需要不同的药物设计策略

可塑性和刚性网络需要我们在临床治疗中采取截然不同的药物靶向策略。可塑性网络具有丰富且相当未分化的接触结构，能够很好地消散"意想不到的"外部刺激。药物治疗可被视为一种癌细胞尚未对其产生足够应答的"意外"干预。以外围主导的可塑性网络中的非中心节点为目标将导致干预的快速消散。因此，可塑性网络需要针对其中心节点进行"中心攻击"，例如打击中枢、模块间桥或瓶颈（分别参见图 6.3 中的标签 1-3）。快速分裂的细菌是可塑细胞网络的典型例子。毫不奇怪，许多抗生素都以细菌网络的中心节点为目标（"阻塞点药物"是一个明显的例外，其以产生细菌生存关键分子的酶为目标）[67]。早期癌症的快速增殖细胞以及有快速增殖、对称分裂表型的癌干细胞也具有可塑性网络，因为快速细胞分裂过程中的连续变化更需要接触丰富、非集中的网络结构。然而，细胞快速分裂也有可能是组织微环境快速变化的结果，这种变化也可能会引发向可塑性网络结构的转变；一旦网络可塑性增加，随着限制性条件的减少，就可能出现更多的增殖。然后其可以成为一种更进一步的适应策略，即通过产生更多的细胞来形成支持癌细胞存活的微环境。因此，"中心打击"型药物可能更有效地对抗早期肿瘤中具有可塑性表型的恶性细胞。与"中心打击"策略一致，抗癌药物的靶点往往是中枢[68]。此外，模块间相互作用组中枢较模块内中枢更常与致癌相关[69]。

刚性网络具有高度分化的、集中的、分层的和模块化的结构，专门用于极其高效地执行某些功能。刚性结构不能很好地消散意外的随机信号，因为其经过优化仅能快速有效地消散某些以前经历过的信号。因此，刚性结构可以很好地传输信号。这可能会导致暴露于"中心打击"的刚性网络"超调"，从而不仅会出现预期的反应，还可能出现意想不到的不良反应。形成稳定、合作群落的细胞，例如组织中的细胞，在大多数时候都具有刚性网络，这使得网络影响策略成为大多数疾病（如糖尿病或神经退行性疾病）的关键策略。举个例子，p62/SQSTM1 蛋白作为 raptor 的近邻正成为糖尿病和癌症治疗的新靶点，而 raptor 是 mTOR（雷帕霉素蛋白复合物在哺乳动物中的靶点）的调节蛋白[70]。晚期肿瘤通常含有"阅历丰富的细胞"，这些细胞已经被组织为原发肿瘤或转移瘤群落中的一部分。具有刚性网络的癌细胞经"中心打击"导致的

"超度"可能导致相关分子的分泌，这些分子可增加邻近细胞耐药性或引起细胞坏死而不是细胞凋亡，从而在其邻近细胞中诱导各种存活程序。因此，在针对晚期肿瘤的刚性网络时，应该使用更间接的"网络影响策略"，而不是直接的"中心打击"。"网络影响策略"可能针对关键网络节点的（第一或第二）近邻[71]，这种靶向方法的药物被称为"同种异体网络药物"（图 6.3 中的标签 6）。这可能只允许激活与中央网络节点相关的信号通路的一个子集，由此为干预提供了更强的特异性（这种微调在极其可塑的网络中几乎是不可能的，因为在这种网络中丰富的互作结构可以将干预引导到任何方向，因此"微调"干预很快就会消失殆尽）。"网络影响靶向"也可以通过多靶点或联合疗法实现，这些疗法可以使用次最大剂量的组合，并且可以通过以特定方式在网络的特定节点处叠加两个（或更多）行动达到目标，再次激活与该特定节点相关的信号通路的一个子集（图 6.3 中的标签 4）。无论是邻近靶标还是组合靶标，实际上都可能表现为"边缘药物"（图 6.3 中的标签 5），其不是针对整个节点，而是仅针对节点拥有的某个互作，即信号网络的某个边缘（互作）。边缘靶向被用于超级枢纽 mTOR[72] 或通过 Nutlin 抑制 p53/MDM2 的连接[73]。癌症相关蛋白的近邻已经被发现是用于治疗非癌疾病的药物的广泛靶标，因此这些药物也被认为具有潜在的可再利用价值[74]。最初通过基于网络的识别也发现了几种联合疗法的候选药物[75]。

目前大多数抗癌药物测试都是在癌细胞系上进行，而这些细胞系是快速增殖的细胞，已经形成了一个可塑性网络。从这个角度看，它们的表型更像是早期肿瘤。不幸的是，大多数患者在首次诊断时已是晚期阶段，而这些肿瘤通常具有更刚性的细胞网络。重要的是，肿瘤的异质细胞群可能同时包含具有可塑性和刚性网络的细胞[76]。此外，正如上一节所述，癌干细胞能够将其网络从可塑性状态变为刚性状态或反过来[77]。癌干细胞遵循尼采的谚语"凡不能毁灭我的，必使我强大"。因此，传统的抗癌疗法实际上可能会刺激癌干细胞的进一步发展[78]。在这种情况下，使用中央打击和网络影响型药物的多靶点、组合或序贯疗法可能会提供更有希望的治疗方式。

6.3 结论与展望：基于网络科学洞察的个性化药物设计

本章介绍了在癌症中发挥重要作用的两种关键的基于网络的细胞适应机制，这两种机制都调节癌细胞的进化能力，以帮助其在不可预测的肿瘤组织环境中生存。第一种以网络为基础的适应机制是基于"核心－外围学习理论"[79]。先前经历过的刺激的应激反应由网络核心中的节点集编码，而外围节点需要"发明"对意外环境变化的新反应。因此，外围节点有望在癌症发展的早期阶段发挥重要作用。晚期肿瘤细胞可能已经将多种成功的生存机制编码到其网络的核心中。以上这些想法需要进一步的研究和探索。第二种基于网络的适应机制是可塑性和刚性网络状态之间的交替[80]。这种交替变化有助于通过重塑网络核心将新信息编码到网络结构中，从而形成新的系统吸引子。癌干细胞利用这种机制来发展并保持非同寻常的可进化性[81]。

重要的是，可塑性和刚性网络（主要表征早期和晚期肿瘤[82]）需要在概念上采取不同的药物设计策略：可塑性网络需要针对其中枢、模块间桥和瓶颈的"中心打击"；相反，刚性网络需要针对其中枢和中心节点的近邻或边缘的"网络影响药物设计策略"[83]。

尽管上述建议是综合参考读物 1 ~ 6 中所列的大量独立实验研究得出的结果，但其需要进一步的实验证据确定其精确的局限性和可能性。未来研究的一些重要领域如下：

1. 需要更多研究表征进展中的癌细胞和癌干细胞网络的核心 – 外围机制和可塑性 / 刚性交替。

2. 需要系统研究证实针对早期和晚期肿瘤中不同网络位置的疗效差异。

3. 需要系统范围的研究（例如基因总表达 / 完整的外显子组数据，尤其在单细胞水平）阐明多靶点、组合或序贯靶向治疗对网络的影响。

4. 上述领域需要扩展到细胞间网络相互作用，但迄今为止这方面研究寥寥可数[84]。

5. 考虑到宿主细胞在组织内的位置，结合特定肿瘤的突变或表观遗传学变化特征谱（例如信号转导），以及根据特定肿瘤的转录组和蛋白质组对网络节点和边缘后续修饰而导致的功能影响，细胞内和细胞间网络都可以是"个性化的"和（或）"局域化的"。重要的是，由于肿瘤的异质性和染色质修饰的复杂性，这项任务可能较最初想象的要复杂得多。

6. 最后但同样重要的是，上述大部分的考量主要涉及细胞网络的结构变化，并没有充分考虑到细胞网络的动态分析以确定、预测和修改其吸引子景观结构的变化。最近的几项重要研究[85]已经建立了"癌症吸引子重新设计"这一新领域，这些方法的目的是开发多靶点药物和药物组合，具体如下：①不允许癌细胞的增殖和侵袭等吸引子占主导地位；②以"分化疗法"的方式引导癌细胞回归到健康吸引子[86]；③可能将癌干细胞锁定在其可塑性或刚性表型中。

作者非常乐观地认为，范式转变即将喷薄而出，这将会导致抗癌疗法设计策略发生根本性变化，因此主要目标将转变为对癌细胞"再教育"和指导其回归健康状态，而不是大量杀死癌细胞。正如几十年的临床结果数据所显示的那样，这样一种大量杀死癌细胞的策略并不奏效。对于复杂分子相互作用网络适应机制进行深入探究和剖析，无疑将在引领和推动这一变革中发挥着至关重要的作用。从网络科学的角度看，很明显，简单的、线性的、以突变为中心的概念，例如寻找"某个"癌症基因和（或）突变，并不能解决癌症治疗中面临的全部难题。这种"癌症系统观"需要新颖的策略，而这些策略必须与当前的"突变钓鱼"方法截然不同。作者希望本章介绍的复杂网络理论及其应用有助于从系统层面理解癌症，并有助于开发基于系统的抗癌新疗法。

致谢

作者感谢现任和前任 LINK-Group（http://linkgroup.hu）成员对这里展示的想法的概念化所做的贡献。作者是 Turbine 初创公司（http://turbine.ai）的创始人和顾问，该公司应用个性化信号网络的吸引子结构预测抗癌联合疗法的最佳干预点。作者实验室的工作得到了以下资助，包括匈牙利国家研发创新办公室（OTKAK131458）、匈牙利人力资源部高等教育机构卓越计划（布达佩斯塞梅维什大学分子生物学专题计划框架内）、匈牙利创新与技术部国家研发创新办公室人工智能研究领域卓越计划（TKP/ITM/NKFIH）。

参考读物

[1] Peter Csermely, "Creative elements: network-based predictions of active centres in proteins, cellular and social networks," *Trends Biochemical Sciences* 33, (2017): 569-576. Peter Csermely, "The wisdom of networks: a general adaptation and learning mechanism of complex systems. The network core triggers fast responses to known stimuli; innovations require the slow network periphery and are encoded by core-remodeling," *Bioessays* 40, (2018): 201700150.

[2] Peter Csermely, "The wisdom of networks: a general adaptation and learning mechanism of complex systems. The network core triggers fast responses to known stimuli; innovations require the slow network periphery and are encoded by core-remodeling," *Bioessays* 40, (2018): 201700150.

[3] Peter Csermely, "The wisdom of networks: a general adaptation and learning mechanism of complex systems. The network core triggers fast responses to known stimuli; innovations require the slow network periphery and are encoded by core-remodeling," *Bioessays* 40, (2018): 201700150. Peter Csermely, "Plasticity-rigidity cycles: a general adaptation mechanism," (2015): http://arxiv.org/abs/1511.01239

［4］ Peter Csermely, János Hódsági, Tamás Korcsmáros, Dezső Módos, Áron Ricardo Perez-Lopez, Kristóf Szalay, Dávid V. Veres, Katalin Lenti, Lin-Yun Wu, Xiang-Sun Zhang, "Cancer stem cells display extremely large evolvability: alternating plastic and rigid networks as a potential mechanism. Network models, novel therapeutic target strategies and the contributions of hypoxia, inflammation and cellular senescence," *Seminars in Cancer Biology* 30, (2015): 42-51.

［5］ Peter Csermely, Tamás Korcsmáros, Huba J. M. Kiss, Gábor London, Ruth Nussinov, "Structure and dynamics of biological networks: a novel paradigm of drug discovery. A comprehensive review," *Pharmacology and Therapeutics* 138, (2013): 333-408. Dávid M. Gyurkó, Dániel V. Veres, Dezső Módos, Katalin Lenti, Tamás Korcsmáros, Peter Csermely, "Adaptation and learning of molecular networks as a description of cancer develop ment at the systems-level: potential use in anti-cancer therapies," *Seminars in Cancer Biology* 23, (2013): 262- 269. Áron Ricardo Perez-Lopez, Kristóf Z. Szalay, Dénes Türei, Dezső Módos, Katalin Lenti, Tamás Korcsmáros, Peter Csermely, "Targets of drugs are generally, and targets of drugs having side effects are specifically good spreaders of human interactome perturbations," *Scientific Reports* 5, (2015): 10182. Dezső Módos, Krishna C. Bulusu, Dávid Fazekas, János Kubisch, Johanne Brooks, István Marczell, Péter M. Szabó, Tibor Vellai, Péter Csermely, Katalin Lenti, Andreas Bender, Tamás Korcsmáros, "Neighbours of cancer-related proteins have key influence on pathogenesis and could increase the drug target space for anticancer therapies," *NPJ Systems Biology and Applications* 3, (2017): 2.

［6］ Peter Csermely, Tamás Korcsmáros, Huba J. M. Kiss, Gábor London, Ruth Nussinov, "Structure and dynamics of biological networks: a novel paradigm of drug discovery. A comprehensive review," *Pharmacology and Therapeutics* 138, (2013): 333-408. Kivilcim Ozturk, Michelle Dow, Daniel E. Carlin, Rafael Bejar, Hannah Carter, "The emerging potential for network analysis to inform precision cancer medicine," *Journal of Molecular Biology* 430, (2018): 2875-2899. Paramasivan Poornima, Jothi Dinesh Kumar, Qiaoli Zhao, Martina Blunder, Thomas Efferth, "Network pharmacology of cancer: from understanding of complex interactomes to the design of multi-target specific therapeutics from nature," *Pharmacological Research* 111, (2016): 290-302. Yoo-Ah Kim, Dong-Yeon Cho, Teresa M. Przytycka, "Understanding genotype-phenotype effects in cancer via network approaches," *PLoS Computational Biology* 12, (2016): e1004747.

［7］ James S. Hale, Meizhang Li, Justin D. Lathia, "The malignant social network: cell-cell adhesion and communication in cancer stem cells," *Cell Adhesion and Migration* 6, (2012): 346-355. Yu Wu, Lana X. Garmire, Rong Fan, "Inter-cellular signaling network reveals a mechanistic transition in tumor microenvironment," *Integrative Biology (Cambridge)* 4, (2012): 1478-1486. Joseph X. Zhou, Roberto Taramelli, Edoardo Pedrini, Theo Knijnenburg, Sui Huang, "Extracting intercellular signaling network of cancer tissues using ligand-receptor expression patterns from whole-tumor and single-cell transcriptomes," *Scientific Reports* 18, (2017): 8815.

[8] Steve P. Borgatti, Martin G. Everett, "Models of core/periphery structures," *Social Networks* 21, (1999): 375-395.

[9] Peter Csermely, András London, Ling-Yun Wu, Brian Uzzi, "Structure and dynamics of core-periphery networks," *Journal of Complex Networks* 1, (2013): 93-123.

[10] István A. Kovács, Robin Palotai, Máté S. Szalay, Peter Csermely, "Community landscapes: an integrative approach to determine overlapping network module hierarchy, identify key nodes and predict network dynamics," *PLoS One* 5, (2010): e12528. Máté Szalay-Bekő, Robin Palotai, Balázs Szappanos, István A. Kovács, Balázs Papp, Peter Csermely, "ModuLand plug-in for Cytoscape: determination of hierarchical layers of overlapping network modules and community centrality," *Bioinformatics* 28, (2012): 2202-2204.

[11] Peter Csermely, András London, Ling-Yun Wu, Brian Uzzi, "Structure and dynamics of core-periphery networks," *Journal of Complex Networks* 1, (2013): 93-123.

[12] Peter Csermely, András London, Ling-Yun Wu, Brian Uzzi, "Structure and dynamics of core-periphery networks," *Journal of Complex Networks* 1, (2013): 93-123.

[13] Stuart Kauffman, "Homeostasis and differentiation in random genetic control networks," *Nature* 224, (1969): 177-178.

[14] William A. Little, "The existence of persistent states in the brain," *Mathematical Biosciences* 19, (1974): 101-120. William A. Little, Gordon L. Shaw, "Analytic study of the memory storage capacity of a neural network," *Mathematical Biosciences* 39, (1978): 281-290. John J. Hopfield, "Neural networks and physical systems with emergent collective computational abilities," *Proceedings of the National Academy of Sciences of the USA* 79, (1982): 2554-2558.

[15] Bernold Fiedler, Atsushi Mochizuki, Gen Kurosawa, Daisuke Saito, "Dynamics and control at feedback vertex sets. I: Informative and determining nodes in regulatory networks," *Journal of Dynamics and Differential Equations* 25, (2013): 563-604. Atsushi Mochizuki, Bernold Fiedler, Gen Kurosawa, Daisuke Saito, "Dynamics and control at feedback vertex sets. Ⅱ: A faithful monitor to determine the diversity of molecular activities in regulatory networks," *Journal of Theoretical Biology* 335, (2013): 130-146. Assieh Saadatpour, Reka Albert, Timothy C. Reluga, "A reduction method for Boolean network models proven to conserve attractors," *SIAM Journal on Applied Dynamical Systems* 12, (2013): 1997-2011. Jorge G. Zañudo, Reka Albert, "Cell fate reprogramming by control of intracellular network dynamics," *PLoS Computational Biology* 11, (2015): e1004193.

[16] Peter Csermely, "The wisdom of networks: a general adaptation and learning mechanism of complex systems. The network core triggers fast responses to known stimuli; innovations require the slow network periphery and are encoded by core-remodeling," *Bioessays* 40, (2018): 201700150.

［17］Peter Csermely, "The wisdom of networks: a general adaptation and learning mechanism of complex systems. The network core triggers fast responses to known stimuli; innovations require the slow network periphery and are encoded by core-remodeling," *Bioessays* 40, (2018): 201700150.

［18］Peter Csermely, "The wisdom of networks: a general adaptation and learning mechanism of complex systems. The network core triggers fast responses to known stimuli; innovations require the slow network periphery and are encoded by core-remodeling," *Bioessays* 40, (2018): 201700150.

［19］Peter Csermely, "The wisdom of networks: a general adaptation and learning mechanism of complex systems. The network core triggers fast responses to known stimuli; innovations require the slow network periphery and are encoded by core-remodeling," *Bioessays* 40, (2018): 201700150.

［20］Peter Csermely, "The wisdom of networks: a general adaptation and learning mechanism of complex systems. The network core triggers fast responses to known stimuli; innovations require the slow network periphery and are encoded by core-remodeling," *Bioessays* 40, (2018): 201700150.

［21］Peter Csermely, "Creative elements: network-based predictions of active centres in proteins, cellular and social networks," *Trends Biochemical Sciences* 33, (2017): 569-576.

［22］István A. Kovács, Robin Palotai, Máté S. Szalay, Peter Csermely, "Community landscapes: an integrative approach to determine overlapping network module hierarchy, identify key nodes and predict network dynamics," *PLoS One* 5, (2010): e12528. Jing-Dong J. Han, Nicolas Bertin, Tong Hao, Debra S. Goldberg, Gabriel F. Berriz, Lan V. Zhang, Denis Dupuy, Albertha J. M. Walhout, Michael E. Cusick, Frederick P. Roth, Marc Vidal, "Evidence for dynamically organized modularity in the yeast protein-protein interaction network," *Nature* 430, (2004): 88-93.

［23］Peter Csermely, "Creative elements: network-based predictions of active centres in proteins, cellular and social networks," *Trends Biochemical Sciences* 33, (2017): 569-576.

［24］Peter Csermely, "The wisdom of networks: a general adaptation and learning mechanism of complex systems. The network core triggers fast responses to known stimuli; innovations require the slow network periphery and are encoded by core-remodeling," *Bioessays* 40, (2018): 201700150.

［25］Peter Csermely, "The wisdom of networks: a general adaptation and learning mechanism of complex systems. The network core triggers fast responses to known stimuli; innovations require the slow network periphery and are encoded by core-remodeling," *Bioessays* 40, (2018): 201700150.

［26］Peter Csermely, "The wisdom of networks: a general adaptation and learning mechanism of complex systems. The network core triggers fast responses to known stimuli; innovations require the slow network periphery and are encoded by core-remodeling," *Bioessays* 40,

(2018): 201700150.

[27] Peter Csermely, "The wisdom of networks: a general adaptation and learning mechanism of complex systems. The network core triggers fast responses to known stimuli; innovations require the slow network periphery and are encoded by core-remodeling," *Bioessays* 40, (2018): 201700150. Peter Tompa, "The principle of conformational signaling," *Chemical Society Reviews* 45, (2016): 4252-4284.

[28] Tanmay Mitra, Shakti N. Menon, Sitabhra Sinha, "Emergent memory in cell signaling: persistent adaptive dynamics in cascades can arise from the diversity of relaxation time-scales," (2018): https://arxiv.org/abs/1801.04057. Augustina D'Urso, Jason H. Brickner, "Mechanisms of epigenetic memory," *Trends in Genetics* 30, (2014): 230-236.

[29] Eivind Almaas, Zoltan N. Oltvai, Albert László Barabási, "The activity reaction core and plasticity of metabolic networks," *PLoS Computational Biology* 1, (2005): e68.

[30] Peter Csermely, "The wisdom of networks: a general adaptation and learning mechanism of complex systems. The network core triggers fast responses to known stimuli; innovations require the slow network periphery and are encoded by core-remodeling," *Bioessays* 40, (2018): 201700150.

[31] Steven Nathaniel Steinway, Jorge G.T. Zañudo, Wei Ding, Carl Bart Rountree, David J. Feith, Thomas P. Loughran Jr., Reka Albert, "Network modeling of TGFβ signaling in hepatocellular carcinoma epithelial-to-mesenchymal transition reveals joint sonic hedgehog and Wnt pathway activation," *Cancer Research* 74, (2014): 5963-5977.

[32] Vladimir V. Galatenko, Alexey V. Galatenko, Timur R. Samatov, Andrey A. Turchinovich, Maxim Y. Shkurnikov, Julia A. Makarova, Alexander G. Tonevitsky, "Comprehensive network of miRNA-induced intergenic interactions and a biological role of its core in cancer," *Scientific Reports* 8, (2018): 2418.

[33] Dezső Módos, Krishna C. Bulusu, Dávid Fazekas, János Kubisch, Johanne Brooks, István Marczell, Péter M. Szabó, Tibor Vellai, Péter Csermely, Katalin Lenti, Andreas Bender, Tamás Korcsmáros, "Neighbours of cancer-related proteins have key influence on pathogenesis and could increase the drug target space for anticancer therapies," *NPJ Systems Biology and Applications* 3, (2017): 2.

[34] Dezső Módos, Krishna C. Bulusu, Dávid Fazekas, János Kubisch, Johanne Brooks, István Marczell, Péter M. Szabó, Tibor Vellai, Péter Csermely, Katalin Lenti, Andreas Bender, Tamás Korcsmáros, "Neighbours of cancer-related proteins have key influence on pathogenesis and could increase the drug target space for anticancer therapies," *NPJ Systems Biology and Applications* 3, (2017): 2.

[35] Peter Csermely, "Plasticity-rigidity cycles: a general adaptation mechanism," (2015): http://arxiv.org/abs/1511.01239. Merse E. Gáspár, Peter Csermely, "Rigidity and flexibility of biological networks," *Briefings in Functional Genomics* 11, (2012): 443-456.

［36］Peter Csermely, "Plasticity-rigidity cycles: a general adaptation mechanism," (2015): http:// arxiv.org/abs/1511.01239. Merse E. Gáspár, Peter Csermely, "Rigidity and flexibility of biological networks," *Briefings in Functional Genomics* 11, (2012): 443-456.

［37］Peter Csermely, "Plasticity-rigidity cycles: a general adaptation mechanism," (2015): http:// arxiv.org/abs/1511.01239. Merse E. Gáspár, Peter Csermely, "Rigidity and flexibility of biological networks," *Briefings in Functional Genomics* 11, (2012): 443-456. Justin Ruths, Derek Ruths, "Control profiles of complex networks," *Science* 343, (2014): 1373-1376.

［38］Bernold Fiedler, Atsushi Mochizuki, Gen Kurosawa, Daisuke Saito, "Dynamics and control at feedback vertex sets. I: Informative and determining nodes in regulatory networks," *Journal of Dynamics and Differential Equations* 25, (2013): 563-604. Atsushi Mochizuki, Bernold Fiedler, Gen Kurosawa, Daisuke Saito, "Dynamics and control at feedback vertex sets. Ⅱ: A faithful monitor to determine the diversity of molecular activities in regulatory networks," *Journal of Theoretical Biology* 335, (2013): 130-146. Assieh Saadatpour, Reka Albert, Timothy C. Reluga, "A reduction method for Boolean network models proven to conserve attractors," *SIAM Journal on Applied Dynamical Systems* 12, (2013): 1997-2011. Jorge G. Zañudo, Reka Albert, "Cell fate reprogramming by control of intracellular network dynamics," *PLoS Computational Biology* 11, (2015): e1004193.

［39］Peter Csermely, "Creative elements: network-based predictions of active centres in proteins, cellular and social networks," *Trends Biochemical Sciences* 33, (2017): 569-576.

［40］Peter Csermely, "Plasticity-rigidity cycles: a general adaptation mechanism," (2015): http:// arxiv.org/abs/1511.01239. Merse E. Gáspár, Peter Csermely, "Rigidity and flexibility of biological networks," *Briefings in Functional Genomics* 11, (2012): 443-456.

［41］Peter Csermely, "Plasticity-rigidity cycles: a general adaptation mechanism," (2015): http:// arxiv.org/abs/1511.01239. Merse E. Gáspár, Peter Csermely, "Rigidity and flexibility of biological networks," *Briefings in Functional Genomics* 11, (2012): 443-456.

［42］Justin Ruths, Derek Ruths, "Control profiles of complex networks," *Science* 343, (2014): 1373-1376.

［43］Justin Ruths, Derek Ruths, "Control profiles of complex networks," *Science* 343, (2014): 1373-1376.

［44］Peter Csermely, "Creative elements: network-based predictions of active centres in proteins, cellular and social networks," *Trends Biochemical Sciences* 33, (2017): 569-576.

［45］Peter Csermely, "Creative elements: network-based predictions of active centres in proteins, cellular and social networks," *Trends Biochemical Sciences* 33, (2017): 569-576. Peter Tompa, "The principle of conformational signaling," *Chemical Society Reviews* 45, (2016): 4252-4284.

［46］Peter Csermely, "Plasticity-rigidity cycles: a general adaptation mechanism," (2015): http:// arxiv.org/abs/1511.01239.

［47］Indika Rajapakse, Mark Groudine, Mehran Mesbahi, "Dynamics and control of state-dependent networks for probing genomic organization," *Proceedings of the National Academy of Sciences of the USA* 108, (2011): 17257-17262.

[48] Peter Csermely, "Plasticity-rigidity cycles: a general adaptation mechanism," (2015): http://arxiv.org/abs/1511.01239.

[49] Andrew E. Teschendorff, Simone Severini, "Increased entropy of signal transduction in the cancer metastasis phenotype," *BMC Systems Biology* 4, (2010): 104. James West, Ginestra Bianconi, Simone Severini, Andrew E. Teschendorff, "Differential network entropy reveals cancer system hallmarks," *Scientific Reports* 2, (2012): 802. Dylan Breitkreutz, Lynn Hlatky, Edward Rietman, Jack A. Tuszynski, "Molecular signaling network complexity is correlated with cancer patient survivability," *Proceedings of the National Academy of Sciences of the USA* 109, (2012): 9209-9212. János Hódsági, "*Network entropy as a measure of plasticity in cancer*," MSc Thesis, UCL London (2013).

[50] Elisabet Pujadas, Andrew P. Feinberg, "Regulated noise in the epigenetic landscape of development and disease," *Cell* 148, (2012): 1123-1131.

[51] Luca Albergante, J. Julian Blow, Timothy J. Newman, "Buffered qualitative stability explains the robustness and evolvability of transcriptional networks," *eLife* 3, (2014): e02863.

[52] Peter Csermely, János Hódsági, Tamás Korcsmáros, Dezső Módos, Áron Ricardo Perez-Lopez, Kristóf Szalay, Dávid V. Veres, Katalin Lenti, Lin-Yun Wu, Xiang-Sun Zhang, "Cancer stem cells display extremely large evolvability: alternating plastic and rigid networks as a potential mechanism. Network models, novel therapeutic target strategies and the contributions of hypoxia, inflammation and cellular senescence," *Seminars in Cancer Biology* 30, (2015): 42-51. Dávid M. Gyurkó, Dániel V. Veres, Dezső Módos, Katalin Lenti, Tamás Korcsmáros, Peter Csermely, "Adaptation and learning of molecular networks as a description of cancer development at the systems-level: potential use in anti-cancer therapies," *Seminars in Cancer Biology* 23, (2013): 262-269. Dongya Jia, Mohit Kumar Jolly, Prakash Kulkarni, Herbert Levine, "Phenotypic plasticity and cell fate decisions in cancer: insights from dynamical systems theory," *Cancers (Basel)* 9, (2017): E70.

[53] Andriy Marusyk, Vanessa Almendro, Kornelia Polyak, "Intra-tumour heterogeneity: a looking glass for cancer?" *Nature Reviews of Cancer* 12, (2012): 323-334. Luonan Chen, Rui Liu, Zhi-Ping Liu, Meiyi Li, Kazuyuki Aihara, "Detecting early-warning signals for sudden deterioration of complex diseases by dynamical network biomarkers," *Scientific Reports* 2, (2012): 342. Luonan Chen, Rui Liu, Zhi-Ping Liu, Meiyi Li, Kazuyuki Aihara, "Detecting early-warning signals for sudden deterioration of complex diseases by dynamical network biomarkers," *Scientific Reports* 2, (2012): 342. Rui Liu, Meiyi Li, Zhi-Ping Liu, Jiarui Wu, Luonan Chen, Kazuyuki Aihara, "Identifying critical transitions and their leading biomolecular networks in complex diseases," *Scientific Reports* 2, (2012): 813. Elke K. Markert, Arnold J. Levine, Alexei Vazquez, "Proliferation and tissue remodeling in

cancer: the hallmarks revisited," *Cell Death and Disease* 3, (2012): e397. Stuart Kaufman, "Differentiation of malignant to benign cells," *Journal of Theoretical Biology* 31, (1971): 429-451. Sui Huang, Ingemar Ernberg, Stuart Kauffman, "Cancer attractors: a systems view of tumors from a gene network dynamics and developmental perspective," *Seminars in Cell and Developmental Biology* 20, (2009): 869-876. Sui Huang, "Tumor progression: chance and necessity in Darwinian and Lamarckian somatic (mutationless) evolution," *Progress in Biophysics and Molecular Biology* 110, (2012): 69-86. Wei-Yi Cheng, Tai-Hsien Ou Yang, Dimitris Anastassiou, "Biomolecular events in cancer revealed by attractor metagenes," *PLoS Computational Biology* 9, (2013): e1002920. Peter Csermely, Vilmos Ágoston, Sándor Pongor, "The efficiency of multi-target drugs: the network approach might help drug design," *Trends in Pharmacological Sciences* 16, (2005): 178-182. Quan Zhong, Nicolas Simonis, Qian-Ru Li, Benoit Charloteaux, Fabien Heuze, Niels Klitgord, Stanley Tam, Haiyuan Yu, Kavitha Venkatesan, Danny Mou, Venus Swearingen, Muhammed A. Yildirim, Han Yan, Amélie Dricot, David Szeto, Chenwei Lin, Tong Hao, Changyu Fan, Stuart Milstein, Denis Dupuy, Robert Brasseur, David E. Hill, Michael E. Cusick, Marc Vidal, "Edgetic perturbation models of human inherited disorders," *Molecular Systems Biology* 5, (2009): 321. Ruth Nussinov, Chung-Jung Tsai, Peter Csermely, "Allo-network drugs: harnessing allostery in cellular networks," *Trends in Pharmacological Sciences* 32, (2011): 686-693.

[54] Dylan Breitkreutz, Lynn Hlatky, Edward Rietman, Jack A. Tuszynski, "Molecular signaling network complexity is correlated with cancer patient survivability," *Proceedings of the National Academy of Sciences of the USA* 109, (2012): 9209-9212.

[55] János Hódsági, "*Network entropy as a measure of plasticity in cancer*," MSc Thesis, UCL London (2013).

[56] Luonan Chen, Rui Liu, Zhi-Ping Liu, Meiyi Li, Kazuyuki Aihara, "Detecting early-warning signals for sudden deterioration of complex diseases by dynamical network biomarkers," *Scientific Reports* 2, (2012): 342. Rui Liu, Meiyi Li, Zhi-Ping Liu, Jiarui Wu, Luonan Chen, Kazuyuki Aihara, "Identifying critical transitions and their leading biomolecular networks in complex diseases," *Scientific Reports* 2, (2012): 813.

[57] Elke K. Markert, Arnold J. Levine, Alexei Vazquez, "Proliferation and tissue remodeling in cancer: the hallmarks revisited," *Cell Death and Disease* 3, (2012): e397.

[58] Indika Rajapakse, Mark Groudine, Mehran Mesbahi, "Dynamics and control of state-dependent networks for probing genomic organization," *Proceedings of the National Academy of Sciences of the USA* 108, (2011): 17257-17262.

[59] Stuart Kaufman, "Differentiation of malignant to benign cells," *Journal of Theoretical Biology* 31, (1971): 429-451. Wei-Yi Cheng, Tai-Hsien Ou Yang, Dimitris Anastassiou, "Biomolecular events in cancer revealed by attractor metagenes," *PLoS Computational Biology* 9, (2013): e1002920.

［60］ János Hódsági, "*Network entropy as a measure of plasticity in cancer*," MSc Thesis, UCL London (2013).

［61］ Dávid M. Gyurkó, Dániel V. Veres, Dezső Módos, Katalin Lenti, Tamás Korcsmáros, Peter Csermely, "Adaptation and learning of molecular networks as a description of cancer development at the systems-level: potential use in anti-cancer therapies," *Seminars in Cancer Biology* 23, (2013): 262-269. Andrew E. Teschendorff, Simone Severini, "Increased entropy of signal transduction in the cancer metastasis phenotype," *BMC Systems Biology* 4, (2010): 104. James West, Ginestra Bianconi, Simone Severini, Andrew E. Teschendorff, "Differential network entropy reveals cancer system hallmarks," *Scientific Reports* 2, (2012): 802. Dylan Breitkreutz, Lynn Hlatky, Edward Rietman, Jack A. Tuszynski, "Molecular signaling network complexity is correlated with cancer patient survivability," *Proceedings of the National Academy of Sciences of the USA* 109, (2012): 9209-9212. János Hódsági, "*Network entropy as a measure of plasticity in cancer*," MSc Thesis, UCL London (2013). Elisabet Pujadas, Andrew P. Feinberg, "Regulated noise in the epigenetic landscape of development and disease," *Cell* 148, (2012): 1123-1131. Luca Albergante, J. Julian Blow, Timothy J. Newman, "Buffered qualitative stability explains the robustness and evolvability of transcriptional networks," *eLife* 3, (2014): e02863. Dongya Jia, Mohit Kumar Jolly, Prakash Kulkarni, Herbert Levine, "Phenotypic plasticity and cell fate decisions in cancer: insights from dynamical systems theory," *Cancers (Basel)* 9, (2017): E70. Andriy Marusyk, Vanessa Almendro, Kornelia Polyak, "Intra-tumour heterogeneity: a looking glass for cancer?" *Nature Reviews of Cancer* 12, (2012): 323-334. Luonan Chen, Rui Liu, Zhi-Ping Liu, Meiyi Li, Kazuyuki Aihara, "Detecting early-warning signals for sudden deterioration of complex diseases by dynamical network biomarkers," *Scientific Reports* 2, (2012): 342. Rui Liu, Meiyi Li, Zhi-Ping Liu, Jiarui Wu, Luonan Chen, Kazuyuki Aihara, "Identifying critical transitions and their leading biomolecular networks in complex diseases," *Scientific Reports* 2, (2012): 813. Elke K. Markert, Arnold J. Levine, Alexei Vazquez, "Proliferation and tissue remodeling in cancer: the hallmarks revisited," *Cell Death and Disease* 3, (2012): e397. Stuart Kaufman, "Differentiation of malignant to benign cells," *Journal of Theoretical Biology* 31, (1971): 429-451. Sui Huang, Ingemar Ernberg, Stuart Kauffman, "Cancer attractors: a systems view of tumors from a gene network dynamics and developmental perspective," *Seminars in Cell and Developmental Biology* 20, (2009): 869-876. Sui Huang, "Tumor progression: chance and necessity in Darwinian and Lamarckian somatic (mutationless) evolution," *Progress in Biophysics and Molecular Biology* 110, (2012): 69-86. Wei-Yi Cheng, Tai-Hsien Ou Yang, Dimitris Anastassiou, "Biomolecular events in cancer revealed by attractor metagenes," *PLoS Computational Biology* 9, (2013): e1002920.

［62］ Peter Csermely, Vilmos Ágoston, Sándor Pongor, "The efficiency of multi-target drugs: the network approach might help drug design," *Trends in Pharmacological Sciences* 16, (2005):

178-182. Quan Zhong, Nicolas Simonis, Qian-Ru Li, Benoit Charloteaux, Fabien Heuze, Niels Klitgord, Stanley Tam, Haiyuan Yu, Kavitha Venkatesan, Danny Mou, Venus Swearingen, Muhammed A. Yildirim, Han Yan, Amélie Dricot, David Szeto, Chenwei Lin, Tong Hao, Changyu Fan, Stuart Milstein, Denis Dupuy, Robert Brasseur, David E. Hill, Michael E. Cusick, Marc Vidal, "Edgetic perturbation models of human inherited disorders," *Molecular Systems Biology* 5, (2009): 321. Ruth Nussinov, Chung-Jung Tsai, Peter Csermely, "Allo-network drugs: harnessing allostery in cellular networks," *Trends in Pharmacological Sciences* 32, (2011): 686-693.

[63] Andriy Marusyk, Vanessa Almendro, Kornelia Polyak, "Intra-tumour heterogeneity: a looking glass for cancer?" *Nature Reviews of Cancer* 12, (2012): 323-334.

[64] Peter Csermely, János Hódsági, Tamás Korcsmáros, Dezső Módos, Áron Ricardo Perez-Lopez, Kristóf Szalay, Dávid V. Veres, Katalin Lenti, Lin-Yun Wu, Xiang-Sun Zhang, "Cancer stem cells display extremely large evolvability: alternating plastic and rigid networks as a potential mechanism. Network models, novel therapeutic target strategies and the contributions of hypoxia, inflammation and cellular senescence," *Seminars in Cancer Biology* 30, (2015): 42-51.

[65] Dávid M. Gyurkó, Dániel V. Veres, Dezső Módos, Katalin Lenti, Tamás Korcsmáros, Peter Csermely, "Adaptation and learning of molecular networks as a description of cancer development at the systems-level: potential use in anti-cancer therapies," *Seminars in Cancer Biology* 23, (2013): 262-269.

[66] Peter Csermely, János Hódsági, Tamás Korcsmáros, Dezső Módos, Áron Ricardo Perez-Lopez, Kristóf Szalay, Dávid V. Veres, Katalin Lenti, Lin-Yun Wu, Xiang-Sun Zhang, "Cancer stem cells display extremely large evolvability: alternating plastic and rigid networks as a potential mechanism. Network models, novel therapeutic target strategies and the contributions of hypoxia, inflammation and cellular senescence," *Seminars in Cancer Biology* 30, (2015): 42-51. Dávid M. Gyurkó, Dániel V. Veres, Dezső Módos, Katalin Lenti, Tamás Korcsmáros, Peter Csermely, "Adaptation and learning of molecular networks as a description of cancer development at the systems-level: potential use in anti-cancer therapies," *Seminars in Cancer Biology* 23, (2013): 262-269. Wanyin Chen, Jihu Dong, Jacques Haiech, Marie-Claude Kilhoffer, Maria Zeniou, "Cancer stem cell quiescence and plasticity as major challenges in cancer therapy," *Stem Cells International* 2016, (2016): 1740936. Mary R. Doherty, Jacob M. Smigiel, Damian J. Junk, Mark W. Jackson, "Cancer stem cell plasticity drives therapeutic resistance," *Cancers (Basel)* 8, (2016): 8. Marina Carla Cabrera, Robert E. Hollingsworth, Elaine M. Hurt, "Cancer stem cell plasticity and tumor hierarchy," *World Journal of Stem Cells* 7, (2015): 27-36.

[67] Peter Csermely, Tamás Korcsmáros, Huba J. M. Kiss, Gábor London, Ruth Nussinov, "Structure and dynamics of biological networks: a novel paradigm of drug discovery. A comprehensive review," *Pharmacology and Therapeutics* 138, (2013): 333-408.

［68］Takeshi Hase, Hiroshi Tanaka, Yasuhiro Suzuki, So Nakagawa, Hiroaki Kitano, "Structure of protein interaction networks and their implications on drug design," *PLoS Computational Biology* 5, (2009): e1000550.

［69］Ian W. Taylor, Rune Linding, David Warde-Farley, Yongmei Liu, Catia Pesquita, Daniel Faria, Shelley Bull, Tony Pawson, Quaid Morris, Jeffrey L Wrana, "Dynamic modularity in protein interaction networks predicts breast cancer outcome," *Nature Biotechnology* 27, (2009): 199-204.

［70］Peter Csermely, Tamás Korcsmáros, Huba J. M. Kiss, Gábor London, Ruth Nussinov, "Structure and dynamics of biological networks: a novel paradigm of drug discovery. A comprehensive review," *Pharmacology and Therapeutics* 138, (2013): 333-408.

［71］Dezső Módos, Krishna C. Bulusu, Dávid Fazekas, János Kubisch, Johanne Brooks, István Marczell, Péter M. Szabó, Tibor Vellai, Péter Csermely, Katalin Lenti, Andreas Bender, Tamás Korcsmáros, "Neighbours of cancer-related proteins have key influence on pathogenesis and could increase the drug target space for anticancer therapies," *NPJ Systems Biology and Applications* 3, (2017): 2.

［72］Heinz Ruffner, Andreas Bauer, Tewis Bouwmeester, "Human protein-protein interaction networks and the value for drug discovery," *Drug Discovery Today* 12, (2007): 709-716.

［73］Lyubomir T. Vassilev, Binh T. Vu, Bradford Graves, Daisy Carvajal, Frank Podlaski, Zoran Filipovic, Norman Kong, Ursula Kammlott, Christine Lukacs, Christian Klein, Nader Fotouhi, Emily A. Liu, "In vivo activation of the p53 pathway by small-molecule antagonists of MDM2," *Science* 303, (2004): 844-848.

［74］Dezső Módos, Krishna C. Bulusu, Dávid Fazekas, János Kubisch, Johanne Brooks, István Marczell, Péter M. Szabó, Tibor Vellai, Péter Csermely, Katalin Lenti, Andreas Bender, Tamás Korcsmáros, "Neighbours of cancer-related proteins have key influence on pathogenesis and could increase the drug target space for anticancer therapies," *NPJ Systems Biology and Applications* 3, (2017): 2.

［75］Peter Csermely, Tamás Korcsmáros, Huba J. M. Kiss, Gábor London, Ruth Nussinov, "Structure and dynamics of biological networks: a novel paradigm of drug discovery. A comprehensive review," *Pharmacology and Therapeutics* 138, (2013): 333-408. Madhukar S. Dasika, Anthony Burgard, Costas D. Maranas, "A computational framework for the topological analysis and targeted disruption of signal transduction networks," *Biophysical Journal* 91, (2006): 382-398. Alexei Vazquez, "Optimal drug combinations and minimal hitting sets," *BMC Systems Biology* 3, (2009): 81. Hee Sook Lee, Taejeong Bae, Ji-Hyun Lee, Dae Gyu Kim, Young Sun Oh, Yeongjun Jang, Ji-Tea Kim, Jong-Jun Lee, Alessio Innocenti, Claudiu T Supuran, Luonan Chen, Kyoohyoung Rho, Sunghoon Kim, "Rational drug repositioning guided by an integrated pharmacological network of protein, disease and drug," *BMC Systems Biology* 6, (2012): 80.

［76］Andriy Marusyk, Vanessa Almendro, Kornelia Polyak, "Intra-tumour heterogeneity: a looking glass for cancer?" *Nature Reviews of Cancer* 12, (2012): 323-334.

[77] Peter Csermely, János Hódsági, Tamás Korcsmáros, Dezső Módos, Áron Ricardo Perez-Lopez, Kristóf Szalay, Dávid V. Veres, Katalin Lenti, Lin-Yun Wu, Xiang-Sun Zhang, "Cancer stem cells display extremely large evolvability: alternating plastic and rigid networks as a potential mechanism. Network models, novel therapeutic target strategies and the contributions of hypoxia, inflammation and cellular senescence," *Seminars in Cancer Biology* 30, (2015): 42-51. Dávid M. Gyurkó, Dániel V. Veres, Dezső Módos, Katalin Lenti, Tamás Korcsmáros, Peter Csermely, "Adaptation and learning of molecular networks as a description of cancer development at the systems-level: potential use in anti-cancer therapies," *Seminars in Cancer Biology* 23, (2013): 262- 269. Wanyin Chen, Jihu Dong, Jacques Haiech, Marie-Claude Kilhoffer, Maria Zeniou, "Cancer stem cell quiescence and plasticity as major challenges in cancer therapy," *Stem Cells International* 2016, (2016): 1740936. Mary R. Doherty, Jacob M. Smigiel, Damian J. Junk, Mark W. Jackson, "Cancer stem cell plasticity drives therapeutic resistance," *Cancers (Basel)* 8, (2016): 8. Marina Carla Cabrera, Robert E. Hollingsworth, Elaine M. Hurt, "Cancer stem cell plasticity and tumor hierarchy," *World Journal of Stem Cells* 7, (2015): 27-36.

[78] Mary R. Doherty, Jacob M. Smigiel, Damian J. Junk, Mark W. Jackson, "Cancer stem cell plasticity drives therapeutic resistance," *Cancers (Basel)* 8, (2016): 8. Sui Huang, Stuart Kauffman, "How to escape the cancer attractor: rationale and limitations of multi-target drugs," *Seminars in Cancer Biology* 23, (2013): 270-278. Sui Huang, "Genetic and non-genetic instability in tumor progression: link between the fitness landscape and the epigenetic landscape of cancer cells," *Cancer Metastasis Reviews* 32, (2013): 423-448. Corbin E. Meacham, Sean J. Morrison, "Tumour heterogeneity and cancer cell plasticity," *Nature* 501, (2013): 328-337. Angela Oliveira Pisco, Amy Brock, Joseph Zhou, Andreas Moor, Mitra Mojtahedi, Dean Jackson, Sui Huang, "Non Darwinian dynamics in therapy-induced cancer drug resistance," *Nature Communications* 4, (2013): 2467.

[79] Peter Csermely, "The wisdom of networks: a general adaptation and learning mechanism of complex systems. The network core triggers fast responses to known stimuli; innovations require the slow network periphery and are encoded by core-remodeling," *Bioessays* 40, (2018): 201700150.

[80] Peter Csermely, "Plasticity-rigidity cycles: a general adaptation mechanism," (2015): http://arxiv.org/abs/1511.01239.

[81] Peter Csermely, János Hódsági, Tamás Korcsmáros, Dezső Módos, Áron Ricardo Perez-Lopez, Kristóf Szalay, Dávid V. Veres, Katalin Lenti, Lin-Yun Wu, Xiang-Sun Zhang, "Cancer stem cells display extremely large evolvability: alternating plastic and rigid networks as a potential mechanism. Network models, novel therapeutic target strategies and the contributions of hypoxia, inflammation and cellular senescence," *Seminars in Cancer Biology* 30, (2015):

42-51. Dávid M. Gyurkó, Dániel V. Veres, Dezső Módos, Katalin Lenti, Tamás Korcsmáros, Peter Csermely, "Adaptation and learning of molecular networks as a description of cancer development at the systems-level: potential use in anti-cancer therapies," *Seminars in Cancer Biology* 23, (2013): 262-269.

[82] Peter Csermely, János Hódsági, Tamás Korcsmáros, Dezső Módos, Áron Ricardo Perez-Lopez, Kristóf Szalay, Dávid V. Veres, Katalin Lenti, Lin-Yun Wu, Xiang-Sun Zhang, "Cancer stem cells display extremely large evolvability: alternating plastic and rigid networks as a potential mechanism. Network models, novel therapeutic target strategies and the contributions of hypoxia, inflammation and cellular senescence," *Seminars in Cancer Biology* 30, (2015): 42-51. Dávid M. Gyurkó, Dániel V. Veres, Dezső Módos, Katalin Lenti, Tamás Korcsmáros, Peter Csermely, "Adaptation and learning of molecular networks as a description of cancer development at the systems-level: potential use in anti-cancer therapies," *Seminars in Cancer Biology* 23, (2013): 262-269.

[83] Peter Csermely, Tamás Korcsmáros, Huba J. M. Kiss, Gábor London, Ruth Nussinov, "Structure and dynamics of biological networks: a novel paradigm of drug discovery. A comprehensive review," *Pharmacology and Therapeutics* 138, (2013): 333-408. Dávid M. Gyurkó, Dániel V. Veres, Dezső Módos, Katalin Lenti, Tamás Korcsmáros, Peter Csermely, "Adaptation and learning of molecular networks as a description of cancer development at the systems-level: potential use in anti-cancer therapies," *Seminars in Cancer Biology* 23, (2013): 262- 269. Áron Ricardo Perez-Lopez, Kristóf Z. Szalay, Dénes Türei, Dezső Módos, Katalin Lenti, Tamás Korcsmáros, Peter Csermely, "Targets of drugs are generally, and targets of drugs having side effects are specifically good spreaders of human interactome perturbations," *Scientific Reports* 5, (2015): 10182. Dezső Módos, Krishna C. Bulusu, Dávid Fazekas, János Kubisch, Johanne Brooks, István Marczell, Péter M. Szabó, Tibor Vellai, Péter Csermely, Katalin Lenti, Andreas Bender, Tamás Korcsmáros, "Neighbours of cancer-related proteins have key influence on pathogenesis and could increase the drug target space for anticancer therapies," *NPJ Systems Biology and Applications* 3, (2017): 2.

[84] For some examples, see Romano Demicheli, Dinah Faith T. Quiton, Marco Fornili, William J. M. Hrushesky, "Cancer as a changed tissue's way of life (when to treat, when to watch and when to think)," *Future Oncology* 12, (2016): 647-657. Li Wenbo, Jin Wang, "Uncovering the underlying mechanism of cancer tumorigenesis and development under an immune microenvironment from global quantification of the landscape," *Journal of the Royal Society Interface* 14, (2017): 20170105. Robert J. Seager, Cynthia Hajal, Fabian Spill, Roger D. Kamm, Muhammad H. Zaman, "Dynamic interplay between tumour, stroma and immune system can drive or prevent tumour progression," *Convergent Science Physical Oncology* 3, (2017): 3. Joseph X. Zhou, Roberto Taramelli, Edoardo Pedrini, Theo Knijnenburg, Sui Huang, "Extracting intercellular signaling network of cancer tissues using ligand-receptor

expression patterns from whole-tumor and single-cell transcriptomes," *Scientific Reports* 7, (2017): 8815. Frank Winkler, Wolfgang Wick, "Harmful networks in the brain and beyond," *Science* 359, (2018): 1100-1101. Jan P. Böttcher, Eduardo Bonavita, Probir Chakravarty, Hanna Blees, Mar Cabeza-Cabrerizo, Stefano Sammicheli, Neil C. Rogers, Erik Sahai, Santiago Zelenay, Caetano Reis e Sousa, "NK cells stimulate recruitment of cDC1 into the tumor microenvironment promoting cancer immune control," *Cell* 172, (2018): 1022-1037. Shicheng Su, Jianing Chen, Herui Yao, Jiang Liu, Shubin Yu, Liyan Lao, Minghui Wang, Manli Luo, Yue Xing, Fei Chen, Di Huang, Jinghua Zhao, Linbin Yang, Dan Liao, Fengxi Su, Mengfeng Li, Qiang Liu, Erwei Song, "Cancer-associated fibroblasts promote cancer formation and chemoresistance by sustaining cancer stemness," *Cell* 172, (2018): 841-856.

[85] For example, see Luca Albergante, J. Julian Blow, Timothy J. Newman, "Buffered qualitative stability explains the robustness and evolvability of transcriptional networks," *eLife* 3, (2014): e02863. Angela Oliveira Pisco, Amy Brock, Joseph Zhou, Andreas Moor, Mitra Mojtahedi, Dean Jackson, Sui Huang, "Non-Darwinian dynamics in therapy-induced cancer drug resistance," *Nature Communications* 4, (2013): 2467. Ranran Zhang, Mithun Vinod Shah, Jun Yang, Susan B. Nyland, Xin Liu, Jong K. Yun, Réka Albert, Thomas P. Loughran Jr., "Network model of survival signaling in large granular lymphocyte leukemia," *Proceedings of the National Academy of Sciences of the USA* 105 (2008): 16308-16313. Stefan R. Maetschke, Mark A. Ragan, "Character izing cancer subtypes as attractors of Hopfield networks," *Bioinformatics* 30, (2014): 1273-1279. Kristof Z. Szalay, Ruth Nussinov, Peter Csermely, "Attractor structures of signaling networks: consequences of different conformational barcode dynamics and their relations to network-based drug design," *Molecular Informatics* 33, (2014): 463-468. Anthony Szedlak, Giovanni Paternostro, Carlo Piermarocchi, "Control of asymmetric Hopfield networks and application to cancer attractors," *PLoS One* 9, (2014): e105842. Chunhe Li, Jin Wang, "Quantifying the landscape for development and cancer from a core cancer stem cell circuit," *Cancer Research* 75, (2015): 2607-2618. Joseph X. Zhou, Zerrin Isik, Caide Xiao, Irit Rubin, Stuart A. Kauffman, Michael Schroeder, Sui Huang, "Systematic drug perturbations on cancer cells reveal diverse exit paths from proliferative state," *Oncotarget* 7, (2016): 7415-7425. Qin Li, Anders Wennborg, Erik Aurell, Erez Dekel, Jie-Zhi Zou, Yuting Xu, Sui Huang, Ingemar Ernberg, "Dynamics inside the cancer cell attractor reveal cell heterogeneity, limits of stability, and escape," *Proceedings of the National Academy of Sciences of the USA* 113, (2016): 2672-2677. Ruoshi Yuan, Suzhan Zhang, Jiekai Yu, Yanqin Huang, Demin Lu, Runtan Cheng, Sui Huang, Ping Ao, Shu Zheng, Leroy Hood, Xiaomei Zhu, "Beyond cancer genes: colorectal cancer as robust intrinsic states formed by molecular interactions," *Open Biology* 7, (2017): 170169.

[86] Stuart Kaufman, "Differentiation of malignant to benign cells," *Journal of Theoretical Biology* 31, (1971): 429-451. Joseph X. Zhou, Zerrin Isik, Caide Xiao, Irit Rubin, Stuart A. Kauffman,

Michael Schroeder, Sui Huang, "Systematic drug perturbations on cancer cells reveal diverse exit paths from proliferative state," *Oncotarget* 7, (2016): 7415-7425.

（帅世民）

7 基因组暗物质在癌症中的作用：
使用 AI 照亮它；
为什么癌症基因不是故事的全部

Kahn Rhrissorrakrai 和 Laxmi Parida

概述

　　尽管人类基因组包含超过 30 亿个碱基对（bp），但只有一小部分得到了足够深入的研究来表征其生物学功能。在最近全基因组测序（WGS）技术成本降低和下一代测序仪通量增加之前，大部分研究重点都集中在基因组的蛋白质编码区域。这些仅占基因组 3% 的区域较剩下 97% 的区域更显著与可翻译的蛋白质在细胞和生物体中的功能作用相关联。对编码区的关注在癌症研究中更为明显，对不同癌症病因的大多数遗传/分子解释都是基于编码区突变或大染色体事件，这些事件对癌症表型的影响最终归因于其对基因表达的影响。然而，在这方面已经有了一些努力和资源，例如 DNA 元件百科全书（ENCODE）[1]、癌症基因组图谱（TCGA）[2]、国际癌症基因组联盟（ICGC）（https://icgc.org）和泛癌分析全基因组（PCAWG）[3] 的研究不仅显著增加了我们对与癌症相关的编码区域的理解，而且还重新点燃了对基因组非编码区域的兴趣，并提高了我们对迄今为止基因组中有多少仍然是"暗物质"及未被表征过的区域的认识。

　　本章将介绍当前对有关基因组非编码和"暗物质"区域的理解，并介绍如何利用大数据分析和人工智能（AI）等生物信息学方法阐明这些区域在癌症中的作用。整合来自这 97% 基因组的数据将使我们更全面地了解癌症等异质性疾病的发生、发展。

表征这些暗物质信息的工作也为利用"大数据"和人工智能方法的力量发现基因组与癌症表型之间的新关系提供了一个背景，从而有助于拓展我们对癌症生物学的了解。

7.1 DNA 序列对癌症发展的影响

编码区域：驱动与乘客范例

对于许多现代癌症研究来说，恶性细胞的起始、生长和转移以及治疗结果和患者生存是直接由体细胞中少量的基因突变造成〔通常被称为癌症的体细胞突变理论（SMT）[4]〕。这些体细胞变异不是从父母那里通过遗传方式获得，而是在生物体的生命周期中产生/积累的，通常在任何给定的肿瘤中都以相对较高的丰度呈现[5]。然而，可遗传的种系突变仍然在癌症易感性和进展中发挥作用，因为对于任何个体而言，其数量都以数百万计，并且发现许多癌症具有通过种系传播的遗传和家族成分，例如 MLH1 和 TERT 启动子突变[6]。虽然任何个体的种系突变通常不会被视为癌症发生过程中的驱动因素，但也有一些案例（例如 RB1 丢失）支持双重打击假说[7]。该假说认为，如果肿瘤抑制基因存在一个遗传的、隐性的功能丧失突变，并且在个体生命过程中，同一基因的另一拷贝又发生了获得性功能丧失突变，那么就会产生完全的功能丧失表型。尽管种系突变可能会增强体细胞突变的影响，但与癌症相关的可遗传突变相对稀有，导致许多癌症研究主要关注作为致癌驱动因素的体细胞变异。

体细胞变异可能包括 DNA 序列变化，例如单核苷酸变异（SNV）、短插入缺失（< 50 bp）、大结构变异、拷贝数变异（CNVs）以及不涉及 DNA 水平序列变化的表观遗传学变化。这些体细胞变异，尤其是基因编码区的变异，长期以来一直是癌症研究的焦点[8]。在肿瘤组织中，已经发现成百上千种体细胞变异，其中大多数在健康细胞中相对罕见[9]。

新的测序和生物信息学方法提高了我们更深入地表征癌症基因组景观的能力。此外，其强调了体细胞变异的复杂性和癌症 SMT 这个"经典"概念的局限性，从而导致"驱动"和"乘客"突变等其他概念的出现以提升解释力[10]。最近有学者呼吁对癌症研究的基本概念框架进行批判性的重新评估，部分原因是大型癌症基因组学研究的结果以及可能需要对癌症研究采取非还原法的认识[11]。驱动突变就是那些被认为与癌症发生有因果关系的变异，可赋予癌细胞生长优势，并且处于正向选择之下。而乘客突变通常处于中性选择之下，不会赋予癌细胞生长优势。如果以克隆方式存在，则此类乘客可能在扩张之前就已存在，或者是由导致驱动突变的相同致癌应激因子诱导。

虽然驱动突变和乘客突变的概念一直是理解癌症发展的一种流行模式，但最近这种公认的范式已经扩展到所谓的微型驱动突变[12]、乘客突变和种系突变，这些突变以前被认为是良性的或不会导致癌症表型，特别是那些位于非编码区域的突变。最近的研究表明，这些乘客变异实际上可能对癌细胞有轻度的有害作用，并且这些突变的积累可能会对肿瘤的表型产生影响[13]。这些"轻度"突变单独可能不会对细胞有害并因此逃避选择压力，但其总体上的影响可能对肿瘤中的一组驱动突变产生显著的反作用力，并最终可能对肿瘤细胞是致命的。因此，由于肿瘤细胞死亡增加（基于 Muller 棘轮效应[14]等机制），肿瘤进展可能会减慢，患者会体验到积极的效果。与有害影响类似，轻度促癌突变也可能在肿瘤或癌前病变的细胞中积累，并赋予正向的选择优势，从而创造或支持癌症进展的环境[15]。轻度促癌或抑癌突变的积累很可能同时发生，并且对于缺乏众所周知的经典驱动突变的肿瘤，乘客突变的平衡可能转向了"微弱"促癌变异的数量增加，这些变异总体上推动了癌症的发展[16]。更深度和更高通量的测序方法的出现清楚地表明，在超过 20% 的癌症中只有小部分基因发生了变异[17]。这表明需要开发更多复杂的定量模型，而这些模型需要考虑可能遍及整个基因组的各种因素所产生的微弱影响，以解释癌症的发生发展。

7.2　已知的非编码元件

绝大多数突变，无论是体细胞突变还是种系突变，都发生在基因组的非编码区域。尽管最近在表征非编码区元件及其与癌症的功能相关性方面有许多进展和探求，但其中大部分仍然是"黑暗的"，或者对其在疾病病因中的作用没有明确的生物学认识，哪怕对已知癌症基因的非编码区变异也是如此[18]。为了阐明基因组暗物质的挑战，重要的是要了解目前已知的与癌症相关的非编码元件的多样性和功能，因为其将告知我们如何在基因组暗区域检测到这些元件以及哪种计算方法最适合。这些非编码元件大致可分为调控元件和非编码 RNA 这两大类别，稍后将对此进行更详细的描述。当然也存在其他遭受破坏后可能导致癌症的非编码元件，例如内含子中的变异，特别是剪接位点处的变异，可以通过影响正常剪接而影响最终转录的 RNA。举个例子，BRCA1 基因中的 5 号外显子跳跃事件与遗传性乳腺癌和卵巢癌的易感性有关[19]。最近有学者已经开始系统地描述非编码元件及其在癌症中的作用[20]。

7.2.1　调控元件

调控元件是导致癌症进展的重要非编码变异来源之一。在非编码 DNA 中，存在蛋白质和 RNA 与特定目标序列结合以调节附近基因表达的区域，这些序列位于目标基因的上游或下游，而这些区域的突变会进一步导致基因表达失调。此外，大多数与癌症相关的表观遗传变化以及与突变负荷相关的变化都发生在非编码区域内[21]。尽管基因产物表达或稳定性的调节变化可能很微弱，但许多此类变化的累积可能会增加患癌的风险并最终驱动癌变[22]。

7.2.2　启动子和 5' 和 3' 非翻译区

靠近基因的顺式作用元件（作用于同一条 DNA 链）是被研究关注的非编码区域，因为其在调节各自基因的表达和功能方面更容易发挥相关作用。这里的功能改变通常会影响转录因子（TF）结合位点、RNA 结合蛋白（RBP）或微核糖核酸（microRNA；miRNA）。基因启动子区域的变异会导致表达失调，因为与之结合的转录因子的组成或构象可能会发生变化。启动子突变如何激活特定的致癌基因的典型例子是端粒酶逆转录酶（TERT）基因启动子的高频突变，由于 E-twenty-six（ETS）家族转录因子的结合改变，导致 TERT 表达增加[23]。5' 非翻译区（UTR）对于基因的正确转录和翻译来说十分重要，其包含翻译起始所必需的元件，例如 5' 帽结构、内部核糖体进入位点（IRES）和翻译起始基序[24]。最近的一份报告显示，与 CCAR1 基因 5' UTR 结合的 microRNA mir-1254 有助于稳定这两种分子，并且这样可以使对他莫昔芬产生耐药的乳腺癌重新对该药物敏感[25]。同样，3' UTR 包含不同 RBP 以及短链和长链非编码 RNA 的结合位点，通常会影响转录本的稳定性和翻译。该区域的扰动将像 5' UTR 一样影响调控元件结合的组成和强度。一个基因的 3' UTR 也可能包含多个聚腺苷酸化位点（PAS），并且根据 PAS 的聚腺苷酸化而产生多种转录本亚型，每种亚型具有不同的稳定性、翻译效率和输出方式。这些多种亚型已被证明可以区分癌症类型[26]。

7.2.3　增强子和沉默子

与启动子区域和 UTR 的研究相比，预测远端上游元件（例如增强子或沉默子）的改变是否具有功能是一项极富挑战性的任务。增强子是一种远离或靠近其作用位点的元件，以顺式或反式方式发挥作用，并且可能具有不同的序列方向[27]。通常，其编码用作 TF 结合位点的短基序。同样，沉默子可以抑制基因表达，也可以作为增强子与其靶点之间的绝缘子改变表达[28]。这些元件存在于整个非编码区域中，无论是在看似空旷的开放染色质、内含子还是非翻译区域。增强子在整个发育过程中的使用可能有所不同[29]，尽管可以应用许多技术识别潜在的增强子，但最可靠的方法是通过跟踪 RNA 聚合酶 II 结合检测[30]。然而，绘制增强子与其靶标之间的联系需要使用多种分析技术[31]，包括考虑染色质成环以将增强子带到其目标启动子附近。这些技术通常利用基于交联和连接的染色质构象捕获方法，包括 HI-C[32]、C5[33]、C4[34] 和 C3[35] 技术，揭示了核染色质远距离区域之间的三维互作。一项研究发现，对于一组患有 T 细胞急性淋巴细胞白血病的患者，癌基因 LIM 域特有 1（LMO1）上游 4 kb 增强子中的特定单核苷酸变异为 MYB 创建了一个 TF 结合位点[36]。这个额外的 MYB 位点导致这些患者的 LMO1 表达增加。目前，正在更积极地探索这些增强子和沉默子区域在癌症生物学中的作用[37]。

7.2.4 染色质结构

染色质可及性是基因调控和表达的先决条件，转录机器必须要先能够到达基因所在的位置才能开启表达。因此，导致染色质打开或关闭的表观遗传状态的变化会产生广泛的影响。通过组蛋白去乙酰化酶（HDAC）调节组蛋白乙酰化的突变会影响染色质状态，并与许多癌症有关[38]。此外，可能发生活跃转录的开放染色质区域也被发现具有增加的突变负荷，这是因为人们认为转录机器复合物可能会阻碍 DNA 修复机制，从而导致高转录区域积累突变[39]。通过改变三维结构改变染色体构象也与癌症中的非编码变异有关[40]。最近的研究强调了染色质相关变化的重要性，这是一个值得深入探讨的领域[41]，而且文献中对一些具体案例进行了详尽描述[42]。例如，乳腺癌相关基因 IGFBP3 已被证明由于染色质结构的变化而与 EGFR 有远程相互作用[43]。在黑色素瘤患者样本和细胞系中都发现了与 MITF 相关的染色体环[44]。如果可以建立准确的模型来解释可及性、突变密度和频率以及表观遗传因素之间的关联，那么通过全基因组测序对非编码 DNA 进行深入研究可能会揭示以癌症特异性的方式影响染色质结构的基因组区域，并有望作为治疗应答的潜在生物标志物。

7.3 非编码 RNA

鉴于 TCGA 等大规模研究，人们对非编码 RNA 在癌症中的作用有了更深入的了解[45]。这些转录产物（例如，短链和长链非编码 RNA）可用于调节基因的表达或可作为功能性复合体的一部分［例如，有助于 mRNA 预处理的小核 RNA 及核糖体 RNA（rRNA）和转移 RNA（tRNA）等小核仁 RNA］。迄今为止，microRNA（miRNA）和长链非编码 RNA（lncRNA）在癌症中的作用研究得最多，理解得也最为透彻。

7.3.1　短链非编码 RNA

目前已有大量关于短链非编码 RNA［包括 miRNA 和小干扰 RNA（siRNA）］对机体发育、细胞功能和癌症的作用和影响的研究[46]，这些小 RNA 通常通过 mRNA 的抑制或降解来介导基因表达。miRNA 能结合 3' UTR 并募集 RNA 诱导的沉默复合物（RISC），并通过 Dicer 和 Argonaute 蛋白的作用降解 RNA。miRNA 除了引发降解，还可以简单地通过使与之结合的 mRNA 不再被核糖体接近来阻止翻译[47]。siRNA 以与 miRNA 相似的方式运作，帮助募集 RISC 来切割 mRNA；然而，这些非编码 RNA 较 miRNA 更长，并且能够结合 mRNA 内的任何位置。慢性淋巴细胞白血病中 miR-15a/16-1 的频繁缺失是证明 miRNA 在癌症中发挥作用的首批研究之一[48]，包括抑癌活性。小鼠模型表明，miR-155 的转基因表达可诱导淋巴瘤形成[49]，并且已发现一些具有致癌性或抑癌性的 miRNA[50]。

7.3.2　长链非编码 RNA

lncRNA 通常被描述为不编码蛋白质的长度 > 200 bp 的转录本[51]。lncRNA 的作用比其较短的同源物更为多样，可能包括蛋白质 -DNA 支架和作为竞争性转录本与 miRNA 和 RNA 结合蛋白相结合以及直接作为基因表达的增强子或抑制因子。研究还发现 lncRNA 的表达具有高度组织和细胞特异性[52]，在某些情况下，这种特异性表明其可用作特定癌症的生物标志物。在这些元件中，种系和体细胞突变可能会导致其功能失调，正如在癌症患者中经常观察到的那样[53]。假基因的过表达可能会产生类似于基因产物但不再编码功能蛋白的非编码 RNA，并且仍然可以与调节分子竞争性结合，从而影响这些因子预期目标的调节。下一代测序技术使发现数以千计的 lncRNA 成为可能，并揭示了其在癌症中的潜在作用[54]。lncRNA 已经在多种癌症（例如乳腺癌、黑色素瘤或结直肠癌）中被证明可以在癌症进展中发挥重要的作用[55]。

7.3.3　tRNAs

tRNA 在过往被认为只是通过将氨基酸带入主动翻译的核糖体而在翻译过程中发挥被动作用，最近已被证明在癌症进展中也具有重要作用[56]。细胞中 tRNA 丰度的变化与蛋白质表达水平的变化息息相关，并且这种水平的调节可以根据蛋白质的细胞功能为细胞提供选择性生长优势。tRNA^{Arg} CCG 和 tRNA^{Glu} UUC 已显示在乳腺癌细胞系中高表达，以及与原发性肿瘤相比，其表达在转移细胞中上调。证据还表明，低氧应激诱导的 tRNA 衍生片段可以抑制乳腺癌转移的发生[57]。影响癌症发生发展的

tRNA 和 tRNA 衍生片段已在包括乳腺癌、肺癌、宫颈癌、胰腺癌和皮肤癌等多种癌症类型中被发现[58]。

7.4 基因组暗物质及其在癌变中的作用

进入非编码基因组真正未知的空间，我们发现了暗物质。在过去，所有非编码 DNA 都被视为暗物质或垃圾 DNA，因为其不编码细胞的"传统"功能机器（即蛋白质）[59]。然而，随着技术的不断开发，对非编码 DNA 进行目录和功能表征已经成为可能，曾经"黑暗"的东西如今变得越来越"明亮"。今天，暗物质 DNA 可以定义为当前未注释的基因组空间（即不包括启动子、UTR、内含子、增强子和沉默子等区域的非编码 DNA）。在这个区域存在着尚未被基因组学开发的前沿领域。这类 DNA 包括开放染色质等区域。开放染色质是可用于转录和表达的区域，其三维构象可影响基因组许多元件的功能和组织。非编码基因组标记经常因不足以解释细胞表型而为人诟病，因为其并不总是明确地对转录、转录后、翻译或翻译后修饰有调节功能。人工智能正是在这些方面可提供发现暗物质 DNA 中长期被忽视的功能元件的方法，特别是那些可能在疾病中起作用的元件以及其如何以新颖和微妙的方式相互作用。

直到最近，DNA 暗物质空间的变化才因其在疾病病因学中的潜在作用而受到重视。已发现的整体染色质重塑和结构变异能够实现远程顺式和反式作用元件的相互作用，例如在 Williams-Beuren 综合征的关键区域，就有例子可以说明在暗物质空间中，与疾病相关的基因组元件的复杂相互作用类型有待被表征[60]。在不同癌症样本集的甲基化数据中通过机器学习（ML）进行研究，发现这些癌症的组织学分类与其甲基化模式存在相当一致性，同时还发现了不同癌症类型中肿瘤组织学相似的新型分组，以及与世界卫生组织（WHO）分类有所不同的分组[61]。这表明还有新的分子癌症亚型有待进一步发现。包含癌症中大部分表观遗传变化的非编码 DNA 作为肿瘤发生的潜在标志物正得到越来越多的重视[62]。启动子、增强子和沉默子区域发生的遗传变异积累会导致表观遗传变化，从而对癌症的进展产生累积效应。我们有机会用在已注释区域中发现的这些信号去训练模型，并使用其在暗物质空间中找到被忽视的相似模式。这些模式之所以被忽视，可能是因为其在给定队列或癌症类型中不常见，或者因为一组合适的协变量尚未被发现。这些类型的发现就是机器学习能提供希望的所在，因为癌症是一个高度复杂的相互作用系统，并不一定符合"单次打击"或仅限体细胞突变机制。

由于癌症患者是已测序的正常组织和病变组织的最大来源，因此在癌症中最有可能了解无数基因组元件之间复杂的相互作用。目前还尚未对不同癌症类型和人群的暗物质 DNA 进行系统分析。随着现在越来越多地进行大规模的全基因组研究，这些问题都可以得到解决，前提是我们手头必须有可以处理与 SNP 阵列甚至全外显子分析相比更高数量级的基因组位置的方法。人工智能无疑是揭示这些新功能元件及其在癌症发生发展中的作用的首选方法。

7.5 阐明癌症基因组暗物质的计算方法

在这里，我们将概述一些重要的计算方法，特别是如何利用"大数据"、机器学习和人工智能来加深我们对非编码暗物质 DNA 序列在癌症发生中的作用的理解。

7.5.1 生物信息学工具和资源

如果没有计算能力、生物信息学和机器学习方面的进步，我们就不可能进行 WGS 和其他大规模高通量组学分析以了解基因组的复杂特征。TCGA、ICGC 和 PCAWG 等癌症测序和组学计划不仅提供了空前数量的癌症基因组序列信息，而且重要的是，其还揭示了我们对癌症发生的理解存在巨大不足，这其中包括突变外显率的高度变异、许多测序患者缺乏明确的驱动突变、患者之间和患者内基因组的高度异质性，以及完全依赖体细胞变异作为癌症唯一解释机制的局限性。

目前，大部分可用的生物信息学和计算工具都集中在预测体细胞编码区域的驱动突变上。大多数使用某种形式的统计模型最终描述 DNA 序列变化的复现性及其与细胞功能的相关性[63]。任何分析和注释基因组变异的过程的第一步都是从其识别开始[64]。对于这些统计方法，必须考虑正常和癌组织中的完整生物体及组织特异性突变率和转录活性，从而了解患病和健康组织中预期的 DNA 序列变异率。只有准确了解来自健康样本的数据，才能准确识别疾病特异性的新信号。然后，此类方法可以优先考虑那些似乎高于背景层面的突变，无论是来自健康个体的背景、其他癌症类型，甚至其他治疗应答类别的背景[65]。在识别出这些变异后，诸如 SIFT[66]、PolyPhen[67]、和 GWAVA[68] 等工具可以预测特定细胞过程的功能相关性或种系和体细胞非同义突变的影响[69]。其他工具，如 ExPecto，则可以进一步预测来自不同变异类型的下游表型，并推断非编码突变对不同组织类型中基因表达的影响[70]。

这些方法用于生成假设并指导实验和计算机研究的重点。在这方面，许多计算生物学都以假设生成为导向，以将昂贵且耗时的湿实验所需的可能实验空间减少到更容易进行的程度。基于这些生成的假设进行的任何新实验，无论实验结果是肯定的还是否定的，都会为这些计算工具提供有价值的反馈，以便可以更新其基础模型。这种反馈循环是迭代我们对癌症的理解的重要手段。值得注意的是，计算工具为生物学家提供了更广阔的功能元件景观视角，这些功能元件可能会在整合不同信息类型的同时以微弱和意想不到的方式影响其感兴趣的机制。由于数据的广度随着技术的进步而增加，这些计算工具将成为我们深入了解癌症生物学的必要手段。

7.5.2 大数据与统计学习

由于非编码变异相对缺乏选择压力导致其中的许多都很罕见，这使得检测癌症相关的非编码突变更具挑战性。虽然对数千名患者样本进行的大规模分析产生了大量癌症特异性的非编码突变[71]，但绝大多数变异的稀有性可能会妨碍用于变异检测和功能预测的统计以及机器学习方法。尽管如此，机器学习方法已被提出识别此类变异[72]。我们将回顾这些机器学习方法的基本原理，以更好地理解其在表征非编码 DNA 方面的应用，并讨论当前对癌症研究的影响。机器学习方法可分为有监督和无监督两大类。

无监督学习是应用机器学习来查找数据中的结构或模式，而无需标记响应或类别信息，其通常用于识别新信号，且通常通过某种形式的聚类分析实现。聚类算法在方法应用方面可能有很大差异，尽管大多数方法都利用样本之间的某种定义的距离找到最能描述数据的类别或分组。常见的聚类方法包括层次聚类、k- 均值、自组织映射和隐马尔可夫模型。无监督技术对数据做出的假设很少，并且在识别新模式的同时，可用于帮助估算缺失信息。几十年来，这些方法在癌症研究中一直被广泛使用。

监督学习方法使用标记的响应或类别信息，并尝试发现从输入数据到标签的映射函数。这些方法产生的模型随后可以应用于新数据以预测样本标签。监督方法需要使用一些训练数据集和单独的测试集评估模型。训练数据的结构和数量取决于所选择的监督算法。此外，必须小心使用某些方法以避免过度拟合，即推断出一个非常复杂且特定于训练数据的函数，以至于其不能充分泛化以准确预测测试数据集的标签。这些监督方法可以提供来自非编码区域的与癌症功能相关的 DNA 序列模式，然后用于扫描暗物质 DNA 以寻找可能具有相似特征的其他位点，从而提示相似的功能。这些位点的识别将进一步阐明这些未知区域，并可能揭示癌症发展的其他影响因素。目前，已经存在多种成功应用于生物数据以表征序列特征和功能元件的传统机器学习方法。我们接下来将介绍几种较为常见的监督方法及其在癌症分析中的作用。

几十年来，癌症研究一直受益于机器学习分析，从简单的基于回归的方法开始，这些方法旨在寻找最小化成本函数的函数或在标记数据集之间划定边界的模型（图 7.1A）。核方法是使用核函数或相似函数的更复杂的学习函数，例如支持向量

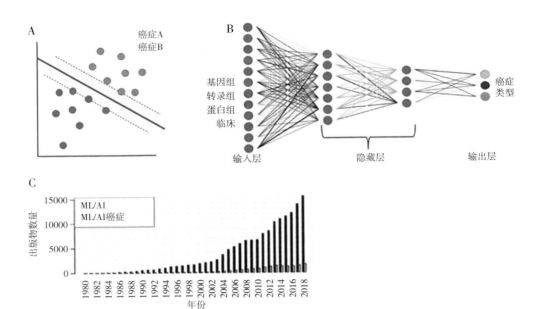

图 7.1　癌症研究中的机器学习应用

（A）在两个癌症类别标签之间学习的区分边界示例。（B）神经网络结构示例，用于对样本癌症类型进行分类或预测，可以采用各种数据输入，并将通过隐藏层学习最佳权重函数，直到给出最终输出标签。（C）截至 2019 年 1 月 18 日，PubMed 中提及 ML/AI（使用术语"深度学习""机器学习""人工智能"和"神经网络"）和 ML/AI+"癌症"的出版物数量。

机（SVM）。这种函数的一个简单示例是线性核或两个向量的点积。使用核函数的优点是其能够在不依赖输入数据的情况下对高维数据进行操作，并返回一个简单的数值，而不受特征空间的影响。SVM 已成为核方法的流行实例，可用于分析基因组数据、对疾病样本进行分类[73]和识别功能变异[74]。SVM 已被广泛用于癌症研究[75]，从早期使用微阵列数据对癌症进行分类[76]到预测患者对各种化疗的反应[77]，再到用于估计疾病复发[78]。决策树和随机森林（RFs）同样被应用于无监督回归任务，但主要用于分类和预测模型的开发。最近，RF 已成功被应用于区分疾病组与健康对照组之间的非编码变异[79]。其还表明，可以根据突变负荷和表观遗传数据预测癌细胞起源[80]，并且考虑了肿瘤间异质性的 RF 变异能够提升不同癌症类型中药物反应的预测准确性[81]。RF 和 SVM 也非常适合用于识别分类或回归任务的信息特征。这使得发现在感兴趣的表型中起作用的特定元件变得更加容易实现。贝叶斯网络（BN）一直是癌症监督学习中备受欢迎的选择，因为这些网络可以对相对少量的数据进行操作，并且由于是概率性的，其可以处理任何给定事件伴随的不确定性。人们可以将多种数据模式与先验专业知识一起集成到单个 BN 模型中，例如可以将临床患者病史信息、基因组图谱数据和图像分析结果整合到单个贝叶斯网络，以给出感兴趣表型的概率[82]。贝叶斯网络最近被用于发现 Tribbles 同源蛋白 1（TRIB1）是癌症进展和生存新的调控因子[83]。这些经典的机器学习方法在识别复杂且通常嘈杂的数据中的新信号方面继续显示其相关性和能力。

虽然主要使用神经网络的人工智能和深度学习算法自 20 世纪 40 年代就已存在，但这些方法随着过去十五年足够先进的计算硬件的出现才可以被大规模地有效部署，进而才重新兴起。随着生成数据的规模、多样性和复杂性的扩大，人工智能（AI）在癌症研究中变得越来越相关和有价值。人工神经网络（ANN）是 AI 的一个特殊体现，随着近年来计算能力的显著增长，其重新引起了人们的兴趣（图 7.1B）。ANN 模型按连续的节点层或“神经元”排序，在每一层中，输入都经过一些转换以用作下一层的输入。随着层数的增加，数据会进一步抽象化，每一层都可以被认为是数据的唯一表示。在每一层内，通常存在线性和非线性转换，使这些方法能够识别数据中的非线性模式。ANN 的输出在反向传播的情况下，将会根据正确的标签进行评估，并对网络中的神经元权重进行调整，并重复该过程，最终尝试最小化一些误差函数。通过这种方式，ANN 就可以进行学习。

ANN 被广泛应用于从变异识别到诊断再到治疗计划等一系列生物学问题。例如，DeepVariant 是一种用于识别 SNP 和小插入缺失的人工智能驱动的方法，其利用深度神经网络学习可以跨基因组构建甚至物种运行的通用模型[84]。在 2016 年美国食品药品管理局（FDA）实施的 SNP 鉴定挑战（真相挑战）中，该系统在没有任何基因组学或二代测序专业知识的情况下，表现优于目前最先进的统计学方法。支持像 DeepVariant 这样的深度学习系统的一项关键技术是 ANN，在本例中指的是卷积神经网络（CNN）[85]。CNN 通常应用于图像分析任务和自然语言处理并取得巨大成功[86]。这些神经网络方法现在也被用于测序和突变分析[87]。对于 DeepVariant，所有与推定突变相关的读取都在图像中表示并提供给 CNN，以便可以学习与突变相关的读取之间的模式。该 AI 系统在相较 GATK 和其他系统在突变识别方面的准确性表明，手动统计模型最终可能会被深度学习系统所取代。神经网络已被用于预测突变（包括非编码变异）对整个基因组基因表达的影响，例如 ExPecto[88]。虽然其优先考虑疾病或性状相关基因座中的变异，但可以扩展到启动子调控突变，并且目前已经深度分析了超过 1.4 亿个突变。

自动编码器是 ANN 的一个实例，通常用于无监督学习。其学习数据的表示形式，从而能够将数据的维数降低为更易于传统机器学习方法处理的形式。这在特征空间通常远远超过样本空间的癌症基因组学背景下很有价值。在这个欠采样空间中，去噪堆叠自动编码器已被应用于高维基因表达数据，以发现乳腺癌基因之间的联系，从而对癌细胞进行分类，并提示与疾病病因相关的基因[89]。自动编码器也可以与其他机器学习方法结合用于半监督学习，也就是用自动编码器推断用于监督学习的标签。这对于识别响应标签信息不完整或缺失时的新信号大有帮助。这种深度学习和机器学习方法的结合是处理组学分析通常伴随的高特征空间和相对低样本数的重要手段。其在实现这一目标的同时又不会遗漏对许多不同变异的潜在微弱影响的检测，这些变异可能会驱使癌细胞向恶性方向发展。

对于生物学家而言，许多神经网络方法面临的一个挑战是，其可能更像是一个"黑匣子"在运行，很难从中提取出神经网络（NN）所学习的数据以实现其性能。引入可视化神经网络是为了通过利用领域专业知识以更加结构化的方式设计神经元，从而发挥 ANN 的学习特性[90]。这种结构将产生关于 ANN 如何得出其输出的一目了然的视图。尽管对于大多数神经网络的基础学习模型并不十分清晰，ANN 和其他人工智能系统也已被用于癌症检测[91]、癌症诊断[92]和临床决策支持[93]。WatsonforGenomics 是一个基于云计算的系统，其利用人工智能分析癌症患者的基因组图谱，识别相关的可操作性的变异，并制定相关的分子靶向治疗方案，同时通过自然语言处理自动处理最新的科学文献。

这些机器学习和人工智能方法同样可以应用于非编码和暗物质区域，以揭示那些无论是由于测序技术的限制还是潜在的肿瘤间和肿瘤内异质性，迄今为止都无法通过传统统计方法获得的模式。DeepSEA 已被证明可以预测突变对染色质结构的影响、对表观遗传状态的相应影响以及对转录因子结合位点可用性的影响，即使是在非编码暗物质基因组中的突变也可以[94]。其结合人类基因突变数据（HGMD）进行进一步评估，在仅使用 HGMD 单核苷酸多态性数据进行训练后，可以准确预测 HGMD 插入缺失突变的优先级。DeepSEA 强调了机器学习和人工智能在表征基因组的非编码和暗物质元件并最终将其与癌症的发展联系起来的潜在应用。

7.5.3　通过聚合寻找涌现特征

在给定癌症中观察到的大多数突变，无论是在编码区还是在非编码区，都不是特别具有外显性，因此在患者中寻找特定的突变作为疾病的生物标志物可能存在问题。只有不到 150 个基因被认为在各种癌症类型中发生了显著突变[95]。虽然这组基因中的一个基因可能在给定癌症类型的 95% 以上都发生突变，例如浆液性卵巢癌中的 TP53，但这并不是说特定突变在任何特定疾病中都能达到这种外显率水平。结直肠腺癌中一些众所周知的频发突变，例如 KRAS G12 和 NRAS Q61 分别仅在 30% 和 5%

的患者中发现。即使是那些被认为是常见的非编码突变，例如黑色素瘤中的 PMS2 启动子突变，也仅在 10% 的患者中发现[96]。这使得大量患者缺乏明确的癌症驱动因素，并再次凸显了癌症驱动因素和 SMT 范式所面临的挑战，因为在任何给定的肿瘤中可能都有许多其他的因素在起作用。

这些复发程度使得表征变异或变异的组合是否在疾病类型中起作用变得更加困难。我们需要采取超越仅关注患者之间重复模式的方法，并考虑根据表型对患者进行聚合以及对这些聚合人群所涌现的新模式加以识别。早期对一种聚合患者突变信号的新方法的研究表明，即使专门关注完全属于基因组非编码或暗物质部分的突变，也有可能区分来自同一起源细胞发展而来的血液系统癌症的不同亚型[97]。ReVeaL 能够以高精度区分血液肿瘤亚型，而使用等位基因或突变负荷的标准方法在预测亚型方面通常并不比随机方法好。已经确定的是，不同癌症之间在肿瘤突变负荷（TMB）方面存在明显的趋势[98]，并且对于像皮肤鳞状细胞癌这类 TMB 极高的疾病以及骨髓增生异常综合征（MDS）这类 TMB 极低的疾病之间的鉴别，可以说是易如反掌的一件事情。然而，大多数癌症都在 TMB 高度重叠的范围内，尤其是不同类型的白血病，其 TMB 相似性极高。因此，机器学习和人工智能方法（如 RF、SVM 和 NN）在观察变异和基因水平突变的差异时往往会失败，因为其从根本上是在寻找不同疾病类型之间的突变负荷的差异或频率差异。ReVeaL 对数据的处理能够通过各种机器学习和人工智能方法检测出暗物质 DNA 中的鉴别信号，即使在排除调控区域和注释为非编码 RNA 的部分时也是如此。这一结果还强调了理解被分析数据的特征和细微差别的重要性，从而可以更好地进行处理，并尽可能减少噪声输入对任何学习系统造成的影响。

任何大数据癌症分析的最大局限性往往是对数据中混杂的技术性和生物学问题理解不足。为了应对这些挑战，需要采取广泛的举措来协调不同的研究策略，以提高数据的可用性和共享，了解可用的计算方法，并在数据科学与实验或临床验证研究的理解之间建立强有力的反馈机制。像"癌症高级计算解决方案联合设计"（JDACS4C）这样的项目是由美国国家癌症研究所和能源部共同发起，旨在通过先进的计算技术在分子、细胞和种群尺度上推进精准癌症医学（https://cbiit.cancer.gov/ncip/hpc/jdacs4c）。只有通过向多个研究小组提供广泛的数据可用性，我们才能发现关于疾病功能的更多关键信息，同时避免因研究样本量过小和设计偏差造成的人为结果。任何机器学习方法的优劣性能取决于所提供的数据，并且很大程度地只能根据其所纳入的数据进行学习。诸如 DREAM 之类的众包挑战已经成功地围绕特定生物学问题联合了特定研究人员群体，以确定最佳实践并发现难以觉察的技术和生物学混杂因素。

DREAM 甚至可以作为如何开发数据收集和分析策略的模型[99]，并且已经在结构变异检测技术的评估[100]和预测癌细胞系中的必需基因方面取得了成功[101]。

对于非编码变异的研究，重要的一点是要认识到选择压力在非编码区域的差异很大，无论是在调控区域、基因间区域还是开放染色质区域。聚合方法可以适应在患者身上观察到的这些区域广泛不同的突变模式，这有助于人工智能系统更好地利用全基因组数据以发现基因组中以前未被充分重视的与癌症功能相关的的区域。在非编码基因组中寻找热点区域的模型就是聚合方法的示例，其按基因组的空间位置对突变进行聚合。最近，一项研究在分析 212 例胃癌患者时发现了 CTCF 结合位点（一种对基因组结构至关重要的 DNA 结合蛋白）中的 11 个非编码热点区域[102]。这些位点与通过 DeepSea 识别的位点一样，与附近染色体变化有显著关联并影响邻近基因的基因表达。将这些聚合方法扩展到对同一癌症类型的样本进行聚合或许可以识别暗物质区域中突变频率较低的功能元件。

7.6　结论

随着计算能力的不断增强，大数据分析、机器学习和人工智能的作用将继续扩大，并成为了解癌症诸多特征的重要工具。支撑这些方法的算法能够整合大量的异质信息类型，并在基因组数据中发现可能解释疾病病因的新模式，特别是在似乎没有经典"驱动"突变或耐药机制的情况下。仅在过去 5 年中，人们对人工智能在生物学问题方面的应用产生了难以置信的兴趣（图 7.1C）。当我们认识到癌症的经典体细胞突变理论甚至驱动基因范式的原则存在不足时，就需要开始寻找各种数据类型信号的获取方法，并在生物学中前所未有的尺度上（无论是在样本还是特征空间）进行系统性整合。我们现在才开始看到一些在多个尺度方面分析患者以识别多基因健康风险的分子协变量的研究[103]。Price 等发现，在对 108 例患者进行长达 9 个月的纵向全基因组、代谢组、蛋白质组、微生物组和临床分析以及日常活动跟踪时，其能够检测到预测健康状态改变的分子状态变化，并且这些变化在某些情况下是例如肝病和糖尿病等疾病状态的早期迹象。其他采用类似多尺度数据整合方法的研究已经将阿尔茨海默病和疱疹病毒联系起来[104]，或者已经能够开发出癌症预后和复发的预测模型[105]。CNN已经被用于在组织病理学图像和基因突变之间建立联系，即根据来自一张肿瘤细胞的图像就有可能预测一些潜在的突变[106]。这些大数据分析方法将有助于发现生物标志物，这些生物标志物不仅具有高细粒度的人群特异性，而且为个体癌症在其发展、生长和治疗应答中可能采用的独特机制提供急需的指导。

结合我们对编码区变异的理解，人工智能为基因组中广阔且未充分探索的非编码和暗物质区域创造了机会，这将为那些不符合传统癌症发展模式的患者提供急需的背景信息。通过整合全基因组数据和临床患者信息，可进一步将癌症研究从对少数重要基因的研究转向更广泛地了解在个体患者体内形成独特功能组合的无数机制。有了这些知识，我们将拥有一件可以改善所有患者预后的利器。

参考读物

［1］ Consortium, E.P., An integrated encyclopedia of DNA elements in the human genome. *Nature*, 2012. 489(7414): p. 57-74.

［2］ Network, C.G.A.R., et al., The Cancer Genome Atlas Pan-Cancer analysis project. *Nat Genet*, 2013. 45: p. 1113-1120.

［3］ Campbell, P.J., et al., Pan-cancer analysis of whole genomes. bioRxiv, 2017: p. 162784.

［4］ Soto, A.M. and C. Sonnenschein, One hundred years of somatic mutation theory of carcinogenesis: Is it time to switch? *BioEssays*, 2014. 36(1): p. 118.

［5］ Helleday, T., S. Eshtad, and S. Nik-Zainal, Mechanisms underlying mutational signatures in human cancers. *Nat Rev Genet*, 2014. 15(9): p. 585.

［6］ Horn, S., et al., TERT promoter mutations in familial and sporadic melanoma. *Science*, 2013. 339(6122): p. 959-961. Ward, R.L., et al., Identification of constitutional MLH1 epimutations and promoter variants in colorectal cancer patients from the Colon Cancer Family Registry. *Genet Med*, 2013. 15(1): p. 25-35.

［7］ Knudson, A.G., Mutation and cancer: statistical study of retinoblastoma. *Proc Natl Acad Sci USA*, 1971. 68: p. 820-823.

［8］ Araya, C.L., et al., Identification of significantly mutated regions across cancer types highlights a rich landscape of functional molecular alterations. *Nat Genet*, 2016. 48: p. 117-125.

［9］ Alexandrov, L.B., et al., Signatures of mutational processes in human cancer. *Nature*, 2013. 500(7463): p. 415. Consortium, G.P. and others, An integrated map of genetic variation from 1,092 human genomes. *Nature*, 2012. 491(7422): p. 56. Kandoth, C., et al., Mutational landscape and significance across 12 major cancer types. *Nature*, 2013. 502(7471): p. 333. Vogelstein, B., et al., Cancer genome landscapes. *Science*, 2013. 339(6127): p. 1546-1558.

［10］ Greenman, C., et al., Patterns of somatic mutation in human cancer genomes. *Nature*, 2007. 446: p. 153-158.

［11］ Soto, A.M. and C. Sonnenschein, One hundred years of somatic mutation theory of carcinogenesis: Is it time to switch? *BioEssays*, 2014. 36(1): p. 118. Brucher, B.L.D.M. and I.S. Jamall, Somatic mutation theory: why it's wrong for most cancers. *Cell Physiol Biochem*,

2016. 38(5): p. 1663-1680.

［12］Castro-Giner, F., P. Ratcliffe, and I. Tomlinson, The mini-driver model of polygenic cancer evolution. *Nat Rev Cancer*, 2015. 15: p. 680-685.

［13］McFarland, C.D., et al., Impact of deleterious passenger mutations on cancer progression. *Proc Natl Acad Sci USA*, 2013. 110(8): p. 2910-2915. McFarland, C.D., L.A. Mirny, and K.S. Korolev, Tug-of-war between driver and passenger mutations in cancer and other adaptive processes. *Proc Natl Acad Sci USA*, 2014. 111(42): p. 15138-15143.

［14］Muller, H.J., The relation of recombination to mutational advance. *Mut Res*, 1964. 1(1): p. 2-9.

［15］Goyal, S., et al., Dynamic mutation—selection balance as an evolutionary attractor. *Genetics*, 2012. 191(4): p. 1309-1319.

［16］Castro-Giner, F., P. Ratcliffe, and I. Tomlinson, The mini-driver model of polygenic cancer evolution. *Nat Rev Cancer*, 2015. 15: p. 680-685. Bennett, L., et al., Mutation pattern analysis reveals polygenic mini-drivers associated with relapse after surgery in lung adenocarcinoma. *Sci Rep*, 2018. 8(1): p. 14830.

［17］Lawrence, M.S., et al., Discovery and saturation analysis of cancer genes across 21 tumour types. *Nature*, 2014. 505(7484): p. 495-501.

［18］Zhang, W., et al., A global transcriptional network connecting noncoding mutations to changes in tumor gene expression. *Nat Genet*, 2018. 50(4): p. 613-620. Khurana, E., et al., Role of non-coding sequence variants in cancer. *Nat Rev Genetics*, 2016. 17: p. 93-108. Santana Dos Santos, E., et al., Non-coding variants in BRCA1 and BRCA2 genes: potential impact on breast and ovarian cancer predisposition. *Cancers*, 2018. 10(11).

［19］Claes, K., et al., Pathological splice mutations outside the invariant AG/GT splice sites of BRCA1 exon 5 increase alternative transcript levels in the 5' end of the BRCA1 gene. *Oncogene*, 2002. 21(26): p. 4171-4175.

［20］Khurana, E., et al., Role of non-coding sequence variants in cancer. *Nat Rev Genetics*, 2016. 17: p. 93-108. Zhou, S., A.E. Treloar, and M. Lupien, Emergence of the noncoding cancer genome: a target of genetic and epigenetic alterations. *Cancer Discov*, 2016. 6(11): p. 1215-1229. Fredriksson, N.J., et al., Systematic analysis of noncoding somatic mutations and gene expression alterations across 14 tumor types. *Nat Genet*, 2014. 46(12): p. 1258-1263. Weinhold, N., et al., Genome-wide analysis of noncoding regulatory mutations in cancer. *Nat Genet*, 2014. 46: p. 1160-1165.

［21］Polak, P., et al., Cell-of-origin chromatin organization shapes the mutational landscape of cancer. *Nature*, 2015. 518: p. 360-364.

［22］Castro-Giner, F., P. Ratcliffe, and I. Tomlinson, The mini-driver model of polygenic cancer evolution. *Nat Rev Cancer*, 2015. 15: p. 680-685. Hornshoj, H., et al., Pan-cancer screen for mutations in non-coding elements with conservation and cancer specificity reveals correlations with expression and survival. NPJ Genom Med, 2018. 3: p. 1.

［23］Horn, S., et al., TERT promoter mutations in familial and sporadic melanoma. *Science*, 2013. 339: p. 959-961.

［24］Dvir, S., et al., Deciphering the rules by which 5'-UTR sequences affect protein expression in yeast. *Proc Natl Acad Sci USA*, 2013. 110(30): p. E2792-E2801.

［25］Li, G., et al., CCAR1 5' UTR as a natural miRancer of miR-1254 overrides tamoxifen resistance. *Cell Res*, 2016. 26: p. 655-673.

［26］Litt, D.B., et al., Hybrid lithographic and DNA-directed assembly of a configurable plasmonic metamaterial that exhibits electromagnetically induced transparency. *Nano Lett*, 2018. 18: p. 859-864.

［27］Banerji, J., S. Rusconi, and W. Schaffner, Expression of a beta-globin gene is enhanced by remote SV40 DNA sequences. *Cell*, 1981. 27(2 Pt 1): p. 299-308. Bulger, M. and M. Groudine, Functional and mechanistic diversity of distal transcription enhancers. *Cell*, 2011. 144: p. 327-339.

［28］Yang, J. and V.G. Corces, Chromatin insulators: a role in nuclear organization and gene expression. *Adv Cancer Res*, 2011. 110: p. 43-76.

［29］Zentner, G.E., P.J. Tesar, and P.C. Scacheri, Epigenetic signatures distinguish multiple classes of enhancers with distinct cellular functions. *Genome Res*, 2011. 21: p. 1273-1283.

［30］De Santa, F., et al., A large fraction of extragenic RNA pol Ⅱ transcription sites overlap enhancers. *PLoS Biol*, 2010. 8: p. e1000384. Kolovos, P., et al., Enhancers and silencers: an integrated and simple model for their function. *Epigenetics Chromatin*, 2012. 5: p. 1.

［31］Fishilevich, S., et al., GeneHancer: genome-wide integration of enhancers and target genes in GeneCards. *Database*, 2017. 2017.

［32］Lieberman-Aiden, E., et al., Comprehensive mapping of long-range interactions reveals folding principles of the human genome. *Science*, 2009. 326: p. 289-293.

［33］Dostie, J., et al., Chromosome Conformation Capture Carbon Copy (5C): a massively parallel solution for mapping interactions between genomic elements. *Genome Res*, 2006. 16(10): p. 1299-1309.

［34］Simonis, M., et al., Nuclear organization of active and inactive chromatin domains uncovered by chromosome conformation capture-on-chip (4C). *Nat Genet*, 2006. 38: p. 1348-1354.

［35］Dekker, J., et al., Capturing chromosome conformation. *Science*, 2002. 295(5558): p. 1306-1311.

［36］Li, Z., et al., APOBEC signature mutation generates an oncogenic enhancer that drives LMO1 expression in T-ALL. *Leukemia*, 2017. 31: p. 2057-2064.

［37］Herz, H.M., D. Hu, and A. Shilatifard, Enhancer malfunction in cancer. *Mol Cell*, 2014. 53(6): p. 859-866. Koche, R.P. and S.A. Armstrong, Genomic dark matter sheds light on EVI1-driven leukemia. *Cancer Cell*, 2014. 25: p. 407-408.

［38］Ropero, S. and M. Esteller, The role of histone deacetylases (HDACs) in human cancer.

Molecular Oncology, 2007. 1: p. 19-25.

［39］Sabarinathan, R., et al., Nucleotide excision repair is impaired by binding of transcription factors to DNA. *Nature*, 2016. 532: p. 264-267.

［40］Hnisz, D., et al., Activation of proto-oncogenes by disruption of chromosome neighborhoods. *Science*, 2016. 351: p. 1454-1458.

［41］Jia, R., et al., Novel insights into chromosomal conformations in cancer. *Mol Cancer*, 2017. 16: p. 173.

［42］Zapata, L., et al., Signatures of positive selection reveal a universal role of chromatin modifiers as cancer driver genes. *Sci Rep*, 2017. 7(1): p. 13124. Morgan, M.A. and A. Shilatifard, Chromatin signatures of cancer. *Genes Dev*, 2015. 29(3): p. 238-249. Suzuki, H., et al., Genome-wide profiling of chromatin signatures reveals epigenetic regulation of MicroRNA genes in colorectal cancer. *Cancer Res*, 2011. 71(17): p. 5646-5658.

［43］Zeitz, M.J., et al., Genomic interaction profiles in breast cancer reveal altered chromatin architecture. *PLoS One*, 2013. 8(9): p. e73974.

［44］Bastonini, E., et al., Chromatin barcodes as biomarkers for melanoma. *Pigment Cell Melanoma Res*, 2014. 27(5): p. 788-800.

［45］Anastasiadou, E., L.S. Jacob, and F.J. Slack, Non-coding RNA networks in cancer. *Nat Rev Cancer*, 2018. 18: p. 5-18. Romano, G., et al., Small non-coding RNA and cancer. *Carcinogenesis*, 2017. 38: p. 485-491. Schwarzer, A., et al., The non-coding RNA landscape of human hematopoiesis and leukemia. *Nat Commun*, 2017. 8: p. 218. Vallone, C., et al., Non-coding RNAs and endometrial cancer. *Genes*, 2018. 9. Yan, X., et al., Comprehensive genomic characterization of long non-coding RNAs across human cancers. *Cancer Cell*, 2015. 28: p. 529-540.

［46］Carthew, R.W. and E.J. Sontheimer, Origins and Mechanisms of miRNAs and siRNAs. *Cell*, 2009. 136: p. 642- 655. Di Leva, G., M. Garofalo, and C.M. Croce, MicroRNAs in cancer. *Annu Rev Pathol*, 2014. 9: p. 287-314.

［47］Thermann, R. and M.W. Hentze, Drosophila miR2 induces pseudo-polysomes and inhibits translation initiation. *Nature*, 2007. 447: p. 875-878.

［48］Calin, G.A., et al., Frequent deletions and down-regulation of micro-RNA genes miR15 and miR16 at 13q14 in chronic lymphocytic leukemia. *Proc Natl Acad Sci USA*, 2002. 99(24): p. 15524-15529.

［49］Costinean, S., et al., Pre-B cell proliferation and lymphoblastic leukemia/high-grade lymphoma in E(mu)-miR155 transgenic mice. *Proc Natl Acad Sci USA*, 2006. 103(18): p. 7024-7029.

［50］Di Leva, G., M. Garofalo, and C.M. Croce, MicroRNAs in cancer. *Annu Rev Pathol*, 2014. 9: p. 287-314.

［51］Kapranov, P., et al., RNA maps reveal new RNA classes and a possible function for pervasive transcription. *Science*, 2007. 316: p. 1484-1488.

[52] Mercer, T.R., M.E. Dinger, and J.S. Mattick, Long non-coding RNAs: insights into functions. *Nat Rev Genetics*, 2009. 10: p. 155-159.

[53] Yan, X., et al., Comprehensive genomic characterization of long non-coding RNAs across human cancers. *Cancer Cell*, 2015. 28: p. 529-540.

[54] Hu, X., et al., The role of long noncoding RNAs in cancer: the dark matter matters. *Curr Opin Genet Dev*, 2018. 48: p. 8-15.

[55] Yan, X., et al., Comprehensive genomic characterization of long non-coding RNAs across human cancers. *Cancer Cell*, 2015. 28: p. 529-540. Leucci, E., et al., Melanoma addiction to the long non-coding RNA SAMMSON. *Nature*, 2016. 531(7595): p. 518-522. Redis, R.S., et al., Allele-specific reprogramming of cancer metabolism by the long non-coding RNA CCAT2. *Mol Cell*, 2016. 61(4): p. 640.

[56] Goodarzi, H., et al., Endogenous tRNA-derived fragments suppress breast cancer progression via YBX1 displacement. *Cell*, 2015. 161: p. 790-802. Pavon-Eternod, M., et al., tRNA over-expression in breast cancer and functional consequences. *Nucleic Acids Res*, 2009. 37: p. 7268-7280.

[57] Goodarzi, H., et al., Endogenous tRNA-derived fragments suppress breast cancer progression via YBX1 displacement. *Cell*, 2015. 161: p. 790-802.

[58] Huang, S.Q., et al., The dysregulation of tRNAs and tRNA derivatives in cancer. *J Exp Clin Cancer Res*, 2018. 37(1): p. 101.

[59] Carey, N., *Junk DNA: A Journey through the Dark Matter of the Genome*. 2015, New York: Columbia University Press.

[60] Gheldof, N., et al., Structural variation-associated expression changes are paralleled by chromatin architecture modifications. *PLoS One*, 2013. 8(11): p. e79973.

[61] Capper, D., et al., DNA methylation-based classification of central nervous system tumours. *Nature*, 2018. 555(7697): p. 469-474.

[62] Zhou, S., A.E. Treloar, and M. Lupien, Emergence of the noncoding cancer genome: a target of genetic and epigenetic alterations. *Cancer Discov*, 2016. 6(11): p. 1215-1229.

[63] Lawrence, M.S., et al., Mutational heterogeneity in cancer and the search for new cancer-associated genes. *Nature*, 2013. 499: p. 214-218.

[64] Cibulskis, K., et al., Sensitive detection of somatic point mutations in impure and heterogeneous cancer samples. *Nat Biotechnol*, 2013. 31: p. 213-219. Koboldt, D.C., et al., VarScan: variant detection in massively parallel sequencing of individual and pooled samples. *Bioinformatics*, 2009. 25: p. 2283-2285. Larson, D.E., et al., SomaticSniper: identification of somatic point mutations in whole genome sequencing data. *Bioinformatics*, 2012. 28: p. 311-317. Saunders, C.T., et al., Strelka: accurate somatic small-variant calling from sequenced tumor-normal sample pairs. *Bioinformatics*, 2012. 28: p. 1811-1817.

［65］Lawrence, M.S., et al., Mutational heterogeneity in cancer and the search for new cancer-associated genes. *Nature*, 2013. 499: p. 214-218.

［66］Ng, P.C. and S. Henikoff, SIFT: Predicting amino acid changes that affect protein function. *Nucleic Acids Res*, 2003. 31: p. 3812-3814.

［67］Adzhubei, I.A., et al., A method and server for predicting damaging missense mutations. *Nat Methods*, 2010. 7(4): p. 248-249.

［68］Ritchie, G.R.S., et al., Functional annotation of noncoding sequence variants. *Nat Methods*, 2014. 11(3): p. 294.

［69］Gnad, F., et al., Assessment of computational methods for predicting the effects of missense mutations in human cancers. *BMC Genomics*, 2013. 14 Suppl 3: p. S7. Kircher, M., et al., A general framework for estimating the relative pathogenicity of human genetic variants. *Nat Genet*, 2014. 46(3): p. 310.

［70］Zhou, J., et al., Deep learning sequence-based ab initio prediction of variant effects on expression and disease risk. *Nat Genet*, 2018. 50(8): p. 1171-1179.

［71］Hornshoj, H., et al., Pan-cancer screen for mutations in non-coding elements with conservation and cancer specificity reveals correlations with expression and survival. *NPJ Genom Med*, 2018. 3: p. 1.

［72］Ritchie, G.R.S., et al., Functional annotation of noncoding sequence variants. *Nat Methods*, 2014. 11(3): p. 294. Libbrecht, M.W. and W.S. Noble, Machine learning applications in genetics and genomics. *Nat Rev Genetics*, 2015. 16: p. 321-332. Shihab, H.A., et al., An integrative approach to predicting the functional effects of non-coding and coding sequence variation. *Bioinformatics*, 2015. 31: p. 1536-1543. Zhou, J. and O.G. Troyan skaya, Predicting effects of noncoding variants with deep learning—based sequence model. *Nat Methods*, 2015. 12(10): p. 931.

［73］Furey, T.S., et al., Support vector machine classification and validation of cancer tissue samples using microarray expression data. *Bioinformatics*, 2000. 16(10): p. 906-914. Guyon, I., et al., Gene selection for cancer classification using support vector machines. *Machine Learning*, 2002. 46(1-3): p. 389.

［74］Kircher, M., et al., A general framework for estimating the relative pathogenicity of human genetic variants. *Nat Genet*, 2014. 46(3): p. 310.

［75］Huang, S., et al., Applications of support vector machine (SVM) learning in cancer genomics. *Cancer Genomics Proteomics*, 2018. 15(1): p. 41-51.

［76］Golub, T.R., et al., Molecular classification of cancer: class discovery and class prediction by gene expression monitoring. *Science*, 1999. 286(5439): p. 531-537.

［77］Huang, C., et al., Machine learning predicts individual cancer patient responses to therapeutic drugs with high accuracy. *Sci Rep*, 2018. 8(1): p. 16444.

［78］Kim, W., et al., Development of novel breast cancer recurrence prediction model using support vector machine. *J Breast Cancer*, 2012. 15(2): p. 230-238.

[79] Ritchie, G.R.S., et al., Functional annotation of noncoding sequence variants. *Nat Methods*, 2014. 11(3): p. 294.

[80] Polak, P., et al., Cell-of-origin chromatin organization shapes the mutational landscape of cancer. *Nature*, 2015. 518: p. 360-364.

[81] Rahman, R., et al., Heterogeneity aware random forest for drug sensitivity prediction. *Sci Rep*, 2017. 7(1): p. 11347.

[82] Emaminejad, N., et al., Fusion of quantitative image and genomic biomarkers to improve prognosis assessment of early stage lung cancer patients. *IEEE Trans Biomed Eng*, 2016. 63(5): p. 1034-1043. Exarchos, K.P., Y. Goletsis, and D.I. Fotiadis, Multiparametric decision support system for the prediction of oral cancer reoccurrence. *IEEE Trans Inf Technol Biomed*, 2012. 16(6): p. 1127-34. Ni, Y., F.C. Stingo, and V. Baladandayuthapani, Integrative Bayesian network analysis of genomic data. *Cancer Informatics*, 2014. 13: p. 39-48.

[83] Gendelman, R., et al., Bayesian network inference modeling identifies TRIB1 as a novel regulator of cellcycle progression and survival in cancer cells. *Cancer Res*, 2017. 77(7): p. 1575-1585.

[84] Poplin, R., et al., Creating a universal SNP and small indel variant caller with deep neural networks. BioRxiv, 2017: p. 092890.

[85] LeCun, Y., et al., Gradient-based learning applied to document recognition. *Proc IEEE*, 1998. 86(11): p. 2278-2324.

[86] Collobert, R. and J. Weston. A unified architecture for natural language processing: deep neural networks with multitask learning. In *Proceedings of the 25th International Conference on Machine Learning*. New York: ACM, 2008. Dumoulin, V. and F. Visin, A guide to convolution arithmetic for deep learning. arXiv preprint arXiv:1603.07285, 2016. Girshick, R., et al. Deformable part models are convolutional neural networks. In *Proceedings of the IEEE Conference on Computer Vision and Pattern Recognition*. Boston: IEEE, 2015.

[87] Zhou, J. and O.G. Troyanskaya, Predicting effects of noncoding variants with deep learning—based sequence model. *Nat Methods*, 2015. 12(10): p. 931. LeCun, Y., Y. Bengio, and G. Hinton, Deep learning. *Nature*, 2015. 521(7553): p. 436. Quang, D. and X. Xie, DanQ: a hybrid convolutional and recurrent deep neural network for quantifying the function of DNA sequences. *Nucleic Acids Res*, 2016. 44(11): p. e107.

[88] Zhou, J., et al., Deep learning sequence-based ab initio prediction of variant effects on expression and disease risk. *Nat Genet*, 2018. 50(8): p. 1171-1179.

[89] Danaee, P., R. Ghaeini, and D.A. Hendrix, A deep learning approach for cancer detection and relevant gene identification. *Pac Symp Biocomput*, 2017. 22: p. 219-229.

[90] Ma, J., et al., Using deep learning to model the hierarchical structure and function of a cell. *Nat Methods*, 2018. 15: p. 290-298.

［91］Danaee, P., R. Ghaeini, and D.A. Hendrix, A deep learning approach for cancer detection and relevant gene identification. *Pac Symp Biocomput*, 2017. 22: p. 219-229.

［92］Naushad, S.M., et al., Artificial neural network-based exploration of gene-nutrient interactions in folate and xenobiotic metabolic pathways that modulate susceptibility to breast cancer. *Gene*, 2016. 580: p. 159-168. Yuan, Y., et al., DeepGene: an advanced cancer type classifier based on deep learning and somatic point mutations. *BMC Bioinformatics*, 2016. 17: p. 476.

［93］Lisboa, P.J. and A.F.G. Taktak, The use of artificial neural networks in decision support in cancer: a systematic review. *Neural Networks*, 2006. 19: p. 408-415. Patel, N.M., et al., Enhancing next-generation sequencingguided cancer care through cognitive computing. *Oncologist*, 2018. 23: p. 179-185. Wrzeszczynski, K.O., et al., Comparing sequencing assays and human-machine analyses in actionable genomics for glioblastoma. *Neurol Genet*, 2017. 3(4): p. e164.

［94］Zhou, J. and O.G. Troyanskaya, Predicting effects of noncoding variants with deep learning—based sequence model. *Nat Methods*, 2015. 12(10): p. 931.

［95］Kandoth, C., et al., Mutational landscape and significance across 12 major cancer types. *Nature*, 2013. 502(7471): p. 333.

［96］Chalmers, Z.R., et al., Analysis of 100,000 human cancer genomes reveals the landscape of tumor mutational burden. *Genome Med*, 2017. 9(1): p. 34.

［97］Parida, L., et al., Defining subtle cancer subtypes using the darkest DNA. In *Proceedings: AACR Annual Meeting 2019*. Atlanta: AACR, 2019. Parida, L., et al., Dark-matter matters: discriminating subtle blood cancers using the darkest DNA. *PLOS Comput Biol*, 2019. 15(8): p. e1007332.

［98］Chalmers, Z.R., et al., Analysis of 100,000 human cancer genomes reveals the landscape of tumor mutational burden. *Genome Med*, 2017. 9(1): p. 34.

［99］Azencott, C.A., et al., The inconvenience of data of convenience: computational research beyond postmortem analyses. *Nat Methods*, 2017. 14(10): p. 937-938.

［100］Lee, A.Y., et al., Combining accurate tumor genome simulation with crowdsourcing to benchmark somatic structural variant detection. *Genome Biol*, 2018. 19(1): p. 188.

［101］Gonen, M., et al., A Community challenge for inferring genetic predictors of gene essentialities through analysis of a functional screen of cancer cell lines. *Cell Syst*, 2017. 5(5): p. 485-497 e3.

［102］Guo, Y.A., et al., Mutation hotspots at CTCF binding sites coupled to chromosomal instability in gastrointestinal cancers. *Nat Commun*, 2018. 9(1): p. 1520.

［103］Price, N.D., et al., A wellness study of 108 individuals using personal, dense, dynamic data clouds. *Nat Biotechnol*, 2017. 35(8): p. 747-756.

［104］Readhead, B., et al., Multiscale analysis of independent Alzheimer's cohorts finds disruption of molecular, genetic, and clinical networks by human herpesvirus. *Neuron*, 2018. 99(1): p.

64-82 e7.

[105] Exarchos, K.P., Y. Goletsis, and D.I. Fotiadis, Multiparametric decision support system for the prediction of oral cancer reoccurrence. *IEEE Trans Inf Technol Biomed*, 2012. 16(6): p. 1127-1134. Chen, Y.-C., et al., Risk classification of cancer survival using ANN with gene expression data from multiple laboratories. *Comput Biol Med*, 2014. 48: p. 1-7. Gevaert, O., et al., Predicting the prognosis of breast cancer by integrating clinical and microarray data with Bayesian networks. *Bioinformatics*, 2006. 22(14): p. e184-e190.

[106] Coudray, N., et al., Classification and mutation prediction from non-small cell lung cancer histopathology images using deep learning. *Nat Med*, 2018. 24(10): p. 1559-1567.

（帅世民）

Ⅲ
癌症的时间维度

8 用于癌症新疗法的是进化论，而不是突变论

Jacob Scott、David Basanta 和 Andriy Marusyk

概述

    尽管付出了几十年的研究和药物开发努力，但大多数转移性癌症仍然无法治愈。即使是最有效的靶向治疗，在不引发明显不良反应的情况下能够诱导肿瘤显著缩小，但也只能提供短期性的缓解。只要治疗不能杀死所有的肿瘤细胞，只要肿瘤细胞还保持表观遗传可塑性和遗传不稳定性，残余的细胞就会在治疗产生的选择压力下进一步进化，进而肿瘤卷土重来，最终导致临床复发。尽管我们知道肿瘤在治疗过程中会发生变化，但在选择如何治疗患者时，这一点目前还没有被考虑在内。癌症的靶向治疗标准是持续使用一线药物，直到肿瘤不再对治疗产生应答并复发，这时，一线药物已经无效了，必须选择二线药物作为替代方案。然后循环周而复始，直到我们最终用尽所有有效的治疗手段。在这种情况下，我们只能跟随着肿瘤生长的节奏，在肿瘤细胞发生"进一步行动"的改变后，才做出相应的治疗选择。在大多数情况下，这种情况是不可逆转的。这种策略不一定是唯一的选择，也不一定是最好的选择。我们认为，明确考虑驱动耐药性的进化过程可以提供新的方法，以阻止或至少延缓肿瘤的复发。然而，要考虑到进化，我们首先需要理解其基本原理，并在预测模型中加深这种理解。我们认为，当前的主流概念——即突变"驱动"了癌症进化——构成了一个巨大的障碍，不仅限制了一些有用的概念发展，也阻碍了将细胞环境、环境影响、表型可塑性和非遗传变异整合到对癌症进化的理解之中。如果消除了这一障碍，重新关注最初的达尔文进化论的观点，即进化是通过遗传表型多样化和环境选择的相互作用而实现的

适应，将有助于为理解癌症进化提供一个更加合理的框架。我们认为，如果运用达尔文进化论最初的概念去理解癌症，就可以开发新的、具有潜在突破性的治疗方法，从而能够使患者长期生存，而不是短期杀死肿瘤细胞。

8.1 获得性耐药是主要的临床挑战

虽然杀死肿瘤细胞并不是一件难事，但在不损伤正常细胞和组织的情况下，选择性地杀死肿瘤细胞却十分有挑战性。肿瘤学家最早可以使用的第一类药物是广义上被称为"化疗"的细胞毒性化合物。化疗药物能够通过干扰细胞分裂而优先靶向高增殖率的癌细胞，对癌细胞进行选择性杀伤。但是由于 DNA 完整性检查点的受损以及高度的遗传不稳定性，也增加了在没有灾难性突变错误的情况下癌细胞完成 DNA 复制和细胞分裂的困难。因此，和正常细胞相比，化疗实质上更容易将肿瘤细胞推下"悬崖"。但是，这种选择性相对有限，从而导致正常的细胞和组织也会受到影响，这就意味着一定程度上限制了治疗窗口。因此，在许多情况下化疗最终会失败，因为既要考虑到患者能够承受的剂量与有效剂量之间的限制，又要考虑到在不良反应开始超过抗肿瘤效果之前，可以给药的次数的限制。此外，肿瘤通常对随后的每个周期的化疗变得越发不敏感，这表明了肿瘤细胞的耐药性也在不断演化，最终患者死于化疗难治性疾病。

分子生物学革命和生物医学研究的快速发展为癌症生物学提供了关键的见解，最终导致了另一类药物的开发，使真正的"靶向"治疗成为可能。这些靶向药物不是在细胞的一般毒性基础上使癌细胞容易受到攻击，而是特别针对肿瘤细胞内部具有明确定义的信号通路或修复通路（"成瘾"）而发挥治疗作用。靶向治疗代表了一个相当广泛的药物类别，涵盖了针对产生异常信号的蛋白质的小分子和抗体治疗，比如基因融合（如 BCR-ABL）、基因突变（如 EGFR）或基因过表达（如 HER2）等异常信号蛋白。此外，靶向治疗还适用于以下两种治疗，一是针对已经存在依赖性的治疗（如前列腺癌和乳腺癌的抗激素治疗），二是获得性依赖的治疗（如 PARP 抑制剂）。最后，靶向治疗也可以针对肿瘤微环境中的特定组分，比如通过抗血管生成进行治疗。更高的选择性靶向治疗创造了一个更加广泛的治疗窗口，这通常能够产生更好的临床应答。此外，药物耐受性的增加使长期和每日给药成为可能，最终可以有效控制肿瘤的生长长达数月甚至数年。因此，当可以使用靶向治疗时，其经常被用作一线治疗方案。虽然与全身毒性相关的局限性在这一类药物治疗中没有那么突出，但靶向药物的治疗耐药性问题却变得日愈凸显。在晚期转移性癌症患者中，最初治疗有效的肿瘤会产生耐药性和复发，最终，靶向治疗几乎还是无一例外地走向失败这个结局。当使用有效的备用方案或二线方案时，患者最终也会面临同样的命运。

令人沮丧的是，尽管我们知道肿瘤确实可以对治疗产生耐药性，但目前在设计治疗方法时并没有考虑到这一点，肿瘤学家只是对耐药性的发生做出了一些相应的处理，而不是未雨绸缪。只要治疗对肿瘤还有效，就通过持续给予最高耐受剂量的药物优化治疗，以达到最好的短期疗效。其实，这种方法并不是唯一的，或是最好的治疗方案，我们应该有办法对耐药性的进化机制进行干预，以阻止、重新引导或者至少可以延迟耐药性的发生。然而，我们目前缺乏所需的知识：尽管有大量深耕于分子机制的研究，但由于缺乏适当的概念框架和事实性知识，我们对于耐药性如何进化这一问题仍然知之甚少。

8.2　体细胞进化：是突变驱动还是达尔文进化过程？

大多数癌症最初始于一个正常的细胞，最终发展为具有大量表型和基因多样性的高度异常的细胞群体，这些细胞获得了多种恶性表型特征，通常被称为癌症特征[1]。目前，由于大多数癌症的恶性表型被认为是通过致癌作用导致的基因突变引起，因此癌症是体细胞进化的结果这一概念在肿瘤学领域已被普遍接受。

癌症是体细胞进化的产物，这一观点主要来源于 1975 年 John Cairns 的论文《突变选择和癌症的自然史》和 1976 年 Peter Nowell 的开创性论文《肿瘤细胞群的克隆进化》。Nowell 的论文用一般达尔文术语对体细胞进化予以概念化，其中，由于突变多样化产生了亚克隆，从而使某些遗传变异的个体细胞得以存活。该过程被描述为"突变的逐步序列"，不同肿瘤之间突变状态的差异不仅反映了突变的随机性，而且"在一定程度上是由选择过程中的环境压力决定"。Cairns 的论文则着重讨论了组织结构是如何限制致癌突变的选择性作用，其更多的理论是基于达尔文的进化论。

但是，目前将体细胞进化概念化的主导框架主要是由 Eric Fearon 和 Bert Vogelstein 于 1990 年发表的一篇极具影响力的论文形成，其认为癌症的起源和临床进展是特定突变发生和积累直接导致的结果[2]。由于 DNA 复制的准确性并不完美，每一次细胞分裂都会导致一些点突变的出现。此外，大多数肿瘤细胞是非整倍体，而非整倍体与基因组不稳定性密切相关，因此，每次细胞分裂也和一部分染色体的删除、扩增或易位的高发生概率有关。其实，大多数的新突变都是无关紧要的"乘客"。然而，其中一些随机的点突变或染色体突变是癌症和癌症进化的"驱动"，因为这些突变会产生一些致癌基因（比如融合基因 *BCR-ABL*，激活突变 *RAS*，或者是 *HER2* 基因的扩增），或者使肿瘤抑制基因失活或缺失（例如 *TP53* 突变 / 丢失）。在这个理论框架下，体细胞癌症和癌症的进化完全可以解释为特定"驱动"突变发生的"坏运气"[3]，而这些突变解锁了"癌症特征"的表型。

Robert Weinberg[4] 撰写的极具影响力的《癌生物学》这本教科书和许多关于这个主题的关键评论都将这种以突变为中心的体细胞进化描述称为"达尔文主义"[5]，但事实真的是这样吗？乍一看，这样的描述是合理的，因为其中涉及了适应度和选择优势的概念。但是，在以突变为中心的范式中，"适应度"不再是反映对特定环境的适应程度，而是变得与环境无关，因为与此同时增加的选择优势被认为是"驱动"突变发生的本质上不变的结果。在发现肿瘤中存在大量遗传异质性的有力证据之后[6]，描述肿瘤内克隆系统发育的分支突变树经常被用来说明与达尔文对生命树描述的相似之处（图 8.1B、图 8.1C）。然而，达尔文并不是分支进化概念的发明者，其本人也没有提出这样的主张。这个概念可以追溯到生命之树的古老思想。早在达尔文之前，包括 Lamarck 和 Augier 在内的许多科学家就已经使用分支树描述生命界的系统发育关系。

达尔文对生物学的关键贡献是提出了系统发育树背后的一种机制（即自然选择）。如果将突变驱动的进化称为达尔文进化，那真是一种 Orwellian（奥威尔）式悖论，因为"驱动"突变这个概念（当应用于进化，而不是特定的表型时）在本质上复活了那些明确反对达尔文论的突变论者 / 突变主义阵营所表达的长期不被认可的观点[7]。如果以突变为中心的体细胞进化理论是正确的，那么突变主义者一直都是正确的，只不过是不幸地选择了错误的自然现象来应用其观点。如果真是这样的话，并且如果体细胞进化遵循与自然种群完全不同的原则，那么癌症生物学家就应该避免在描述体细胞进化时使用"达尔文主义"一词。然而，正如我们和其他人所主张的那样，尽管存在一些独特的特征[8]，但达尔文的进化论（自然选择）为我们提供了一个更好的概念框架，可以帮助我们理解癌症是如何进化的，以及为什么会发生这种进化[9]。也许更重要的是，其还提供了治疗癌症的新方法，我们将在下面进一步阐述。

那么，达尔文关于自然选择进化的概念到底是什么？尽管可以说自然选择进化是生物学中最强大的思想，但这个概念本身非常简单。正如 Dobzhansky 的名言所描述的那样："若无（达尔文）进化之光，生物学毫无意义。"最初的遗传表型和持续的基因多样化，使得种群能够通过自然选择作用发生行为改变和适应（即表型更"适合"其复杂、多因素环境的个体差异化生存）。因此，整个过程是由两种力量的相互作用所"驱动"：①遗传表型的多样化；②更适合的个体的选择性生存 / 繁殖（图 8.2A）。多样化提供了自然选择运作的基础。这个过程的方向和结果是由多样化提供的"选择"

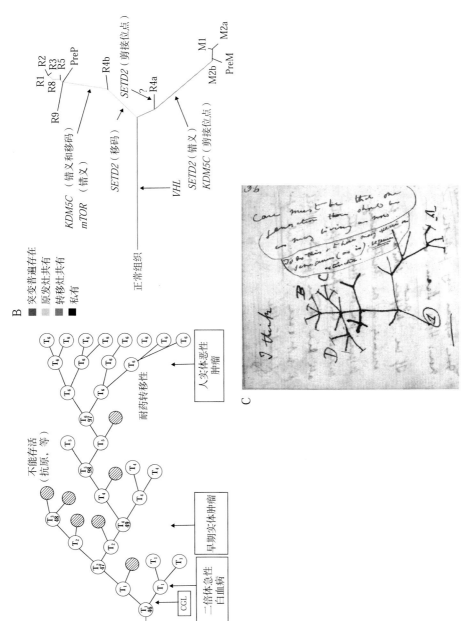

图 8.1　体细胞进化、系统发育树和分支进化树

（A）突变多样化及环境选择形成的体细胞进化，摘自 Nowell 的开创性论文 [10]。（B）从肿瘤 DNA 测序推断克隆进化，允许重建癌细胞的系统发育树（来自 Gerlinger 等）[11]。（C）分支进化树，达尔文在 1837 年的笔记本中描绘了物种形成。

和通过环境选择最适合的变异而不断优化形成。

值得注意的是，"适应度"的词源假设与特定的环境相关联。因此，如果不考虑这种环境，就不太可能理解达尔文的过程。在稳定的条件下，这一达尔文过程使种群能够达到并保持最佳的适应度。一旦环境发生变化，多样化和选择的结合使种群能够适应新的环境（图 8.2B）。对于任何一个自然种群的研究者而言，适应度作为一个不断变化的目标这一事实是不言而喻的，但对于大多数癌症生物学家来说却并非如此。正如许多著名的遗传学家在综合进化论之前的观点一样，对适应不断变化的环境这方面缺乏认识可能源于实验室环境的人为性质。在实验性环境中，保持实验设备与条件等因素恒定不变对于可重复性至关重要。然而，这并不能充分反映临床的实际情况，因为这里面的时空环境变化无处不在。

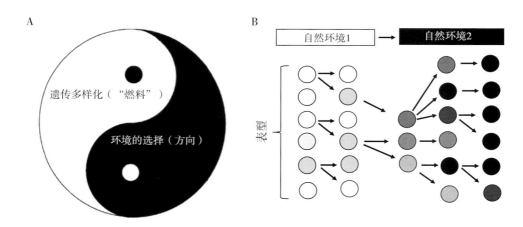

图 8.2　达尔文进化论

（A）达尔文进化论代表了可遗传表型多样化和自然选择之间的相互作用，自然选择优先"选择"更适合特定环境的变异。（B）基于达尔文进化论的种群适应环境变化示意图。

应该指出的是，达尔文最初对进化的看法并没有与任何特定的多样化机制相结合，其也没有受到 Mendel（孟德尔）研究的影响。在几十年后，他关于泛生论的推测机制被遗传学家证明是错误的。此外，达尔文对拉马克获得性遗传的观点持相当开放态度，这一观点至今被人嘲笑（也许不完全是公正的）。因此，我们发现非常具有讽刺意味的是，与癌症研究中以突变为中心的对达尔文主义的误解一致，"达尔文主义"一词通常只局限于对已经存在或新出现的基因突变的选择。当遇到非遗传变异这种情况时，即使观察到的现象明显涉及适者生存的表型差异，达尔文主义的解释也就不再起作用了[12]。我们认为，达尔文的自然选择进化思想为体细胞进化中所有表型变异来源提供了基础，包括那些由基因表达的非遗传变化定义的表型变异，只要这些表型影响肿瘤细胞的差异化生存。虽然在进化理论领域已经非常明确地提出了需要扩展综合进化以更全面地考虑影响可遗传表型的因素[13]，但迄今为止，这场辩论并没有在癌症研究领域产生明显的反响。然而实际上，在癌症研究领域中纳入非遗传机制的理论基础尤为重要，因为其将具有明确的治疗意义。

8.3　达尔文学说在体细胞进化中的治疗意义

无论是通过以突变为中心的视角还是达尔文主义的视角来看待体细胞进化，都不仅仅是理论偏向的问题。相反，这对我们应该如何治疗癌症有着深远的影响。在目前以突变为中心为主导地位的范式中，获得性治疗耐药性完全可以通过耐药性驱动突变解释，这些突变要么在治疗开始之前就存在了，要么在治疗期间或因治疗而发生。由于突变的随机性，描述癌症发生 / 进展为"坏运气"的概念[14]完全适用于"驱动"耐药性的突变。肿瘤细胞的种群大小和突变概率可以完全解释耐药性的几乎不可避免这一现象[15]。因此，除了通过外科手术或治疗性肿瘤减积术来减少突变靶标的大小以外，当前无法将进化的考虑纳入治疗方法。因为在这个框架下，癌症进化被简化为是获得"驱动"突变所致。因此，重要是识别、表征和靶向致癌的"驱动突变"，这基本上是当前癌症研究的唯一重点。从这种观点来看，这是唯一明智的行动方针。

然而，从一个真正的 / 经典的达尔文范式的角度来看，几乎不可避免的治疗耐药性是由于多样化和选择之间的相互作用而导致。在大多数情况下，由于治疗窗口的限制、肿瘤细胞的表型和遗传异质性以及肿瘤微环境的异质性等这些因素综合影响，导致药物和环境因素（如营养物质、氧气和生长因子）的获取不均，最终导致了治疗无法杀死所有的肿瘤细胞。这种存活肿瘤细胞的异质性，通过持续突变产生新变异的能力以及同样重要的非突变的多样化机制，使得肿瘤细胞种群能够发生进化（图 8.2B）。当肿瘤细胞群适应了治疗，其对药物的作用变得越发不敏感，最终导致细胞群的净增长，从而引起临床复发。与面对突变驱动过程带来的坏运气时的茫然无助相比，接受达尔文主义的解释使我们能够采取更加积极主动的态度，因为多样化和选择都可以成为临床干预的主题。

8.3.1　干预多样化进程

突变的多样化。正如以突变为中心的模式所指出的那样，由于复制错误和染色体畸变导致的突变是可遗传表型多样化的主要来源，缩小肿瘤体积以减少突变负荷，这仍然是一个明智的方法。然而，接受达尔文的模式扩展了潜在干预的范围，并提供了更为详尽的方法。由于异常的肿瘤微环境和增加的活性氧（ROS）与基因组不稳定性有关[16]，旨在恢复（有时是正常化）微环境和减少炎症的疗法可能会降低存活肿瘤细胞表型多样化的能力。另外，许多传统的化疗，如紫杉烷类会显著增加染色体的不稳定性。虽然体细胞中点突变对适应度影响的问题仍有待解决，但不可否认的证据表明，染色体不稳定性可能是肿瘤遗传多样性的最大贡献者。然而，这需要付出相当大的适应度代价，因为 DNA 大片段的扩增和丢失通常会涉及多个基因，从而破坏了多种蛋白质复合物的最佳化学计量，并使负责维持适当蛋白质折叠的途径不堪负荷[17]。因此，如果染色体不稳定性的缺乏限制了肿瘤基因型的多样化，那么过多的变异能力就会给肿瘤细胞带来过多的有害突变负担，并限制了最佳存活表型的选择。实验研究和临床数据分析都表明，侵袭性癌症存在于遗传不稳定性的有限范围内[18]。与其最大限度地提高短期肿瘤细胞杀伤率，倒不如优化化疗方案以提高基因组变异率，从而降低肿瘤细胞种群的适应度。

除了特征明确的复制错误、微卫星不稳定性和染色体不稳定性之外，癌症的遗传多样性可能受到其他强大机制的影响。Paul Mischel 团队最近的研究发现了一个意想不到的基因组多样化的新来源，这使遗传力的界限变得模糊了起来[19]。肿瘤 DNA 的某些片段，包括那些具有良好特征的癌基因如 *EGFR* 的片段以类似细菌质粒的形式存在于染色体外。与传统的基因组 DNA 大片段的丢失和扩增相比，这种质粒样染色体外 DNA 为肿瘤细胞提供了更大的进化灵活性，并极大地限制了适应度成本。我们实验室的研究[20]以及一些发表的报告表明，肿瘤细胞之间或肿瘤细胞与非肿瘤细胞之间的自发融合，随后是染色体倍性减少，可以为肿瘤细胞群体提供一种实质上的拟性重组形式[21]，这种机制是大多数无性物种（如许多真菌和单细胞生物）多样化的主要来源。由于染色体外遗传和融合相关的多样化必须有一个机制基础，因此，原则上其应该是可以被靶向干预的。

表观遗传多样化。尽管一些研究人员将基因表达的稳定变化视为一种"表突变"，非遗传变异通常超出了以突变为中心的癌症进化观点的范围。正如我们上面所讨论的那样，只要这种表型变异影响细胞的适应度，那么接受达尔文主义范式就可以为非遗传来源的表型变异提供一个框架。除了淋巴细胞中编码 T 细胞和 B 细胞受体的基因重排以及一些特殊分化细胞（如成熟肝细胞或骨髓中的巨核细胞）中的少数多倍体外，我们体内所有的正常细胞都具有相同的"野生型"基因型。因此，相同的基因型编码了一系列令人眼花缭乱的"构建模块"，这些模块是定义不同细胞类型的表型所必需，而这些细胞类型构成了血液、皮肤、结缔组织等。正常细胞仅将基因表达限制在提供明确的、组织特有的表型所需的一组基因上，而肿瘤发生不可避免地涉及到利用非遗传性变异的来源，因为所有肿瘤都表现出表观遗传调控的趋同性破坏，从而能够获得比正常细胞更多的"构建模块"[22]。虽然非遗传表型特征具有广泛的遗传力，但即使是相对短暂的、由噪声驱动的细胞间变异也可以为差异生存提供基础，从而"润滑自然选择机制"[23]以获得更加稳定的表型。即使是正常的分化的细胞，也可以通过基因组反应规范内基因表达的相当短暂的变化来应对微环境的压力。较高的表型可塑性可能使肿瘤细胞逐渐进化其遗传反应规范，以应对持续的微环境变化（比如较低的 pH 值），从而导致临床更具侵略性表型的出现[24]。另外，一些变异（比如通过DNA 甲基化使 p16 沉默）基本上是不可逆的，因此与真正的基因突变的功能影响相类似。基因表达的表观遗传调控通过不同种类的酶的协调作用在多个水平上进行，其中许多酶是可靶向的，并且有许多药物在临床中可供使用。尽管开发这些药物的最初基本原理是基于对肿瘤细胞的直接毒性和抑制作用，但如果明确考虑对表型多样性和可塑性的影响，其中许多药物可能会有潜在的再利用价值。事实上，一些表观遗传抑制剂已经被作为"分化疗法"并达到了这一目的——将表型多样性限制在临床良性表型状态。

8.3.2 干扰选择压力

考虑到肿瘤细胞群的可进化性，无论人们是接受以突变为中心的观点，还是达尔文的体细胞进化观点，持续给予靶向治疗导致的耐药性产生最终都是不可避免的（只要一些肿瘤细胞可以在药物中存活）。然而，关键的区别是，从以突变为中心的角度来看，持续给予最高耐受量的药物显然是最佳策略。最大限度地提高短期肿瘤细胞杀伤率是为了尽可能缩小携有基因突变的肿瘤组织，其余则归结为先前存在或发生耐药突变后带来的"坏运气"。这种方法无疑使治疗变得更加简单，因为药物可以在短期测试中得以优化，并且保持在一个固定的用药时间表内，从而简化了肿瘤医生和患者的后勤工作。然而，从达尔文进化论的观点来看，持续给药的优越性并不明显。虽然从减少种群规模的角度仍然是可取的，但持续施加强大的选择压力最终一定会促使肿瘤细胞耐药表型的产生，并最终在种群中安营扎寨下来。那么，对于当前的治疗计划，基于进化的合理替代方案有哪些？

根据进化平衡，做出适应性治疗计划。进化生态学领域的研究已经牢固确立了"进化权衡"的原则[25]，即在一种环境下的适应度增加必然与另一种环境下的适应度降低有关。在靶向治疗的具体情况下，诠释这个原则最合适的事实是，肿瘤细胞在没有治疗时快速生长的表型与用药后增殖和生存的表型是不相容的。相反，与获得性耐药相关的表型可能在不同的环境下与适应度惩罚有关。从治疗的角度来看，最容易利用的权衡是在没有药物的情况下，耐药型肿瘤细胞的适应度较低。这种现象已经在许多获得性耐药病例中得到了充分的证明。从机制方面讲，在没有治疗的情况下，肿瘤细胞较低的适应度可能与更高的能量消耗有关，而这些能量消耗与多重耐药泵的表达或致癌信号的过度激活有关。这虽然在治疗期间使得靶点不完全关闭，但靶点的活性在没有药物治疗的情况下远远高于最佳范围。

通过循环靶向治疗和间歇性停止治疗（即治疗间歇）的方式，在治疗敏感细胞和治疗耐药细胞之间建立起推拉式进化动力学（图 8.3A），从而可以利用这些适应度权衡来控制肿瘤生长（图 8.3A）。这种方法由 Moffitt 癌症中心的 Robert Gatenby 首创，并被命名为"适应性治疗"，已经在多个乳腺癌临床前异种移植模型中得到验证[26]。重要的是，治疗间歇的适应性策略在更复杂的情况下是有用的，比如涉及两种以上的细胞类型。最近一项对去势抵抗性前列腺癌的初步临床试验成功证明了这一点[27]。根据对肿瘤生长动力学和耐药性进化动力学的了解，阿比特龙（一种破坏肿瘤细胞从血清中的类固醇前体产生睾酮的药物）治疗与治疗间歇交替进行，突破了常规治疗时程，使患者无进展生存期延长了两倍以上，同时通过减少药物使用而降低了不良反应和成本[28]。

然而，在缺乏治疗的情况下，较低的适应度并不一定是进化权衡原则的必然表现。在某些情况下，耐药性表型可能与未经治疗的表型具有相同甚至更高的适应度[29]。在这些情况下，也许可以考虑进化的双重约束原则[30]。吸引人的是，对主要药物的耐药性往往与对另一种（或多种）药理学制剂的附加敏感性有关。例如，最近的一项研究报告称，BRAF 突变型黑色素瘤对 BRAF 和 MEK 抑制剂的临床耐药性通常与组蛋白去乙酰化酶抑制剂伏立诺他的敏感性增加有关[31]。作者利用这一知识，使用传统方法设计了一项临床试验（即经 BRAF/MEK 抑制剂治疗复发后改用伏立诺他）。或许并不令人感到惊讶的是，这种方法未能提供实质性的临床效益，因为肿瘤很快对伏立诺他产生了耐药性并复发。我们认为，对选择压力的明确考虑可能会更有效地利用表现为附加敏感性的进化权衡。与其将一线药物与治疗间歇循环使用，不如将主要药物与辅助药物循环使用，这可能比最初的适应性疗法取得更好的效果，因为一对辅助药物能够更好地控制肿瘤细胞的种群规模，从而限制多样化（图 8.3A）。

考虑到选择压力并不局限于创建一个推拉式进化动力学，例如 Carlo Maley 和其同事提出了"良性细胞助推器"的想法，即通过产生选择压力，使良性肿瘤细胞能够在竞争中击败更具临床恶性表型的细胞，从而产生具有较低进展风险的临床良性肿瘤[32]。虽然这种方法的可行性还有待进一步的实验验证，但 John Nagy 提出了一种类似的现象，称为"超肿瘤"，即一个高度增殖但又不能自给自足的亚群的生长可能

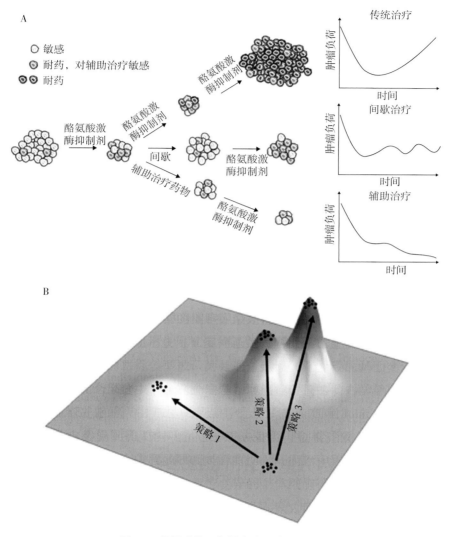

图 8.3 根据进化平衡做出的临床治疗策略

（A）进化权衡可以在治疗上用于预先阻止耐药亚群的扩大，从而防止或至少推迟肿瘤复发。（B）不同的药物和治疗策略可以"推动"肿瘤细胞群走向不同的进化轨迹，导致不同的适应度峰值。在这个对适应度景观隐喻的重新诠释中，峰值的高度表示表型的恶性程度。策略1是最理想的，因为其导致肿瘤细胞以较低的适应度达到一个良好隔离的局部适应度峰值。

最终导致肿瘤消失[33]。虽然还不清楚临床观察到的组织学高度恶性的肿瘤（如某些儿童成神经细胞瘤病例）的消退是否可归因于"超肿瘤"效应，但我们可能已经观察到这一现象的实验验证，即已经建立了一定肿瘤组织结构的亚群中出现一个更具侵袭性的克隆，自给自足的现状在彼此生长和竞争过程中被打破，最终导致了肿瘤的消退[34]。与良性细胞助推器想法恰恰相反的是所谓的"诱饵策略"[35]——即诱捕某些肿瘤细胞亚群并通过有效的治疗手段加以消灭。Reinshagen 及其同事最近的一项研究为这个想法提供了实验依据：在该研究中，经过基因工程改造的肿瘤细胞产生一种自身对其不敏感的细胞死亡受体，然后用来诱捕和摧毁原发和转移部位中未经改造的细胞，最后这些工程化的癌细胞可以通过触发自杀开关进行自我清除[36]。

对选择压力的考虑并不局限于少量稳定亚群这一情形。在许多情况下，治疗耐药表型可以通过非遗传机制产生，并且缺乏严格的遗传力[37]。我们的数学模型研究表明，细胞在不同表型状态之间切换的情况下，基于一对辅助药物的适应性治疗策略可能优于常规治疗[38]。此外，虽然临床耐药性通常被认为是由单一机制引起，但这很可能是一种误导性的过度简化。抗生素的多重耐药性在细菌和其他动植物害虫中屡见不鲜。同样，新出现的证据[39]包括我们的研究[40]都表明，对靶向治疗的耐药性可能是通过逐渐获得多种合作机制而产生。在这些情况下，对选择压力和进化动力学的考虑变得更加重要。使用智能设计的治疗计划，或许可以将不断进化的肿瘤细胞群引导到与临床良性表型相对应的局部适应度峰值[41]（图 8.3B）。

我们要考虑到肿瘤微环境，以及细胞与细胞之间的相互作用。尽管直接杀死肿瘤细胞的疗法产生了最明显和最戏剧性的选择压力，但我们需要谨记，肿瘤细胞所处的组织环境是高度结构化和复杂化的。考虑到这一情况，研发智能的治疗方式可能代表另一个有希望的基于进化思想的新途径。这一想法并非完全未经验证，例如靶向肿瘤血管的 VEGF 抑制剂。最初，这些疗法的原理是剥夺肿瘤的氧气和营养，即引起间接（微环境）毒性，最终直接作用于肿瘤细胞[42]。然而，在某些情况下，严重的血液供应不足已被证明会起到适得其反的作用，其会导致诱导/选择更具侵袭性的肿瘤细胞表型[43]。抗血管生成疗法仍然有广阔的前景，尤其是在开发时应更细致地考虑到使血管正常化这种途径，从而实现更好的药物递送，并降低更具侵略性的表型进化所需的选择压力[44]。

肿瘤细胞的不同亚群和肿瘤微环境中不同细胞之间的旁分泌信号是肿瘤环境的另一个重要组成部分[45]。理解这一生态维度并将这一知识纳入考虑可能会彻底改变癌症疗法[46]。例如，我们之前的工作已经证明，肿瘤生长和转移性播散可能是少数肿瘤细胞亚群通过改变包括纤维母细胞和中性粒细胞在内的复杂相互作用网络而引起[47]。通过影响细胞外基质和旁分泌因子的信号传导机制，肿瘤细胞对多种靶向治疗的敏感性在肿瘤相关成纤维细胞附近可大幅度降低。最近的免疫疗法取得的巨大进展也属于这一类。这些现象通常被视为由经典的免疫机制驱动的直接抗肿瘤效应。然而，考虑到肿瘤细胞与肿瘤微环境不同组分还有免疫应答之间的串扰影响，以及主动免疫应答施加的选择压力，可能会有助于临床上免疫疗法的更有效和更合理的使用。

8.4　概要和未来方向

尽管早期对一些进化相关疗法进行了尝试，但其大部分潜力仍未被挖掘。与越来越多详细阐明恶性和耐药表型的近因分子机制的研究形成鲜明的对比，我们对癌细胞多样化来源、选择压力和进化动力学的理解仍处于起步阶段。我们的知识大多是基于假设和推断，而在这一领域的实验研究则非常有限。正如我们上面所讨论的，目前大多数癌症研究中普遍存在的对进化如何"起作用"的严重误解构成了该领域发展的主要障碍。另一个原因是肿瘤细胞生态系统的复杂性，这似乎远远超出了我们目前理解或系统研究的能力。不仅每个患者的癌症都是独一无二的，而且晚期癌症还表现出显著的遗传、表型和微环境异质性。更复杂的是，肿瘤不仅仅是其各部分的简单总和——不同的肿瘤细胞群相互作用，其与肿瘤微环境（其本身非常复杂）的细胞和非细胞成分之间还存在相互作用，并且这些相互作用随着肿瘤的发展和演变而在空间和时间方面发生变化。这种惊人的复杂性无法在当前仅仅关注特定近因机制，例如对特定基因突变、拷贝数改变、代谢变化等进行深入表征的情况下得到理解。此外，随着我们对潜在分子机制的深入挖掘，更多关于旧角色的细节以及新的调控和相互作用层被发现，复杂性呈指数级增长。既然从分子肿瘤学的角度解决这些问题是不可能的，那么一如既往地采取相同的策略（例如找到新的药物靶点，通过发现新的药物和药物组合逐步延长患者的生存时间）似乎是唯一明智的行动方案，尽管过程缓慢且费用昂贵，并且治愈仍然遥遥无期。

从上述不难看出，对分子机制的全面理解并不是影响和管理复杂的、不断进化的生态系统能力的必要先决条件。通过识别关键的相互作用，并运用进化和生态学的基本原理（以数学形式捕捉，针对给定系统进行参数化），即使在缺乏对每个物种和相互作用的详细了解的情况下，也可以对渔业、公园和农田等复杂、不断进化的生态系统进行循证管理。我们认为，在预测性数学模型中捕捉到的生态学和进化的基本原理可以应用于理解和管理癌症，这并非牵强附会。随着对癌症认知的不断深入，其复杂性日益显现，但从生态学的角度来看，其较大多数自然生态系统都要简单[48]。我们认为，将生态进化原理应用于理解和干预治疗耐药性的获得过程，将为我们利用现有的一系列临床工具来改善患者预后提供了良好契机。

为了实现这一目标，就必须推翻作为癌症研究唯一有效方向的还原论和基因中心方法的霸权。遗憾的是，该领域普遍存在着这样一个隐含假设，即我们已经正确地找出所有关键的基本原则，剩下的只是细节梳理了（其中一些可能非常重要）。因此，大多数癌症研究人员都将这些潜在假设作为一个不容置疑的真理，而不是采取更为贝叶斯式的方法，即基于这些假设随后准备根据新的知识对其进行挑战和重新审视。因此，重要的生物学课题最终被排除在积极的科学探究的焦点之外，并且考虑到竞争激烈的资助环境，成功获得资助取决于评审人之间达成的一致意见，打破常规变得极具挑战性。有趣的是，这种情况类似于 20 世纪初的物理学状态，当时的普遍共识是牛顿物理学解释了世间一切万物，只剩下了一些细枝末节问题。然后，量子物理学和相对论彻底颠覆了这个领域。尽管类似的变革性发展可能仍在生物学领域中等待着我们，但我们认为，只要简单地采用一个已成功应用于许多生物现象的关键思想，即达尔文进化论，并正确地应用其去理解癌症，而不是歪曲其原始含义，就可以收获满满。我们相信，与其他科学领域一样，进步是必然的趋势。然而，癌症研究越早能打破当前令人窒息的、以基因为中心的教条的束缚，让更少的偏见和更有创造性的科学探索成为可能，我们就能更早、更有效地将数十亿美元的研发支出转化为拯救癌症患者的生命。

致谢

感谢 Nara Yoon 帮助我们准备插图。

参考读物

［1］Hanahan, D. & Weinberg, R. A. The hallmarks of cancer. *Cell* 100, 57-70 (2000). Hanahan, D. & Weinberg, R. A. Hallmarks of cancer: the next generation. *Cell* 144, 646-674, doi: 10.1016/j.cell.2011.02.013 (2011).

［2］Fearon, E. R. & Vogelstein, B. A genetic model for colorectal tumorigenesis. *Cell* 61, 759-767 (1990).

［3］Tomasetti, C. & Vogelstein, B. Cancer etiology. Variation in cancer risk among tissues can be explained by the number of stem cell divisions. *Science* 347, 78-81, doi:10.1126/science.1260825 (2015).

［4］Weinberg, R. *The Biology of Cancer, Second Edition*. (Taylor & Francis Group, 2013).

［5］Cahill, D. P., Kinzler, K. W., Vogelstein, B. & Lengauer, C. Genetic instability and Darwinian selection in tumours. *Trends Cell Biol* 9, M57-60 (1999).

［6］Gerlinger, M. et al. Intratumor heterogeneity and branched evolution revealed by multiregion sequencing. *N Engl J Med* 366, 883-892, doi:10.1056/NEJMoa1113205 (2012). Navin, N.

et al. Tumour evolution inferred by single-cell sequencing. *Nature* 472, 90-94, doi:10.1038/nature09807 (2011).

[7] Mayr, E. *The Growth of Biological Thought: Diversity, Evolution, and Inheritance.* (Belknap Press, 1982).

[8] Marusyk, A. Obstacles to the Darwinian framework of somatic cancer evolution. In *Ecology and Evolution of Cancer*, 223 (2017).

[9] Greaves, M. Darwinian medicine: a case for cancer. *Nat Rev Cancer* 7, 213-221, doi:10.1038/nrc2071 (2007). Gatenby, R. A., Gillies, R. J. & Brown, J. S. Of cancer and cave fish. *Nat Rev Cancer* 11, 237-238 (2011). Scott, J. & Marusyk, A. Somatic clonal evolution: a selection-centric perspective. *Biochim Biophys Acta Rev Cancer* 1867, 139-150, doi: 10.1016/j.bbcan.2017.01.006 (2017). DeGregori, J. Challenging the axiom: does the occurrence of oncogenic mutations truly limit cancer development with age? *Oncogene* 32, 1869-1875, doi:10.1038/ onc.2012.281 (2013). DeGregori, J. D. G. *Adaptive Oncogenesis: A New Understanding of How Cancer Evolves inside Us.* (Harvard University Press, 2018). Merlo, L. M., Pepper, J. W., Reid, B. J. & Maley, C. C. Cancer as an evolutionary and ecological process. *Nat Rev Cancer* 6, 924-935, doi:10.1038/nrc2013 (2006). Marusyk, A., Almendro, V. & Polyak, K. Intra-tumour heterogeneity: a looking glass for cancer? *Nat Rev Cancer* 12, 323-334, doi:10.1038/nrc3261 (2012).

[10] Nowell, P. C. The clonal evolution of tumor cell populations. *Science* 194, 23-28 (1976).

[11] Gerlinger, M. et al. Intratumor heterogeneity and branched evolution revealed by multiregion sequencing. *N Engl J Med* 366, 883-892, doi:10.1056/NEJMoa1113205 (2012).

[12] Biddy, B. A. et al. Single-cell mapping of lineage and identity in direct reprogramming. *Nature* 564, 219-224, doi:10.1038/s41586-018-0744-4 (2018).

[13] Pigliucci, M. et al. *Evolution, the Extended Synthesis.* (MIT Press, 2010).

[14] Tomasetti, C. & Vogelstein, B. Cancer etiology. Variation in cancer risk among tissues can be explained by the number of stem cell divisions. *Science* 347, 78-81, doi:10.1126/science.1260825 (2015).

[15] Bozic, I. & Nowak, M. A. Timing and heterogeneity of mutations associated with drug resistance in meta- static cancers. *Proc Natl Acad Sci U S A* 111, 15964-15968, doi:10.1073/pnas.1412075111 (2014).

[16] Radisky, D. C. et al. Rac1b and reactive oxygen species mediate MMP-3-induced EMT and genomic instability. *Nature* 436, 123-127, doi:10.1038/nature03688 (2005).

[17] Santaguida, S. & Amon, A. Short- and long-term effects of chromosome mis-segregation and aneuploidy. *Nat Rev Mol Cell Biol* 16, 473-485, doi:10.1038/nrm4025 (2015).

[18] Andor, N. et al. Pan-cancer analysis of the extent and consequences of intratumor heterogeneity. *Nat Med* 22, 105-113, doi:10.1038/nm.3984 (2016). Chandhok, N. S. & Pellman, D. A little CIN may cost a lot: revisiting aneuploidy and cancer. *Curr Opin Genet*

Dev 19, 74-81, doi: 10.1016/j.gde.2008.12.004 (2009). Godek, K. M. et al. Chromosomal instability affects the tumorigenicity of glioblastoma tumor-initiating cells. *Cancer Discov* 6, 532-545, doi:10.1158/2159-8290.CD-15-1154 (2016).

[19] Turner, K. M. et al. Extrachromosomal oncogene amplification drives tumour evolution and genetic hetero- geneity. *Nature* 543, 122-125, doi:10.1038/nature21356 (2017).

[20] Myroshnychenko, D. et al. Spontaneous cell fusions as a mechanism of parasexual recombination in tumor cell populations. *bioRxiv*, doi:10.1101/2020.03.09.984419 (2020).

[21] Duelli, D. & Lazebnik, Y. Cell-to-cell fusion as a link between viruses and cancer. *Nat Rev Cancer* 7, 968- 976, doi:10.1038/nrc2272 (2007). Jacobsen, B. M. et al. Spontaneous fusion with, and transformation of mouse stroma by, malignant human breast cancer epithelium. *Cancer research* 66, 8274-8279, doi:10.1158/0008-5472. CAN-06-1456 (2006). Su, Y. et al. Somatic cell fusions reveal extensive heterogeneity in basal-like breast cancer. *Cell Rep* 11, 1549-1563, doi: 10.1016/j.celrep.2015.05.011 (2015).

[22] Marusyk, A. Obstacles to the Darwinian framework of somatic cancer evolution. In *Ecology and Evolution of Cancer*, 223 (2017).

[23] Brock, A., Chang, H. & Huang, S. Non-genetic heterogeneity—a mutation-independent driving force for the somatic evolution of tumours. *Nat Rev Genet* 10, 336-342, doi:10.1038/ nrg2556 (2009).

[24] Robertson-Tessi, M., Gillies, R. J., Gatenby, R. A. & Anderson, A. R. Impact of metabolic heterogeneity on tumor growth, invasion, and treatment outcomes. *Cancer Res* 75, 1567-1579, doi:10.1158/0008-5472.CAN-14-1428 (2015).

[25] Stearns, S. C. Trade-offs in life-history evolution. *Functional Ecol* 3, 259-268, doi:10.2307/2389364 (1989).

[26] Enriquez-Navas, P. M. et al. Exploiting evolutionary principles to prolong tumor control in preclinical models of breast cancer. *Sci Transl Med* 8, 327ra324, doi:10.1126/scitranslmed. aad7842 (2016). Gatenby, R. A., Silva, A. S., Gillies, R. J. & Frieden, B. R. Adaptive therapy. *Cancer Res* 69, 4894-4903, doi:10.1158/0008-5472. CAN-08-3658 (2009).

[27] Zhang, J., Cunningham, J. J., Brown, J. S. & Gatenby, R. A. Integrating evolutionary dynamics into treatment of metastatic castrate-resistant prostate cancer. *Nat Commun* 8, 1816, doi:10.1038/s41467-017-01968-5 (2017).

[28] Zhang, J., Cunningham, J. J., Brown, J. S. & Gatenby, R. A. Integrating evolutionary dynamics into treatment of metastatic castrate-resistant prostate cancer. *Nat Commun* 8, 1816, doi:10.1038/s41467-017-01968-5 (2017).

[29] Kaznatcheev, A., Peacock, J., Basanta, D., Marusyk, A. & Scott, J. G. Fibroblasts and alectinib switch the evolutionary games played by non-small cell lung cancer. *Nat Ecol Evol* 3, 450-456, doi:10.1038/s41559-018 -0768-z (2019).

[30] Basanta, D. & Anderson, A. R. Exploiting ecological principles to better understand cancer

progression and treatment. *Interface Focus* 3, 20130020, doi:10.1098/rsfs.2013.0020 (2013). Gatenby, R. A., Brown, J. & Vincent, T. Lessons from applied ecology: cancer control using an evolutionary double bind. *Cancer Res* 69, 7499-7502, doi:10.1158/0008-5472.CAN-09-1354 (2009).

［31］ Wang, L. et al. An acquired vulnerability of drug-resistant melanoma with therapeutic potential. *Cell* 173, 1413-1425 e1414, doi: 10.1016/j.cell.2018.04.012 (2018).

［32］ Maley, C. C., Reid, B. J. & Forrest, S. Cancer prevention strategies that address the evolutionary dynamics of neoplastic cells: simulating benign cell boosters and selection for chemosensitivity. *Cancer Epidemiol Bio- markers Prev* 13, 1375-1384 (2004).

［33］ Nagy, J. D. Competition and natural selection in a mathematical model of cancer. *Bull Math Biol* 66, 663-687, doi: 10.1016/j.bulm.2003.10.001 (2004).

［34］ Marusyk, A. et al. Non-cell-autonomous driving of tumour growth supports sub-clonal heterogeneity. *Nature* 514, 54-58, doi:10.1038/nature13556 (2014).

［35］ Maley, C. C., Reid, B. J. & Forrest, S. Cancer prevention strategies that address the evolutionary dynamics of neoplastic cells: simulating benign cell boosters and selection for chemosensitivity. *Cancer Epidemiol Bio- markers Prev* 13, 1375-1384 (2004).

［36］ Reinshagen, C. et al. CRISPR-enhanced engineering of therapy-sensitive cancer cells for self-targeting of primary and metastatic tumors. *Sci Transl Med* 10, eaao3240, doi:10.1126/scitranslmed. aao3240 (2018).

［37］ Sharma, S. V. et al. A chromatin-mediated reversible drug-tolerant state in cancer cell subpopulations. *Cell* 141, 69-80, doi: 10.1016/j.cell.2010.02.027 (2010).

［38］ Yoon, N., Vander Velde, R., Marusyk, A. & Scott, J. G. Optimal therapy scheduling based on a pair of collaterally sensitive drugs. *Bull Math Biol*, doi:10.1007/s11538-018-0434-2 (2018).

［39］ Bakhoum, S. F. et al. Chromosomal instability drives metastasis through a cytosolic DNA response. *Nature* 553, 467-472, doi:10.1038/nature25432 (2018).

［40］ Vander Velde, R. et al. Resistance to targeted therapies as a multifactorial, gradual adaptation to inhibitor specific selective pressures. *Nat Commun* 11, 2393, doi:10.1038/s41467-020-16212-w (2020).

［41］ Dhawan, A. et al. Collateral sensitivity networks reveal evolutionary instability and novel treatment strategies in ALK mutated non-small cell lung cancer. *Sci Rep* 7, 1232, doi:10.1038/s41598-017-00791-8 (2017). Nichol, D. et al. Steering evolution with sequential therapy to prevent the emergence of bacterial antibiotic resistance. *PLoS Comput Biol* 11, e1004493, doi: 10.1371/journal.pcbi.1004493 (2015). Nichol, D. et al. Antibiotic collateral sensitivity is contingent on the repeatability of evolution. *Nat Commun* 10, 334, doi:10.1038/s41467-018-08098-6 (2019).

［42］ Folkman, J. Angiogenesis in cancer, vascular, rheumatoid and other disease. *Nat Med* 1, 27-31 (1995).

［43］Paez-Ribes, M. et al. Antiangiogenic therapy elicits malignant progression of tumors to increased local invasion and distant metastasis. *Cancer Cell* 15, 220-231, doi: 10.1016/ j.ccr.2009.01.027 (2009). Ebos, J. M. et al. Accelerated metastasis after short-term treatment with a potent inhibitor of tumor angiogenesis. *Cancer Cell* 15, 232-239, doi: 10.1016/ j.ccr.2009.01.021 (2009).

［44］Jain, R. K. Normalization of tumor vasculature: an emerging concept in antiangiogenic therapy. *Science* 307, 58-62, doi:10.1126/science.1104819 (2005). Jain, R. K. Antiangiogenesis strategies revisited: from starving tumors to alleviating hypoxia. *Cancer Cell* 26, 605-622, doi: 10.1016/j.ccell.2014.10.006 (2014).

［45］Tabassum, D. P. & Polyak, K. Tumorigenesis: it takes a village. *Nat Rev Cancer* 15, 473-483, doi:10.1038 /nrc3971 (2015).

［46］Basanta, D. & Anderson, A. R. Exploiting ecological principles to better understand cancer progression and treatment. *Interface Focus* 3, 20130020, doi:10.1098/rsfs.2013.0020 (2013). Gatenby, R. & Brown, J. The evolution and ecology of resistance in cancer therapy. *Cold Spring Harb Perspect Med* 8, a033415, doi:10.1101 /cshperspect. a033415 (2018).

［47］Marusyk, A. et al. Non-cell-autonomous driving of tumour growth supports sub-clonal heterogeneity. *Nature* 514, 54-58, doi:10.1038/nature13556 (2014). Janiszewska, M. et al. Subclonal cooperation drives metastasis by modulating local and systemic immune microenvironments. *Nat Cell Biol* 21, 879-888, doi:10.1038/s41556 -019-0346-x (2019).

［48］Maley, C. C. et al. Classifying the evolutionary and ecological features of neoplasms. *Nat Rev Cancer* 17, 605-619, doi:10.1038/nrc.2017.69 (2017).

（马文学　李肖）

9 癌症是一种返祖表型

Kimberly J. Bussey 和 Paul C. W. Davies

概述

返祖理论认为，癌症是多细胞生物中的细胞向祖先单细胞行为的回归，可能代表了物种形成事件。这一重新定义解释了为什么癌症具有特定的细胞生物学行为，该行为也被称为"癌症特征"，肿瘤组织独立于起源组织，但其在生命之树中无处不在，似乎是多细胞生物不可避免的伴随现象。该理论也解释了这样一个事实，虽然基因组水平的变化可能是癌症发生的一个重要原因，但癌症表型的出现仍然可能被周围正常的基质组织所遏制。此外，返祖理论强调适应性本身是一种被选择出来的特征，这种观点的转变对临床实践具有重要的影响。如果通过单细胞行为的重新部署，肿瘤细胞实际上已经准备好通过快速进化和表型异质性的产生来应对选择压力，那么"格杀勿论"的治疗方法（即以一种药物杀死所有癌细胞为目标）将不可避免地导致治疗耐药性的发生，并同时破坏肿瘤周围正常组织的多细胞机制，而这些机制已经进化到可以抑制肿瘤的发生。

9.1 引言

什么是癌症？这是一个根本性问题，至今还没有一个恰当的答案。在多细胞生物的生命树中发现了各种癌症或类似癌症的现象[1]，这表明其深深植根于多细胞生命的本质之中，并有着深刻的进化根源。"癌症特征"[2]描述了细胞转变为恶性肿瘤时所表现出来的包括失控性生长、不受限制的迁移和抵抗细胞死亡等多达八种特定的细胞功能或行为。目前的致癌范式将这些异常的细胞行为视为"正常细胞出了问题"，并将这些行为的获得归因于日积月累的基因组变异/突变[3]。这是因为大多数癌症无论在大规模（染色体）还是小规模（一到数百个碱基对）方面都有显著的基因组变异证据，并且皮肤癌和结肠癌的模型都表明，从癌前病变到癌症恶性生长的逐步转变是由于突变的逐渐积累所致[4]。然而，在 DNA 序列水平几乎没有证据表明基因组变异的肿瘤通常有表观遗传修饰被破坏的迹象，特别是 DNA 甲基化[5]。这就是"靶向"治疗的基本理论依据，这种疗法的目的在于仅在具有特定获得性基因组变异的细胞中发挥作用。然而，靶向治疗的一个共同特点是不可避免地出现耐药细胞，这通常会导致疾病复发并最终死亡。

当前，以基因组/突变为中心的范式存在的问题是，在多种环境因素综合作用之下，关于既必要又充分的基因组变异必然会导致肿瘤形成的例子实在是凤毛麟角。大多数致癌性突变既不是必要条件，也不是充分条件，当然也不是独立于环境之外。例如，人类癌症中记录的第一个染色体易位 t（9；22）（q34；q11），也被称为费城染色体[6]，只有在造血细胞分化的特定阶段时，其才是慢性髓系白血病的充分和必要原因。这种易位产生了融合转录本 bcr-abl，由此产生的 abl 组成性表达引起细胞内信号的改变，从而导致细胞的增殖失控和正常分化受到抑制。然而，也有一些案例报道显示，某些个体虽然在白细胞中有融合蛋白表达，但并没有发病的证据[7]。

更加普遍的一个问题是，由于人们几乎只关注基因组变异作为致癌的主要机制，从而严重低估了组织环境例如肿瘤微环境、物理参数和宿主免疫系统等在癌症发生中所起到的因果作用。许多的研究工作表明，当把携带大量基因组变异的恶性乳腺癌细胞移植到正常的乳腺脂肪垫中时，即使其保留了异常的基因组，肿瘤也无法继续生长，甚至细胞恢复到接近正常的乳腺组织表型[8]。另外一个例子是关于影响癌细胞恶性程度的组织因素，实验表明尽管皮肤癌细胞携带基因组变异，但可以通过调节其静息膜电位来抑制其黑色素瘤表型[9]。免疫监测是影响肿瘤细胞行为的重要力量，这决定了免疫治疗的成败。尽管现有大量证据表明以基因组/突变为中心的范式不足以解释肿瘤细胞的既定行为、肿瘤微环境以及患者整体健康状况，但仍然缺乏一个新的概念框架。

在这里，我们建议将癌症重新定义为一种返祖现象，在这种情况下，多细胞生物的细胞恢复到祖先的单细胞行为，可能代表一个物种形成事件。按照这种观点，癌症并不是通过 DNA 水平的基因修饰积累而获得癌细胞行为特征的结果。相反，癌症的特征是在已进化成为多细胞生物的细胞暴露于某些应激因子后，重新部署或重新唤醒单细胞的生物学行为。一旦一个细胞表现出癌症的特征性行为，其整个基因组就不再像正常发育和组织维护时那样布线，而是以一种支持单细胞生存的方式。这一观点从进化的角度界定了癌症，既包括数百万年的生物体进化，也包括肿瘤发展过程中的细胞进化。其将癌症置于生态环境中，既考虑生物体暴露于环境因素所带来的影响，也关注肿瘤细胞在组织微环境中所承受的胁迫压力；同时将患者视为一个既有资源可利用、也有危险需避免的环境；此外还将适应性和可进化性放在了治疗学的核心位置，因为这两者构成了肿瘤异质性的基础，而异质性又是肿瘤表型的决定性特征[10]。

9.2 癌症与多细胞生物

从单细胞生命到多细胞生命的转变可以说是生命有史以来最重要的进化步骤之一。这种情况已经发生了很多次；在动物中，简单多细胞生物大约在 10 亿年前出现，而复杂多细胞生物则出现在 9 亿至 6 亿年前之间。在多细胞生命中，细胞层次的合作表现在以下五个特征，分别为增殖抑制、控制性细胞死亡、维持细胞外环境、不同分工以及资源分配[11]。将这些基础特征与癌症的特征进行比较[12]，很明显，癌症从根本上破坏了允许多细胞生命存在的细胞之间的合作契约。如果癌症是在多细胞背景下进化了数亿年的细胞向单细胞行为的回归，那么我们需要确定多细胞的进化是如何利用单细胞生存所提供的程序，并使其重新布线以对不同的环境输入或发育调节信号做出反应。例如，在出芽酵母（酿酒酵母）的单细胞真核细胞周期中，通过 MAP- 激酶信号链发出营养丰富的信号，并可能启动一轮分裂。在多细胞生物中，虽然细胞分裂仍然是 MAP 激酶信号级联所触发，但输入的不再是营养丰富度，而是特定的生长因子，这些生长因子本身因发育而在空间和时间中受到调节。如果我们认为癌症发生是单细胞行为的回归这个假设是正确的话，那么就可以指望肿瘤细胞能够逆转单细胞到多细胞之间分子相互作用的布线方式，从而恢复细胞信息流的祖先模式。

9.2.1 Boveri 假说：癌变的首个机制范式

Theodor Boveri 是 19 世纪末 20 世纪初著名的德国生物学家，他在细胞生物学方面取得了许多重大发现，其首先假设染色体是一个独立的结构，并且是独特的定性表型性状所在之处。由此，他还得出结论，孟德尔性状连锁是由于染色体上的共定位决定。此外，他认为在有丝分裂过程中，染色体代表了间期染色质的特定部分。他还认识到中心体作为细胞器参与细胞分裂的重要性，并首次描述了减数分裂的染色体细节。他从对海胆胚胎多极有丝分裂的实验中得出结论，即每个体细胞需要有两套分别来自双亲的完整的染色体[13]。其根据观察，还假设"肿瘤问题是一个细胞问题"，而癌症是"某些异常染色体结构的结果"。Boveri 在他 1914 年出版的《恶性肿瘤的起源》一书中总结了染色体致癌假说[14]。在其专著中，Boveri 预测了许多后来被印证的概念，比如必需／管家基因和非必需基因、"多重打击"假说、癌干细胞概念、"癌基因"和"肿瘤抑制基因"、肿瘤异质性和肿瘤进化。他提出了中心论点，即恶性肿瘤的出现是由于异常有丝分裂引起的异常染色体排列的结果，这些异常会造成不可逆的缺陷，导致"细胞对其环境和整个生物体正常反应"的丧失。当时还发现，多极病理性核分裂在肿瘤组织中十分常见。Boveri 根据他的主要假设提出了一系列假说，即恶性肿瘤起源于单个细胞，这是一种非常罕见的事件；由于抑制细胞分裂的染色体因子（现在称为基因）的随机丢失或促进细胞分裂的染色体因子过度增加，肿瘤细胞将继续增殖；"这种不受限制的增殖无疑是细胞的一种非常原始的特性"。增殖是细胞的一种古老特征，是一种"默认"状态，这种观点在当时被广泛接受，并且是基于简单的进化论证。然而，Boveri 明确强调了一个事实，即仅当"细胞与周围环境的正常关系受到永久干扰"时，后生动物细胞才会恢复到"无限制增殖"的状态[15]。

9.2.2　Boveri 假说的另一半：癌症是返祖现象

在了解历史的癌症科学家中，Boveri 假说通常被认为是对癌症的第一个定义，即癌症是由基因和 DNA 改变引起的疾病。然而，Boveri 本人也敏锐地意识到细胞／组织环境的重要性，正如他在专著中多次提及的那样：细胞与其周围环境（包括整个生物体）是一个整体。此外，他认为无限制增殖作为一种进化上的古老特征几乎是理所当然的，正如以下所写的：

"诚然，主要论点是假设性的，即是否可以产生异常的染色体结构，从而使携带它的细胞无限制地增殖。这个假设必须是特设的，但有很多理由值得一提。最重要的一点是，我认为毋庸置疑，无限增殖的倾向是细胞的一种原始特性，而后生动物细胞的增殖抑制是转而受环境的影响而发生。细胞通常会受到这种抑制，只有在环境发生某些变化时，细胞才会重新启动其最初的增殖驱动。如果是这样，就必须假设存在一种对环境条件敏感的特定细胞结构。有了这样一种结构，假设它很容易受到畸变的影响，从而丧失对环境条件的敏感性。然后，细胞的固有增殖驱动得以释放并一发不可收拾，而完全不考虑身体其他部分的需求。"

"倘若恶性细胞已经失去了某些特性，因此对身体其他部分丧失了正常的反应能力，那么这种变化很可能足以诱导一个利他细胞回归到它的利己模式，从而将其增殖从抑制中释放出来。用 R.Hertwig 生动的术语来说就是"器官型生长"又回到了"细胞型生长"。但也有可能的是，在后生动物的组织细胞中，已经形成了特殊的抑制机制，必须在发生无限增殖之前将其予以消除[16]"（重点补充）。

因此，我们认为 Boveri 可能同意我们将癌症描述为一种返祖现象，即恶性肿瘤的行为就像寄生的单细胞集体，"完全不考虑身体其他部分的需求"[17]。如果癌症是当前基因组的反应规范内仍然可用的单细胞行为途径的"重新表达"，那么癌症的风险就是多细胞的伴随特征，也是多细胞系统固有的随时可以发生的意外事件。我们在这里使用"返祖"这个术语来描述这样一个事实：如果在应激（微）环境条件下这是一种必要的进化策略，那么后生动物细胞仍然有能力以一种连贯的方式"脱离环境"，从而以单细胞的方式优化其个体生存。我们提出，这些单细胞样（"癌症特征"）细胞行为对应于最高度保守的整合基因组路径的完全重新布线，而这些路径与基因组的新部分共同进化了数亿年。这种重新布线相当于在复杂的分子相互作用网络中返回到高度保守的适应性捷径，从而给细胞带来了表型上的生存优势（参见本卷第 6 章和 Henry Heng 的著作《癌症思辨：癌症研究中的悖论》[18]）。

癌症作为返祖现象这一观点如何推动我们进一步理解其在生物系统和人类健康中的地位？首先，其将我们的注意力从单个突变或基因转移到癌症发生的更广泛的功能和进化背景方面。此外，在本研究中，其使我们能够对基因组行为和表型行为做出预测，而这些行为本应是癌症的普遍特征，而与组织来源无关。如果癌症是单细胞程序的返祖性重新表达，那么可以作出以下几个预测：①与癌症有因果关系的基因应该比大约 6 亿年前复杂多细胞生物出现的时间更早。②癌细胞应该表现出向单细胞行为路径的转录水平的转变。③癌细胞可能采用这样的单细胞行为来应对周围细胞和环境的胁迫压力。④当肿瘤被置于生理正常的多细胞环境中时，其恶性表型应被抑制。由此得出的一个推论是，虽然恶性肿瘤的附近微环境在形态学方面看起来是正常的，但在生理方面却是异常的（也就是说，肿瘤附近的"正常组织"应该始终存在一个梯度或场效应，即使这种效应很微弱）。⑤肿瘤内的种群多样性应该是患者预后的一个独立预测因素。

9.2.3　基因年龄与癌症

系统发育地层学是一种通过物种间的同源性追踪任何特定基因谱系的方法[19]，可用于验证与癌症有因果关系的基因作为一个群体是否早于多细胞生物的出现这一预测。［从现在开始，我们将"因果关联"的癌症基因定义为在癌症体细胞突变目录（COSMIC）数据库中列出的那些基因，COSMIC 数据库是一个高度精选的基因数据库，有可靠的证据表明这些基因与癌症有关[20]］。一旦一个基因的同源分组建立起来后，代表与最后一个共同祖先进化联系最密切的物种就会给该基因指定一个"日期"。每个基因都是这样完成操作，从而生成系统发育地层组或基因年龄的分布。然后，我们可以选取感兴趣的基因子集（在我们的例子中是 COSMIC 基因），并询问其年龄[21]或系统发育地层分布[22]是否与所有基因的分布有很大的差异。无论从系统层还是基因年龄来看，COSMIC 基因确实富集了比复杂多细胞生物更古老的基因。其中大多数基因在大约 10 亿年前简单多细胞生物出现之前就已经进化了。有趣的是，具有隐性表型（即当癌细胞中基因的所有拷贝都必须是无功能的，表型才会发生）的 COSMIC 基因，随着与细胞生命出现相对应的年龄而富集[23]。

基因年龄还为癌症的突变模式提供了深入的了解。突变发生的概率性在整个基因组中并不一致。其由基因组结构多个层次的相互作用所决定，从一个基因位点在细胞核中的位置——进而判断其对损伤和修复发生的容易程度，到在这个位置发生了多少转录，以及细胞能否在该基因组位置发生突变后存活下来。这种基因组不同区域突变概率的差异本身就是适应性进化的结果，并导致了当前突变事件的概率结构。这也意味着，在进化过程中，一些基因组区域随着时间的推移可以几乎没有变化，而另一些甚至可能是基因组变化的"首选"区域。例如许多基因组包含重复染色体重排的区域；这些区域是进化上可重新利用的断裂点（EBRs），这里的双链断裂导致染色体结构变异反复发生并被选择，可能是因为涉及断裂点周围基因的变化对生物体具有选择性优势。基因组还包含在序列、基因顺序和基因定位上跨物种表现出显著同源性的区域，这些被称为同源同位块（HSBs）。在人类中，年龄小于 10 亿年的基因与后生动物的进化相一致，这些基因在 EBRs 中富集，而在 HSBs 中耗竭；另外一方面，前后生动物的基因在 HSBs 中富集，并被排除在 EBRs 之外[24]。更加复杂的是，突变可以作为单个事件分散在基因组中，但也可能以成簇（集群）的形式发生，这些群集事件的位置比整个基因组的平均突变数更紧密地聚集在一起。在未患癌个体中观察非遗传单核苷酸变异时，在 HSBs 中存在着成簇变异的缺失；相反，EBRs 富集了成簇变异[25]。在癌症中，这种 EBRs 富集而 HSBs 缺失的成簇变异的模式在整个基因组中仍然存在。然而，在个体基因水平，成簇突变不再被排除在 HSBs 定位的基因之外。这意味着，通常由于基因组位置的关系免于突变的基因不再受到保护。此外，尽管 COSMIC 基因更为古老且更有可能位于高度保守区域 HSBs 中，但它们富集了近两倍的成簇突变[26]。EBRs 和 HSBs 中突变模式的这些变化突出了一个重点，即癌症和正常组织中的体细胞变异存在于不同的基因组区域。为什么癌症体细胞变异会被重新定位到 HSBs 的基因中？目前仍然是一个悬而未决的问题，但有两种可能的解释在脑海中浮现。一种是基因组维持程序恢复到单细胞布线，以响应肿瘤微环境的应激因子。另一种是由于从生物体水平转移到细胞水平的选择而引起的恢复偏差（即这种突变只在细胞水平被耐受，而在胚胎发生和发育过程中必须被耐受时却从未被检测到）。

9.2.4　癌症转录组

对癌症转录程序失调的检测已经从 21 世纪初的观察性研究发展到涉及分子分型、风险分层和治疗选择的临床转化。例如，使用 MammaPrint[27] 和 Oncotype DX®[28] 对乳腺导管原位癌（DCIS）的评分，现在已被用于乳腺癌患者的风险分层和治疗选择。肿瘤细胞的转录组通常保留起源组织的足够特征以对其进行识别，但往往也表现出异常信号转导、过度增殖和抵抗细胞死亡的迹象。返祖假说 / 理论预测了这种基因表达模式，因为其代表了单细胞行为特征的转变。

最近，对快速获取阿霉素耐药性的转录反应[29] 和应用于癌症基因表达数据的系统发育地层学的研究[30] 支持将癌症中出现的基因组变化解读为向单细胞基因表达模式的转变。Wu 及其同事使用一种产生阿霉素浓度梯度的体外系统来筛选耐药细胞，从 RNA 测序中发现了一组基因，这些基因并没有发生突变，但与野生型细胞相比，其表达水平有显著差异。他们利用基因年龄的估计结果表明，在多细胞生物出现之前，年龄超过 10 亿年的基因是这些表达差异的来源[31]。这种在没有突变证据的情况下观察到的基因表达差异表明，肿瘤细胞经历了基因组的结构重新布线，这导致应对环境挑战（如 DNA 损伤剂）的能力增强。

Trigos 及其同事对基因表达和基因系统发育地层学进行了系统分析。他们通过分析来自 7 种不同癌症类型的数据，发现肿瘤细胞的转录组中来自两个最古老的系统层的基因的贡献更大，这与单细胞生命中已经发现的基因相对应（图 9.1）。此外，在前列腺癌中，古老基因转录组所占比例的增加与细胞分化程度的降低（根据 Gleason 评分定义）相一致[32]。在这两种分析中，不同来源（单细胞或多细胞）的基因表达水平上调和下调取决于细胞通路。这表明基因逆转这一事件的发生不是偶然和随机的，而是一种单细胞基因表达模式的协调和系统重建过程。随着进一步的探索，Trigos 等[33] 发现了正常组织和肿瘤组织中相关基因表达的分区化现象，其中无论是单细胞基因对还多细胞基因配对通常呈正相关，表明了基于基因进化史的表达的模块化。相反，单细胞 - 多细胞过程中的表达负相关在肿瘤组织中比正常组织更为显著。Trigos 等[33] 假设单细胞和多细胞基因之间的串扰缺失是肿瘤发生的关键因素。其研究进一步支持了这一观点，表明癌症中频发的点突变在连接单细胞和多细胞基因子网络的调控基因中富集，而拷贝数变异则影响了基因调控网络中明显为单细胞或多细胞状态的下游靶点区域[34]。

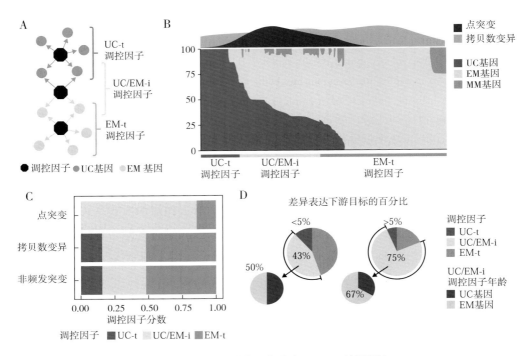

图 9.1　调控因子的点突变影响 UC-EM 基因调控

（A）按下游治疗靶点的年龄对调控因子进行分类，UC-t 调控因子主要调控 UC 基因，EM-t 调控因子主要调控 EM 基因，UC/EM-i 调控因子位于 UC 和 EM 基因的界面。（B）UC、EM 和 MM 靶基因在调控因子中的比例（下图）。上图：频发点突变（深灰色）和拷贝数变异（CNAs，浅灰色）在不同类型的调控因子中的分布。UC/EM-i 调控因子在点突变中富集。（C）具有点突变、CNAs 和那些非频发突变的调控因子所占比例。超过 85% 受点突变影响的调控因子是 UC/EM-i 调控因子。受 CNAs 常影响的每一类调控因子的比例与不受频发突变影响的调控因子的比例相似，表明 CNAs 不会优先改变特定的调控因子类别。（D）调控因子的点突变对下游靶标表达的影响。具有高下游效应的点突变（>5% 差异表达靶点）更有可能是 EM 来源的 UC/EM-i 调控因子，低影响突变（<5% 差异表达靶点）影响更高比例的 UC 起源调控因子。UC，单细胞生物；EM，早期多细胞生物；MM，哺乳动物特有（图 3，经许可从 Trigos 等人 2019 年的文章转载）。

9.2.5　重新启动单细胞程序

如果癌症对多细胞生物体有害，那为什么没有强大的选择压力来消灭它？一个可能的答案是，因为构成癌症表型的单细胞过程对多细胞发育和体细胞组织的维持（例如，在伤口愈合中）也是必不可少的。有关单细胞和多细胞模块中的基因表达按基因进化年龄进行分区是一种有趣的现象[35]。同样值得注意的是，在癌症中，基因外部的体细胞突变要比基因内部的体细胞突变多 15%，并且频发突变在调节单细胞和多细胞模块之间相互作用的早期多细胞生物基因中富集[36]。这些事实促使我们思考细胞外环境的调节作用以及细胞对其作出的应激反应。在肿瘤发生过程中，基因组重新布线的目标是通过调节回路以重新利用单细胞的细胞行为，从而有利于多细胞的生存。癌症通常被描述为正常细胞"出了问题"和"失控"（即失去控制），但是用"叛逆细胞"来描述癌症可能忽略了多细胞生命的一个关键特性，即在特定的应激条件下，多细胞生物的细胞可以以协调一致的方式返回到单细胞行为。也就是说，从正常细胞到癌细胞的转变是一种系统性的，并且在许多情况下是可预测的细胞功能转变，其本质是向祖先功能的回归。如果这一假设是正确的，其将导致进一步的预测。多细胞生物的出现涉及到单细胞功能的重新定位，以使体细胞适应其细胞外环境。例如，在受调控的形态发生梯度的影响下，单细胞生物响应营养感应的定向运动，进而演变为体细胞在发育过程中迁移到指定位置的关键能力。在多细胞生物中，由调节机制障碍引发的癌症发生意味着个体体细胞将倾向于恢复到它们最初的单细胞行为。在这种情况下，通过细胞极性或细胞间接触的丧失而使到细胞迁移和运动能力增强，从而促进寻找更有利的环境（转移）。

我们已经详细研究过的另一个例子是涉及突变 DNA 的修复机制，一种非常古老的单细胞生存机制被称为应激诱导突变（SIM）。这是一个细菌在面临环境压力时增加其突变率的过程，当其面临双链 DNA 损伤时，这种应激足以诱发应急(SOS)反应[37]。在这个过程中，双链 DNA 断裂（DSBs）的修复机制从高保真同源重组修复转变为利用易出错的 DNA 聚合酶 DinB 这一替代途径。这种切换造成 DNA 双链断裂两侧都出现了长达数千个碱基自发性损伤的痕迹，显示出一系列单核苷酸变异和扩增事件。这种集中的、局部的突变急剧增加的结果是，细菌可能通过随机产生适应性基因型来适应具有挑战性的环境[38]。细菌通过进化摆脱困境的这种倾向与一个独特的特征有关，即单核苷酸变异聚集在双链 DNA 断裂（DSB）的位点周围，并且随着与断裂点距离的增加，遇到单核苷酸变异的概率会逐渐降低[39]。

在人类中存在与 DinB 同源的基因，包括 DNA 聚合酶 κ（Polκ）和 DNA 聚合酶 η（Polη），其在正常复制过程中负责跨损伤 DNA 合成以绕过受损的碱基，并且也用于微同源序列介导的断裂修复[40]。大多数癌症的特征之一是基因组不稳定，特别是大量双链 DNA 断裂导致持续的结构重排，这一现象可以通过细胞遗传学方法检测到[41]。据报道，癌症中的单核苷酸变异也显示出成簇模式，这归因于 Polη 的活性以及脱氨酶 AID/APOBEC 家族的活性[42]。这些观察结果结合我们发现古代的 COSMIC 基因在 DNA 修复路径中富集，特别是双链断裂修复[43]，促使了我们提出这样的问题，即在癌症和正常体细胞组织中观察到的这些簇是否具有细菌所特有的典型模式（即从簇中心向外突变密度逐渐降低，表明存在 SIM。如果将突变按距离绘制成直方图，则可以将 SIM 视为簇的"形状"）。我们确实发现，癌症组织和健康体细胞组织中的簇均显示出这种特征模式，正常细胞展现出一个高度受控的过程，其簇形状相似；而癌症则在簇"形状"上呈现出极大的异质性。此外我们还确定，跨损伤合成聚合酶的作用产生了比 AID 或 APOBEC 更多的单核苷酸变异簇。值得注意的是，簇"形状"的多样性（即簇内的突变密度分布）是癌症患者总生存期较短的一个预测因子[44]。

在进化的时间尺度方面，DNA 修复机制的保留增加了细胞应激反应的突变率，这似乎有悖常理。但可以肯定的是，其成分对于复制中的跨损伤 DNA 合成和某些类型的同源性相关修复是有用的。当最初的输入没有导致细胞进化而是通过凋亡或坏死性凋亡导致细胞死亡，为什么要在多细胞生物的背景下保持这样一个完整的系统呢？其中一个原因是，体细胞基因组多样性的产生，对于通过产生抗体多样性的 V 区体细胞超突变来发挥免疫系统的功能至关重要[45]。体细胞基因组多样性也与巨核细胞发育中的多倍体[46]和正常功能的肝脏和心脏组织中四倍体的出现有关[47]。一般而言，器官进化出一定程度的细胞间基因组多样性是有道理的，目的是应对生物体的稳态，以及组织维护过程中器官特异性的需求和应激，特别是在面对损伤或疾病时。转录调控的作用也只能到此为止，如果把所有的基因组"鸡蛋"都放在一个"篮子"里——也就是说，如果每个细胞在面对挑战时都有完全相同的反应潜力，那么这个系统的鲁棒性就会大大降低。细胞间异质性作为一种应激反应的进化适应机制，也可以解释肿瘤形成的概率性质。如果一个细胞群体具有较高的遗传多样性，那么致癌物的影响就会因细胞而异，也会因个体而异，这也许可以解释为什么一些吸烟多年的人不会患肺癌，而另一些有相同暴露史的人却会患上肺癌。这也可以解释为什么在不同的研究中，关于环境、遗传和"坏运气"对致癌作用的估计差异如此之大。身体或器官中的每个细胞都具有相同的基因组构成，这一个基本假设是完全错误的。最后，我们注意到双链 DNA 断裂周围独特的突变簇不仅存在于正常体细胞组织中，也存在于种系中[48]，这表明诱导突变反应的多细胞信号在发育过程中有其来源。在发育过程中，无论是在种群内世代之间还是在个体体内，都有严格调控的以产生多样性的突变和结构重排，神经元之间存在显著的体细胞多样性为这一观点提供了有力的证据支持[49]。

9.2.6　癌症与细胞外环境

癌症生物学中最令人困惑的现象之一是，将肿瘤细胞置于正常的生理环境中，癌症表型中特别是失控性生长和无限制的运动表型可以得到遏制[50]。这使得一些人开始质疑体细胞突变在肿瘤形成和细胞行为中的重要性[51]，尽管这一观点仍然为大多数肿瘤学家所追捧和推崇。这种主流观点还转移了人们对其他细胞机制的注意力（和研究资金），而这些细胞机制在决定组织水平的表型方面发挥着重要作用。

　　例如，最近在生物电方面的工作可以在癌症返祖理论的背景下解释上述观察结果。在正常的静息状态下，细胞具有跨细胞膜的电位差，即 V_{mem}，它促进细胞内部和细胞之间的电信号传递、相互作用以及对环境变化的协调响应。电信号通过离子通道传播，这是在多细胞出现之前细胞的一个基本特征（图 9.2[52]）。细菌利用生物电信号进行群体感应，并通过使用瞬时改变静息膜电位的钾脉冲来维持微生物群落的多样性[53]。在多细胞生物中，由于细胞膜和细胞之间的生物电势差异，生物电极化模式通过建立三维空间的方向促进形态发生信号的传导[54]。然而，重要的是，癌细胞显示出异常的跨膜电位，在某些情况下甚至完全去极化。在具有再生能力的物种中，如蝾螈，生物电控制在再生过程中创造了一个宽松有利的环境，能够使癌症行为正常化。最近对青蛙的研究表明，指导性细胞静息膜电位的去极化通过金属蛋白酶表达对血清素信号做出响应，从而足以诱导远处黑素细胞的过度增殖、侵袭和运动[55]。

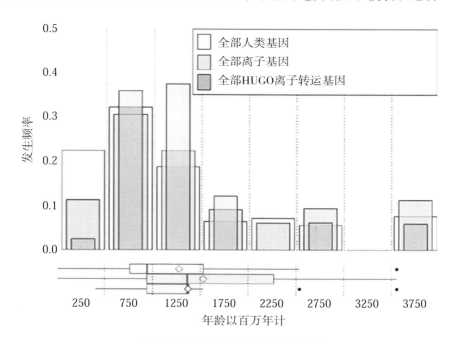

图 9.2　离子转运相关基因的年龄分布

　　所有人类基因的背景分布呈浅灰色。由国际人类基因组组织（HUGO）标记的参与离子转运的基因列表为深灰色。由基因属性分类（GO）术语"离子转运"标记的基因为中灰色。

　　在其他细胞过程中，单细胞基因表达程序受多细胞控制（一种在癌症中失效的调节），与之相反，多细胞生物中的生物电控制在本质上仍然是单细胞的。因此，癌细胞似乎保持了对癌细胞的静息膜电位恢复到更极化状态（即更高的跨膜电位差）的环境做出适当反应的能力，至少在增殖、运动和侵袭方面是如此。这意味着肿瘤微环境已经失去了维持较高跨膜电位差的能力。对这一假设的检验是重复 Ana Soto 及其同事的实验[56]，这些实验是将癌细胞或正常的乳腺上皮细胞移植到正常或暴露于致癌物的、已清除的乳腺脂肪垫中。在这些实验中，决定特定组合是否导致接近正常的乳腺形态形成的因素在于乳腺脂肪垫，而非肿瘤或上皮细胞[57]。此外，大鼠的年龄决定了这种"正常化"的强度。在未交配的大鼠中，脂肪垫促进正常乳腺生长的能力随着大鼠年龄的增长而增加[58]。在重复实验时，需要测量基质和肿瘤（随着时间推移）的跨膜电位差以及评估基质抵抗膜电位变化的能力。根据我们的假设，来自正常乳腺的基质应该能够逆转移植癌细胞跨膜电位差的变化。相反，来自乳腺肿瘤的基质应该无法使移植的肿瘤细胞再极化，而会使移植的正常上皮细胞去极化。在这两种情况下，肿瘤或上皮细胞的基因组将保持相同。因此，我们可以预测，如果将再极化的肿瘤细胞从该环境中移除，其将恢复到去极化状态，并重新表现出原来的过度增殖和运动的表型。为什么？因为恶性肿瘤的形成既需要基因组的大规模变异，也需要周围健康组织的伴随改变以破坏跨膜电位差的正常调节。返祖理论预测，由于生物电信号一直保持在其核心的单细胞状态，以同样的输出对同样的输入作出响应，因此癌细胞不会从中进化。为什么？实际上癌细胞可能不会将生物电信号的外部控制机制的改变视为需要适应性反应的压力。这与像生长因子信号转导这样的过程形成了鲜明对比，在这种过程中，由单细胞营养输入所触发的细胞分裂和运动输出已被发育调节的生长因子浓度的多细胞输入所取代。正如临床所见，抑制这种信号传导几乎总是会导致治疗耐药性的出现[59]。因此，对肿瘤生物电控制的干预不会引起与当前模式相同水平的治疗耐药性，这为长期控制肿瘤开辟了一个广阔的前景。

9.2.7　癌症作为一个物种形成事件

返祖理论认为癌症是单细胞生物所特有的细胞行为特征的整合再表达，但并没有解释这一现象是如何发生和（或）为什么发生，尽管我们已经列出了关于其可能发生的论据和证据。肿瘤会随着时间的推移而进化，这就为肿瘤治疗创造了一个动态的靶标。对癌症基因组的研究表明，观察到的基因组不稳定性既包括染色体不稳定性（CIN）形式的大规模变化，也包括小规模的突变，如单核苷酸变异和小型插入和删除事件（基因序列发生的插入或缺失改变）。这些不同的不稳定性模式指向了两种类型的肿瘤进化，即间断式宏观进化和渐进式微观进化。其发生是因为肿瘤细胞受到强大的选择压力，例如肿瘤生长超过局部血液供应而出现的缺氧或化疗带来的多种影响。间断式进化由染色体不稳定性驱动，而渐进式进化则由达尔文突变所促进[60]。染色体不稳定性的结果是大规模的核型进化，在可行基因型的情况下会导致基因调节网络的完全重新布线，因此可以被合理地描述为一个物种形成事件。

核型进化与物种形成事件之间的关联已经得到了充分的证实。但无论是在整个种群中新染色体传播的机制，还是因这种关联的重排染色体而带来的选择性优势，仍然是一个有待研究和值得商榷的主题。杂合核型无法随时间的推移导致物种形成的解释包括由于重组频率减少导致的核 – 线粒体基因组错配增加，涉及倒位的重组过程中产生的重复 – 缺失事件，以及减数分裂期间正常和重排染色体的错误分离[61]。从表面上看，这些机制应该受到强烈的选择压力，以对抗核型进化。然而，无论是在进化过程中，还是在癌症的体细胞背景下，也有许多例子证明确实发生了染色体核型进化。虽然这样的叙述可以解释为什么不同的核型仍然存在差异，但却不能解释最初是如何产生这种差异的。显而易见的是，无论是通过程序化事件还是随机事件，基因组都经历了一段不稳定时期。

倍体是生物体特有的并遗传给后代的染色体数量。在有性繁殖的物种中，配子是单倍体（每条染色体只有一份拷贝），而体细胞组织通常是二倍体（每条染色体有两份拷贝，分别来自父母双方）。无论是由于细胞分裂的问题，还是对发育或细胞外信号的反应，这种染色体倍性的改变是很常见的。在人类巨核细胞、果蝇唾液腺和滋养细胞中，一轮又一轮的内复制（基因组复制而不进行细胞分裂）导致基因组的拷贝数超过 16 份[62]。其他人体组织，如肝脏、心肌、主动脉和子宫平滑肌以及肾上腺在细胞应激时会存在低水平（4 ~ 16 份）的多倍体[63]。倍体的改变导致了基因表达的变化，而这样的变化涉及到细胞增殖和分化的特征[64]。MYC（V-Myc 骨髓细胞瘤病毒癌基因同源物）是一种众所周知的癌基因，而倍体变异与由 MYC 调控的转录程序有关[65]。

整个单倍体染色体组的额外拷贝本身不会引起肿瘤的形成。然而，非整倍体，即一个或多个染色体拷贝数变异却是可以的[66]，特别是在应激诱导多倍体这种情况之下[67]。其结果是产生了一种高度重排的新核型，如果在任何其他非癌症的背景下发现这种现象，将被视为一个新物种。因此，癌症可以被视为一种物种形成事件[68]。支持这一解释的例子可以在野外发现的传染性癌症中看到。犬传染性性病肿瘤可在犬类中传播，至今已经传播了至少 11 000 年。这些肿瘤的染色体数为 59 条，其中 13 ~ 17 条重排的染色体是中央或亚中央着丝粒染色体[69]。相比之下，犬类的固有核型为 78 个亚端粒染色体的二倍体。同样地，袋獾面部肿瘤病 1 和 2 这两种不同的传染性癌症正在塔斯马尼亚袋獾种群中传播。两者均表现出不同的重排近二倍体核型，其中包含了数条结构异常的染色体[70]。

以染色体不稳定性为特征的大规模基因组重排是在应激诱导的多倍体背景下发生的随机事件[71]。其代表了一个间断式宏观进化步骤，导致基因组在系统层面的重新排列和随后的信息流改变[72]。与二倍体细胞相比，这种新的信息流不仅反映在非整倍体细胞基因组包装的变异方面[73]，而且也反映在观察到的单细胞与多细胞起源的细胞网络之间的串扰减少方面[74]。这种信息流对扰动具有相当强的鲁棒性，并对适应能力进行了优化，很可能是通过依赖"模糊"继承机制实现的[75]。

如果我们将癌症视为一个物种形成事件，其定义为保守的单细胞行为的重新部署，并由大规模的染色体重排驱动，那么需要将上述研究中所描述的基质与肿瘤之间的相互作用纳入其中。我们建议对由 Nordling[76] 最初提出、并由 Knudson[77] 盖棺定论的为人们所熟悉的"二次打击"假设进行修改。我们建议两个必要的打击如下：①导致单细胞程序重新表达的物种形成事件；②该事件发生在基质能力有限的环境背景下，以至于无法有效执行高度极化的肿瘤细胞跨膜电位差和其他通常抑制单细胞行为的组织机制。这种模型可以同时解释肿瘤的休眠和转移潜能。只有当基质不能对细胞分裂和运动施加生物电控制时，肿瘤才会形成，而细胞分裂和运动在整个进化过程中始终保持着单细胞状态。这种失败可能是由基质中的一种伤口愈合型应答引起，而癌症随后将其延续下去。另一种可能性是对感染的应答，从而限制了基质在正常生理条件下保持极化的能力。基质生物电控制的改变也可能影响免疫系统作为肿瘤形成的监视功能。因此，其可以解释慢性炎症与癌症发病率和死亡率之间的关系[78]。

9.3 结论

癌症的返祖理论提供了一个总体的概念框架，解释了为什么癌症在生命树中普遍存在以及为什么其是多细胞生物不可避免的伴随现象。其提供了几个可验证的预测。此外，其还解释了这样一个事实，即尽管基因组变异是癌症发生的一个原因，但癌症表型仍旧可以被周围生理正常的基质所抑制。返祖理论强调适应性作为一种选择性状的作用，这种观点的转变对临床实践具有重要影响。如果通过单细胞行为的重新部署，肿瘤细胞完全可以通过进化和表型异质性的产生来应对选择压力，那么"格杀勿论"的治疗方法可能会造成我们无法控制的后果。此外，在治疗过程中，那些进化而来的多细胞机制也会被破坏，导致其不再发挥正常应有的功能。

那么，如何将我们的假设／理论应用于实践，并最终在临床中进行检验呢？我们提出了几个需要进一步研究的领域。

①我们需要在癌细胞的基因调控网络中建立一个"信息流"模型（参见本书第 4 ~ 6 章）。连接单细胞和多细胞基因表达模块的网络节点究竟是什么？它们本身是否代表一个控制网络？如果是的话，它们在正常生理条件下的输入是什么？在肿瘤发生过程中是如何变化的？我们能否直接或者间接地通过操纵细胞外环境开发出治疗策略以恢复或模拟多细胞对单细胞网络的控制？

②需要更多关注癌症基因组大规模重排的表型结果。在癌症中，克隆清除和突变率升高的诱导过程是如何随时间推移而演变的？它们是依次发生还是同时发生？无论规模大小，一个特定物种基因组的进化史如何限制基因组不稳定的结果？我们是否可以定义一个通用的"癌症基因组"，其特征是染色质包装和染色体结构等物理特性，从而在多细胞生物的细胞中产生单细胞表型？基因组的物理改变与癌细胞基因调控网络中的信息流有什么关系？

③我们需要研究基质的生物电控制能力。各种组织和器官系统在发育过程中如何保持对细胞跨膜电位差的控制，并对损伤等稳态的扰动做出反应？多细胞生物的进化是如何与生物电控制相结合的？癌细胞的跨膜电位差是否在由"单细胞和多细胞基因之间联系"定义的可能控制网络中发挥作用？如果是，那么是如何发挥作用的？更概括地说，我们提出了一个基本问题，即生物电信息网络是否可以以及如何与生物化学有线控制网络进行耦合并共同进化？

④虽然这不是严格意义上的返祖理论／假说的论点，因为此前已有基于进化论提出过类似的主张，但确实有必要重新评估将"彻底根除肿瘤"作为治疗的行动方针。农业害虫管理方面有很多值得我们借鉴的经验。在我们的范式中，肿瘤是一种对治疗具有不同程度敏感性的异质混合细胞群，其特征是对极端的选择压力表现出高度的单细胞适应性反应。此外，耐药有一个适应度成本，这使得敏感细胞能够抑制耐药细胞。因此，治疗的目标是通过维持肿瘤细胞群中足够的敏感细胞使耐药细胞的数量保持在较低水平，从而保持肿瘤的稳定或减缓其生长速度。这是一个研究正在迅速转化为临床试验的领域。目前正在实施我们称为适应性治疗的试验，旨在平衡对肿瘤大小的控制和药物剂量的最小化，以避免消灭所有敏感的细胞。基于这种平衡行为的数学模型表明，对于大多数肿瘤而言，治疗失败和复发都会减少（另见本书第 10 章）。这些治疗模式的首次临床应用正在前列腺癌和甲状腺癌的研究中开展（ClinicalTrials.gov 研究编号分别为 NCT03511196 和 NCT03630120）。

在本章中，我们概述了一种将癌症重新定义为祖先表型的系统性回归（"返祖现象"）的观点，在这种情况下，保留在所有现存基因组中的古老单细胞模式作为应激反应被重新激活。这一理论能够解释癌症的一些令人困惑的特性，并作出一些具体的预测。这一理论具有深远的治疗意义，我们呼吁在实验和临床实践中进行若干后续研究，以进一步验证我们的返祖假说。

致谢

这项工作得到了美国国立卫生研究院的部分资助（U54 CA217376）。感谢我们的同事，特别是 Charles Lineweaver、Mark Vincent、Robert Austin、Susan Rosenberg、Luis Cisneros 和 David Goode，感谢他（她）们敏锐的洞察力以及在理解单细胞生物和癌症之间关系方面所做的工作。还要感谢 Michael Levin 和 Danny Adams 对生物电控制如何影响脊椎动物神经元之外的生理方面的深刻见解。特别感谢 Carlo Maley 和 Athena Aktipis 就多细胞生物、合作以及这些特征在整个生命树中的进化进行了富有洞察力的讨论。

参考读物

［1］Aktipis CA, et al. (2015) Cancer across the tree of life: cooperation and cheating in multicellularity. *Phil Trans R Soc B* 370(1673):20140219.

［2］Hanahan D, Weinberg RA (2011) Hallmarks of cancer: the next generation. *Cell* 144(5):646-674.

［3］Weinberg RA (1989) Oncogenes, antioncogenes, and the molecular bases of multistep carcinogenesis. *Cancer Res* 49(14):3713-3721.

［4］Fearon ER, Vogelstein B (1990) A genetic model for colorectal tumorigenesis. *Cell* 61(5):759-767. Schulz WA ed. (2005) Cancers of the skin. *Molecular Biology of Human Cancers: An Advanced Student's Textbook* (Springer Netherlands), pp 255-270.

［5］Schwartzentruber J, et al. (2012) Driver mutations in histone H3.3 and chromatin remodelling genes in paediatric glioblastoma. Nature 482(7384):226-231. The Cancer Genome Atlas Network (2012) Comprehensive molecular portraits of human breast tumours. Nature 490(7418):61-70. Bender S, et al. (2013) Reduced H3K27me3 and DNA hypomethylation are major drivers of gene expression in K27M mutant pediatric highgrade gliomas. Cancer Cell 24(5):660-672. Buczkowicz P, et al. (2014) Genomic analysis of diffuse intrinsic pontine gliomas identifies three molecular subgroups and recurrent activating ACVR1 mutations. Nat Genet 46(5):451-456. Fontebasso AM, et al. (2014) Recurrent somatic mutations in ACVR1 in pediatric midline highgrade astrocytoma. Nat Genet 46:462-466. The St Jude Children's Research Hospital-Washington University Pediatric Cancer Genome Project, et al. (2014) The genomic landscape of diffuse intrinsic pontine glioma and pediatric non-brainstem high-grade glioma. Nat Genet 46(5):444-450. Roy DM, Walsh LA, Chan TA (2014) Driver mutations of cancer epigenomes. Protein Cell 5(4):265-296. Taylor KR, et al. (2014) Recurrent activating ACVR1 mutations in diffuse intrinsic pontine glioma. Nat Genet 46(5):457-461. Castel D, et al. (2015) Histone H3F3A and HIST1H3B K27M mutations define two subgroups of diffuse intrinsic pontine gliomas with different prognosis and phenotypes. Acta Neuropathol (Berl) 130(6):815-827. Mackay A, et al. (2017) Integrated molecular meta-analysis of 1,000 pediatric high-grade and diffuse intrinsic pontine glioma. Cancer Cell 32(4):520-537.

[6] Nowell PC, Hungerford DA (1960) A minute chromosome in human chronic granulocytic leukemia. *Science* 132(3438):1497. Rowley JD (1973) A new consistent chromosomal abnormality in chronic myelogenous leukaemia identified by quinacrine fluorescence and Giemsa staining. *Nature* 243(5405):290-293.

[7] Biernaux C, Loos M, Sels A, Huez G, Stryckmans P (1995) Detection of major bcr-abl gene expression at a very low level in blood cells of some healthy individuals. Blood 86(8):3118-3122. Bose S, Deininger M, Gora-Tybor J, Goldman JM, Melo JV (1998) The presence of typical and atypical BCR-ABL fusion genes in leukocytes of normal individuals: biologic significance and implications for the assessment of minimal residual disease. Blood 92(9):3362-3367. Ismail SI, Naffa RG, Yousef A-MF, Ghanim MT (2014) Incidence of bcr-abl fusion transcripts in healthy individuals. Mol Med Rep 9(4):1271-1276.

[8] Maffini MV, Calabro JM, Soto AM, Sonnenschein C (2005) Stromal regulation of neoplastic development: age-dependent normalization of neoplastic mammary cells by mammary stroma. *Am J Pathol* 167(5):1405-1410. Maffini MV, Soto AM, Calabro JM, Ucci AA, Sonnenschein C (2004) The stroma as a crucial target in rat mammary gland carcinogenesis. *J Cell Sci* 117(8):1495-1502. Weaver VM, et al. (1997) Reversion of the malignant phenotype of human breast cells in three-dimensional culture and in vivo by integrin blocking antibodies. *J Cell Biol* 137(1):231-245. Sternlicht MD, et al. (1999) The stromal proteinase MMP3/stromelysin-1 promotes mammary carcinogenesis. *Cell* 98(2):137-146. Ricca BL, et al. (2018) Transient external force induces phenotypic reversion of malignant epithelial structures via nitric oxide signaling. *eLife* 7: e26161.

[9] Blackiston D, Adams DS, Lemire JM, Lobikin M, Levin M (2011) Transmembrane potential of GlyCl- expressing instructor cells induces a neoplastic-like conversion of melanocytes via a serotonergic pathway. *Dis Model Mech* 4(1):67-85. Levin M, Martyniuk CJ (2018) The bioelectric code: an ancient computational medium for dynamic control of growth and form. *Biosystems* 164:76-93.

[10] Fidler IJ (1978) Tumor heterogeneity and the biology of cancer invasion and metastasis. Cancer Res 38(9):2651-2660. Heppner GH, Miller BE (1983) Tumor heterogeneity: biological implications and therapeutic consequences. Cancer Metastasis Rev 2(1):5-23. Dexter DL,

Leith JT (1986) Tumor heterogeneity and drug resistance. J Clin Oncol 4(2):244-257. Heim S, Mitelman F (1989) Primary chromosome abnormalities in human neoplasia. Adv Cancer Res 52:1-43. Shackney SE, Shankey TV (1995) Genetic and phenotypic heterogeneity of human malignancies: finding order in chaos. Cytometry 21(1):2-5. Marusyk A, Polyak K (2010) Tumor heterogeneity: causes and consequences. Biochim Biophys Acta 1805(1):105-117. Greaves M (2015) Evolutionary determinants of cancer. Cancer Discov 5(8):806-820. Greaves M (2018) Nothing in cancer makes sense except… BMC Biol 16(1):22.

[11] Aktipis CA, et al. (2015) Cancer across the tree of life: cooperation and cheating in pmulticellularity. *Phil Trans R Soc B* 370(1673):20140219.

[12] Hanahan D, Weinberg RA (2011) Hallmarks of cancer: the next generation. *Cell* 144(5):646-674.

[13] Manchester KL (1995) Theodor Boveri and the origin of malignant tumours. Trends Cell Biol 5(10): 384- 387. Opitz JM (2016) Annals of morphology THEODOR BOVERI (1862-1915) To commemorate the centenary of his death and contributions to the Sutton-Boveri hypothesis. Am J Med Genet A 170(11):2803-2829.

[14] Boveri T (1929) *The Origins of Malignant Tumors* (The Williams and Wilkins Company). Boveri T (2008) Concerning the origin of malignant tumours by Theodor Boveri, translated and annotated by Henry Harris. J Cell Sci 121(S1):1-84. Boveri T (2008) *Concerning the Origin of Malignant Tumours*, translated and annotated by Henry Harris (Cold Spring Harbor Press and The Company of Biologists).

[15] Boveri T (2008) Concerning the origin of malignant tumours by Theodor Boveri, translated and annotated by Henry Harris. J Cell Sci 121(S1):1-84.

[16] Boveri T (2008) Concerning the origin of malignant tumours by Theodor Boveri, translated and annotated by Henry Harris. J Cell Sci 121(S1):1-84.

[17] Boveri T (2008) Concerning the origin of malignant tumours by Theodor Boveri, translated and annotated by Henry Harris. J Cell Sci 121(S1):1-84.

[18] Heng HHQ (2015) Debating Cancer: The Paradox in Cancer Research (World Scientific Publishing Company).

[19] Domazet-Lošo T, Brajković J, Tautz D (2007) A phylostratigraphy approach to uncover the genomic history of major adaptations in metazoan lineages. *Trends Genet* 23(11):533-539.

[20] Forbes SA, et al. (2015) COSMIC: exploring the world's knowledge of somatic mutations in human cancer. *Nucleic Acids Res* 43(D1): D805-D811.

[21] Domazet-Lošo T, Tautz D (2010) Phylostratigraphic tracking of cancer genes suggests a link to the emergence of multicellularity in metazoa. *BMC Biol* 8(1):66.

[22] Cisneros L, et al. (2017) Ancient genes establish stress-induced mutation as a hallmark of cancer. *PLoS ONE* 12(4): e0176258.

[23] Cisneros L, et al. (2017) Ancient genes establish stress-induced mutation as a hallmark of

cancer. *PLoS ONE* 12(4): e0176258.

［24］ Cisneros L, et al. (2017) Ancient genes establish stress-induced mutation as a hallmark of cancer. *PLoS ONE* 12(4): e0176258.

［25］ Cisneros L, et al. (2017) Ancient genes establish stress-induced mutation as a hallmark of cancer. *PLoS ONE* 12(4): e0176258.

［26］ Cisneros L, et al. (2017) Ancient genes establish stress-induced mutation as a hallmark of cancer. *PLoS ONE* 12(4): e0176258.

［27］ Cardoso F, et al. (2016) 70-Gene signature as an aid to treatment decisions in early-stage breast cancer. *N Engl J Med* 375(8):717-729.

［28］ Rakovitch E, et al. (2015) A population-based validation study of the DCIS score predicting recurrence risk in individuals treated by breast-conserving surgery alone. *Breast Cancer Res Treat* 152(2):389-398.

［29］ Wu A, et al. (2015) Ancient hot and cold genes and chemotherapy resistance emergence. *Proc Natl Acad Sci USA* 112(33):10467-10472.

［30］ Trigos AS, Pearson RB, Papenfuss AT, Goode DL (2017) Altered interactions between unicellular and multicellular genes drive hallmarks of transformation in a diverse range of solid tumors. *Proc Natl Acad Sci USA* 114(24):6406-6411.

［31］ Wu A, et al. (2015) Ancient hot and cold genes and chemotherapy resistance emergence. *Proc Natl Acad Sci USA* 112(33):10467-10472.

［32］ Trigos AS, Pearson RB, Papenfuss AT, Goode DL (2017) Altered interactions between unicellular and multicellular genes drive hallmarks of transformation in a diverse range of solid tumors. *Proc Natl Acad Sci USA* 114(24):6406-6411.

［33］ Trigos AS, Pearson RB, Papenfuss AT, Goode DL (2017) Altered interactions between unicellular and multicellular genes drive hallmarks of transformation in a diverse range of solid tumors. *Proc Natl Acad Sci USA* 114(24):6406-6411.

［34］ Trigos AS, Pearson RB, Papenfuss AT, Goode DL (2019) Somatic mutations in early metazoan genes disrupt regulatory links between unicellular and multicellular genes in cancer. *eLife* 8: e40947.

［35］ Trigos AS, Pearson RB, Papenfuss AT, Goode DL (2017) Altered interactions between unicellular and multicellular genes drive hallmarks of transformation in a diverse range of solid tumors. *Proc Natl Acad Sci USA* 114(24):6406-6411.

［36］ Cisneros L, et al. (2017) Ancient genes establish stress-induced mutation as a hallmark of cancer. *PLoS ONE* 12(4): e0176258. Trigos AS, Pearson RB, Papenfuss AT, Goode DL (2019) Somatic mutations in early metazoan genes disrupt regulatory links between unicellular and multicellular genes in cancer. *eLife* 8: e40947.

［37］ Shee C, Gibson JL, Rosenberg SM (2012) Two mechanisms produce mutation hotspots at DNA breaks in Escherichia coli. *Cell Rep* 2(4):714-721. Rosenberg SM, Shee C, Frisch RL,

Hastings PJ (2012) Stress-induced mutation via DNA breaks in Escherichia coli: a molecular mechanism with implications for evolution and medicine. *BioEssays* 34(10):885-892. McKenzie GJ, Harris RS, Lee PL, Rosenberg SM (2000) The SOS response regulates adaptive mutation. *Proc Natl Acad Sci USA* 97(12):6646-6651.

[38] Rosenberg SM, Shee C, Frisch RL, Hastings PJ (2012) Stress-induced mutation via DNA breaks in Escherichia coli: a molecular mechanism with implications for evolution and medicine. *BioEssays* 34(10):885-892.

[39] Shee C, Gibson JL, Rosenberg SM (2012) Two mechanisms produce mutation hotspots at DNA breaks in Escherichia coli. *Cell Rep* 2(4):714-721.

[40] Sakofsky CJ, et al. (2015) Translesion polymerases drive microhomology-mediated break-induced replica- tion leading to complex chromosomal rearrangements. *Mol Cell* 60(6):860-872.

[41] Roschke AV, Stover K,Tonon G,Schäffer AA,Kirsch IR (2002) Stable karyotypes in epithelial cancer cell lines despite high rates of ongoing structural and numerical chromosomal instability. *Neoplasia N Y N* 4(1):19-31. Heim S, Mitelman F (2015) Nonrandom chromosome abnormalities in cancer. *Cancer Cytogenetics* (Wiley-Blackwell), pp 26-41. Mitelman F, Heim S (2015) How it all began. *Cancer Cytogenetics* (Wiley-Blackwell), pp 1-10.

[42] Roberts SA, et al. (2012) Clustered mutations in yeast and in human cancers can arise from damaged long single-strand DNA regions. *Mol Cell* 46(4):424-435. Lada AG, et al. (2012) AID/APOBEC cytosine deaminase induces genome-wide kataegis. *Biol Direct* 7:47. Burns MB, Temiz NA, Harris RS (2013) Evidence for APO BEC3B mutagenesis in multiple human cancers. *Nat Genet* 45(9):977-983. Taylor BJ, et al. (2013) DNA deaminases induce break-associated mutation showers with implication of APOBEC3B and 3A in breast cancer kataegis. *eLife* 2: e00534. Roberts SA, et al. (2013) An APOBEC cytidine deaminase mutagenesis pattern is widespread in human cancers. *Nat Genet* 45(9):970-976. Supek F, Lehner B (2017) Clustered mutation signatures reveal that error-prone DNA repair targets mutations to active genes. Cell 170(3):534-547.e23.

[43] Cisneros L, et al. (2017) Ancient genes establish stress-induced mutation as a hallmark of cancer. *PLoS ONE* 12(4): e0176258.

[44] Cisneros L, Vaske C, Bussey KJ (2018) Determining the relationship between a measure of stress-induced mutagenesis and patient survival in cancer. In *Proceedings of the 109th Annual Meeting of the American Association for Cancer Research* (AACR, Chicago, IL), p 3381.

[45] Murphy K, Travers P, Walport M, Janeway C (2012) *Janeway's Immunobiology-NLM Catalog—NCBI*, 8th ed. (Garland Science).

[46] Ravid K, Lu J, Zimmet JM, Jones MR (2002) Roads to polyploidy: the megakaryocyte example. *J Cell Physiol* 190:7-20. https://doi.org/10.1002/jcp.10035

[47] Anatskaya OV, Vinogradov AE (2007) Genome multiplication as adaptation to tissue survival: Evidence from gene expression in mammalian heart and liver. *Genomics* 89:70-80. https://doi.

org/10.1016/j.ygeno.2006 .08.014.

［48］Jónsson H, et al. (2017) Parental influence on human germline de novo mutations in 1,548 trios from Iceland. *Nature* 549:519-522. https://doi.org/10.1038/nature24018.

［49］McConnell MJ, et al. (2017) Intersection of diverse neuronal genomes and neuropsychiatric disease: the Brain Somatic Mosaicism Network. *Science* 356: eaal1641. https://doi. org/10.1126/science.aal1641.

［50］Maffini MV, Calabro JM, Soto AM, Sonnenschein C (2005) Stromal regulation of neoplastic development: age-dependent normalization of neoplastic mammary cells by mammary stroma. *Am J Pathol* 167(5):1405-1410. Maffini MV, Soto AM, Calabro JM, Ucci AA, Sonnenschein C (2004) The stroma as a crucial target in rat mammary gland carcinogenesis. *J Cell Sci* 117(8):1495-1502. Weaver VM, et al. (1997) Reversion of the malignant phenotype of human breast cells in three-dimensional culture and in vivo by integrin blocking antibodies. *J Cell Biol* 137(1):231-245. Sternlicht MD, et al. (1999) The stromal proteinase MMP3/stromelysin-1 promotes mammary carcinogenesis. *Cell* 98(2):137-146. Ricca BL, et al. (2018) Transient external force induces phenotypic reversion of malignant epithelial structures via nitric oxide signaling. *eLife* 7: doi:10.7554/eLife.e26161.

［51］Soto AM, Sonnenschein C (2014) One hundred years of somatic mutation theory of carcinogenesis: is it time to switch? Cause to reflect. *BioEssays* 36:118-120. https://doi. org/10.1002/bies.201300160.

［52］Cisneros L, et al. (2017) Ancient genes establish stress-induced mutation as a hallmark of cancer. *PLoS ONE* 12(4): e0176258.

［53］Prindle A, Liu J, Asally M, Ly S, Garcia-Ojalvo J, Süel GM (2015) Ion channels enable electrical com- munication in bacterial communities. *Nature* 527:59-63. https://doi. org/10.1038/nature15709. Humphries J, et al. (2017) Species-independent attraction to biofilms through electrical signaling. *Cell* 168:200-209.e12. https://doi .org/10.1016/ j.cell.2016.12.014.

［54］Levin M, Martyniuk CJ (2018) The bioelectric code: an ancient computational medium for dynamic control of growth and form. *Biosystems* 164:76-93.

［55］Blackiston D, Adams DS, Lemire JM, Lobikin M, Levin M (2011) Transmembrane potential of GlyCl- expressing instructor cells induces a neoplastic-like conversion of melanocytes via a serotonergic pathway. *Dis Model Mech* 4(1):67-85.

［56］Maffini MV, Calabro JM, Soto AM, Sonnenschein C (2005) Stromal regulation of neoplastic development: age-dependent normalization of neoplastic mammary cells by mammary stroma. *Am J Pathol* 167(5):1405-1410. Maffini MV, Soto AM, Calabro JM, Ucci AA, Sonnenschein C (2004) The stroma as a crucial target in rat mammary gland carcinogenesis. *J Cell Sci* 117(8):1495-1502.

［57］Maffini MV, Soto AM, Calabro JM, Ucci AA, Sonnenschein C (2004) The stroma as a crucial target in rat mammary gland carcinogenesis. *J Cell Sci* 117(8):1495-1502.

[58] Maffini MV, Calabro JM, Soto AM, Sonnenschein C (2005) Stromal regulation of neoplastic development: age-dependent normalization of neoplastic mammary cells by mammary stroma. *Am J Pathol* 167(5):1405-1410.

[59] Heng HH, et al. (2013) Chromosomal instability (CIN): what it is and why it is crucial to cancer evolution. *Cancer Metastasis Rev* 32:325-340. https://doi.org/10.1007/s10555-013-9427-7.

[60] Dion-Côté A-M, Barbash DA (2017) Beyond speciation genes: an overview of genome stability in evolution and speciation. *Curr Opin Genet Dev Evol Genet* 47:17-23. https://doi.org/10.1016/j.gde.2017.07.014.

[61] Anatskaya OV, Vinogradov AE (2010) Somatic polyploidy promotes cell function under stress and energy depletion: evidence from tissue-specific mammal transcriptome. *Funct Integr Genomics* 10:433-446. https://doi .org/10.1007/s10142-010-0180-5.

[62] Ravid K, Lu J, Zimmet JM, Jones MR (2002) Roads to polyploidy: the megakaryocyte example. *J Cell Physiol* 190:7-20. https://doi.org/10.1002/jcp.10035.

[63] Ravid K, Lu J, Zimmet JM, Jones MR (2002) Roads to polyploidy: the megakaryocyte example. *J Cell Physiol* 190:7-20. https://doi.org/10.1002/jcp.10035.

[64] Anatskaya OV, Vinogradov AE (2007) Genome multiplication as adaptation to tissue survival: evidence from gene expression in mammalian heart and liver. *Genomics* 89:70-80. https://doi.org/10.1016/j.ygeno.2006.08.014. Vazquez-Martin A, et al. (2016) Somatic polyploidy is associated with the upregulation of c-MYC interacting genes and EMT-like signature. *Oncotarget* 7:75235-75260. https://doi.org/10.18632/oncotarget.12118.

[65] Duesberg P, et al. (2000) Aneuploidy precedes and segregates with chemical carcinogenesis. *Cancer Genet Cytogenet* 119:83-93. https://doi.org/10.1016/S0165-4608(99)00236-8.

[66] Duesberg P, Rasnick D (2000) Aneuploidy, the somatic mutation that makes cancer a species of its own. *Cell Motil* 47:81-107. https://doi.org/10.1002/1097-0169(200010) 47:2<81:AID-CM1>3.0.CO;2-#.

[67] Dion-Côté A-M, Barbash DA (2017) Beyond speciation genes: an overview of genome stability in evolution and speciation. *Curr Opin Genet Dev Evol Genet* 47:17-23. https://doi.org/10.1016/j.gde.2017.07.014.

[68] Ye CJ, Regan S, Liu G, Alemara S, Heng HH (2018) Understanding aneuploidy in cancer through the lens of system inheritance, fuzzy inheritance and emergence of new genome systems. *Mol Cytogenet* 11:31. https://doi .org/10.1186/s13039-018-0376-2. Barski G, Cornefert-Jensen F (1966) Cytogenetic study of sticker venereal sarcoma in European dogs. *J Natl Cancer Inst* 37:787-797. https://doi.org/10.1093/jnci/37.6.787.

[69] Murchison EP, et al. (2014) Transmissible dog cancer genome reveals the origin and history of an ancient cell lineage. *Science* 343:437-440. https://doi.org/10.1126/science.1247167.

Murchison EP, et al. (2012) Genome sequencing and analysis of the Tasmanian Devil and its transmissible cancer. *Cell* 148:780-791. https://doi.org /10.1016/j.cell.2011.11.065.

[70] Pye RJ, et al. (2016) A second transmissible cancer in Tasmanian Devils. *Proc Natl Acad Sci USA* 113:374- 379. https://doi.org/10.1073/pnas.1519691113. Liu G, et al. 2014. Genome chaos: survival strategy during crisis. Cell Cycle Georget Tex 13:528-537. https://doi. org/10.4161/cc.27378.

[71] Barski G, Cornefert-Jensen F (1966) Cytogenetic study of sticker venereal sarcoma in European dogs. *J Natl Cancer Inst* 37:787-797. https://doi.org/10.1093/jnci/37.6.787. Nandakumar V, et al. (2012) Isotropic 3D nuclear morphometry of normal, fibrocystic and malignant breast epithelial cells reveals new structural altera- tions. *PLoS One* 7:e29230. https://doi.org/10.1371/journal.pone.0029230.

[72] Barski G, Cornefert-Jensen F (1966) Cytogenetic study of sticker venereal sarcoma in European dogs. *J Natl Cancer Inst* 37:787-797. https://doi.org/10.1093/jnci/37.6.787.

[73] Nandakumar V, et al. (2016) Vorinostat differentially alters 3D nuclear structure of cancer and non-cancerous esophageal cells. *Sci Rep* 6:30593. https://doi.org/10.1038/srep30593. Nordling CO (1953) A new theory on the cancer-inducing mechanism. *Br J Cancer* 7:68-72. https://doi. org/10.1038/bjc.1953.8.

[74] Trigos AS, Pearson RB, Papenfuss AT, Goode DL (2017) Altered interactions between unicellular and mul- ticellular genes drive hallmarks of transformation in a diverse range of solid tumors. *Proc Natl Acad Sci USA* 114(24):6406-6411.

[75] Barski G, Cornefert-Jensen F (1966) Cytogenetic study of sticker venereal sarcoma in European dogs. *J Natl Cancer Inst* 37:787-797. https://doi.org/10.1093/jnci/37.6.787.

[76] Nordling CO (1953) A new theory on the cancer-inducing mechanism. *Br J Cancer* 7(1):68-72.

[77] Knudson AG (1971) Mutation and cancer: statistical study of retinoblastoma. *Proc Natl Acad Sci USA* 68:820-823. https://doi.org/10.1073/pnas.68.4.820.

[78] Deng FE, Shivappa N, Tang Y, Mann JR, Hebert JR (2017) Association between diet-related inflammation, all-cause, all-cancer, and cardiovascular disease mortality, with special focus on prediabetics: findings from NHANES III. *Eur J Nutr* 56(3):1085-1093. Taniguchi K, Karin M (2018) NF-κB, inflammation, immunity and cancer: coming of age. *Nat Rev Immunol* 18:309-324. https://doi.org/10.1038/nri.2017.142. Gallaher JA, Enriquez-Navas PM, Luddy KA, Gatenby RA, Anderson ARA (2018) Spatial heterogeneity and evolutionary dynamics modulate time to recurrence in continuous and adaptive cancer therapies. *Cancer Res* 78:2127-2139. https://doi.org/10.1158/0008-5472.CAN-17-2649.

（马文学　李肖）

10 肿瘤学的时间和时机：

关于癌症生物学，治疗计划可以教会我们什么

Larry Norton

概述

在抗肿瘤药物这个概念被提出之初，我们本以为其开发过程会水到渠成，若能找到癌症在生物学方面的"阿喀琉斯之踵"，开发出的药物像"箭矢"一般予以打击便能实现疾病的治愈[1]。所以，当我们去寻找癌细胞的弱点时，答案似乎显而易见。我们知道癌症的一个关键特征是其异于正常细胞的无限增殖能力，因此靶向有丝分裂过程中的酶、代谢产物以及 DNA 本身从而诱导癌细胞凋亡是合乎逻辑的策略[2]。

时至如今，随着我们对癌细胞与正常细胞之间的生物学差异的认知不断深入，我们已经能实现对上述分子进行精准的靶向[3]。这鼓舞着我们追逐那最初的设想，即"攻击癌细胞的'阿喀琉斯之踵'使其快速死亡"。这种治疗策略有时是有效的。但是，当在大多数情况下，这种治疗无法取得我们设想的疗效时，我们也不会去质疑这一系列的比喻是否恰当，而是将注意力放在寻找新的目标，或者寻找更新、更锋利的"箭矢"去打击那些被证实失败的靶标，或者是将多种"箭矢"整合为新的治疗组合。

然而，这个比喻有一个明显的缺陷，即癌细胞的"阿喀琉斯之踵"并不是一成不变。造成这个认知偏差的一大原因是我们对时间这个关键变量的忽视，或者在很大程度上的轻视。这无疑阻碍了抗癌药物的开发，因为组织的癌变是一个高度动态的过程：细胞和组织的形态、基因组、体积大小、代谢、微环境中细胞间的关系以及其他数不清的关键因素都会随着时间持续不断地变化[4]。即使我们拥有一个"装满了锋利箭矢的箭袋"，但如果我们不知道如何射击，更重要的是，何时向一个运动中的目标射击，

那么这一切都是徒劳无功。

因此，时间是理解和干预恶性肿瘤的一个重要变量。然而，用药的时间安排通常是设计治疗方案时最后才考虑的因素。无法合理地安排用药时机是癌症治疗失败的一个十分常见的原因。此外，依赖于反复试错的策略来探索最佳的用药时间安排是非常低效的，因此我们需要借鉴工程学的方法，即将数学的概念应用于疗法的设计当中[5]。

正是出于这个原因，用药时间安排的科学研究需要与分子靶向药物设计研究同步推进。若不这样做，就如同将活性化合物无情地扔到垃圾堆中。我们不仅要为个体患者选择最好的药物，还要选择最佳的剂量水平、用药时间安排和持续时间。换句话讲，精准医疗要想取得成功，就必须尊重时间这个关键要素。

此外，在我们寻求最佳时间表的过程中，很可能会对生物学获得新的见解，这些见解可以为基于机制的治疗方法的未来发展提供重要信息。这是因为，如果一个用药时间比另一个用药时间的疗效更好，那么背后一定有其生物学原因。这些原因可能不仅涉及药物循环、组织渗透、代谢和消除的动力学，还涉及决定时间依赖性事件的细胞间和细胞内分子过程。运动中的实体，无论是神话中的英雄、分子还是细胞，都与静止的实体不同，无论这种运动发生在空间还是时间上。事实上，运动（时间／时机）本身就有可能是一个治疗目标。

我们将在以下几个部分中讨论这个主题，即癌症生长的动力学规律是什么？癌症为什么会这样生长？抗癌治疗应答的现象学是什么？如何利用这一点来改善化疗结果？是否有一个中心原则需要阐明？这些想法是否可以推广到新一代基于机制的疗法，包括免疫疗法？对这个主题的研究是否有助于我们以一种全新且富有成效的方式理解肿瘤的本质？

为了简洁起见，我们将在本章中主要关注乳腺癌，但这些基本的概念在其他类型的肿瘤中也一样适用。

10.1 历史背景

最早关注肿瘤生长动力学与治疗之间相互关系的研究是建立在"癌症在很大程度上是细胞分裂异常增加的表现"这样的一个假设前提下[6]。对于细胞分裂与增殖的关注在描述癌症的英语词汇中得到了明显体现，如 neoplasia（瘤形成）、dysplasia（异型增生）和 hyperproliferation（过度增殖）。语言通常会引导我们的思维，因此，直至今日，对于癌症的这些描述依然极大地影响了我们对于抗癌药物开发的设计思路以及药物有效性验证方式。具体而言，我们开发的绝大多数药物都是干预与细胞有丝分裂相关的分子通路。比如，我们会从体外培养条件中以及在一些高度人为化、癌细胞快速增殖的实验动物模型中筛选出具有杀死肿瘤细胞的药物。在完成药物筛选后，我们在临床中通过药物杀死处于分裂期细胞以及肿瘤组织的缩小评估药物的有效性。换言之，"癌症是一种细胞增殖疾病"这样的一个观点，或者我们可以称其为"有丝分裂中心论"，依然主导了药物开发和治疗的思路，尽管有丰富的研究数据表明了恶性肿瘤的发生与在许多内在因素（细胞缺陷）密切关联[7]。我们在后面的篇章里会重新讨论这个主导性观点，现在先让我们去考虑在药物设计和用药时间安排这个层面造成"有丝分裂中心论"的历史原因以及其所带来的影响。

如果癌症仅仅是一种不受调控的有丝分裂造成的疾病，那么其生长动力学将是指数级的：一个细胞在一个细胞周期后分裂为两个，两个分裂为四个，四个分裂为八个，以此类推。的确，癌细胞这样一种生长模式的确存在于小鼠的白血病模型（20世纪中期最为盛行的实验模型）中。这不仅为"有丝分裂中心论"提供了有力的支持，也为抗癌（即抗有丝分裂）药物的开发提供了方便的实验模型[8]。这项由美国国家癌症中心委托阿拉巴马州伯明翰城南方研究中心开展的研究对于早期抗癌药物的研发至关重要，不仅是因为发现了特定的活性药物，也因为它摒弃了通过经验主义，转而支持一种叫作"对数 – 杀伤假说"的综合数学理论。

对数 – 杀伤假说的影响力在此无需赘述。虽然距离这个假说的提出已有相当长的时间，当代科学家和医生可能早已忘记了曾经倡导这个理论的学者，甚至完全不知道这个假说的存在，但是依然对这个假说的一些内容深信不疑。

这个假说认为，一定剂量的有效药物能杀死一定比例的癌细胞，无论在治疗之时患者体内的癌细胞的数量有多少[9]。也就是说，杀死了90%的细胞等于一个对数的杀伤，这对于有相同生物学特性的一个大体积的肿瘤或小肿瘤是一样的。这两个情况下都有10%的癌细胞活了下来。而杀死了99%的癌细胞意味着两个对数的杀伤，以此类推。以下是基于这个假说推论出的用药原则：

①多种药物联合使用的对数 – 杀伤值可以叠加，比如当药物A和B都能杀伤90%的癌细胞，那么药物A与B联合使用时就能杀死99%的癌细胞。②使用高剂量的药物永远会造成更高的对数 – 杀伤值。③因为一定比例的细胞杀伤（比如1个对数）永远对应着一定比例的细胞存活（这个例子中为10%），因此大肿瘤较小肿瘤更难被治愈。这道理很简单，因为较大体积的肿瘤中存在数量更多的细胞，因此即使所有细胞都对治疗敏感，也会有更多的细胞从治疗中逃之夭夭。④相反地，在癌组织体积最小的时候，使用有效对数 – 杀伤值最高的治疗方案能够取得最佳的治疗效果。

大多数的现代癌症医学就是对上述这些概念的延伸与应用，其中包括了多药物联合治疗、用药时使用其最大耐受剂量，以及在能通过手术治疗的癌症患者中进行术前与术后的辅助治疗。的确，我们在癌症药物治疗方面取得的大部分进展都应该归功于对这些原则的坚持，这可能就是为什么这些原则如此受人推崇以至于很少被怀疑的原因。

但是，我们必须承认，在大多数情况下，我们基于这些原则取得的胜利只是局部性或者短暂的。以乳腺癌为例，有许多常见的临床观察会让我们对对数－杀伤理论产生质疑：

①治疗小体积的癌症转移灶并不比治疗较大体积的转移灶更有效，术后监测未能提高治愈率很好地证明了这一点[10]。②围术期使用辅助药物治疗被广泛认为是我们在癌症治疗领域取得的重要进步之一。然而，治愈的病例并不普遍，甚至完全可以用提前期偏差解释[11]。③在手术前将肿瘤缩小至完全不可见通常与好的治疗结果有关。但是，其中的因果关系并不明确[12]。换言之，肿瘤组织对药物的应答至完全缓解可能是患者预后良好的一个标志，而不是真正的原因。④更高剂量的化疗药物虽然能提高药物应答率但不会提升治愈率[13]。⑤多种化疗药物同时联合使用不一定比药物序贯使用更有效[14]。

因此，这里存在着矛盾：①在小鼠白血病中我们能清晰地观察到，一定剂量的药物可以杀死一定比例的癌细胞。因此在这个系统里，对数－杀伤假说无疑是成立的。②这个概念在大多数的临床转化病例中却被证实是不成立的。不仅如此，对数－杀伤假说一直被认为是有悖常理的：如果治疗的药物通过与细胞中一些分子（比如受体）发生相互作用后杀死细胞，那么一定剂量的药物应该杀死一定数量而不是一定比例的癌细胞。

小鼠白血病模型中的癌细胞呈指数生长，但人类癌症以及许多动物癌症模型中却不是这样。这可能是解释上述矛盾的关键所在。指数生长过程中，"比"生长速率是固定比例的。在我们之前举的那个简单的例子中（一个细胞变为两个，两个变为四个），倍增时间（比例为2）是一个细胞周期的长度。因此，对数－杀伤假说的另外一种说法是"一定剂量的药物杀死细胞数量与肿瘤的生长速率成正比"[15]。这种说法是基于并完全符合小鼠白血病模型中的实验数据观察。这里要重申一下，"一定剂量的药物杀伤固定比例的癌细胞"与"一定剂量的药物杀伤癌细胞的比例取决于癌细胞的生长速率"这两种不同的说法仅在癌细胞呈指数生长的条件下等价。

但更关键的是，第二种说法不仅在小鼠白血病模型中成立，我们在下文也会看到它也适用于临床上那些不遵循指数生长动力学的人类癌症[16]。不仅如此，一旦我们在机制方面完全理解抗癌药物真正靶向的是生长速率而不是绝对细胞数量时，对"对

数 – 杀伤假说"的新解读可以让我们更为深入地了解癌细胞中的生物学过程。

10.2 临床中癌症生长动力学是怎样的？

上皮组织来源的人类癌症通常遵循一种 S 型的生长曲线，这一点不仅有直接与间接的证据支持，也符合逻辑上的推测[17]。比如，有一例患者在乳房 X 线筛查种发现了直径为 1 cm 的乳腺癌，而这个肿瘤生长的位置在 1 年前医生仅发现一个微小的钙化灶，但没有检测到任何的肿块，这意味着在当时肿瘤的最大直径可能只有 1 mm。现在让我们推测一下这个肿瘤在一年内从 1 mm 直径指数生长到 1 cm 的生长过程。如果不接受治疗，这个肿瘤组织通过指数生长可以在诊断后的 3 个月内增长到超过 3 cm 直径，并在之后 3 个月内增至 10 cm 直径。然而需要指出的是，这样的爆炸式生长在人类乳腺癌中是异常罕见的。因此可以推断，随着时间的推移，肿瘤的生长速率一定会有所放缓。

的确，人类上皮来源癌症的生长模式通常与 Benjamin Gompertz 在 1825 年描述的 "Gompertz 曲线" 类似[18]（图 10.1）。Gompertz 曲线的技术定义是随着细胞群体积的变大，在任何选定的时间间隔内其大小都会以不断减小的比例增加，而不是像指数增长那样以固定比例增加[19]。这个模型下的肿瘤生长曲线为 S 型，在一开始有点类似于指数生长，生长速率随着体积的增大逐渐升高，但最终会到达一个生长速率随着体积变大逐渐降低的阶段，接近一个几乎看不到任何增长的平台期。

10.3 为什么肿瘤会这样生长？

关于为什么肿瘤的生长曲线呈 S 型，数十年来人们提出了很多可能的解释[20]。最耳熟能详的一个假说是癌细胞生长超过了组织中血液的供给，但是外科与病理科医生普遍不相信这个说法，因为在大体和显微镜下观察这些癌组织时，其发现存在丰富的血管生成。况且，大量的实验证据表明新生血管生成是癌症的一大特征，这无疑让这一假说显得过时了[21]。

来自乳腺癌的临床前动物模型的观察某种程度上可以对这个现象作出解释。在这个模型中，癌细胞中一些能介导肿瘤肺部转移的基因会加快其在肿瘤植入部位（即制备的乳腺脂肪垫）的生长[22]。然而值得注意的是，这种更快速的生长并非由于脂肪垫中处于分裂期的肿瘤细胞比那些具有不同基因表达谱和较低肺部转移发生率、生长速度较慢的细胞群中观察到的分裂期细胞所占比例更高。那么问题来了，一个肿瘤

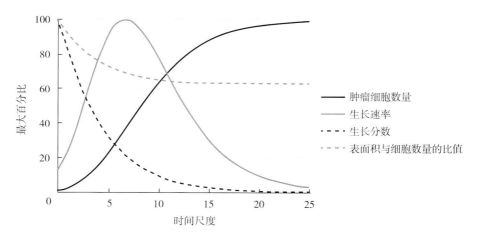

图 10.1 类 Gompertzian 的 S 型生长曲线特征

　　细胞数（N）随时间变化呈接近上限最大 N_∞ 的 S 型曲线，最大生长速率的临界点出现在肿瘤最大体积的约 1/3 处，生长速率 N' 与生长分数 G 乘以细胞数 N 成正比。生长分数在一个细胞时达到最大值，并随着细胞数量的增加而下降。细胞质量的表面积 S 与细胞数 N 的比值 S/N 也随着肿瘤体积的增加而下降。事实上，经典模型 Gompertzian 增长中的 G 和 S/N 比值呈高度相关，如图中观察其随时间的平行行为所示。确实，其与 R^2 的相关性超过 0.99（未显示）。数学关系公式为 $G(N) = (0.06)\log e(N_\infty/N)$；$N' = N \cdot G(N)$；$S/N = N^{\left[(2.7/3)-1\right]}$。$N'$ 在 $(N_\infty) \cdot \exp(-1)$ 达到最大值。

如何在细胞分裂比例不变的情况下生长得更快？我们可以提出一个叫作"自我播种（self-seeding）"的假说用于解释这个现象（这个假说会在后文中得到验证）：这些癌细胞除了能够在肺部进行扩散播种外，其还能够"转移"回到原发的脂肪垫组织[23]。肿瘤的生长速率之所以加快，是因为脂肪垫中的肿瘤组织并不是单一匀质的细胞单位，而是由多个异质性细胞群所组成，其募集了来自骨髓的内皮血管前体细胞以及有助于促进肿瘤生长的白细胞。

　　这个假说解释了许多临床肿瘤学中的谜团，而这些谜团在其他文献中有详细的论述[24]。但是，与本章节有关的是，这个假说给肿瘤 S 型生长的机制提供了一定的解释，即播种必须发生在已存在的肿瘤组织表面，而肿瘤的表面积与体积的比例随着其体积增大而减小[25]。这个表面是肿瘤与其所在微环境的接触面，也是肿瘤生长的主要场所，这意味着肿瘤的比生长速率一定会随着肿瘤体积的增大而减缓，符合图 10.1 中所定义的 S 型生长模式。

　　在这点上，虽然 S 型曲线和"Gompertz 曲线"的大致形状类似（"Gompertz 曲线"是一种特殊的 S 型曲线），但这两者的数学方程是不同的，S 型曲线较"Gompertz 曲线"更能准确地反映肿瘤生长模式[26]。在 Gompertz 曲线生长模型中，生长速率是细胞数量和"生长分数"的乘积，该分数与 N_∞/N 的对数成正比，其中 N_∞ 代表了

N 个细胞的生长群体最终的"平台大小";而在自我播种模型的方程中,这个生长分数与肿瘤组织的表面积 S 和体积(N)的比值成正比。肿瘤表面积和体积的比值(S/N)取决于肿瘤组织的几何形状规则性,而一个形状规则的肿瘤组织的 S/N 比值低于不规则、复杂的肿瘤组织。在极限情况下,一个形状完全不规则的肿瘤组织的 S/N 值将接近于 1。因此,生长速率是高度依赖于肿瘤组织的几何形状以及细胞周期时间。越是无序、越是形状不规则的肿瘤,其 S/N 比值越大,因此理论上和实际上的生长速率也就更快。但正如我们刚才所说,生长分数与 S/N 比值成正比,这种比例常数必须取决于宿主因素,包括微环境对于肿瘤生长促进的相对鲁棒性,尤其是某些免疫细胞调控肿瘤生长的能力。因此,宿主因素对于生长分数的调节可能是当代癌症生物学最重要的研究方向之一,正如近期许多癌症免疫学家们所强调的那样。

10.4 治疗性细胞杀伤的现象学

为什么现象学在癌症治疗中具有如此重要性?当我们在实验中观察那些呈 S 型生长曲线增长的肿瘤(S 型肿瘤)时,一个很明确的现象是,有效的药物治疗杀死细胞的比例并不是一成不变的,而是随着肿瘤的大小而变化。因此,对于 S 型肿瘤而言,"一定剂量的有效药物可以杀死固定比例的癌细胞"这一说法并不成立,但"一定剂量的药物杀伤癌细胞的比例取决于癌细胞的生长速率"这个新说法则更为贴切。不仅如此,细胞杀伤率遵循一个简单的规则,其与之前描述的"对数 – 杀伤"假说所预测的生长速率成正比。

明确地讲,给定剂量的药物在生长较快的小肿瘤中杀死癌细胞的比例要高于体积更大、生长较慢但具有类似生物学特征的肿瘤[27]。这是所谓的"诺顿 – 西蒙假说(Norton-Simon hypothesis)",即一切都与率有关。在指数增长的肿瘤中,生长速率与肿瘤大小成正比,因此与肿瘤大小成正比的细胞杀伤也与肿瘤未受干扰的生长速率成正比。但是在 S 型曲线生长的肿瘤中,生长速率随着肿瘤大小而变化,因此细胞杀伤的比例也会发生变化。不仅如此,至少对于绝大多数药物而言,细胞杀伤率与药物剂量并不是一个严格的线性方程,但是细胞杀伤率和绝对剂量之间的关系也呈自身的一个 S 型曲线。更高的剂量无疑会带来更大的细胞毒性,但是在细胞杀伤比例方面来说并不一定更有效[28]。

需要强调的是,Norton-Simon 假说并不是一个全新的发现,而是对于对数 – 杀伤假说的一种扩展与重新诠释,使其适用于非指数生长的肿瘤。因此,其起源既要归功于 Howard Skipper 和 Frank Schabel 等先驱者的开创性工作,也要归功于推动其形成的后续观察结果[29]。

　　与最初的对数 – 杀伤假说一样，Norton-Simon 假说也催生出了一些可以在临床中验证的应用。首先，治疗的"密度"是很重要的；密度的定义是给药的频率，即越密集的治疗意味着每次治疗之间的间隔越短，这个概念背后的原理是缩短治疗间隔可以限制肿瘤从细胞杀伤中恢复的时间[30]。对于临床上试图根除小肿瘤的亚克隆时，例如在围术期化疗的情况下，这一点尤其重要。如果遵循 S 型生长的动力学，一个小肿瘤在有效药物治疗减少其细胞数量后会快速地再生长，原因在于其表面积 / 体积的比值相对较大。更密集的治疗不仅可以通过减少肿瘤再生长时间而对此加以遏制，还可以利用肿瘤在快速再生长过程中细胞生长速率与细胞杀伤率之间的关系，即更快的再生速率意味着对药物更敏感。

　　但这里也存在阴阳两面性：为了安全、最大限度地缩短治疗间隔，我们可能会错误地选择去降低药物的剂量水平，以至于药物无法发挥真正的疗效。所以，一个理想的治疗方案需要巧妙平衡剂量和用药间隔的关系，这是无法简单通过试错与实践做到的，而是需要数学工程的帮助；在设计多种药物的联合治疗方案时更是如此。若想要保证多种药物联合治疗的安全性，我们就需要过度地减少每一种药物成分的剂量，那么无论如何缩短治疗间隔，都无法达到最佳的细胞杀伤效率。这种情况下，最好是将药物单独使用或者减少药物组合的数量（比如双联而非三联），以便恢复所有药物的足够剂量水平。许多活性药物都可以通过这种方式序贯使用。

10.5　利用细胞毒性化疗优化细胞杀伤

　　上文描述的是从 Norton-Simon 假说中推导出的逻辑结论。但是，即使是通过逻辑推导出的结论也不一定与现实中的观察相吻合，因此必须对其进行实验验证。实际的结果也是相当乐观的。比如说，在多项针对可手术乳腺癌患者进行辅助化疗的大型临床试验中，序贯疗法都被证实优于同时联合用药治疗，这与我们的预测相符[31]。不仅如此，研究发现提升治疗密度对疗效是有益的。这一结论不仅在由"癌症和白血病 B 组"组织开展的关键临床试验中得到了验证，在后续的荟萃分析中也成立[32]。"早期乳腺癌试验"合作组最近发表的一项权威、全面的荟萃分析也令人欣慰地证实了这一点[33]。

　　粒细胞集落刺激因子的应用，标志着药学领域迈出了重大一步。它能够弥补由于细胞毒性抗癌药物导致的白细胞损失，使疗效超越毒性，从而扭转了以毒性为主导的阴阳失衡局面，并让剂量密度这一策略在临床中变得切实可行。非格司亭（Filgrastim）

是该类药物中第一个用于增加剂量密度的药物，但很快被更方便给药的聚乙二醇非格司亭（Pegfilgrastim）所取代[34]。关键的 CALGB 研究清楚地展示了阿霉素、环磷酰胺和紫杉醇这三种化疗药物在先前临床试验确定的最佳剂量水平下联合使用有效且不会带来更高的毒性[35]。这里所说的剂量水平是由每平米对应药物量（mg）来计量。在这个临床试验中，有些患者接受了序贯使用的化疗药物方案：先进行 4 个疗程的阿霉素治疗，然后进行 4 个疗程的紫杉醇治疗，最后再进行 4 个疗程的环磷酰胺治疗；而另一些患者则接受了联合使用阿霉素与环磷酰胺共同治疗 4 个疗程，随后再进行 4 个疗程的紫杉醇治疗。这里的联合治疗并没有违背剂量密度的原则，因此每种药物均在不降低剂量的条件下联合使用。寻找每一种药物正确的剂量水平是这个关键临床试验的必要前提，这就需要合作方逐步开展多项初步研究以获取相关信息[36]。

当确定每种药物的适当剂量水平后，粒细胞集落刺激因子的应用让研究者们可以将实验组中患者的治疗间隔从传统的 3 周缩短至 2 周。在阿霉素与环磷酰胺联合治疗组中，因为非格司亭的使用，后续的紫杉醇在实验组中也可以每两周给药一次。每一组中的剂量水平均保持一致。后续的工作表明紫杉醇也可以每周给药一次。我们必须认识到，与传统的每三周一次给药相比，这也是一种高剂量密度疗程，在部分患者中具有相同的疗效且毒性更小[37]。

用于治疗 HER2（人表皮生长因子受体 2）过表达乳腺患者的赫赛汀以及现在的帕妥珠单抗可以被安全地整合入传统的疗法中［高剂量密度的阿霉素 – 环磷酰胺 – 紫杉醇 – 赫赛汀（AC-TH）或阿霉素 – 环磷酰胺 – 紫杉醇 – 赫赛汀 – 帕妥珠单抗（AC-THP）］而取得良好的疗效[38]。因此，当其他疗法与 AC-TH 或者 AC-THP 进行比较时，如果后两者未使用高剂量 – 密度的方式给药，那么这个比较是不公平且没有说服力的[39]。在这方面，需要指出的是，赫赛汀可与紫杉醇同时给药，而不会降低化疗的疗效。根据 Norton-Simon 假说，我们可以预测到 AC-TH 的联合疗法较 AC-T 然后用赫赛汀更加有效，这在临床试验中也得到了证实[40]。

这些研究的主要目的是通过应用这些理论而为患者开发出更好的疗法。不仅如此，连续的高密度剂量化疗的成功也为其背后的数学理论提供了有力的支持证据。从长远来看，一个具有通用性和有效性的数学模型的建立，甚至是上文所述的这个数学模型，可能比具体的应用更为重要。这是因为借助这些数学模型可以设计出新型、毒性更小的疗法，不同于那些在"有丝分裂中心论"主导的年代开发的细胞毒性化疗药物。

10.6　从分子角度理解药物应答

从本质上讲，剂量密度理论的有效性揭示了肿瘤学的两个基本原理，第一个是 Norton-Simon 假说，即治疗主要影响的是大批癌细胞的生长速率，从而导致了癌细胞数量的减少。正如我们所看到的，这适用于指数增长，在这种情况下生长速率与存在的细胞数量成正比；也适用于呈 S 型增长的肿瘤，这些肿瘤中细胞生长速率与细胞数量的关系更加复杂。第二个是药物剂量和生物学效应不是一个正相关的线性关系。虽然这些原理背后的机制尚未清楚，但依然存在一些具有启发性的线索，值得我们深入研究。如上文所述，时间是一个核心的变量。

如果有一个有效的药物，可以每天都以活性剂量用药，那么连续每天对患者治疗是不是最好的用药方式呢？一定程度上，这个问题与疗效 / 剂量比例的问题有点类似，即疗效不会紧跟着剂量的上升而提升。那么问题是，疗效会随着持续性治疗的时长增加而提升吗？

这个问题通过检验氟尿嘧啶的前药卡培他滨在动物模型中的抗癌效果得到了回答[41]。我们观察了卡培他滨对肿瘤整体生长曲线的影响。相较于只评估药物应答率或是对治疗后固定时间点测量肿瘤体积，这是一种更加精细的评估抗癌作用的方式。我们发现，即使用药时间从一周提升至两周，疗效不但没有翻倍，不良反应却更大。确实，一个两周疗程中的抗肿瘤生长压力在第 8 至 10 天达到峰值。正是出于这个原因，我们在临床上测试了一个 7 服药、7 天停药的治疗方案，为目前正在进行的一项随机试验做准备，该试验将新方案与传统的 14 天服药、7 天停药方案进行比较。这个试点研究表明了缩短用药时间可以在不牺牲药物活性的前提下降低毒性，这无疑是我们想要的结果，但还有待进一步的验证[42]。

这也带来了一个重要的问题：为何药物抗肿瘤生长的活性在治疗后一段时间内到达顶峰后最后又下降了？在其他生物系统中的研究可以给出可能的解释。显而易见的是，生物体在接触到一些药物后会逐渐产生耐药机制，而这个机制的产生也具有时间依赖性。比如，前列腺癌的存活能力通常取决于其雄激素受体的信号传导。如果癌细胞中存在 PTEN 突变，会使得依赖性降低，但是抑制 PI3K 会降低 EGFR 家族激酶抑制带来的负反馈机制，从而间接激活雄激素受体信号[43]。这个关系是相互的，因为抑制雄激素受体作为一个常规的前列腺癌治疗手段，会激活蛋白激酶 B （Akt）信号通路。这一个交叉调控模式是一种类似于生态学中猎物 – 捕食者模型对生物种群稳定性的生存机制[44]。随着时间的推移，一个促癌通路的抑制会促使另外一个促进生存的通路的产生。另一个类似的例子也涉及到 PI3K-AKT 通路，其中 mTORC1（哺乳动物雷帕霉素靶蛋白复合物 1）介导了对上游信号通路的抑制，并且 FOXO 调节了相关效应[45]。通过这种机制，抑制 AKT 可以打破正反馈环路，从而诱导诱导酪氨酸激酶受体如 HER3、IGF-1R 以及胰岛素受体的表达与磷酸化激活[46]。这是一个时间依赖性的过程，被认为是长期使用 AKT 抑制剂后出现耐药性的合理的解释。由于对上游信号通路的持续性的反馈抑制是癌症生物学中一个重要的组成部分，因此很可能会发现通过治疗缓解抑制而导致耐药性发生的例子。对于这些过程的分析可能会为序贯用药提供一定的理论基础，比如应该在哪个合适的时间开始使用第二种药物去应对第一种药物诱导的耐药发生。这有望带来更有效的治疗方案，并且能避免因为联合使用信号抑制剂所带来的毒性问题。

对电离辐射的抵抗是实现最佳治疗的另一个障碍，但这可以通过动力学建模得到解决。比如说，脑胶质母细胞瘤的癌细胞是一个高度异质性的群体，而且其分化状态高度不稳定，而分化状态往往与放疗的敏感性有关[47]。通过对实验结果的理论建模，我们发现非常规的治疗安排可以提高治疗效果。目前，研究者已经尝试将这些发现拓展至胶质母细胞瘤以外的疾病当中。在 Norton-Simon 假说的发展过程中，最早采用的研究手段之一就是实验性肿瘤放疗模型，因此这些研究方向和观察结果都有可能汇聚和融合到一起[48]。

10.7 超越有丝分裂中心论

如上文所述，肿瘤 S 型生长的一个合理解释可能是肿瘤组织的几何形状，其中肿瘤组织的表面积与体积的比率是生长速率的主要决定因素。表面积反映了肿瘤"外部"的大小，即与其微环境接触的部分，包括血液和淋巴管以及浸润性白细胞。体积是其"内部"，即不与微环境直接接触的癌细胞。这个数学模型在图 10.1 中得到展示。随着物体的增大，该比率会降低，因此相对其中肿瘤组织的（定义为绝对生长速率除以物体大小）也会随之降低。治疗的疗效与生长速率成正比，这增加了治疗在"外部"和微环境之间的界面起作用的可能性。因此，自我播种和 Norton-Simon 假说可以在机制方面联系起来，将研究兴趣从有丝分裂本身作为靶点转移到其他新的靶点上，即癌细胞与微环境的细胞和非细胞成分之间的相互作用。

生物学实验已经证实了这种可能性。乳腺癌肺部转移以及自我播种中表达最高的基因之一是人 CXC 趋化因子配体 1（CXCL1）[49]。通过转录激活或扩增过表达 CXCL1 和 2 的癌细胞吸引某些产生细胞因子（特别是 S100A8/9）的髓系细胞，从而提高细胞存活率[50]。不仅如此，这些 CD11b+Gr-1+ 髓系细胞还能抑制抗肿瘤 T 细胞，从而促进癌细胞的存活[51]。许多化疗药物，除了它们对癌细胞的直接作用外，还能诱导内皮细胞产生 TNF-α，进一步通过 NF-κB 增强 CXCL1/2-CXCR2-S100A8/9 的调控轴，从而拯救癌细胞免于凋亡。在癌症治疗中关注这种时间依赖性相互作用的一个更有吸引力的方面是，这种相互作用的数量可能远远小于癌变背后的基因组变异的数量，后者的数量成千上万，并且在同一个患者的不同癌细胞之间也千差万别[52]。这适用于免疫疗法以及药物治疗，因为肿瘤本身的定时操作与免疫检查点抑制相结合已经在实验室中显示出了相当大的活性，并且适合在临床中进行研究[53]。

虽然人们普遍认为在癌症组织中发现的基质细胞是正常的，其具有支持基因组异常的癌细胞生长的作用，但最近关于乳腺癌浸润白细胞的 DNA 测序数据对这一假设提出了挑战和质疑[54]。在大约一半的病例中，研究人员发现这些白细胞携带已知的致癌突变，而这些突变在乳腺癌细胞中并未检测到。这些白细胞在致癌或耐药过程中起什么作用？目前正在研究中。但需要注意的是，其解剖位置提示了与上述讨论一致的外 / 内比关系。因此，其可能是将肿瘤几何形状、生长速率和治疗敏感性 / 耐药性等因素串联起来的机制，有望成为针对特定时间点进行干预的新型靶点。

另一种将播种、生长和药物敏感性 / 耐药性联系在一起的可能机制是细胞迁移过程本身。例如，有报道显示一例转移性肺癌患者经克唑替尼治疗初步缓解后在多个部位出现肿瘤复发。这种药物耐药性是由 CD74-ROS1 上的获得性突变引起，该突变在所有的不同进展部位发生频率毫无二致，但在正常组织中并不存在[55]。从统计学角度来看，在不同部位出现完全相同的突变几乎是不可能的，因此更有可能是某个具备这种突变的恶性细胞首先在一个部位萌发，随后播种至其他部位[56]。在接受 PI3Kα 抑制剂治疗的 PIK3CA 基因突变的转移性乳腺癌患者中，也可能观察到了这一现象[57]。经初始治疗有效缓解后，该患者远处部位出现了肿瘤复发。研究人员发现，在 PTEN 缺失状态下不同的分子机制发生了基因的趋同进化，这是导致疾病进展的主要原因。但令人惊讶的是，这十四个转移部位中有四个显示出了相同的分子机制——双等位基因 PTEN 缺失，这表明这种突变可能起源于其中一个部位并向其他的三个进行播种和扩散。因此转移部位之间细胞的时间依赖性运动在临床上可能很重要，甚至可以作为治疗靶点。将肿瘤类型和受累器官分类为吸引癌细胞的"海绵"和释放这些细胞的"播种机"有着重要的意义[58]。

10.8　总结

乳腺癌和其他器官的癌症通常呈现 S 型曲线动力学生长。此外，至少在乳腺癌中已经表明可以利用这种现象来改善癌症化疗的用药安排。这一观察结果的含义既具有理论意义，也具有实际应用价值。换言之，肿瘤 S 型生长模式及抗癌治疗对生长速率的影响构成了癌症生物学基础，并可为生物化学和数学领域提供深入探讨。尽管相关工作正在进行中，但需要进一步扩大规模以跟上分子生物学、细胞内外信号传导以及与癌症相关免疫生物学最新研究步伐。因此，对于癌症生物学、药物治疗学和放射治疗学以及其他癌症领域的科学家而言，在其研究中必须综合考虑时间和时机两个因素。正如这里提供的例子所表明的那样，将通常简单的数学模型应用于癌症确实富有成效，因为这些模型可以产生非常成功的治疗方法——甚至不需要在遗传和分子水平上提供任何有关因果机制的详细信息。这将为制定治疗用药计划的工程化框架提供所需的数据。若无法做到这点，我们将会不胜遗憾地错失一些有效的治疗方案，针对新机制的有价值的治疗方法和预防策略可能仍未得到探索，而我们的基础和应用肿瘤学可能无法履行其社会责任——根除癌症。

参考读物

［1］Karnofsky DA, Burchenal JH, Escher GC. Chemotherapy of neoplastic diseases. *Med Clin North Am*. 1950 Mar;34(2):439-58.

［2］Shapiro DM, Gellhorn A. Combinations of chemical compounds in experimental cancer therapy. *Cancer Res*. 1951 Jan;11(1):35-41.

［3］Chabner BA, Ellisen LW, Iafrate AJ. Personalized medicine: hype or reality. *Oncologist*. 2013 Jun;18(6):640-43.

［4］Norton L. Cancer stem cells, self-seeding, and decremented exponential growth: theoretical and clinical implications. *Breast Dis*. 2008;29:27-36.

［5］Norton L. Conceptual and practical implications of breast tissue geometry: toward a more effective, less toxic therapy. *Oncologist*. 2005 Jun-Jul;10(6):370-81.

［6］Karnofsky DA. The bases for cancer chemotherapy. *Stanford Med Bull*. 1948 Feb;6(1):257-69.

［7］Hanahan D, Weinberg RA. Hallmarks of cancer: the next generation. *Cell*. 2011 Mar 4;144(5):646-74.

［8］Skipper HE. Laboratory models: some historical perspective. *Cancer Treat Rep*. 1986 Jan;70(1):3-7.

[9] Schabel FM Jr, Skipper HE, Trader MW, Laster WR Jr, Cheeks JB. Combination chemotherapy for spontaneous AKR lymphoma. *Cancer Chemother Rep 2*. 1974 Mar;4(1):53-72.

[10] Henry LN, Hayes DF, Ramsey SD, Hortobagyi GN, Barlow WE, Gralow JR. Promoting quality and evidence-based care in early-stage breast cancer follow-up. *J Natl Cancer Inst.* 2014 Mar 13;106(4):dju034.

[11] Herdman R, Norton L, editors. *Saving Women's Lives: Strategies for Improving Breast Cancer Detection and Diagnosis: A Breast Cancer Research Foundation and Institute of Medicine Symposium.* Institute of Medicine (US) Committee on New Approaches to Early Detection and Diagnosis of Breast Cancer; Washington (DC): National Academies Press (US); 2005. McArthur HL, Hudis CA. Advances in adjuvant chemotherapy of early stage breast cancer. *Cancer Treat Res.* 2008;141:37-53.

[12] Rastogi P, Anderson SJ, Bear HD, Geyer CE, Kahlenberg MS, Robidoux A, Margolese RG, Hoehn JL, Vogel VG, Dakhil SR, Tamkus D, King KM, Pajon ER, Wright MJ, Robert J, Paik S, Mamounas EP, Wolmark N. Preoperative chemotherapy: updates of National Surgical Adjuvant Breast and Bowel Project Protocols B-18 and B-27. *J Clin Oncol.* 2008 Feb 10;26(5):778-85. Cortazar P, Geyer CE Jr. Pathological complete response in neoadjuvant treatment of breast cancer. *Ann Surg Oncol.* 2015 May;22(5):1441-46. Epub 2015 Mar 2. Cortazar P, Zhang L, Untch M, Mehta K, Costantino JP, Wolmark N, Bonnefoi H, Cameron D, Gianni L, Valagussa P, Swain SM, Prowell T, Loibl S, Wickerham DL, Bogaerts J, Baselga J, Perou C, Blumenthal G, Blohmer J, Mamounas EP, Bergh J, Semiglazov V, Justice R, Eidtmann H, Paik S, Piccart M, Sridhara R, Fasching PA, Slaets L, Tang S, Gerber B, Geyer CE Jr, Pazdur R, Ditsch N, Rastogi P, Eiermann W, von Minckwitz G. Pathological complete response and long-term clinical benefit in breast cancer: the CTNeoBC pooled analysis. *Lancet.* 2014 Feb 13;384(9938):164-72. pii: S0140-6736(13)62422-8. Von Minckwitz G, Fontanella C. Comprehensive review on the surrogate endpoints of efficacy proposed or hypothesized in the scientific community today. *J Natl Cancer Inst Monogr.* 2015 May;2015(51):29-31.

[13] Peters WP1, Rosner GL, Vredenburgh JJ, Shpall EJ, Crump M, Richardson PG, Schuster MW, Marks LB, Cirrincione C, Norton L, Henderson IC, Schilsky RL, Hurd DD. Prospective, randomized comparison of high-dose chemotherapy with stem-cell support versus intermediate-dose chemotherapy after surgery and adjuvant chemotherapy in women with high-risk primary breast cancer: a report of CALGB 9082, SWOG 9114, and NCIC MA-13. *J Clin Oncol.* 2005 Apr 1;23(10):2191-200. Epub 2005 Mar 14. Lake DE, Hudis CA. High-dose chemotherapy in breast cancer. *Drugs.* 2004;64(17):1851-60.

[14] DeVita VT Jr, Young RC, Canellos GP Combination versus single agent chemotherapy: a review of the basis for selection of drug treatment of cancer. *Cancer.* 1975 Jan;35(1):98-110. Linden HM, Haskell CM, Green SJ, Osborne CK, Sledge GW Jr, Shapiro CL, Ingle JN, Lew D, Hutchins LF, Livingston RB, Martino S. Sequenced compared with simultaneous

anthracycline and cyclophosphamide in high-risk stage Ⅰ and Ⅱ breast cancer: final analysis from INT-0137 (S9313). *J Clin Oncol.* 2007 Feb 20;25(6):656-61. Oakman C, Francis PA, Crown J, Quinaux E, Buyse M, De Azambuja E, Margeli Vila M, Andersson M, Nordenskjöld B, Jakesz R, Thürlimann B, Gutiérrez J, Harvey V, Punzalan L, Dell'orto P, Larsimont D, Steinberg I, Gelber RD, Piccart-Gebhart M, Viale G, Di Leo A. Overall survival benefit for sequential doxorubicin-docetaxel compared with concurrent doxorubicin and docetaxel in node-positive breast cancer—8-year results of the Breast International Group 02-98 phase III trial. *Ann Oncol.* 2013 May;24(5):1203-11. Dear RF, McGeechan K, Jenkins MC, Barratt A, Tattersall MH, Wilcken N. Combination versus sequential single agent chemotherapy for metastatic breast cancer. *Cochrane Database Syst Rev.* 2013 Dec 18;12:CD008792.

[15] Norton L, Simon R. Tumor size, sensitivity to therapy, and design of treatment schedules. *Cancer Treat Rep.* 1977 Oct;61(7):1307-17. Norton L, Simon R. The Norton-Simon hypothesis revisited. *Cancer Treat Rep.* 1986 Jan;70(1):163-69.

[16] Simon R, Norton L. The Norton-Simon hypothesis: designing more effective and less toxic chemotherapeutic regimens. *Nat Clin Pract Oncol.* 2006 Aug;3(8):406-7. Gompertz B. On the nature of the function expressive of the law of human mortality, and on a new mode of determining the value of life contingencies. *Phil Trans R Soc London* 1825:115:513-83.

[17] Norton L, Simon R, Brereton HD, Bogden AE. Predicting the course of Gompertzian growth. *Nature.* 1976 Dec 9;264(5586):542-45. Norton L. A Gompertzian model of human breast cancer growth. *Cancer Res.* 1988 Dec 15;48(24 Pt 1):7067-71. Norton L. Cancer stem cells, self-seeding, and decremented exponential growth: theoretical and clinical implications. *Breast Dis.* 2008;29:27-36.

[18] Gompertz B. On the nature of the function expressive of the law of human mortality, and on a new mode of determining the value of life contingencies. *Phil Trans R Soc London* 1825:115:513-83.

[19] Norton L. Cancer stem cells, self-seeding, and decremented exponential growth: theoretical and clinical implications. *Breast Dis.* 2008;29:27-36. Norton L, Simon R. Tumor size, sensitivity to therapy, and design of treatment schedules. *Cancer Treat Rep.* 1977 Oct;61(7):1307-17. Norton L, Simon R. The Norton-Simon hypothesis revisited. *Cancer Treat Rep.* 1986 Jan;70(1):163-69. Simon R, Norton L. The Norton-Simon hypothesis: designing more effective and less toxic chemotherapeutic regimens. *Nat Clin Pract Oncol.* 2006 Aug;3(8):406-7. Gompertz B. On the nature of the function expressive of the law of human mortality, and on a new mode of determining the value of life contingencies. *Phil Trans R Soc London* 1825:115:513-83. Norton L, Simon R, Brereton HD, Bogden AE. Predicting the course of Gompertzian growth. *Nature.* 1976 Dec 9;264(5586):542-45. Norton L. A Gompertzian model of human breast cancer growth. *Cancer Res.* 1988 Dec 15;48(24 Pt 1):7067-71. Norton, L. Cell kinetics in normal tissues and in tumors of the young. In *Cancer*

in the Young, Levine, AS (Ed.). Masson, New York (1982): 53-82.

[20] Norton, L. Cell kinetics in normal tissues and in tumors of the young. In *Cancer in the Young*, Levine, AS (Ed.). Masson, New York (1982):53-82.

[21] Hanahan D, Weinberg RA. Hallmarks of cancer: the next generation. *Cell.* 2011 Mar 4;144(5):646-74.

[22] Minn AJ, Gupta GP, Padua D, Bos P, Nguyen DX, Nuyten D, Kreike B, Zhang Y, Wang Y, Ishwaran H, Foekens JA, van de Vijver M, Massagué J. Lung metastasis genes couple breast tumor size and metastatic spread. *Proc Natl Acad Sci USA.* 2007 Apr 17;104(16):6740-45.

[23] Norton L, Massagué J. Is cancer a disease of self-seeding? *Nat Med.* 2006 Aug;12(8):875-78. Kim MY, Oskarsson T, Acharyya S, Nguyen DX, Zhang XH, Norton L, Massagué J. Tumor self-seeding by circulating cancer cells. *Cell.* 2009 Dec 24;139(7):1315-26.

[24] Norton L. Cancer stem cells, EMT, and seeding: a rose is a rose is a rose? *Oncology (Williston Park).* 2011 Jan;25(1):30, 32. Comen E, Norton L, Massagué J. Clinical implications of cancer self-seeding. *Nat Rev Clin Oncol.* 2011 Jun;8(6):369-77. Comen EA, Norton L, Massagué J. Breast cancer tumor size, nodal status, and prognosis: biology trumps anatomy. *J Clin Oncol.* 2011 Jul 1;29(19):2610-12.

[25] Norton L. Cancer stem cells, self-seeding, and decremented exponential growth: theoretical and clinical implications. *Breast Dis.* 2008;29:27-36. Norton L. Conceptual and practical implications of breast tissue geometry: toward a more effective, less toxic therapy. *Oncologist.* 2005 Jun-Jul;10(6):370-81.

[26] Norton L, Massagué J. Is cancer a disease of self-seeding? *Nat Med.* 2006 Aug;12(8):875-78.

[27] Norton L, Simon R. Tumor size, sensitivity to therapy, and design of treatment schedules. *Cancer Treat Rep.* 1977 Oct;61(7):1307-17.

[28] Peters WP1, Rosner GL, Vredenburgh JJ, Shpall EJ, Crump M, Richardson PG, Schuster MW, Marks LB, Cirrincione C, Norton L, Henderson IC, Schilsky RL, Hurd DD. Prospective, randomized comparison of high-dose chemotherapy with stem-cell support versus intermediate-dose chemotherapy after surgery and adjuvant chemotherapy in women with high-risk primary breast cancer: a report of CALGB 9082, SWOG 9114, and NCIC MA-13. *J Clin Oncol.* 2005 Apr 1;23(10):2191-200. Epub 2005 Mar 14. Henderson IC, Berry DA, Demetri GD, Cirrincione CT, Goldstein LJ, Martino S, Ingle JN, Cooper MR, Hayes DF, Tkaczuk KH, Fleming G, Holland JF, Duggan DB, Carpenter JT, Frei E III, Schilsky RL, Wood WC, Muss HB, Norton L. Improved outcomes from adding sequential paclitaxel but not from escalating doxorubicin dose in an adjuvant chemotherapy regimen for patients with node-positive primary breast cancer. *J Clin Oncol.* 2003 Mar 15;21(6):976-83. Budman DR, Berry DA, Cirrincione CT, Henderson IC, Wood WC, Weiss RB, Ferree CR, Muss HB, Green MR, Norton L, Frei E III. Dose and dose intensity as determinants of outcome in the adjuvant treatment of breast cancer. The Cancer and Leukemia Group B. *J Natl Cancer Inst.* 1998 Aug

19;90(16):1205-11. Fisher B, Anderson S, DeCillis A, Dimitrov N, Atkins JN, Fehrenbacher L, Henry PH, Romond EH, Lanier KS, Davila E, Kardinal CG, Laufman L, Pierce HI, Abramson N, Keller AM, Hamm JT, Wickerham DL, Begovic M, Tan-Chiu E, Tian W, Wolmark N. Further evaluation of intensified and increased total dose of cyclophosphamide for the treatment of primary breast cancer: findings from National Surgical Adjuvant Breast and Bowel Project B-25. *J Clin Oncol.* 1999 Nov;17(11):3374-88. Winer EP, Berry DA, Woolf S, Duggan D, Kornblith A, Harris LN, Michaelson RA, Kirshner JA, Fleming GF, Perry MC, Graham ML, Sharp SA, Keresztes R, Henderson IC, Hudis C, Muss H, Norton L. Failure of higher-dose paclitaxel to improve outcome in patients with metastatic breast cancer: cancer and leukemia group B trial 9342. *J Clin Oncol.* 2004 Jun 1;22(11):2061-68.

[29] Skipper HE. Laboratory models: some historical perspective. *Cancer Treat Rep.* 1986 Jan;70(1):3-7.

[30] Norton L, Simon R. Tumor size, sensitivity to therapy, and design of treatment schedules. *Cancer Treat Rep.* 1977 Oct;61(7):1307-17. Norton L, Simon R. The Norton-Simon hypothesis revisited. *Cancer Treat Rep.* 1986 Jan;70(1):163-69. Simon R, Norton L. The Norton-Simon hypothesis: designing more effective and less toxic chemotherapeutic regimens. *Nat Clin Pract Oncol.* 2006 Aug;3(8):406-7. Morris PG, McArthur HL, Hudis C, Norton L. Dose-dense chemotherapy for breast cancer: what does the future hold? *Future Oncol.* 2010 Jun;6(6):951-65.

[31] Bonadonna G, Zambetti M, Moliterni A, Gianni L, Valagussa P. Clinical relevance of different sequencing of doxorubicin and cyclophosphamide, methotrexate, and fluorouracil in operable breast cancer. *J Clin Oncol.* 2004 May 1;22(9):1614-20. Linden HM, Haskell CM, Green SJ, Osborne CK, Sledge GW Jr, Shapiro CL, Ingle JN, Lew D, Hutchins LF, Livingston RB, Martino S. Sequenced compared with simultaneous anthracycline and cyclophosphamide in high-risk stage I and II breast cancer: final analysis from INT-0137 (S9313). *J Clin Oncol.* 2007 Feb 20;25(6):656-61. Oakman C, Francis PA, Crown J, Quinaux E, Buyse M, De Azambuja E, Margeli Vila M, Andersson M, Nordenskjöld B, Jakesz R, Thürlimann B, Gutiérrez J, Harvey V, Punzalan L, Dell'orto P, Larsimont D, Steinberg I, Gelber RD, Piccart-Gebhart M, Viale G, Di Leo A. Overall survival benefit for sequential doxorubicin-docetaxel compared with concurrent doxorubicin and docetaxel in node-positive breast cancer—8-year results of the Breast International Group 02-98 phase III trial. *Ann Oncol.* 2013 May;24(5):1203-11.

[32] Hudis C, Seidman A, Baselga J, Raptis G, Lebwohl D, Gilewski T, Moynahan M, Sklarin N, Fennelly D, Crown JP, Surbone A, Uhlenhopp M, Riedel E, Yao TJ, Norton L. Sequential dose-dense doxorubicin, paclitaxel, and cyclophosphamide for resectable high-risk breast cancer: feasibility and efficacy. *J Clin Oncol.* 1999 Jan;17(1):93-100. Citron ML, Berry DA, Cirrincione C, Hudis C, Winer EP, Gradishar WJ, Davidson NE, Martino S, Livingston R, Ingle JN, Perez EA, Carpenter J, Hurd D, Holland JF, Smith BL, Sartor CI, Leung EH, Abrams J, Schilsky

RL, Muss HB, Norton L. Randomized trial of dose-dense versus conventionally scheduled and sequential versus concurrent combination chemotherapy as postoperative adjuvant treatment of node-positive primary breast cancer: first report of Intergroup Trial C9741/Cancer and Leukemia Group B Trial 9741. *J Clin Oncol.* 2003 Apr 15;21(8):1431-39. Cognetti F, Bruzzi P, De Placido S, De Laurentiis M, Boni C, Aitini E, Durando A, Turletti A, Valle E, Garrone O, Puglisi F, Montemurro F, Barni S, Di Blasio B, Gamucci T, Colantuoni G, Olmeo N, Tondini C, Parisi AM, Bighin C, Pastorino S, Lambertini M, Del Mastro L. [S5-06] Epirubicin and cyclophosphamide (EC) followed by paclitaxel (T) versus fluorouracil, epirubicin and cyclophosphamide (FEC) followed by T, all given every 3 weeks or 2 weeks, in node-positive early breast cancer (BC) patients (pts). Final results of the gruppo Italiano mammella (GIM)-2 randomized phase III study. San Antonio Breast Cancer Symposium, 2013. Del Mastro L, De placido S, Bruzzi P, De Laurentiis M, Boni C, Cavazzini G, Durando A, Turletti A, Nistico C, Valle E, Garrone O, Puglisi F, Montemurro F, Barni S, Ardizzoni A, Gamucci T, Colantuoni G, Giuliano M, Gravina A, Papaldo P, Bighin C, Bisagni G, Gorestieri V, Cognetti F, Gruppo Italiano Mammella (GIM) investigators. Fluorouracil and dose-dense chemotherapy in adjuvant treatment of patients with early-stage breast cancer: an open-label, 2×2 factorial, randomized phase 3 trial. *Lancet.* 2015 May 9;385(9980):1863-72. McArthur HL, Hudis CA. Dose-dense therapy in the treatment of early-stage breast cancer: an overview of the data. *Clin Breast Cancer.* 2007 Dec;8 Suppl 1:S6-S10. Lyman GH, Barron RL, Natoli JL, Miller RM. Systematic review of efficacy of dose-dense versus non-dose-dense chemotherapy in breast cancer, non-Hodgkin lymphoma, and non-small cell lung cancer. *Crit Rev Oncol Hematol.* 2012 Mar;81(3):296-308. Lyman GH, Dale DC, Culakova E, Poniewierski MS, Wolff DA, Kuderer NM, Huang M, Crawford J. The impact of the granulocyte colony-stimulating factor on chemotherapy dose intensity and cancer survival: a systematic review and meta-analysis of randomized controlled trials. *Ann Oncol.* 2013 Oct;24(10):2475-84. Bonilla L, Ben-Aharon I, Vidal L, Gafter-Gvili A, Leibovici L, Stemmer SM. Dose-dense chemotherapy in nonmetastatic breast cancer: a systematic review and meta-analysis of reandomized controlled trials. *J Natl Cancer Inst.* 2010 Dec 15:102(24):1845-54. Lemos Duarte, da Silveira Nogueira Lima JP, Passos Lima CS, Deeke Sasse A. Dose-dense chemotherapy versus conventional chemotherapy for early breast cancer: a systematic review with meta-analysis. *Breast.* 2012 Jun;21(3):343-49. Petrelli F, Cabiddu M, Coinu A, Borgonovo K, Ghilardi M, Lonati V, Barni S. Adjuvant dose-dense chemotherapy in breast cancer: a systematic review and meta-analysis of randomized trials. *Breast Cancer Res Treat.* 2015 Jun;151(2):251-59.

[33] Increasing the dose intensity of chemotherapy by more frequent administration or sequential scheduling: a patient-level meta-analysis of 37,298 women with early breast cancer in 26 randomized trials. Early Breast Cancer Trialists' Collaborative Group (EBCTCG). *Lancet.* 2019 Apr 6;393(10179):1440-52. Epub 2019 Feb 8.

[34] Citron ML, Berry DA, Cirrincione C, Hudis C, Winer EP, Gradishar WJ, Davidson NE,

Martino S, Livingston R, Ingle JN, Perez EA, Carpenter J, Hurd D, Holland JF, Smith BL, Sartor CI, Leung EH, Abrams J, Schilsky RL, Muss HB, Norton L. Randomized trial of dose-dense versus conventionally scheduled and sequential versus concurrent combination chemotherapy as postoperative adjuvant treatment of node-positive primary breast cancer: first report of Intergroup Trial C9741/Cancer and Leukemia Group B Trial 9741. *J Clin Oncol.* 2003 Apr 15;21(8):1431-39. Burstein HJ. Myeloid growth factor support for dose-dense adjuvant chemotherapy for breast cancer. *Oncology (Williston Park).* 2006 Dec;20(14 Suppl 9):13-15. Liu MC, Demetri GD, Berry DA, Norton L, Broadwater G, Robert NJ, Duggan D, Hayes DF, Henderson IC, Lyss A, Hopkins J, Kaufman PA, Marcom PK, Younger J, Lin N, Tkaczuk K, Winer EP, Hudis CA, Cancer and Leukemia Group B. Dose-escalation of filgrastim does not improve efficacy: clinical tolerability and long-term follow-up on CALGB study 9141 adjuvant chemotherapy for node-positive breast cancer patients using dose-intensified doxorubicin plus cyclophosphamide followed by paclitaxel. *Cancer Treat Rev.* 2008 May;34(3):223-30.

[35] Citron ML, Berry DA, Cirrincione C, Hudis C, Winer EP, Gradishar WJ, Davidson NE, Martino S, Livingston R, Ingle JN, Perez EA, Carpenter J, Hurd D, Holland JF, Smith BL, Sartor CI, Leung EH, Abrams J, Schilsky RL, Muss HB, Norton L. Randomized trial of dose-dense versus conventionally scheduled and sequential versus concurrent combination chemotherapy as postoperative adjuvant treatment of node-positive primary breast cancer: first report of Intergroup Trial C9741/Cancer and Leukemia Group B Trial 9741. *J Clin Oncol.* 2003 Apr 15;21(8):1431-39. Henderson IC, Berry DA, Demetri GD, Cirrincione CT, Goldstein LJ, Martino S, Ingle JN, Cooper MR, Hayes DF, Tkaczuk KH, Fleming G, Holland JF, Duggan DB, Carpenter JT, Frei E III, Schilsky RL, Wood WC, Muss HB, Norton L. Improved outcomes from adding sequential paclitaxel but not from escalating doxorubicin dose in an adjuvant chemotherapy regimen for patients with node-positive primary breast cancer. *J Clin Oncol.* 2003 Mar 15;21(6):976-83. Budman DR, Berry DA, Cirrincione CT, Henderson IC, Wood WC, Weiss RB, Ferree CR, Muss HB, Green MR, Norton L, Frei E III. Dose and dose intensity as determinants of outcome in the adjuvant treatment of breast cancer. The Cancer and Leukemia Group B. *J Natl Cancer Inst.* 1998 Aug 19;90(16):1205-11. Fisher B, Anderson S, DeCillis A, Dimitrov N, Atkins JN, Fehrenbacher L, Henry PH, Romond EH, Lanier KS, Davila E, Kardinal CG, Laufman L, Pierce HI, Abramson N, Keller AM, Hamm JT, Wickerham DL, Begovic M, Tan-Chiu E, Tian W, Wolmark N. Further evaluation of intensified and increased total dose of cyclophosphamide for the treatment of primary breast cancer: findings from National Surgical Adjuvant Breast and Bowel Project B-25. *J Clin Oncol.* 1999 Nov;17(11):3374-88. Winer EP, Berry DA, Woolf S, Duggan D, Kornblith A, Harris LN, Michaelson RA, Kirshner JA, Fleming GF, Perry MC, Graham ML, Sharp SA, Keresztes R, Henderson IC, Hudis C, Muss H, Norton L. Failure of higher-dose paclitaxel to

improve outcome in patients with metastatic breast cancer: cancer and leukemia group B trial 9342. *J Clin Oncol.* 2004 Jun 1;22(11):2061-68.

[36] Henderson IC, Berry DA, Demetri GD, Cirrincione CT, Goldstein LJ, Martino S, Ingle JN, Cooper MR, Hayes DF, Tkaczuk KH, Fleming G, Holland JF, Duggan DB, Carpenter JT, Frei E 3rd, Schilsky RL, Wood WC, Muss HB, Norton L. Improved outcomes from adding sequential paclitaxel but not from escalating doxorubicin dose in an adjuvant chemotherapy regimen for patients with node-positive primary breast cancer. *J Clin Oncol.* 2003 Mar 15;21(6):976-83. Budman DR, Berry DA, Cirrincione CT, Henderson IC, Wood WC, Weiss RB, Ferree CR, Muss HB, Green MR, Norton L, Frei E Ⅲ. Dose and dose intensity as determinants of outcome in the adjuvant treatment of breast cancer. The Cancer and Leukemia Group B. *J Natl Cancer Inst.* 1998 Aug 19;90(16):1205-11. Fisher B, Anderson S, DeCillis A, Dimitrov N, Atkins JN, Fehrenbacher L, Henry PH, Romond EH, Lanier KS, Davila E, Kardinal CG, Laufman L, Pierce HI, Abramson N, Keller AM, Hamm JT, Wickerham DL, Begovic M, Tan-Chiu E, Tian W, Wolmark N. Further evaluation of intensified and increased total dose of cyclophosphamide for the treatment of primary breast cancer: findings from National Surgical Adjuvant Breast and Bowel Project B-25. *J Clin Oncol.* 1999 Nov;17(11):3374-88. Winer EP, Berry DA, Woolf S, Duggan D, Kornblith A, Harris LN, Michaelson RA, Kirshner JA, Fleming GF, Perry MC, Graham ML, Sharp SA, Keresztes R, Henderson IC, Hudis C, Muss H, Norton L. Failure of higher-dose paclitaxel to improve outcome in patients with metastatic breast cancer: cancer and leukemia group B trial 9342. *J Clin Oncol.* 2004 Jun 1;22(11):2061-68. Liu MC, Demetri GD, Berry DA, Norton L, Broadwater G, Robert NJ, Duggan D, Hayes DF, Henderson IC, Lyss A, Hopkins J, Kaufman PA, Marcom PK, Younger J, Lin N, Tkaczuk K, Winer EP, Hudis CA, Cancer and Leukemia Group B. Dose-escalation of filgrastim does not improve efficacy: clinical tolerability and long-term follow-up on CALGB study 9141 adjuvant chemotherapy for node-positive breast cancer patients using dose-intensified doxorubicin plus cyclophosphamide followed by paclitaxel. *Cancer Treat Rev.* 2008 May;34(3):223-30.

[37] Fennelly D, Aghajanian C, Shapiro F, O'Flaherty C, McKenzie M, O'Connor C, Tong W, Norton L, Spriggs D. Phase I and pharmacologic study of paclitaxel administered weekly in patients with relapsed ovarian cancer. *J Clin Oncol.* 1997 Jan;15(1):187-92. Budd GT, Barlow WE, Moore HCF, Hobday TJ, Stewart JA, Isaacs C, Salim M, Cho JK, Rinn K, Albain KS, Chew HK, Von Burton G, Moore TD, Srkalovic G, McGregor BA, Flaherty LE, Livingston RB, Lew D, Gralow J, Hortobagyi GN. Comparison of two schedules of paclitaxel as adjuvant therapy for breast cancer. *J Clin Oncol.* 2013; 31(suppl):abstr CRA1008.

[38] Morris PG, Dickler M, McArthur HL, Traina T, Sugarman S, Lin N, Moy B, Come S, Godfrey L, Nulsen B, Chen C, Steingart R, Rugo H, Norton L, Winer E, Hudis CA, Dang CT. Dose-dense adjuvant Doxorubicin and cyclophosphamide is not associated with frequent short-

term changes in left ventricular ejection fraction. *J Clin Oncol.* 2009 Dec 20;27(36):6117-23. Morris PG, Iyengar NM, Patil S, Chen C, Abbruzzi A, Lehman R, Steingart R, Oeffinger KC, Lin N, Moy B, Come SE, Winer EP, Norton L, Hudis CA, Dang CT. Long-term cardiac safety and outcomes of dose-dense doxorubicin and cyclophosphamide followed by paclitaxel and trastuzumab with and without lapatinib in patients with early breast cancer. *Cancer.* 2013 Nov 15;119(22):3943-51.

［39］ Slamon D, Eiermann W, Robert N, Pienkowski T, Martin M, Press M, Mackey J, Glaspy J, Chan A, Pawlicki M, Pinter T, Valero V, Liu MC, Sauter G, von Minckwitz G, Visco F, Bee V, Buyse M, Bendahmane B, TabahFisch I, Lindsay MA, Riva A, Crown J; Breast Cancer International Research Group. Adjuvant trastuzumab in HER2-positive breast cancer. *N Engl J Med.* 2011 Oct 6;365(14):1273-83.

［40］ Perez EA, Suman VJ, Davidson NE, Gralow JR, Kaufman PA, Visscher DW, Chen B, Ingle JN, Dakhil SR, Zujewski J, Moreno-Aspitia A, Pisansky TM, Jenkins RB. Sequential versus concurrent trastuzumab in adjuvant chemotherapy for breast cancer. *J Clin Oncol.* 2011 Dec 1;29(34):4491-97. Shulman LN, Cirrincione CT, Berry DA, Becker HP, Perez EZ, O'Regan R, Martino S, Atkins JN, Mayer E, Schneider CJ, Kimmick G, Norton L, Muss H, Winer EP, Hudis C. Six cycles of doxorubicin and cyclophosphamide or paclitaxel are not superior to four cycles as adjuvant chemotherapy for breast cancer in women with zero to three positive axillary nodes: Cancer and Leukemia Group B 40101. *J Clin Oncol.* 2012 Nov 20;30(33):4071-76.

［41］ Traina TA, Dugan U, Higgins B, Kolinsky K, Theodoulou M, Hudis CA, Norton L.Optimizing chemotherapy dose and schedule by Norton-Simon mathematical modeling. *Breast Dis.* 2010;31(1):7-18.

［42］ Traina TA, Theodoulou M, Feigin K, Patil S, Tan KL, Edwards C, Dugan U, Norton L, Hudis C. Phase I study of a novel capecitabine schedule based on the Norton-Simon mathematical model in patients with metastatic breast cancer. *J Clin Oncol.* 2008 Apr 10;26(11):1797-802. Comen E, Morris PG, Norton L. Translating mathematical modeling of tumor growth patterns into novel therapeutic approaches for breast cancer. *J Mammary Gland Biol Neoplasia.* 2012 Dec;17(3-4):241-49. Fournier C, Tisman G, Kleinman R, Park Y, Macdonald WD. Clinical evidence for overcoming capecitabine resistance in a woman with breast cancer terminating in radiologically occult micronodular pseudo-cirrhosis with portal hypertension: a case report. *J Med Case Rep.* 2010 Apr 21;4:112.

［43］ Carver BS, Chapinski C, Wongvipat J, Hieronymus H, Chen Y, Chandarlapaty S, Arora VA, Le C, Koutcher J, Scher H, Scardino PT, Rosen N, Sawyers CL. Reciprocal feedback regulation of PI3K and androgen receptor signaling in PTEN-deficient prostate cancer. *Cancer Cell.* 2011 May 17;19(5):575-86.

［44］ Inchausti P, Ginzburg LR. Maternal effects mechanism of population cycling: a formidable competitor to the traditional predator-prey view. *Philos Trans R Soc Lond B Biol Sci.* 2009 Apr 27;364(1520):1117-24.

［45］ Chandarlapaty S, Sawai A, Scaltriti M, Rodrik-Outmezguine V, Grbovic-Huezo O, Serra V, Majumder PK, Baselga J, Rosen N. AKT inhibition relieves feedback suppression of receptor tyrosine kinase expression and activity. *Cancer Cell.* 2011 Jan 18;19(1):58-71.

［46］ Geretti E, Leonard SC, Dumont N, Lee H, Zheng J, De Souza R, Gaddy DF, Espelin CW, Jaffray DA, Moyo Nielsen UB, Wickham TJ, Hendriks BS. Cyclophosphamide-mediated tumor priming for enhanced delivery and anti-tumor activity of HER2-targeted liposomal doxorubicin (MM-302). *Mol Cancer Ther.* 2015 Sep;14(9):2060-71.

［47］ Leder K, Pitter K, Laplant Q, Hambardzumyan D, Ross BD, Chan TA, Holland EC, Michor F. Mathematical modeling of PDGF-driven glioblastoma reveals optimized radiation dosing schedules. *Cell.* 2014 Jan 30;156(3):603-16.

［48］ Norton L, Simon R. Growth curve of an experimental solid tumor following radiotherapy. *J Natl Cancer Inst.* 1977 Jun;58(6):1735-41.

［49］ Minn AJ, Gupta GP, Padua D, Bos P, Nguyen DX, Nuyten D, Kreike B, Zhang Y, Wang Y, Ishwaran H, Foekens JA, van de Vijver M, Massagué J. Lung metastasis genes couple breast tumor size and metastatic spread. *Proc Natl Acad Sci USA.* 2007 Apr 17;104(16):6740-45.

［50］ Acharyya S, Oskarsson T, Vanharanta S, Malladi S, Kim J, Morris PG, Manova-Todorova K, Leversha M, Hogg N, Seshan VE, Norton L, Brogi E, Massagué J. A CXCL1 paracrine network links cancer chemoresistance and metastasis. *Cell.* 2012 Jul 6;150(1):165-78.

［51］ Kao J, Ko EC, Eisenstein S, Sikora AG, Fu S, Chen SH. Targeting immune suppressing myeloid-derived suppressor cells in oncology. Crit Rev *Oncol Hematol.* 2011 Jan;77(1):12-19.

［52］ Parker JS, Perou CM. Tumor heterogeneity: focus on the leaves, the trees, or the forest? *Cancer Cell.* 2015 Aug 10;28(2):149-50.

［53］ Waitz R, Solomon SB, Petre EN, Trumble AE, Fassò M, Norton L, Allison JP. Potent induction of tumor immunity by combining tumor cryoablation with anti-CTLA-4 therapy. *Cancer Res.* 2012 Jan 15;72(2):430-39. Epub 2011 Nov 22. Diab A, Solomon SB, Comstock C, Maybody M, Sacchini V, Durack JC, Blum B, Yuan J, Patil S, Neville DA, Sung JS, Kotin A, Morris EA, Brogi E, Morrow M, Wolchok JD, Allison J, Hudis C, Norton L, McArthur HL. A pilot study of preoperative, single-dose ipilimumab and/or cryoablation in women with early-stage, resectable breast cancer. *J Clin Oncol.* 2013;31(26, suppl):67.

［54］ Kleppe M, Comen E, Wen HY, Bastian L, Blum B, Rapaport FT, Keller M, Granot Z, Socci N, Viale A, You D, Benezra R, Weigelt B, Brogi E, Berger MF, Reis-Filho JS, Levine RL, Norton L. Somatic mutations in leukocytes infiltrating primary breast cancers. *npj Breast Cancer.* 2015 Jun 10;1:15005.

［55］ Awad MM, Katayama R, McTigue M, Liu W, Deng YL, Brooun A, Friboulet L, Huang D, Falk MD, Timofeevski S, Wilner KD, Lockerman EL, Khan TM, Mahmood S, Gainor JF,

Digumarthy SR, Stone JR, MinoKenudson M, Christensen JG, Iafrate AJ, Engelman JA, Shaw AT. Acquired resistance to crizotinib from a mutation in CD74-ROS1. *N Engl J Med*. 2013 Jun 20;368(25):2395-401.

[56] Gerlinger M, Norton L, Swanton C. Acquired resistance to crizotinib from a mutation in CD74-ROS1. *N Engl J Med*. 2013 Sep 19;369(12):1172-73.

[57] Juric D, Castel P, Griffith M, Griffith OL, Won HH, Ellis H, Ebbesen SH, Ainscough BJ, Ramu A, Iyer G, Shah RH, Huynh T, Mino-Kenudson M, Sgroi D, Isakoff S, Thabet A, Elamine L, Solit DB, Lowe SW, Quadt C, Peters M, Derti A, Schegel R, Huang A, Mardis ER, Berger MF, Baselga J, Scaltriti M. Convergent loss of PTEN leads to clinical resistance to a PI(3)Kα inhibitor. *Nature*. 2015 Feb 12;518(7538):240-44. Epub 2014 Nov 17.

[58] Newton PK, Mason J, Bethel K, Bazhenova L, Nieva J, Norton L, Kuhn P. Spreaders and sponges define metastasis in lung cancer: a Markov chain Monte Carlo mathematical model. *Cancer Res*. 2013 May 1;73(9):2760-69. Epub 2013 Feb 27.

（许扬）

IV

癌症的微环境／环境维度

11 组织张力调节代谢和染色质结构以促进癌症发生发展

Roger Oria、Dhruv Thakar 和 Valerie M. Weaver

概述

  细胞外基质（ECM）在胚胎发生、组织发育和稳态中具有重要的调节作用[1]。细胞 -ECM 相互作用指导组织内细胞的生长、存活和迁移，以驱动原肠胚形成和分支形态发生等过程，并协调组织结构分化。重要的是，ECM 的组分、翻译后修饰和组织形态会影响其生物化学和生物物理的性质或硬度。ECM 硬度引起的组织张力和机械应力也会影响组织发育，并且直接调节干细胞行为和细胞分化。此外，发育和分化过程中伴随着细胞代谢的显著变化，而细胞 -ECM 黏附和 ECM 硬度改变了细胞代谢以调节细胞行为和组织形态发生[2]。事实上，胚胎发育和组织特异性分化与基因表达的巨大变化有关，这种基因变化由表观遗传改变而维持，而表观遗传改变又受到修饰染色质结构和基因表达的细胞代谢状态的影响。因此，ECM 组分和硬度之间的功能对话通过影响细胞代谢来改变染色质结构和基因表达，从而调节组织发育和稳态。基于以上理论可以得知，例如慢性炎症等这些驱使 ECM 硬化的条件因素也会改变细胞代谢并扰乱组织结构，从而促进癌症等疾病的发生。

  恶性肿瘤与 ECM 沉积、重塑和交联的改变有关，这些改变均引起 ECM 组成和结构发生变化，提高了其硬度。事实上，许多实体肿瘤也表现出组织纤维化的特点，包括 ECM 重塑、交联和硬化等不同程度的增加。这些硬化的肿瘤 ECM 可以增强整合素黏附组装和细胞信号传导，从而刺激肿瘤细胞增殖、存活和迁移以促进恶性转化；同时还可以诱导间充质转化以促进肿瘤转移。硬化 ECM 还减少了营养物质的扩散，并损伤血管导致组织缺氧，从而进一步限制营养物质的摄取。肿瘤细胞通过代谢重编程，并通过对翻译后修饰重新构建染色质的表观基因组调节基因表达，进而适应这种"恶劣和机械挑战的"微环境，最终促进恶性和侵袭性表型的表达。

本章总结了目前对癌症相关的 ECM 重塑和硬化的认知；描述了异常硬化的肿瘤 ECM 如何驱动细胞增殖、存活、侵袭和迁移以及如何介导细胞代谢的变化；讨论了即使在没有任何 DNA 序列变化的情况下，硬化的 ECM 如何直接影响染色质结构和基因转录，以及其如何间接通过影响细胞代谢而促进细胞恶化和肿瘤的恶性演进；最后探讨了这些发现对肿瘤起因以及细胞恶性转化模型的影响。

11.1　结缔组织增生反应与恶性肿瘤

上皮组织中的间质 ECM 组分是由纤维胶原蛋白、蛋白聚糖和糖蛋白组成的高度组织化的大分子网状结构，储存了多种生长因子、激素、细胞因子和代谢产物。间质 ECM 的分子组成决定了其生化特性，而其三维（3D）结构和翻译后修饰（如交联）决定了其机械特性，包括拉伸性和硬度。成纤维细胞是合成、分泌和重组间质 ECM 的主要基质细胞类型，可调节间质 ECM 的生化成分和机械性能，以维持健康组织的正常功能[3]。

恶性转化过程伴随着一种类似于组织受到损伤或其他创伤性损害而发生的结缔组织增生反应。因此，肿瘤也类似于一个慢性损伤的组织[4]。肿瘤结缔组织增生以 ECM 沉积、金属蛋白酶介导的重塑、赖氨酰氧化酶（LOX）和赖氨酰羟化酶（LH）介导的胶原交联为特征，这些特征共同改变了 ECM 的组分和结构。肿瘤相关成纤维细胞（CAF）是诱导肿瘤间质 ECM 水平增加并影响其异常重塑和交联的主要参与者[5]。CAF 是定位于间质的，具有间充质血小板衍生生长因子（PDGF）、成纤维细胞活化蛋白 α（FAP）、成纤维细胞特异蛋白 1（FSP1）和（或）α- 平滑肌肌动蛋白（α-SMA）阳性的异质性细胞群。部分 CAF 具有高度的收缩能力，能够重塑间质 ECM[6]。收缩的 CAF 改变间质 ECM 的组成、交联和结构，从而改变其拓扑结构[7]、孔隙率[8]和硬度，而这些 ECM 特征反过来促进组织的致癌行为（图 11.1）[9]。

胶原蛋白是哺乳动物体内含量最丰富的蛋白质，也是间质 ECM 的主要成分[10]。特别是Ⅰ型胶原，其是一种纤维状胶原蛋白，在肿瘤间质中由 CAF 大量表达[11]。新合成的胶原经 CAF 表达的细胞内赖氨酸羟化酶修饰后，其 N- 端和 C- 端前肽被

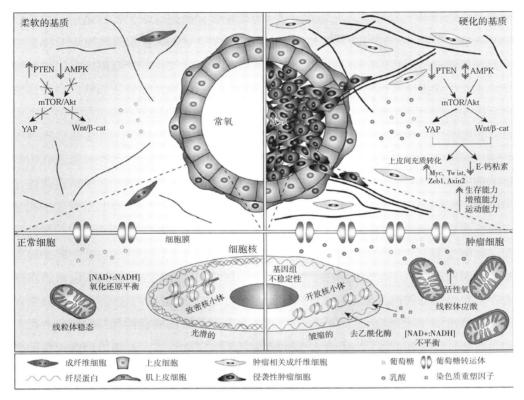

图 11.1　乳腺癌进展过程中，组织硬度和代谢状态的改变会影响机械调节和糖酵解途径

在健康组织中，基质细胞通过蛋白质分泌、细胞外基质重塑和蛋白质降解的微妙平衡来维持细胞外基质完整的稳态机械性能。乳腺上皮细胞组成生长停滞的极化导管结构，带有黏附连接（E- 钙黏素介导）和中央管腔。此外，细胞外环境维持范围在 7.2 ～ 7.5 的生理 pH 值［Gatenby, R.A., Gawlinski, E.T., Gmitro, A.F., Kayler, B.&Gillie, R.J. Acid-mediated tumor invasion: a multidisciplinary study. *Cancer Res* 66, 5216-5223 (2006)］以及代谢产物的最佳供应。葡萄糖（浅灰色圆圈）通过葡萄糖运输蛋白（GLUT）转移到细胞内，通过线粒体内的氧化磷酸化（OXPHOS）来满足细胞的能量需求。乙酰辅酶 A 和其他中间代谢产物可能诱导 DNA 和组蛋白的翻译后修饰，但凝聚的染色质阻止了驱动转化和肿瘤发展的癌基因被激活。在癌症进展过程中，成纤维细胞改变其表型，成为更具收缩能力的肿瘤相关成纤维细胞（CAF），并产生过量的细胞外基质分子，尤其 I 型胶原。I 型胶原与促胶原蛋白交联的赖氨酰氧化酶共同作用以硬化间质组织。此外，收缩的 CAF 重塑 ECM 并排列胶原纤维，从而进一步刺激定向细胞迁移。CAF 存在线粒体和有氧糖酵解功能障碍，因此该细胞通过代谢重编程增加了葡萄糖摄取，并激活了 GLUT 的过度表达。硬化的基质促进了重要的抑癌基因 PTEN 的缺失，并激活诸如 Hippo 和 Wnt 信号轴等致癌通路。此外，ATP 的产生增多激活了 AMPK，从而抑制 mTOR 并刺激 PI3K/Akt 生存信号通路。与之类似，上皮细胞的癌变可能伴随上皮 - 间充质转化（EMT），这与有氧糖酵解增强和 E- 钙黏素下调有关。有氧糖酵解过程中，细胞产生的乳酸（深灰色圆圈）被分泌到周围环境和基质中，从而促进细胞外酸化。酸化通过维持低氧并通过缺氧诱导因子（HIF）刺激细胞糖酵解基因的表达。细胞核形态也会因核弹性降低而改变，这可能是由核纤层蛋白 A/C 表达下调和基质硬度增加导致传递到细胞核的应力增大共同所致。细胞核的形态变化可能有利于凝聚染色质的松散，从而为基因修饰提供了染色质可及区域。中间代谢产物或组蛋白去乙酰化酶进一步重塑新的染色质可及区域，以促进 DNA 和组蛋白的翻译后修饰。这些翻译后修饰可以改变 DNA 修复、缺氧或增殖相关等基因的表达，从而促进肿瘤的起始、进展和转移。

CAF 分泌的多肽酶切割[12]，随后由胞外的赖氨酰氧化酶进一步修饰。之后，这些新合成和分泌的胶原分子自发交联并组装成三股螺旋胶原纤维[13]。间质胶原中赖氨酸羟化酶和赖氨酰氧化酶介导的交联水平决定了基质 ECM 的硬度。部分 CAF 还表现出高水平的纤连蛋白纤维生成，这些纤连蛋白纤维与纤维胶原组装成支架，以增加胶原的承载能力[14]。赖氨酸羟化酶、赖氨酰氧化酶和纤连蛋白在结直肠癌[15]、乳腺癌、胰腺癌和肺癌[16]等多种肿瘤的间质中过度表达，这种表型解释了为什么某些肿瘤组织（包括胰腺癌和乳腺癌）的硬度往往是正常组织的两倍[17]。在鼠源和人源乳腺癌组织标本中的弹性测量表明，基质硬度随着肿瘤演变和侵袭性的增加而增加，并且与胶原积累呈正相关，尤其在肿瘤 – 基质纤连蛋白富集的界面处[18]。重要的是，LOX家族酶表达增高和纤连蛋白水平升高都与癌症患者总体存活率较低有关[19]。使组织基质硬化的胶原蛋白水平增加和交联程度增强可能是许多实体肿瘤中固体应力较高的原因，这种表型会进一步阻碍血管生成、诱导缺氧，且影响药物输送，已被证明是导致肿瘤恶化和患者不良预后的重要因素[20]。

CAF 还可以与侵袭的肿瘤细胞协同合作，重塑间质中的肿瘤胶原，增加其排列、厚度和硬度，从而促进肿瘤细胞的迁移和侵袭（图 11.1）[21]。例如，Ⅰ型胶原纤维显示出一种应变硬化行为，具体表现为迁移细胞施加更高密度的细胞力将纤维进一步排列，并增加其密度和机械性能，以增强胶原的迁移轨迹[22]。一直以来，小鼠实验和体外 3D 组织培养模型都表明浸润性乳腺癌会产生逐渐增粗的线性排列的胶原纤维，这些纤维垂直于原发肿瘤组织，延伸并贯穿于整个间隙基质中[23]。活体成像显示，乳腺癌细胞沿着粗的线性胶原轨迹迁移时更有效，而且这些轨迹可以促进肿瘤的血管内渗[24]。在临床中也发现，乳腺肿瘤病变周围垂直排列的粗胶原纤维[25]及胃癌和胰腺导管腺癌病变周围存在的更粗胶原纤维预示着患者的五年总体生存率较低[26]。这些数据为重塑的硬化 ECM 与肿瘤进展之间的联系提供了有说服力的证据。

11.2　感知细胞外基质：黏附介导的机械信号转导

恶性转化被认为是由关键癌基因的突变和扩增以及抑癌基因活性的丧失引发，其共同促进了转化组织中癌细胞的异常生长、生存和迁移[27]。然而，许多癌基因也通过同时激活 ROCK（Rho 关联含卷曲螺旋结合蛋白激酶）分子和肌球蛋白来增加肿瘤细胞张力，这种增加的收缩力使肿瘤能够重塑和硬化其相邻的 ECM[28]。因此，癌基因诱导的肿瘤细胞张力升高与收缩性 CAFs 共同促进了肿瘤 ECM 的重塑和硬化进程。有趣的是，最近有研究表明葡萄糖代谢升高会增加细胞张力，这表明组织中的代谢功能障碍也可能促进 ECM 的重塑和硬化。基于此，考虑到肿瘤的特征是葡萄糖代谢紊乱，这可能会增强其收缩表型，并进一步促进 ECM 的重塑、硬化和组织功能障碍。无论如何，在细胞培养中以及体内实验中，降低肿瘤细胞张力或阻止 CAF 介导的 ECM 重塑都会遏制细胞恶性转化和肿瘤进展，这表明组织张力的改变在致癌转化和代谢功能障碍促进恶性表型这个过程中起到一定的作用。

　　细胞通过一定量级的肌动蛋白收缩力施加细胞内张力对 ECM 微环境的硬度作出应激反应，其反应大小与 ECM 的阻力或硬度有关。细胞通过跨膜细胞 – 基质黏附结构来实现这一点，其中研究最为透彻的是整合素异二聚体[29]。成熟的细胞基质黏附也被称为黏着斑，其是一种通过跨膜整合蛋白和衔接蛋白在 ECM 配体和细胞内肌动球蛋白细胞骨架之间提供机械连接的大型蛋白质中枢。黏着斑是将肌动球蛋白收缩力从细胞传递到 ECM 的主要细胞结构[30]。细胞与 ECM 连接后最初形成的由整合素介导的局灶性接触相当微弱且短暂，这种局灶性接触可视为一种新生的黏着斑。如果这些 ECM 足够坚硬，黏连将逐渐成熟，以组装成更大、更稳定的黏着斑。因此，细胞可以与柔软 ECM 相互作用形成短暂的新生黏附，而与坚硬的 ECM 相互作用则形成稳定的黏着斑。之所以与坚硬的 ECM 相互作用的细胞能够形成黏着斑，是因为其能够通过肌动球蛋白机制刺激收缩力，并有利于整合素相关的黏附斑块蛋白（踝蛋白和黏着斑蛋白）的去折叠，从而组装成更大的黏附复合物。事实上，细胞中黏着斑的大小可随着硬度水平的变化而相应调整[31]。一旦稳定下来，整合素黏着斑会募集黏着斑激酶（FAK）和包括桩蛋白在内的其他斑块蛋白，进一步与额外的信号分子发生聚集，并将抑制剂（如 p190RhoGAP）排除在外，从而有利于 Rho-ROCK（Rho 激酶）GTP 酶的激活[32]。Rho 是小 GTP 酶家族中能够激活 ROCK 的成员之一。ROCK 激活后的细胞显示出促进肌动蛋白应力纤维组装的肌球蛋白轻链磷酸化增加，以及刺激肌动球蛋白细胞骨架内收缩力的肌球蛋白偶极子。通过这些途径，硬化的肿瘤基质调节恶性细胞的张力，以增强整合蛋白黏附组装，这反过来又促进了 ECM 重塑，最终通过被称为"机械互惠"的正反馈回路进一步增加细胞内张力[33]。

　　在癌变的组织中，无论肿瘤细胞张力升高是由恶性转化、纤维性硬化 ECM 还是异常葡萄糖代谢引起，其都会促进细胞增殖、存活和迁移，从而实现侵袭和恶性转化。升高的肿瘤细胞张力也可以诱导肿瘤细胞转分化为间充质样表型，进而促进肿瘤的演进和侵袭[34]。例如，当良性乳腺上皮细胞（MECs）在柔软的 ECM（杨氏模量 ~ 400 Pa，是材料硬度的物理和机械测量值）中培养时，其硬度与正常乳腺间质相似，这些细胞会形成具有中央管腔的正常、生长停滞的极化腺泡（乳管），而"分化"的腺泡以稳定的细胞间黏着连接和富含层黏连蛋白的规整基底膜为特征[35]。相比之下，如果良性 MECs 在更坚硬的"肿瘤样"ECM（杨氏模量 ~ 5 kPa）中培养，其会形成连续生长、无组织的细胞聚集体，细胞之间的黏附连接松散，并且存在典型的活化黏着斑激酶（^{p397}FAK）、黏着斑蛋白和较高的细胞外信号调节激酶（ERK）活性为特征的黏着斑——类似于癌变组织（图 11.1）。与整合素介导的 Rho 依赖性细胞骨架收缩力刺激相一致，如果 ROCK 活性受到抑制，在更坚硬 ECM 内生长的 MECs 中也可以诱导腺泡形态发生和生长停滞。重要的是，这些良性 MECs 的致瘤衍生物显示出表皮生长因子受体扩增介导的 ERK 激活增强和 Rho-ROCK 活性升高，从而提高了肌动球蛋白的收缩力。当这些转化的 MECs 嵌入柔软的 ECM 中进行培养时，其形成持续生长的、无序的和侵袭性的克隆，并显示出 ^{p397}FAK 和黏着斑蛋白阳性为主的黏着斑。然而，如果用 ROCK 抑制剂降低肿瘤细胞中肌动球蛋白的收缩力，这些肿瘤克隆的恶性表型则可以恢复为"正常样腺泡"。以上这些分子机制表明，无论是癌基因信号，还是由组织中激活的可收缩性 CAFs、慢性炎症或代谢功能障碍细胞诱导的组织基质硬化，都会增加肌球蛋白产生的肿瘤细胞张力，从而促进了组织的恶性行为[36]。因此，组织的恶性表型在功能方面与细胞张力稳态的改变有关。综上所述，在肿瘤中发现的张力稳态紊乱是通过细胞 -ECM 相互作用和肌球蛋白收缩力的改变所介导，而肌球蛋白收缩力的改变不仅由致癌性转化触发，还可以通过细胞代谢的改变或病理性硬化的 ECM 来实现。

11.3 肿瘤组织张力诱导细胞代谢失调

为了应对增殖和迁移相关代谢需求的增加，并作为对其硬化基质的一种适应，癌细胞从氧化磷酸化（OXPHOS）转变为有氧糖酵解（即在有氧条件下进行糖酵解，尽管通常只有在缺氧情况下细胞才会采用这种方式）。癌细胞向这种效率较低的代谢途径的转换被称为瓦博格（Warburg）效应[37]。例如，当接种在硬性 ECM 上时，Madin Darby 犬肾细胞会增加其有氧糖酵解，但当在柔软的胶原蛋白凝胶中生长时，该细胞更倾向于 OXPHOS 代谢[38]。在大多数情况下，非恶性细胞和恶性细胞在与硬性 ECM 相互作用时，都可以降低其耗氧量和 OXPHOS 介导的葡萄糖代谢，并恢复到谷氨酰胺为燃料的三羧酸循环中[39]。有趣的是，从 OXPHOS 呼吸到有氧糖酵解的转换与基质硬度密切有关，且依赖肌动球蛋白活性的升高，因为 OXPHOS 呼吸可以通过抑制细胞收缩力而在与硬化 ECM 相互作用的细胞中恢复[40]。

经过 Warburg 效应转换的肿瘤细胞会改变其代谢，从而在氧气存在下发酵葡萄糖以产生三磷酸腺苷（ATP），但其效率低于健康细胞，这可能是由于线粒体功能障碍[41]。事实上，线粒体膜电位异常升高与某些癌症中较高的糖酵解速率和活性氧（ROS）产生增加有关[42]，这也可能提高肿瘤细胞在应激条件下的存活率。肿瘤细胞中，不利的微环境介导线粒体功能紊乱驱动了细胞呼吸和能量生物合成的变化，最终导致了 ROS 的过度产生和线粒体代谢产物的积累，如延胡索酸和琥珀酸脱氢酶（图 11.1）。此外，线粒体外膜和内膜通透性的变化可以通过变构效应改变 Jumonji 去甲基化酶的功能，从而对导致基因表达变化的表观遗传景观产生影响作用[43]。

存在持续有氧糖酵解的细胞表现出烟酰胺腺嘌呤二核苷酸 / 烟酰胺腺嘌呤二核苷酸还原型辅酶Ⅰ（NAD/NADH）比值的改变，因为乳酸脱氢酶介导的丙酮酸转化为乳酸需要 NAD 作为辅因子。NAD 是聚腺苷二磷酸（ADP- 核糖）聚合酶（PARPs）和乙酰化酶的关键辅因子，其是 DNA 损伤修复途径的重要组成部分，并通过调节蛋白质组乙酰化影响表观基因组（通过组蛋白修饰）和细胞骨架稳定性（通过微管）。与此一致，癌症也展现出显著的 NAD/NADH 比例异常[44]，这可能会调节核苷酸生物合成的速率以促进细胞增殖[45]（图 11.1）。

基因 SIRT1（沉默调节蛋白 1）的 NAD 依赖性功能与上皮 – 间充质转化（EMT）的诱导有关[46]，而 EMT 不仅是许多癌症的特征，也由硬化、缺氧的微环境促使。此外，SIRT1 和 SIRT6 参与了 NAD 提供能量维持基因组稳定性的过程[47]，这意味着有氧糖酵解可能会促进基因突变的积累。事实上，在脂肪生成过程中，由于 NAD^+ 被用于代谢底物或 NAD^+ 供体被转移用于基因表达的调节，因此大量可用的 NAD^+ 被消耗殆尽。NAD^+ 的功能取决于其亚细胞定位，当其位于细胞核时，可能受到烟酰胺单核苷酸腺苷转移酶（NMNAT）1 的调控；而当其位于细胞质时，则可能被 NMNAT2 修饰。在人类神经母细胞瘤细胞的实验表明，癌细胞倾向于优先使用一种 NMNAT 酶而不是另一种来满足其代谢需要，特别是在葡萄糖饥饿降低了 NMNAT2 蛋白的表达并增加了 PARP-1 活性这种情况下[48]。对转移性乳腺癌细胞的研究表明，NAD^+/NADH 的比率也可以调节肿瘤行为，其中较高水平的 NAD^+ 改变了 NAD^+ 与 NADH 之间的平衡，从而抑制了癌细胞的生长和播散[49]。重要的是，尽管目前普遍将肿瘤的代谢重编程归因于癌基因的激活（例如 Ras 和 Myc），然而硬化的 ECM 或异常葡萄糖代谢诱导的细胞张力升高同样会引发许多代谢变化（例如 $NADH^+$/NADH 的比率改变），这也凸显了间质 – 上皮相互作用在肿瘤发生中的重要性。

11.4 细胞营养感知调节恶性表型的表达

细胞通过专门对营养波动作出反应的分子来感知胞内外代谢产物。目前被了解和研究得最充分的代谢传感器是 5'-单磷酸腺苷（AMP）激活的蛋白激酶（AMPK）和去乙酰化酶。

AMPK 是一种检测 ADP（二磷酸腺苷）/ATP 和 AMP/ATP 比值变化的代谢传感器[50]。癌细胞在代谢应激下（如葡萄糖剥夺或暴露在缺氧或氧化应激环境中）会增加 AMPK 的活性。激活的 AMPK 通过抑制消耗 ATP 和刺激葡萄糖摄取的合成代谢途径而增加 ATP 储量，并激活线粒体生物合成、无氧糖酵解和脂肪酸氧化[51]。AMPK 活性还通过抑制 mTORC1 和稳定 HIF1α 来增加 Warburg 效应[52]所需的糖酵解酶和底物的表达。与纤维性肿瘤改变代谢以促进恶性肿瘤的证据一致，硬化的 ECM 和增高的细胞张力会急剧增加葡萄糖摄取和促进糖酵解。然而，有趣的是，癌细胞中 AMPK 表达水平降低或者升高的情况均可能存在，其活性也可以损害细胞增殖，这表明 AMPK 在癌症中具有双重作用。一方面，AMPK 促进恶性表型；另一方面，其可以作为肿瘤抑制因子，并抵消 Warburg 效应，以协调恢复细胞内的能量平衡[53]。事实上，在卵巢癌、肺癌和结直肠癌中，低水平 AMPK 活性与患者预后不良和总生存率降低有关[54]。同样，在肝癌中，低水平的激酶 B1（AMPK 的关键激活因子）与肿瘤侵袭呈正相关，并降低患者的总生存率。AMPK 活性的降低也与癌症患者的临床恶性行为和不良预后有关。AMPK 活性也可以抵消黑色素瘤细胞的转移潜能。目前尚不清楚组织张力的逐步升高是否最终损害 AMPK 的活性，从而驱动组织的恶性行为。

Sirtuins 也被称为Ⅲ类组蛋白去乙酰化酶，是一种能够整合环境中代谢信号并利用 NAD⁺ 作为辅因子的酶。Sirtuins 由 SIRT 1~7 蛋白家族组成，这些蛋白根据其特异性和催化活性进行分门别类[55]。Sirtuins 调节多种细胞过程，但最为人所知的是其对细胞代谢和基因转录的影响[56]。在该家族中，SIRT1 是研究最为深入、理解最为透彻的一个。SIRT1 主要定位于细胞核，其作用是对组蛋白和非组蛋白靶点的赖氨酸残基去乙酰化，如 p53、PGC-1α 或 FOXO[57]。SIRT1 还通过稳定 HIF2α 以抑制氧化磷酸化和促进有氧糖酵解，进而应对缺氧应激。SIRT1 还可以结合并去乙酰化 HIF1α 以稳定 HIF1α，并增强维持肿瘤糖酵解的 HIF1α 靶基因（如 GLUT）的表达[58]。

鉴于 Sirtuins 在细胞代谢和基因表达中的核心作用，其经常在肿瘤中过表达，这并不奇怪，因为其与癌症的侵袭性相关（图 11.1）。例如，SIRT1 与黑色素瘤细胞的 EMT 有关。与之相反的是，SIRT1 的缺失也与口腔鳞状细胞和乳腺癌转移有关[59]。实际上，SIRT3 也可以作为一种肿瘤抑制因子，通过减少 ROS 生成而维持基因组的完整性[60]。一直以来，许多乳腺癌表现出 SIRT3 的显著降低，而 SIRT3 的缺失增强了 HIF1α 蛋白的转录并使其稳定表达[61]。SIRT6 的缺失也可以稳定 HIF1α，并通过促进 GLUT1 的表达促进有氧糖酵解[62]。有趣的是，在肺癌和乳腺癌细胞中抑制 SIRT1 和 SIRT3 会阻止其生长，而阻断白血病细胞的 SIRT1 活性则可以通过激活肿瘤抑制因子 p53 轴阻止其增殖和促进凋亡[63]。从机制方面讲，细胞 NAD 的关键传感器 Sirtuins 的肿瘤相关表达异常，破坏了细胞中正常的生理性组蛋白乙酰化和去乙酰化平衡，从而改变了其基因表达。因此，慢性异常水平的组蛋白乙酰化 / 去乙酰化最终有利于驱动恶性转化和肿瘤侵袭的表观遗传染色质修饰，因为这些修饰会调节与细胞生长、生存、迁移和转分化相关的关键基因的表达。例如，与 SIRT3 活性升高相关的线粒体 NAD+ 水平升高改变了胶质瘤起始细胞的致癌潜能[64]。癌基因 c-Myc 表达和活性的增加也会触发烟酰胺磷酸基转移酶（该酶可控制 NAD 水平）、DBC1 （SIRT1 负向调控因子）和 SIRT1 之间的正反馈循环，从而促进和维持肿瘤的恶性进程[65]。这些研究激发了靶向 Sirtuins 并正常化 NAD 水平的抗癌治疗策略的发展。例如，NAD+ 的增加有利于健康细胞的存活，但也损害了癌前肿瘤的细胞生存能力，选择性抑制 NAD+ 的合成促进了人肝癌细胞的凋亡[66]。同样，联合使用 SIRT1 和 HDAC 抑制剂也可促进白血病细胞凋亡[67]。尽管这些化合物的临床疗效仍在优化中，已有证据显示即使在 μM 浓度级别下，Sirtuin 抑制剂烟酰胺在白血病和前列腺癌中也能阻断细胞增殖并诱导凋亡[68]。这些发现表明，改变 NAD+ 水平以及靶向 Sirtuin 活性为旨在开发新型抗癌治疗策略以应对受机械挑战的微环境所带来的代谢影响提供了新机遇。

11.5　细胞张力和代谢传感通路相互作用并调节染色质结构以调控基因表达

在肿瘤中，硬化的 ECM 和有限的营养供应增加了细胞机械张力并诱导代谢应激，从而促进恶性表型。组织张力通过激活细胞生长、存活和迁移相关信号通路以及改变关键的癌基因和抑癌基因的表达促进细胞的恶性生物学行为。重要的是，组织张力还调节细胞代谢以调节染色质结构和基因表达，从而促进细胞生长、存活和迁移。

同源性磷酸酶 – 张力蛋白（PTEN）是磷脂酰肌醇 3- 激酶（PI3K）信号通路的主要负调控因子，该途径是传递营养输入以驱动增殖或静止的主要信号通路。不足为奇的是，PTEN 水平和（或）功能的丧失会促进许多组织的恶性转化。PTEN 的功能可以在多个水平受到干扰，包括通过种系和体细胞突变、基因组缺失、表观遗传和转录沉默、转录后或翻译后调节以及蛋白间相互作用的变化[69]。然而，尽管 PTEN 体细胞突变在人类癌症中普遍存在（在子宫内膜、乳腺、中枢神经系统、皮肤和前列腺中发生的频率最高），然而 PTEN 表达还受到高组织张力调节，例如高组织张力可以通过增强生长因子受体信号传导，或者提高 Myc 和 β-catenin 活性以及改变 microRNA 表达降低 PTEN 表达，进而增加 PI3K 活性[70]。

PTEN 是一种重要的抑癌基因，其通过调节雷帕霉素靶蛋白（mTOR）的活性而发挥作用。mTOR 是 PI3K 家族中的丝氨酸 / 苏氨酸激酶，通过 mTORC1 和 mTORC2 的活性作为代谢变阻器对细胞生长、存活和增殖等生物功能进行调节[71]。mTOR 参与 PI3K-Akt-mTOR 信号轴，被激活的 PI3K 会使 Akt 和 mTORC2 磷酸化并启动其功能，此后其他激酶也会被激活。mTOR 的活性受到无数细胞内外代谢产物、激素、生长因子和细胞因子的刺激[72]。此外，鉴于 mTOR 在调节细胞生长和存活方面的核心作用，许多癌症也表现出 mTOR 的过度激活。mTOR 信号的升高会增加糖酵解以及肿瘤发生相关基因（包括 c-Myc）的表达，而其缺失则会破坏 HIF1α 的稳定性，从而减少葡萄糖转运和糖酵解[73]。

mTORC1 还调节直接参与糖酵解和染色质重塑相关基因的转录[74]，例如 Akt 有大量的下游效应分子，如 CREB 或 FOXO。CREB 靶向 PGC-1α，后者是与 PPAR-γ 相互作用的转录共激活因子。CREB 通过 PKC/CREB/PGC-1α 复合物调节脂质代谢，与乳腺肿瘤的发生密切相关[75]。有趣的是，mTOR 依赖的信号通路也可以调节 ECM 的合成，正如在高表达 Akt 的肾小球系膜细胞中观察到的那样，这些细胞也高水平表达和沉积纤连蛋白[76]。与此一致的是，抑制 AMPK 介导的线粒体水平和降低 ATP 水平可以抑制 mTOR 活性，并减少肝星状细胞中 Col1α1 和纤维蛋白的表达。在系统性硬化症中，患者表现出高 mTOR 活性，并产生大量的 I 型胶原蛋白[77]。此外，暴露在高糖中的细胞还可以通过改变 DNA 甲基化和编码参与纤维状胶原蛋白生物合成、折叠和组装蛋白的基因表达，从而影响 ECM 蛋白的翻译后修饰[78]。

硬化的 ECM 可以通过调节包括 Myc 和 β-catenin 在内的癌基因的活性以及关键 microRNA 的水平来调控 PTEN 和 mTOR-Akt 信号传导。MicroRNA 是基因表达的转录后调控分子，可以调节关键癌基因和抑癌基因的水平[79]。硬化的 ECM 通过减少 PTEN 而增加 Akt 信号。发生硬化的 ECM 和（或）升高的整合素信号增加了 c-Myc 表达并激活了 Wnt 通路，从而提高致癌 miR-18a 的水平，最终导致 PTEN 减少。在临床样本中，表达高水平 miR-18a 的乳腺癌患者也表现出明显较低的 PTEN，并与较高的 ECM 硬化显著相关[80]。此外，PTEN 翻译可以被转录共激活因子相关蛋白（YAP）抑制[81]，YAP 是 Hippo 途径的一个关键下游效应物。有趣的是，硬化的 ECM 诱导 YAP 转录，表明张力介导的 PTEN 缺失也可以由 YAP 引发，这一发现与 YAP 的核定位增强和已知的在恶性肿瘤中的作用相一致[82]。最近的数据也表明细胞代谢与 YAP

介导的转录有关，例如有氧糖酵解促进 YAP 的核定位，而 AMPK 介导的 YAP 在 Ser94 位点的磷酸化阻碍了 YAP 与 TEAD 的相互作用，从而抑制了其转录活性[83]。 YAP 也可以与 TEAD 相互作用促进 GLUT3 的转录，进而调节细胞的代谢[84]。有意思的是，在肝纤维化过程中，YAP/TAZ 调节谷氨酰胺分解，并调节活化的肝星状细胞向有氧糖酵解的转变[85]。

最近的证据表明，PTEN 与 Wnt/β-catenin 信号相互作用并通过调节细胞代谢促进恶性肿瘤的发生。例如，在表达 Wnt3a 配体的 PTEN 阳性黑色素瘤细胞中，降低 β-catenin 水平会增加乳酸的分泌，这表明细胞的代谢方式从氧化磷酸化转向有氧糖酵解。其中 Wnt3a 过度激活的 PTEN 阳性细胞也显示出线粒体融合蛋白（包括线粒体融合蛋白 1～2 和视神经萎缩蛋白 1）的增加以及线粒体动力样蛋白 1 的水平降低，这与线粒体形态的变化相一致，符合代谢功能障碍的特征。核 β-catenin 还与调节自噬的转录因子包括 p62 相互作用，从而改变细胞的代谢[86]。一致的是，Wnt5a 在黑色素瘤细胞中的表达增强了 Akt/mTOR 信号传导，并在转录后水平促进了乳酸脱氢酶的增加，导致了更高的无氧糖酵解水平。相反，Wnt5a 在转移性乳腺癌细胞中增加了氧化磷酸化水平[87]。

在许多癌症中经常会出现 Twist 家族 bHLH 转录因子 1（Twist1）的过表达，包括乳腺癌、膀胱癌和胃癌，或胶质母细胞瘤。Twist1 是一个与 EMT 有关的转录因子，已被发现与肿瘤的发生、侵袭和转移有关[88]。在实验模型中，硬化的 ECM 通过增强 Tyr107 位点 Twist 的磷酸化和核易位诱导了 EMT 发生。硬化的 ECM 诱导 Twist 依赖性 EMT 的能力取决于整合素的参与，并伴随着基质金属蛋白酶（MMP）、胶原蛋白和脂肪氧化酶水平的升高和肿瘤的转移[89]。重要的是，Twist 还可以通过激活 β1-integrin/FAK/PI3K/AKT/mTOR 轴和遏制 p53 来诱导代谢重编程。例如，过表达 Twist 的恶性和非恶性 MECs 显示出葡萄糖摄取量增加、乳酸分泌量增加和线粒体质量减少，并伴随着 PKM2、LDH-A 和 G6PD 的表达水平上调[90]。这些发现强调了细胞 -ECM 黏附、细胞代谢和基因转录之间的相互作用，并提出了一种耐人寻味的可能性，即硬化的 ECM 和张力升高本身可能足以驱动表征肿瘤的许多异常行为。

11.6　张力和代谢通过表观遗传修饰改变染色质可及性

越来越多的证据表明，细胞核可能起着机械传感器的作用（图 11.1）[91]。例如，细胞内 / 细胞骨架分子和细胞 – 细胞黏附可以通过核骨架和细胞骨架蛋白的连接体（LINCs）直接将应力传递到细胞核，这些 LINCs 包括核膜血影重复蛋白（nesprins）

和 SUNs 等核膜内蛋白[92]。有趣的是，最近的研究表明，细胞外力通过 ECM- 整合素 –踝蛋白和 LINC 复合物之间的连续分子链传递到细胞核以响应 ECM 硬度[93]。在该过程中，Nesprins 结合肌动蛋白微丝、驱动蛋白和动力蛋白[94]。与此同时，SUN 蛋白与核层蛋白、染色质结合蛋白和构成核孔复合体的蛋白直接相互作用[95]。

核纤层的主要结构成分是层粘连蛋白，层粘连蛋白属于中间丝蛋白 V 型家族，其与染色质相互作用。在细胞核中，染色质紧密地聚集在核小体中，核小体由组蛋白和 DNA 组成，通过形成组蛋白八聚体核心而组织成核小体，DNA 被包裹在核小体周围。染色质根据组蛋白的致密化程度分为异染色质和常染色质，异染色质是一种凝聚（致密化）状态，与常染色质的解凝聚（去致密化）状态相比，其染色质可及性较低[96]。事实上，染色质的解凝聚会促进 DNA 的修复[97]。

染色质和（或）组蛋白经历了无数的翻译后修饰[98]，包括 DNA 甲基化和组蛋白乙酰化、甲基化、磷酸化和泛素化。生长因子、激素和细胞因子也可激活转录因子，这些转录因子反过来又招募染色质修饰酶诱导染色质重塑[99]。染色质翻译后修饰的性质和水平及其与结构元件（包括核纤层蛋白和染色质结合蛋白）的关联影响异染色质与常染色质的比例，这反过来又调节了转录辅因子及转录因子的招募，最终调节细胞行为。

DNA 甲基转移酶（DNMTs）介导的 DNA 甲基化和组蛋白赖氨酸甲基化可促进转录抑制[100]，而组蛋白乙酰化则促进基因表达[101]。DNA 甲基化与肿瘤的发生密切相关，例如在乳腺癌早期，抑癌基因 p16 甲基化水平升高[102]。细胞内乙酰辅酶 A 是负责组蛋白乙酰化的主要分子，因此提高乙酰辅酶 A 水平的糖酵解反应增加会直接导致乙酰化组蛋白的数量增加。例如，暴露于高浓度葡萄糖的胰腺癌细胞 DNA 甲基化水平增加[103]。同样，结直肠癌细胞显示出整体乙酰化组蛋白 H3K27 的减少，这与葡萄糖摄取呈现出剂量依赖性的正相关，通过葡萄糖饥饿处理可以使 H3K27 的表观遗传修饰水平恢复正常。糖酵解代谢物也可以改变组蛋白的修饰，如在有氧糖酵解过程中产生的丙酮酸和乳酸抑制组蛋白去乙酰化酶（HDACs）以促进组蛋白的乙酰化。在肺癌细胞中，糖酵解率的降低与乙酰辅酶 A 和 NAD^+ 的减少以及核周缘浓缩组蛋白 H3 结构的大小和数量的增加有关。综上所述，肿瘤相关细胞代谢的改变可以对染色质结构和基因转录产生深远的影响。

癌细胞的细胞核通常表现出特征性的形态学改变，这种改变反映了核内部弹性的变化，例如前列腺癌细胞、黑色素瘤细胞和乳腺肿瘤细胞都有较低水平的核纤层蛋白 A/C，细胞核的硬度会因此而降低，这可能是导致其核大小和形态各异的原因。肿瘤细胞核顺应性的增加也促进了其在紧密 ECMs（包括硬化的纤维化间质）中的迁移能力，但也会同时削弱了其承受机械应力的能力[104]。例如，染色质结构调节微小的核内变形 / 应力，而核纤层蛋白 A/C 维持细胞核的整体完整性，尤其是在对较大应力环境中[105]。细胞核硬度的改变可能反映了染色质凝聚和染色质可及性方面的差异，从而增强了基因转录，而细胞核形态的较大改变则调节了关键转录因子在核膜中的运输[106]。

鉴于 ECM 硬度与基因表达改变之间的联系，顺理成章地，细胞也随着 ECM 硬度的变化而调节其核形态、面积 / 体积、染色质结构和机械性能。例如，硬度较高（>50 kPa）的 ECM 可以增大细胞核面积，使染色质密度降低，并提高组蛋白 H3 乙酰化的总体水平[107]。染色体区域和基因表达也受到 ECM 硬度的影响，如下调和扩散与转录活性相关的组蛋白 H3K4me3 修饰的染色质的再分布。染色体区域的这些变化伴随着 H3K27me3 染色质向细胞核内部的重新分布，与转录抑制相一致。在体外细胞实验中，高硬度的 ECM 导致 18 号和 19 号染色体的错误定位，其反过来影响了基因的表达。重要的是，在这些细胞中，过表达核纤层蛋白 B2 可以使 18 号染色体恢复到其在核外围的正常定位，但这种作用被核内膜蛋白（Emerin）的 Tyr99 位点磷酸化所阻止，从而提示 LINC 复合物参与了该调节过程[108]。同样，核纤层蛋白 B 在置于柔软基质的小鼠胚胎成纤维细胞中也表达下调，但这种现象只在 LINC 复合物受到破坏的情况下发生[109]。

已经有充分的证据表明，细胞可以感知并响应 ECM 的硬度变化，并通过调节细胞代谢直接或间接地将这些信号传递到细胞核，以改变其形状和染色质的可及性。目前还有待确定的是，这些张力诱导的染色质修饰和染色体定位的变化是否伴随着基因表达的特定差异，以及改变细胞的代谢状态是否可以改变这些表型。此外，目前仍不清楚类似的效应是否发生在纤维化、硬化的肿瘤组织中，以及这是否会影响基因表达从而驱使细胞和组织中出现类似肿瘤的行为。

11.7　总结

在过去的几十年里，癌症的体细胞突变理论一直主导着癌症研究领域，该理论认为癌症的发生和发展取决于关键基因突变的累积所驱动。体细胞突变理论是基于对原发癌症的基因组分析以及流行病学的分析，其中基因组分析揭示了肿瘤包含多种基因突变、缺失和扩增；流行病学数据也表明，具有遗传突变的患者具有更高的癌症发病率[110]。体细胞突变理论的可信性也得到了实验模型的支持，在这些模型中可以观察到基因突变与恶性转化和肿瘤进展之间的因果关联[111]。然而，重要的是，癌症是在由细胞（间质成纤维细胞、血管和淋巴内皮细胞、驻留和浸润免疫细胞、脂肪细胞）和非细胞基质（ECM、可溶性因子和细胞外囊泡）这样的组织构成背景中发生[112]。恶性肿瘤的发生发展过程中基质不断发生改变，实验模型表明，这些基质变化与组织内经过基因修饰的细胞相互作用，从而促进这些细胞的恶性转化和转移的发生。例如，组织损伤和纤维化有助于恶性转化，而转移则与抗肿瘤免疫功能受损相关联[113]。同样，肿瘤发生伴随着 ECM 的重塑和硬化。实验数据表明，ECM 硬化和胶原交联在恶性转化和肿瘤转移中有因果关系[114]。因此，癌症的体细胞突变理论已经扩展到将基质作为癌症的同谋者，其通过充当关键的肿瘤促进因子而发挥作用。

日愈增多的证据表明，基质也可能通过诱导促瘤相关基因修饰从而引发癌症。例如，慢性炎症组织容易发生恶性转化[115]，而抗炎治疗可以显著降低这些癌症的发病率[116]。慢性炎症可诱导纤维化，而纤维化组织（包括肝纤维化）发生恶性肿瘤的总体风险增加[117]。纤维化组织较硬，其组织表型受损并且细胞增殖增加，这些特征与转化组织颇为类似。此外，特发性肺纤维化和遗传性系统性硬皮病等疾病的特征是具有高硬度的 ECM，这样的 ECM 不仅会破坏其组织结构功能和诱导这些组织中细胞的异常增殖，而且还分别增加患小细胞肺癌和黑色素瘤的风险[118]。重要的是，除硬化之外，纤维化组织还会诱发慢性炎症[119]。慢性炎症与组织 ROS 水平升高和细胞代谢改变有关，这两者都可以产生促进恶性肿瘤发生的基因突变[120]。例如，通过转基因方式使小鼠髓系细胞高表达 ROS 可获得驱动结肠恶性转化的基因突变，然而通过减少线粒体应激并使组织代谢正常化可以防止这种恶性进展[121]。因此，慢性炎症刺激的 ECM 硬化和代谢改变也可以诱导基因组变异，从而引发癌症；也因此扩大了基质在恶性肿瘤中的作用，即从促进因子到启动因子。

较高的组织张力或硬化的 ECM 也能触发染色质的表观遗传变异，从而诱导基因表达的持续变化，进而改变干细胞命运或通过驱动 EMT 促进肿瘤侵袭[122]。高组织张力可增强葡萄糖转运并减少 OXPHOS 呼吸[123]；反过来，这可以改变 NAD/NADH 的比例，从而影响染色质乙酰化。升高的细胞葡萄糖浓度还能刺激蛋白糖基化[124]，增加细胞的糖类外被，并将细胞锁定在一种机械激活状态，其特征为间充质样表型增加并伴随迁移能力和肿瘤发生潜能的增强，正如在长期升高的机械应力作用下的侵袭性人胶质母细胞瘤中观察到的那样[125]。因此，如果组织张力和代谢重编程可以通过改变染色质结构来诱导基因表达的持续变化，那么即使在没有基因突变的情况下，病理性 ECM 硬化也可以驱动恶性表型的产生以及肿瘤的恶性进展。这一新提出的范式将为我们了解恶性肿瘤提供一个独特的视角，从而挑战当前的癌症体细胞突变理论。毫无疑问，进一步研究 ECM 硬度、代谢重编程以及由这些状态诱发的遗传和表观遗传重编程将为认识癌症发生的复杂性提供更为深入的见解。

致谢

我们感谢 K. Tharp 和 J. Northey 建设性的科学讨论和反馈。由于篇幅所限，我们没有引用所有同事的工作，对此深表歉意。这项工作得到了如下资助：国防部基金 BCRP BC122990 和美国国立卫生研究院 NCI R01 基金 CA222508–01、CA192914、CA174929、CA08592、U01 基金 CA202241 和 U54 基金 CA163155。

参考读物

［1］Gorfinkiel, N., Blanchard, G.B., Adams, R.J. & Martinez Arias, A. Mechanical control of global cell behaviour during dorsal closure in Drosophila. *Development* 136, 1889-1898 (2009). Barriga, E.H., Franze, K., Charras, G. & Mayor, R. Tissue stiffening coordinates morphogenesis by triggering collective cell migration in vivo. *Nature* 554, 523-527 (2018). Engler, A.J., Sen, S., Sweeney, H.L. & Discher, D.E. Matrix elasticity directs stem cell lineage specification. *Cell* 126, 677-689 (2006). Park, J.S. et al. The effect of matrix stiffness on the differentiation of mesenchymal stem cells in response to TGF-beta. *Biomaterials* 32, 3921-3930 (2011). Fenteany, G., Janmey, P.A. & Stossel, T.P. Signaling pathways and cell mechanics involved in wound closure by epithelial cell sheets. *Curr Biol* 10, 831-838 (2000). Paszek, M.J. et al. Tensional homeostasis and the malignant phenotype. *Cancer Cell* 8, 241-254 (2005).

［2］Nieborak, A. & Schneider, R. Metabolic intermediates—cellular messengers talking to chromatin modifiers. *Mol Metab* 14, 39-52 (2018).

［3］Lukashev, M.E. & Werb, Z. ECM signalling: orchestrating cell behaviour and misbehaviour. *Trends Cell Biol* 8, 437-441 (1998). Bonnans, C., Chou, J. & Werb, Z. Remodelling the extracellular matrix in development and disease. *Nat Rev Mol Cell Biol* 15, 786-801 (2014). Lu, P., Weaver, V.M. & Werb, Z. The extracellular matrix: a dynamic niche in cancer progression. *J Cell Biol* 196, 395-406 (2012).

［4］Dvorak, H.F. Tumors: wounds that do not heal-redux. *Cancer Immunol Res* 3, 1-11 (2015).

［5］Tao, L., Huang, G., Song, H., Chen, Y. & Chen, L. Cancer associated fibroblasts: an essential role in the tumor microenvironment. *Oncol Lett* 14, 2611-2620 (2017). Mishra, P.J. et al. Carcinoma-associated fibroblast-like differentiation of human mesenchymal stem cells. *Cancer Res* 68, 4331-4339 (2008).

［6］Santi, A., Kugeratski, F.G. & Zanivan, S. Cancer associated fibroblasts: the architects of stroma remodeling. *Proteomics* 18, e1700167 (2018).

［7］ Provenzano, P.P. et al. Collagen reorganization at the tumor-stromal interface facilitates local invasion. *BMC Med* 4, 38 (2006).

［8］ Wolf, K. & Friedl, P. Extracellular matrix determinants of proteolytic and non-proteolytic cell migration. *Trends Cell Biol* 21, 736-744 (2011). Wolf, K. et al. Collagen-based cell migration models in vitro and in vivo. *Semin Cell Dev Biol* 20, 931-941 (2009).

［9］ Acerbi, I. et al. Human breast cancer invasion and aggression correlates with ECM stiffening and immune cell infiltration. *Integr Biol (Camb)* 7, 1120-1134 (2015). Laklai, H. et al. Genotype tunes pancreatic ductal adenocarcinoma tissue tension to induce matricellular fibrosis and tumor progression. *Nat Med* 22, 497-505 (2016).

［10］ Alberts, B. et al. *Molecular Biology of the Cell, Sixth Edition*. (W.W. Norton & Company, 2014).

［11］ Nia, H.T. et al. Solid stress and elastic energy as measures of tumour mechanopathology. *Nat Biomed Eng* 1, 0004 (2016). Kharaishvili, G. et al. The role of cancer-associated fibroblasts, solid stress and other microenvironmental factors in tumor progression and therapy resistance. *Cancer Cell Int* 14, 41 (2014).

［12］ Bellamy, G. & Bornstein, P. Evidence for procollagen, a biosynthetic precursors of collagen. *Proc Natl Acad Sci USA* 68, 1138-1142 (1971).

［13］ Yamauchi, M. & Sricholpech, M. Lysine post-translational modifications of collagen. *Essays Biochem* 52, 113-133 (2012).

［14］ Ioachim, E. et al. Immunohistochemical expression of extracellular matrix components tenascin, fibronectin, collagen type IV and laminin in breast cancer: their prognostic value and role in tumour invasion and progression. *Eur J Cancer* 38, 2362-2370 (2002). Yu, M.K., Park, J. & Jon, S. Targeting strategies for multifunctional nanoparticles in cancer imaging and therapy. *Theranostics* 2, 3-44 (2012). Kubow, K.E. et al. Mechanical forces regulate the interactions of fibronectin and collagen I in extracellular matrix. *Nat Commun* 6, 8026 (2015). Harburger, D.S. & Calderwood, D.A. Integrin signalling at a glance. *J Cell Sci* 122, 159-163 (2009). Desgrosellier, J.S. & Cheresh, D.A. Integrins in cancer: biological implications and therapeutic opportunities. *Nat Rev Cancer* 10, 9-22 (2010).

［15］ Wei, B. et al. Human colorectal cancer progression correlates with LOX-induced ECM stiffening. *Int J Biol Sci* 13, 1450-1457 (2017).

［16］ Siddikuzzaman, Grace, V.M. & Guruvayoorappan, C. Lysyl oxidase: a potential target for cancer therapy. *Inflammopharmacology* 19, 117-129 (2011).

［17］ Acerbi, I. et al. Human breast cancer invasion and aggression correlates with ECM stiffening and immune cell infiltration. *Integr Biol (Camb)* 7, 1120-1134 (2015). Laklai, H. et al. Genotype tunes pancreatic ductal adenocarcinoma tissue tension to induce matricellular fibrosis and tumor progression. *Nat Med* 22, 497-505 (2016). Levental, K.R. et al. Matrix crosslinking forces tumor progression by enhancing integrin signaling. *Cell* 139, 891-906

(2009). Plodinec, M. et al. The nanomechanical signature of breast cancer. *Nat Nanotechnol* 7, 757-765 (2012). Bordeleau, F. et al. Tissue stiffness regulates serine/arginine-rich protein-mediated splicing of the extra domain B-fibronectin isoform in tumors. *Proc Natl Acad Sci USA* 112, 8314-8319 (2015). Wang, K. et al. Breast cancer cells alter the dynamics of stromal fibronectin-collagen interactions. *Matrix Biol* 60-61, 86-95 (2017).

［18］Paszek, M.J. et al. Tensional homeostasis and the malignant phenotype. *Cancer Cell* 8, 241-254 (2005). Provenzano, P.P. et al. Collagen reorganization at the tumor-stromal interface facilitates local invasion. *BMC Med* 4, 38 (2006). Laklai, H. et al. Genotype tunes pancreatic ductal adenocarcinoma tissue tension to induce matricellular fibrosis and tumor progression. *Nat Med* 22, 497-505 (2016). Nia, H.T. et al. Solid stress and elastic energy as measures of tumour mechanopathology. *Nat Biomed Eng* 1, 0004 (2016). Levental, K.R. et al. Matrix crosslinking forces tumor progression by enhancing integrin signaling. *Cell* 139, 891-906 (2009).

［19］Ioachim, E. et al. Immunohistochemical expression of extracellular matrix components tenascin, fibronectin, collagen type IV and laminin in breast cancer: their prognostic value and role in tumour invasion and progression. *Eur J Cancer* 38, 2362-2370 (2002). Huang, S.P. et al. Over-expression of lysyl oxidase is associated with poor prognosis and response to therapy of patients with lower grade gliomas. *Biochem Biophys Res Commun* 501, 619-627 (2018).

［20］Plodinec, M. et al. The nanomechanical signature of breast cancer. *Nat Nanotechnol* 7, 757-765 (2012). Kalli, M. & Stylianopoulos, T. Defining the role of solid stress and matrix stiffness in cancer cell proliferation and metastasis. *Front Oncol* 8, 55 (2018). Stylianopoulos, T., Munn, L.L. & Jain, R.K. Reengineering the physical microenvironment of tumors to improve drug delivery and efficacy: from mathematical modeling to bench to bedside. *Trends Cancer* 4, 292-319 (2018). Provenzano, P.P. & Hingorani, S.R. Hyaluronan, fluid pressure, and stromal resistance in pancreas cancer. *Br J Cancer* 108, 1-8 (2013).

［21］Conklin, M.W. et al. Collagen alignment as a predictor of recurrence after ductal carcinoma in situ. *Cancer Epidemiol Biomarkers Prev* 27, 138-145 (2018). Riching, K.M. et al. 3D collagen alignment limits protrusions to enhance breast cancer cell persistence. *Biophys J* 107, 2546-2558 (2014). Burke, K., Tang, P. & Brown, E. Second harmonic generation reveals matrix alterations during breast tumor progression. *J Biomed Opt* 18, 31106 (2013). Grossman, M. et al. Tumor cell invasion can be blocked by modulators of collagen fibril alignment that control assembly of the extracellular matrix. *Cancer Res* 76, 4249-4258 (2016).

［22］Motte, S. & Kaufman, L.J. Strain stiffening in collagen I networks. *Biopolymers* 99, 35-46 (2013). Han, W. et al. Oriented collagen fibers direct tumor cell intravasation. *Proc Natl Acad Sci USA* 113, 11208-11213 (2016). van Helvert, S. & Friedl, P. Strain stiffening of fibrillar collagen during individual and collective cell migration identified by AFM nanoindentation. *ACS Appl Mater Interfaces* 8, 21946-21955 (2016).

［23］Provenzano, P.P. et al. Collagen reorganization at the tumor-stromal interface facilitates local invasion. *BMC Med* 4, 38 (2006). Levental, K.R. et al. Matrix crosslinking forces tumor progression by enhancing integrin signaling. *Cell* 139, 891-906 (2009). Mekhdjian, A.H. et al. Integrin-mediated traction force enhances paxillin molecular associations and adhesion dynamics that increase the invasiveness of tumor cells into a three-dimensional extracellular matrix. *Mol Biol Cell* 28, 1467-1488 (2017). Rubashkin, M.G. et al. Force engages vinculin and promotes tumor progression by enhancing PI3K activation of phosphatidylinositol (3,4,5)-triphosphate. *Cancer Res* 74, 4597-4611 (2014).

[24] Harney, A.S. et al. Real-time imaging reveals local, transient vascular permeability, and tumor cell intravasation stimulated by TIE2hi macrophage-derived VEGFA. *Cancer Discov* 5, 932-943 (2015).

[25] Conklin, M.W. et al. Aligned collagen is a prognostic signature for survival in human breast carcinoma. *Am J Pathol* 178, 1221-1232 (2011).

[26] Zhou, Z.H. et al. Reorganized collagen in the tumor microenvironment of gastric cancer and its association with prognosis. *J Cancer* 8, 1466-1476 (2017).

[27] Laklai, H. et al. Genotype tunes pancreatic ductal adenocarcinoma tissue tension to induce matricellular fibrosis and tumor progression. *Nat Med* 22, 497-505 (2016). Palumbo, A., Jr., Da Costa Nde, O., Bonamino, M.H., Pinto, L.F. & Nasciutti, L.E. Genetic instability in the tumor microenvironment: a new look at an old neighbor. *Mol Cancer* 14, 145 (2015). Polyak, K., Haviv, I. & Campbell, I.G. Co-evolution of tumor cells and their microenvironment. *Trends Genet* 25, 30-38 (2009). Tsai, J.H. & Yang, J. Epithelial-mesenchymal plasticity in carcinoma metastasis. *Genes Dev* 27, 2192-2206 (2013). Singh, A. & Settleman, J. EMT, cancer stem cells and drug resistance: an emerging axis of evil in the war on cancer. *Oncogene* 29, 4741-4751 (2010). Samuel, M.S. et al. Actomyosin-mediated cellular tension drives increased tissue stiffness and beta-catenin activation to induce epidermal hyperplasia and tumor growth. *Cancer Cell* 19, 776-791 (2011).

[28] Laklai, H. et al. Genotype tunes pancreatic ductal adenocarcinoma tissue tension to induce matricellular fibrosis and tumor progression. *Nat Med* 22, 497-505 (2016). Samuel, M.S. et al. Actomyosin-mediated cellular tension drives increased tissue stiffness and beta-catenin activation to induce epidermal hyperplasia and tumor growth. *Cancer Cell* 19, 776-791 (2011).

[29] Gaspar, P. & Tapon, N. Sensing the local environment: actin architecture and Hippo signalling. *Curr Opin Cell Biol* 31, 74-83 (2014). Humphrey, J.D., Dufresne, E.R. & Schwartz, M.A. Mechanotransduction and extracellular matrix homeostasis. *Nat Rev Mol Cell Biol* 15, 802-812 (2014).

[30] Geiger, B., Bershadsky, A., Pankov, R. & Yamada, K.M. Transmembrane crosstalk between the extracellular matrix—cytoskeleton crosstalk. *Nat Rev Mol Cell Biol* 2, 793-805 (2001).

[31] Trichet, L. et al. Evidence of a large-scale mechanosensing mechanism for cellular adaptation to substrate stiffness. *Proc Natl Acad Sci USA* 109, 6933-6938 (2012). Elosegui-Artola, A. et

al. Mechanical regulation of a molecular clutch defines force transmission and transduction in response to matrix rigidity. *Nat Cell Biol* 18, 540-548 (2016). Changede, R., Xu, X., Margadant, F. & Sheetz, M.P. Nascent integrin adhesions form on all matrix rigidities after integrin activation. *Dev Cell* 35, 614-621 (2015). Chrzanowska-Wodnicka, M. & Burridge, K. Rho-stimulated contractility drives the formation of stress fibers and focal adhesions. *J Cell Biol* 133, 1403-1415 (1996). Gardel, M.L., Schneider, I.C., Aratyn-Schaus, Y. & Waterman, C.M. Mechanical integration of actin and adhesion dynamics in cell migration. *Annu Rev Cell Dev Biol* 26, 315-333 (2010).

[32] Mierke, C.T. et al. Focal adhesion kinase activity is required for actomyosin contractility-based invasion of cells into dense 3D matrices. *Sci Rep* 7, 42780 (2017).

[33] Paszek, M.J. & Weaver, V.M. The tension mounts: mechanics meets morphogenesis and malignancy. *J Mammary Gland Biol Neoplasia* 9, 325-342 (2004).

[34] Laklai, H. et al. Genotype tunes pancreatic ductal adenocarcinoma tissue tension to induce matricellular fibrosis and tumor progression. *Nat Med* 22, 497-505 (2016). Mouw, J.K. et al. Tissue mechanics modulate microRNA-dependent PTEN expression to regulate malignant progression. *Nat Med* 20, 360-367 (2014). Barnes, J.M. et al. A tension-mediated glycocalyx-integrin feedback loop promotes mesenchymal-like glioblastoma. *Nat Cell Biol* 20, 1203-1214 (2018). Pickup, M.W. et al. Development of aggressive pancreatic ductal adenocarcinomas depends on granulocyte colony stimulating factor secretion in carcinoma cells. *Cancer Immunol Res* 5, 718-729 (2017). Chang, T.T., Thakar, D. & Weaver, V.M. Force-dependent breaching of the basement membrane. *Matrix Biol* 57-58, 178-189 (2017).

[35] Paszek, M.J. et al. Tensional homeostasis and the malignant phenotype. *Cancer Cell* 8, 241-254 (2005).

[36] Paszek, M.J. et al. Tensional homeostasis and the malignant phenotype. *Cancer Cell* 8, 241-254 (2005). Levental, K.R. et al. Matrix crosslinking forces tumor progression by enhancing integrin signaling. *Cell* 139, 891-906 (2009). Solon, J., Levental, I., Sengupta, K., Georges, P.C. & Janmey, P.A. Fibroblast adaptation and stiffness matching to soft elastic substrates. *Biophys J* 93, 4453-4461 (2007).

[37] Warburg, O., Wind, F. & Negelein, E. The metabolism of tumors in the body. *J Gen Physiol* 8, 519-530 (1927).

[38] Pampaloni, F., Stelzer, E.H., Leicht, S. & Marcello, M. Madin-Darby canine kidney cells are increased in aerobic glycolysis when cultured on flat and stiff collagen-coated surfaces rather than in physiological 3-D cultures. *Proteomics* 10, 3394-3413 (2010).

[39] Morris, B.A. et al. Collagen matrix density drives the metabolic shift in breast cancer cells. *EBioMedicine* 13, 146-156 (2016).

[40] Mah, E.J., Lefebvre, A., McGahey, G.E., Yee, A.F. & Digman, M.A. Collagen density modulates triple-negative breast cancer cell metabolism through adhesion-mediated

contractility. *Sci Rep* 8, 17094 (2018).

［41］ Warburg, O., Wind, F. & Negelein, E. The metabolism of tumors in the body. *J Gen Physiol* 8, 519-530 (1927). Vazquez, A., Liu, J., Zhou, Y. & Oltvai, Z.N. Catabolic efficiency of aerobic glycolysis: the Warburg effect revisited. *BMC Syst Biol* 4, 58 (2010).

［42］ Bonnet, S. et al. A mitochondria-K+ channel axis is suppressed in cancer and its normalization promotes apoptosis and inhibits cancer growth. *Cancer Cell* 11, 37-51 (2007).

［43］ Porporato, P.E., Filigheddu, N., Pedro, J.M.B., Kroemer, G. & Galluzzi, L. Mitochondrial metabolism and cancer. *Cell Res* 28, 265-280 (2018). Xiao, M. et al. Inhibition of alpha-KG-dependent histone and DNA demethylases by fumarate and succinate that are accumulated in mutations of FH and SDH tumor suppressors. *Genes Dev* 26, 1326-1338 (2012).

［44］ Moreira, J.D. et al. The redox status of cancer cells supports mechanisms behind the warburg effect. *Metabolites* 6, 33 (2016).

［45］ Vander Heiden, M.G. & DeBerardinis, R.J. Understanding the intersections between metabolism and cancer biology. *Cell* 168, 657-669 (2017).

［46］ Hao, C. et al. Overexpression of SIRT1 promotes metastasis through epithelial-mesenchymal transition in hepatocellular carcinoma. *BMC Cancer* 14, 978 (2014).

［47］ Chalkiadaki, A. & Guarente, L. The multifaceted functions of sirtuins in cancer. *Nat Rev Cancer* 15, 608-624 (2015).

［48］ Ryu, K.W. et al. Metabolic regulation of transcription through compartmentalized NAD(+) biosynthesis. *Science* 360, 6389 (2018).

［49］ Santidrian, A.F. et al. Mitochondrial complex I activity and NAD+/NADH balance regulate breast cancer progression. *J Clin Invest* 123, 1068-1081 (2013).

［50］ Hardie, D.G. AMP-activated protein kinase: an energy sensor that regulates all aspects of cell function. *Genes Dev* 25, 1895-1908 (2011).

［51］ Grahame Hardie, D. Regulation of AMP-activated protein kinase by natural and synthetic activators. *Acta Pharm Sin B* 6, 1-19 (2016).

［52］ Agarwal, S., Bell, C.M., Rothbart, S.B. & Moran, R.G. AMP-activated protein kinase (AMPK) control of mTORC1 is p53-and TSC2-independent in pemetrexed-treated carcinoma cells. *J Biol Chem* 290, 27473-27486 (2015).

［53］ Faubert, B. et al. AMPK is a negative regulator of the Warburg effect and suppresses tumor growth in vivo. *Cell Metab* 17, 113-124 (2013).

［54］ Zulato, E. et al. Prognostic significance of AMPK activation in advanced stage colorectal cancer treated with chemotherapy plus bevacizumab. *Br J Cancer* 111, 25-32 (2014). Cheng, J. et al. Prognostic significance of AMPK in human malignancies: a meta-analysis. *Oncotarget* 7, 75739-75748 (2016).

［55］ Vassilopoulos, A., Fritz, K.S., Petersen, D.R. & Gius, D. The human sirtuin family: evolutionary divergences and functions. *Hum Genomics* 5, 485-496 (2011).

［56］Imai, S., Armstrong, C.M., Kaeberlein, M. & Guarente, L. Transcriptional silencing and longevity protein Sir2 is an NAD-dependent histone deacetylase. *Nature* 403, 795-800 (2000). Knight, J.R. & Milner, J. SIRT1, metabolism and cancer. *Curr Opin Oncol* 24, 68-75 (2012). Satoh, A. et al. Sirt1 extends life span and delays aging in mice through the regulation of Nk2 homeobox 1 in the DMH and LH. *Cell Metab* 18, 416-430 (2013). Sun, T., Jiao, L., Wang, Y., Yu, Y. & Ming, L. SIRT1 induces epithelial-mesenchymal transition by promoting autophagic degradation of E-cadherin in melanoma cells. *Cell Death Dis* 9, 136 (2018).

［57］Bai, W. & Zhang, X. Nucleus or cytoplasm? The mysterious case of SIRT1's subcellular localization. *Cell Cycle* 15, 3337-3338 (2016). Hsu, W.W., Wu, B. & Liu, W.R. Sirtuins 1 and 2 are universal histone deacetylases. *ACS Chem Biol* 11, 792-799 (2016). Martinez-Redondo, P. & Vaquero, A. The diversity of histone versus nonhistone sirtuin substrates. *Genes Cancer* 4, 148-163 (2013).

［58］Finley, L.W. et al. SIRT3 opposes reprogramming of cancer cell metabolism through HIF1alpha destabilization. *Cancer Cell* 19, 416-428 (2011).

［59］Sun, T., Jiao, L., Wang, Y., Yu, Y. & Ming, L. SIRT1 induces epithelial-mesenchymal transition by promoting autophagic degradation of E-cadherin in melanoma cells. *Cell Death Dis* 9, 136 (2018). Joo, H.Y. et al. SIRT1 deacetylates and stabilizes hypoxia-inducible factor-1alpha (HIF-1alpha) via direct interactions during hypoxia. *Biochem Biophys Res Commun* 462, 294-300 (2015).

［60］Alhazzazi, T.Y., Kamarajan, P., Verdin, E. & Kapila, Y.L. SIRT3 and cancer: tumor promoter or suppressor? *Biochim Biophys Acta* 1816, 80-88 (2011).

［61］Kim, H.S. et al. SIRT3 is a mitochondria-localized tumor suppressor required for maintenance of mitochondrial integrity and metabolism during stress. *Cancer Cell* 17, 41-52 (2010).

［62］Zhong, L. et al. The histone deacetylase Sirt6 regulates glucose homeostasis via Hif1alpha. *Cell* 140, 280-293 (2010).

［63］Fiorino, E. et al. The sirtuin class of histone deacetylases: regulation and roles in lipid metabolism. *IUBMB Life* 66, 89-99 (2014).

［64］Son, M.J. et al. Upregulation of mitochondrial NAD(+) levels impairs the clonogenicity of SSEA1(+) glioblastoma tumor-initiating cells. *Exp Mol Med* 49, e344 (2017).

［65］Canto, C. & Auwerx, J. Targeting sirtuin 1 to improve metabolism: all you need is NAD(+)? *Pharmacol Rev* 64, 166-187 (2012). Yaku, K., Okabe, K., Hikosaka, K. & Nakagawa, T. NAD metabolism in cancer therapeutics. *Front Oncol* 8, 622 (2018).

［66］Yaku, K., Okabe, K., Hikosaka, K. & Nakagawa, T. NAD metabolism in cancer therapeutics. *Front Oncol* 8, 622 (2018). Hasmann, M. & Schemainda, I. FK866, a highly specific noncompetitive inhibitor of nicotinamide phosphoribosyltransferase, represents a novel mechanism for induction of tumor cell apoptosis. *Cancer Res* 63, 7436-7442 (2003).

［67］Son, M.J. et al. Upregulation of mitochondrial NAD(+) levels impairs the clonogenicity of SSEA1(+) glioblastoma tumor-initiating cells. *Exp Mol Med* 49, e344 (2017).

［68］Hu, J., Jing, H. & Lin, H. Sirtuin inhibitors as anticancer agents. *Future Med Chem* 6, 945-966 (2014).

［69］Song, M.S., Salmena, L. & Pandolfi, P.P. The functions and regulation of the PTEN tumour suppressor. *Nat Rev Mol Cell Biol* 13, 283-296 (2012).

［70］Levental, K.R. et al. Matrix crosslinking forces tumor progression by enhancing integrin signaling. *Cell* 139, 891-906 (2009). Mouw, J.K. et al. Tissue mechanics modulate microRNA-dependent PTEN expression to regulate malignant progression. *Nat Med* 20, 360-367 (2014). Chalhoub, N. & Baker, S.J. PTEN and the PI3-kinase pathway in cancer. *Annu Rev Pathol* 4, 127-150 (2009).

［71］Laplante, M. & Sabatini, D.M. mTOR signaling in growth control and disease. *Cell* 149, 274-293 (2012). Saxton, R.A. & Sabatini, D.M. mTOR signaling in growth, metabolism, and disease. *Cell* 169, 361-371 (2017).

［72］Populo, H., Lopes, J.M. & Soares, P. The mTOR signalling pathway in human cancer. *Int J Mol Sci* 13, 1886-1918 (2012).

［73］Fukuda, S. et al. Pyruvate kinase M2 modulates esophageal squamous cell carcinoma chemotherapy response by regulating the pentose phosphate pathway. *Ann Surg Oncol* 22 Suppl 3, S1461-1468 (2015). Sun, Q. et al. Mammalian target of rapamycin up-regulation of pyruvate kinase isoenzyme type M2 is critical for aerobic gly colysis and tumor growth. *Proc Natl Acad Sci USA* 108, 4129-4134 (2011). Dengler, V.L., Galbraith, M. & Espinosa, J.M. Transcriptional regulation by hypoxia inducible factors. *Crit Rev Biochem Mol Biol* 49, 1-15 (2014).

［74］Peng, T., Golub, T.R. & Sabatini, D.M. The immunosuppressant rapamycin mimics a starvation-like signal distinct from amino acid and glucose deprivation. *Mol Cell Biol* 22, 5575-5584 (2002). Sun, Y. et al. Estradiol promotes pentose phosphate pathway addiction and cell survival via reactivation of Akt in mTORC1 hyperactive cells. *Cell Death Dis* 5, e1231 (2014). Acharya, S. et al. Downregulation of GLUT4 contributes to effective intervention of estrogen receptor-negative/ HER2-overexpressing early stage breast disease progression by lapatinib. *Am J Cancer Res* 6, 981-995 (2016).

［75］Babbar, M., Huang, Y., An, J., Landas, S.K. & Sheikh, M.S. CHTM1, a novel metabolic marker deregulated in human malignancies. *Oncogene* 37, 2052-2066 (2018).

［76］Das, F. et al. High glucose forces a positive feedback loop connecting Akt kinase and FoxO1 transcription factor to activate mTORC1 kinase for mesangial cell hypertrophy and matrix protein expression. *J Biol Chem* 289, 32703-32716 (2014).

［77］Su, H.Y. et al. The unfolded protein response plays a predominant homeostatic role in response to mitochondrial stress in pancreatic stellate cells. *PLoS One* 11, e0148999 (2016). Perl, A. Activation of mTOR (mechanistic target of rapamycin) in rheumatic diseases. *Nat Rev Rheumatol* 12, 169-182 (2016).

[78] Hall, E. et al. The effects of high glucose exposure on global gene expression and DNA methylation in human pancreatic islets. *Mol Cell Endocrinol* 472, 57-67 (2018).

[79] Zhang, B., Pan, X., Cobb, G.P. & Anderson, T.A. microRNAs as oncogenes and tumor suppressors. *Dev Biol* 302, 1-12 (2007).

[80] Mouw, J.K. et al. Tissue mechanics modulate microRNA-dependent PTEN expression to regulate malignant progression. *Nat Med* 20, 360-367 (2014).

[81] Tumaneng, K. et al. YAP mediates crosstalk between the Hippo and PI(3)K-TOR pathways by suppressing PTEN via miR-29. *Nat Cell Biol* 14, 1322-1329 (2012).

[82] Yuan, Y., Zhong, W., Ma, G., Zhang, B. & Tian, H. Yes-associated protein regulates the growth of human non-small cell lung cancer in response to matrix stiffness. *Mol Med Rep* 11, 4267-4272 (2015).

[83] Enzo, E. et al. Aerobic glycolysis tunes YAP/TAZ transcriptional activity. *EMBO J* 34, 1349-1370 (2015). Koo, J.H. & Guan, K.L. Interplay between YAP/TAZ and metabolism. *Cell Metab* 28, 196-206 (2018).

[84] Wang, W. et al. AMPK modulates Hippo pathway activity to regulate energy homeostasis. *Nat Cell Biol* 17, 490-499 (2015).

[85] Du, K. et al. Hedgehog-YAP signaling pathway regulates glutaminolysis to control activation of hepatic stellate cells. *Gastroenterology* 154, 1465-1479 e1413 (2018).

[86] Brown, K. et al. WNT/beta-catenin signaling regulates mitochondrial activity to alter the oncogenic potential of melanoma in a PTEN-dependent manner. *Oncogene* 36, 3119-3136 (2017).

[87] Sherwood, V. et al. WNT5A-mediated beta-catenin- independent signalling is a novel regulator of cancer cell metabolism. *Carcinogenesis* 35, 784-794 (2014).

[88] Yang, J., Mani, S.A. & Weinberg, R.A. Exploring a new twist on tumor metastasis. *Cancer Res* 66, 4549-4552 (2006). Matsuo, N. et al. Twist expression promotes migration and invasion in hepatocellular carcinoma. *BMC Cancer* 9, 240 (2009).

[89] Broders-Bondon, F., Nguyen Ho-Bouldoires, T.H., Fernandez-Sanchez, M.E. & Farge, E. Mechanotransduction in tumor progression: the dark side of the force. *J Cell Biol* 217, 1571-1587 (2018). Wei, S.C. et al. Matrix stiffness drives epithelial-mesenchymal transition and tumour metastasis through a TWIST1-G3BP2 mechanotransduction pathway. *Nat Cell Biol* 17, 678-688 (2015).

[90] Yang, L. et al. Twist promotes reprogramming of glucose metabolism in breast cancer cells through PI3K/ AKT and p53 signaling pathways. *Oncotarget* 6, 25755-25769 (2015).

[91] Kirby, T.J. & Lammerding, J. Emerging views of the nucleus as a cellular mechanosensor. *Nat Cell Biol* 20, 373-381 (2018). Cho, S., Irianto, J. & Discher, D.E. Mechanosensing by the nucleus: from pathways to scaling relationships. *J Cell Biol* 216, 305-315 (2017). Guilluy, C. & Burridge, K. Nuclear mechanotransduction: forcing the nucleus to respond. *Nucleus* 6,

19-22 (2015). Boukouris, A.E., Zervopoulos, S.D. & Michelakis, E.D. Metabolic enzymes moonlighting in the nucleus: metabolic regulation of gene transcription. *Trends Biochem Sci* 41, 712-730 (2016).

[92] Lombardi, M.L. et al. The interaction between nesprins and sun proteins at the nuclear envelope is critical for force transmission between the nucleus and cytoskeleton. *J Biol Chem* 286, 26743-26753 (2011). Elosegui-Artola, A. et al. Force triggers YAP nuclear entry by regulating transport across nuclear pores. *Cell* 171, 1397-1410 e1314 (2017).

[93] Elosegui-Artola, A. et al. Force triggers YAP nuclear entry by regulating transport across nuclear pores. *Cell* 171, 1397-1410 e1314 (2017).

[94] Rajgor, D. & Shanahan, C.M. Nesprins: from the nuclear envelope and beyond. *Expert Rev Mol Med* 15, e5 (2013). Wilson, M.H. & Holzbaur, E.L. Nesprins anchor kinesin-1 motors to the nucleus to drive nuclear distribution in muscle cells. *Development* 142, 218-228 (2015).

[95] Tapley, E.C. & Starr, D.A. Connecting the nucleus to the cytoskeleton by SUN-KASH bridges across the nuclear envelope. *Curr Opin Cell Biol* 25, 57-62 (2013). Chang, W., Worman, H.J. & Gundersen, G.G. Accessorizing and anchoring the LINC complex for multifunctionality. *J Cell Biol* 208, 11-22 (2015).

[96] Luger, K., Dechassa, M.L. & Tremethick, D.J. New insights into nucleosome and chromatin structure: an ordered state or a disordered affair? *Nat Rev Mol Cell Biol* 13, 436-447 (2012). Tessarz, P. & Kouzarides, T. Histone core modifications regulating nucleosome structure and dynamics. *Nat Rev Mol Cell Biol* 15, 703-708 (2014).

[97] Liu, X.S., Little, J.B. & Yuan, Z.M. Glycolytic metabolism influences global chromatin structure. *Oncotarget* 6, 4214-4225 (2015).

[98] For review, see Bannister, A.J. & Kouzarides, T. Regulation of chromatin by histone modifications. *Cell Res* 21, 381-395 (2011). Portela, A. & Esteller, M. Epigenetic modifications and human disease. *Nat Biotechnol* 28, 1057-1068 (2010). Seto, E. & Yoshida, M. Erasers of histone acetylation: the histone deacetylase enzymes. *Cold Spring Harb Perspect Biol* 6, a018713 (2014).

[99] Zentner, G.E. & Henikoff, S. Regulation of nucleosome dynamics by histone modifications. *Nat Struct Mol Biol* 20, 259-266 (2013). Schvartzman, J.M., Thompson, C.B. & Finley, L.W.S. Metabolic regulation of chromatin modifications and gene expression. *J Cell Biol* 217, 2247-2259 (2018).

[100] Lim D.H.K. & Maher, E.R. DNA methylation: a form of epigenetic control of gene expression. *Obstetrician Gynaecologist* 12, 37-42 (2010).

[101] Yan, C. & Boyd, D.D. Histone H3 acetylation and H3 K4 methylation define distinct chromatin regions permissive for transgene expression. *Mol Cell Biol* 26, 6357-6371 (2006).

[102] Merlo, A. et al. 5' CpG island methylation is associated with transcriptional silencing of the tumour suppressor p16/CDKN2/MTS1 in human cancers. *Nat Med* 1, 686-692 (1995).

Lee, J.J. et al. Methylation and immunoexpression of p16(INK4a) tumor suppressor gene in primary breast cancer tissue and their quantitative p16(INK4a) hypermethylation in plasma by real-time PCR. *Korean J Pathol* 46, 554-561 (2012).

[103] Hall, E. et al. The effects of high glucose exposure on global gene expression and DNA methylation in human pancreatic islets. *Mol Cell Endocrinol* 472, 57-67 (2018).

[104] Khan, Z.S., Santos, J.M. & Hussain, F. Aggressive prostate cancer cell nuclei have reduced stiffness. *Biomicrofluidics* 12, 014102 (2018).

[105] Stephens, A.D., Banigan, E.J., Adam, S.A., Goldman, R.D. & Marko, J.F. Chromatin and lamin A determine two different mechanical response regimes of the cell nucleus. *Mol Biol Cell* 28, 1984-1996 (2017).

[106] Elosegui-Artola, A. et al. Force triggers YAP nuclear entry by regulating transport across nuclear pores. *Cell* 171, 1397-1410 e1314 (2017). Wang, N., Tytell, J.D. & Ingber, D.E. Mechanotransduction at a distance: mechanically coupling the extracellular matrix with the nucleus. *Nat Rev Mol Cell Biol* 10, 75-82 (2009).

[107] Kocgozlu, L. et al. Selective and uncoupled role of substrate elasticity in the regulation of replication and transcription in epithelial cells. *J Cell Sci* 123, 29-39 (2010).

[108] Pradhan, R., Ranade, D. & Sengupta, K. Emerin modulates spatial organization of chromosome territories in cells on softer matrices. *Nucleic Acids Res* 46, 5561-5586 (2018).

[109] Alam, S.G. et al. The mammalian LINC complex regulates genome transcriptional responses to substrate rigidity. *Sci Rep* 6, 38063 (2016).

[110] Apostolou, P. & Fostira, F. Hereditary breast cancer: the era of new susceptibility genes. *Biomed Res Int* 2013, 747318 (2013). Obuch, J.C. & Ahnen, D.J. Colorectal cancer: genetics is changing everything. *Gastroenterol Clin North Am* 45, 459-476 (2016). Kobayashi, H., Ohno, S., Sasaki, Y. & Matsuura, M. Hereditary breast and ovarian cancer susceptibility genes (review). *Oncol Rep* 30, 1019-1029 (2013).

[111] Pfeifer, C.R., Alvey, C.M., Irianto, J. & Discher, D.E. Genome variation across cancers scales with tissue stiffness—an invasion-mutation mechanism and implications for immune cell infiltration. *Curr Opin Syst Biol* 2, 103-114 (2017).

[112] Theocharis, A.D., Skandalis, S.S., Gialeli, C. & Karamanos, N.K. Extracellular matrix structure. *Adv Drug Deliv Rev* 97, 4-27 (2016). Rackov, G. et al. Vesicle-mediated control of cell function: the role of extracellular matrix and microenvironment. *Front Physiol* 9, 651 (2018).

[113] Janssen, L.M.E., Ramsay, E.E., Logsdon, C.D. & Overwijk, W.W. The immune system in cancer metastasis: friend or foe? *J Immunother Cancer* 5, 79 (2017).

[114] Acerbi, I. et al. Human breast cancer invasion and aggression correlates with ECM stiffening and immune cell infiltration. *Integr Biol (Camb)* 7, 1120-1134 (2015). Laklai, H. et al. Genotype tunes pancreatic ductal adenocarcinoma tissue tension to induce matricellular fibrosis and tumor progression. *Nat Med* 22, 497-505 (2016). Levental, K.R. et al. Matrix

crosslinking forces tumor progression by enhancing integrin signaling. *Cell* 139, 891-906 (2009). Mouw, J.K. et al. Tissue mechanics modulate microRNA-dependent PTEN expression to regulate malignant progression. *Nat Med* 20, 360-367 (2014).

[115] Coussens, L.M. & Werb, Z. Inflammation and cancer. *Nature* 420, 860-867 (2002). Wu, Y. & Zhou, B.P. Inflammation: a driving force speeds cancer metastasis. *Cell Cycle* 8, 3267-3273 (2009).

[116] Ridker, P.M. et al. Effect of interleukin-1beta inhibition with canakinumab on incident lung cancer in patients with atherosclerosis: exploratory results from a randomised, double-blind, placebo-controlled trial. *Lancet* 390, 1833-1842 (2017).

[117] Fattovich, G., Stroffolini, T., Zagni, I. & Donato, F. Hepatocellular carcinoma in cirrhosis: incidence and risk factors. *Gastroenterology* 127, S35-50 (2004). Llovet, J.M. et al. Hepatocellular carcinoma. *Nat Rev Dis Primers* 2, 16018 (2016).

[118] Boozalis, E., Shah, A.A., Wigley, F., Kang, S. & Kwatra, S.G. Morphea and systemic sclerosis are associated with an increased risk for melanoma and nonmelanoma skin cancer. *J Am Acad Dermatol* 80, 1449-1451 (2019). Maria, A.T.J. et al. Fibrosis development in HOCl-induced systemic sclerosis: a multistage process hampered by mesenchymal stem cells. *Front Immunol* 9, 2571 (2018). Watad, A. et al. Autoantibody status in systemic sclerosis patients defines both cancer risk and survival with ANA negativity in cases with concomitant cancer having a worse survival. *Oncoimmunology* 8, e1588084 (2019).

[119] Wynn, T.A. & Ramalingam, T.R. Mechanisms of fibrosis: therapeutic translation for fibrotic disease. *Nat Med* 18, 1028-1040 (2012).

[120] Forrester, S.J., Kikuchi, D.S., Hernandes, M.S., Xu, Q. & Griendling, K.K. Reactive oxygen species in metabolic and inflammatory signaling. *Circ Res* 122, 877-902 (2018).

[121] Canli, O. et al. Myeloid cell-derived reactive oxygen species induce epithelial mutagenesis. *Cancer Cell* 32, 869-883 e865 (2017).

[122] Engler, A.J., Sen, S., Sweeney, H.L. & Discher, D.E. Matrix elasticity directs stem cell lineage specification. *Cell* 126, 677-689 (2006). Walsh, S.M. et al. Novel differences in gene expression and functional capabilities of myofibroblast populations in idiopathic pulmonary fibrosis. *Am J Physiol Lung Cell Mol Physiol* 315, L697-L710 (2018). Stowers, R.S. et al. Matrix stiffness induces a tumorigenic phenotype in mammary epithelium through changes in chromatin accessibility. *Nat Biomed Eng* 3, 1009-1019 (2019). Hinz, B., Mastrangelo, D., Iselin, C.E., Chaponnier, C. & Gabbiani, G. Mechanical tension controls granulation tissue contractile activity and myofibroblast differentiation. *Am J Pathol* 159, 1009-1020 (2001).

[123] Mah, E.J., Lefebvre, A., McGahey, G.E., Yee, A.F. & Digman, M.A. Collagen density modulates triple-negative breast cancer cell metabolism through adhesion-mediated contractility. *Sci Rep* 8, 17094 (2018).

[124] Polet, F., Martherus, R., Corbet, C., Pinto, A. & Feron, O. Inhibition of glucose metabolism

prevents glycosylation of the glutamine transporter ASCT2 and promotes compensatory LAT1 upregulation in leukemia cells. *Oncotarget* 7, 46371-46383 (2016).

［125］Barnes, J.M. et al. A tension-mediated glycocalyx-integrin feedback loop promotes mesenchymal-like glioblastoma. *Nat Cell Biol* 20, 1203-1214 (2018).

（曾宪涛　胡海亮）

12 癌症代谢和治疗前景：利用酸性、营养和氧化应激

Maša Ždralević 和 Jacques Pouysségur

概述

从细菌到人类，不同的物种通过适应并生存于从缺氧到逐渐富氧的各种极端环境，从而进化出非常高效而强大的代谢、酶促反应和生物能量系统。营养物质的吸收、储存和代谢是所有生命形式的核心过程，并为维持生命活动提供能量和生物量。本章将介绍快速生长的组织和肿瘤所利用的进化中最古老的代谢通路，即 Myc/ 缺氧诱导通路，也被称为糖酵解通路，在癌细胞中亦被称为 Warburg 效应；随后探讨了阻断代谢通路中分别为葡萄糖 -6- 磷酸异构酶、乳酸脱氢酶（LDHA/B）和乳酸转运蛋白（MCT1/4）这三个关键节点分子对于侵袭性肿瘤的潜在治疗价值；进一步阐明了癌细胞在代谢和能量封锁下的存活、生长停滞或死亡中表现出的代谢可塑性；还提出了一些证据挑战"Warburg 效应对肿瘤生长至关重要"这一传统观点。最后，介绍了未来两种令人乐观的治疗方法：一种通过减少肿瘤乳酸诱发强大的抗肿瘤免疫应答，另一种通过靶向氧化还原稳态的关键成分胱氨酸转运蛋白 xCT（SLC7A11）来精准触发肿瘤细胞的"铁死亡"。

12.1 引言

营养物质的吸收和代谢对于生命至关重要，它们为生命提供能量和生物量。在后生动物中，激素和生长因子是控制营养物质吸收和代谢的关键，也是参与细胞周期、

细胞分裂和增殖并维持细胞生存的先决条件[1]。这些信号通过两条普遍存在的有丝分裂信号通路进行传递，即 Ras-Raf-ERK 通路和 PI3K-AKT 通路，由生长因子受体酪氨酸激酶和一些 G 蛋白偶联受体所激活。这两个信号通路的关键特征是其协同激活进化上保守的主蛋白激酶 mTORC1，该激酶不仅控制蛋白质合成，还控制其他合成代谢过程，包括脂质和核苷酸合成[2]。

现在已经确定的是，虽然不同组织的癌细胞发生于不同的环境，但最终都会进入一个获得更多生长因子并独立生产细胞基质的阶段。因此，在最具代表性的致癌基因和肿瘤驱动因素中，经常发现两种信号通路的组成性激活突变也就不足为奇，例如上游的受体酪氨酸激酶（RTK）、Ras-Raf-ERK 和 PI3K/AKT，以及这些通路下游赋予部分或全部细胞内在自主性的转录因子 Myc[3]。在营养缺乏或其他致命的环境（如缺氧／富氧），细胞通过表达 ATF4、Myc、HIF1 和 NRF2 等转录因子演变出多种生存策略。癌细胞很大程度地利用这些因子实现快速生长并产生治疗抗性[4]。

在距今约一个世纪的 Otto Warburg 的杰出工作之后[5]，现代分子生物学研究方法确立了能量代谢在癌症进展中的重要性，特别是近二十年来对这一领域的了解大为提高[6]。因此，人们对能量代谢的基本原理重新产生了兴趣。目前普遍认为，代谢重编程在肿瘤发生过程中提供了选择优势，其不仅能够灵活地在营养丰富时增强细胞的生长和增殖，而且还能够通过激活自噬（一种营养缺乏时的代谢休眠）维持细胞存活[7]。此外，维持氧化还原稳态以抵消活性氧（ROS）的增加是促进肿瘤发生和转移的重要机制。这种氧化还原稳态部分依靠原癌信号通路和转录因子的激活维持[8]。众所周知，肿瘤具有显著的遗传和表型异质性[9]，但是糖酵解和谷氨酰胺代谢水平的增加仍然是大多数癌症中的关键代谢通路（图 12.1）。然而，正如第 12.2 节所述，这种代谢特征的表型不是由基因突变驱动的特定癌症特征，而是由肿瘤细胞的生理状态和微环境共同决定的结果。在致癌突变出现之前，由激素、生长因子信号级联和表观遗传机制调控的代谢相关基因表达促进了代谢重编程和生长存活优势[10]。因此，表观遗传修饰能够在可检测到的突变出现之前增强细胞的增殖、迁移和多能性。

不同于正常分化的细胞从呼吸作用／氧化磷酸化（OXPHOS）中获取能量，癌细胞的有氧糖酵解增加。几十年来，癌细胞的这一关键特征已经被用于体内肿瘤的检测和成像[11]。尽管是在有氧的条件中，癌细胞也依然可以进行无氧呼吸，大多数快速进展的肿瘤在摄取葡萄糖后分泌乳酸。这种现象被称为 Warburg 效应，由德国生理学家 Otto Warburg 在 20 世纪 20 ～ 30 年代发现[12]。这种高度糖酵解表型是由失控的生长信号、表达失调的 c-Myc 和缺氧诱导因子 1（HIF1）的共同作用所致，会诱导糖酵解酶和转运蛋白的表达[13]，并限制糖酵解产生的丙酮酸进入柠檬酸循环，这也称为三羧酸循环（TCA）或克雷布斯（Krebs）循环[14]。

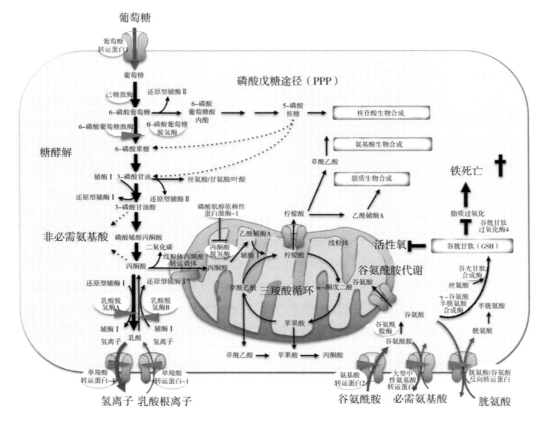

图 12.1　代谢示意图

该图展示了一些关键的代谢通路及其在增殖细胞中的相互关系。大多数额外吸收的营养用于核苷酸、氨基酸和脂质生物合成。考虑到本章讨论的是糖酵解通路（Warburg 效应），请从上往下阅读从葡萄糖到乳酸的过程以及在研究中被阻断的三个酶促反应（水平三角箭头）。

糖酵解通量的加速为癌细胞快速提供了三磷酸腺苷（ATP）、代谢中间体和前体，以维持生物合成并减少细胞分裂所需的物质当量（图 12.1）[15]；随后乳酸释放，沿着浓度梯度从糖酵解的癌细胞向一些进行有氧呼吸的癌细胞扩散[16]，或在许多生理过程中作为糖原再循环利用[17]。

糖酵解这一广泛存在的癌症表型被普遍认为对于促进肿瘤生长至关重要，并作为潜在的治疗靶点被广泛关注。事实上，许多药物能够干扰糖酵解和营养物质转运蛋白，如葡萄糖转运蛋白 1（GLUT1）、己糖激酶（HK）、6- 磷酸果糖 -2- 激酶 /果糖 -2,6- 二磷酸酶 3（PFKFB3）、丙酮酸激酶同工酶 2（PKM2）、乳酸脱氢酶 A（LDHA）和单羧酸转运蛋白 1（MCT1）。这些药物已被研究能否用作抗癌药[18]。

其中，茉莉酸甲酯、2- 脱氧葡萄糖（2-DG）和 3- 溴丙酮酸被证明可有效抑制 HK 活性和 Warburg 效应[19]。然而，在临床研究中，所有这些药物都显示出相当大的全身毒性，同时缺乏靶细胞活性或特异性。因此，目前为止，还没有任何一种抑制糖酵解的药物被批准作为抗癌药在临床上使用[20]。

与迄今为止所探索的药理学方法不同，我们在这里讨论通过 CRISPR-Cas9 介导的基因编辑破坏 Warburg 效应的优势和局限性。事实上，我们质疑和挑战了一种被广泛接受的观点，即 Warburg 效应确实对肿瘤生长至关重要。我们从三个层面（图 12.1）对糖酵解通路进行靶向的基因阻断：①从葡萄糖 -6- 磷酸异构酶（GPI）水平进行上游通路阻断；②从乳酸脱氢酶（LDHs，同工型 A 和 B）水平进行下游阻断；③对氢离子 / 乳酸根离子转运蛋白（MCT1 和 MCT4）外排乳酸加以阻断。随后我们，讨论了两种侵袭性癌细胞系在上述通路阻断条件下的代谢重编程和肿瘤生长情况，并将结果与更多相关文献进行了对比分析。

最后，在本章的结尾部分，我们简要讨论了肿瘤中的乳酸作为一种潜在的免疫抑制剂对免疫细胞活性和其浸润肿瘤能力的影响，从而展现出一个新兴且令人振奋的前景[21]（图 12.2）；还指出了胱氨酸转运蛋白 xCT（SLC7A11）在营养和氧化还原稳态中起到关键作用，是一个能够诱导"铁死亡"的有潜力的新型抗癌靶点[22]（图 12.3）。

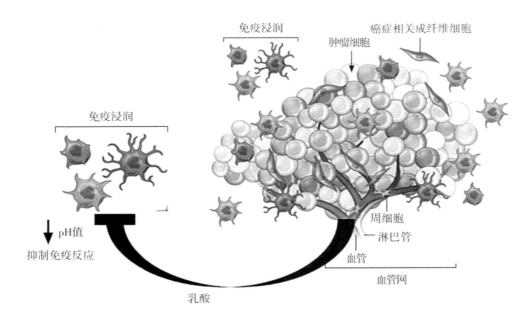

图 12.2　乳酸促进肿瘤免疫逃逸的示意图

酸性环境会抑制肿瘤 T 细胞浸润和自然杀伤细胞（NK）产生干扰素 γ[25]，并诱导肿瘤相关的巨噬细胞重编程为非炎症表型[26]。

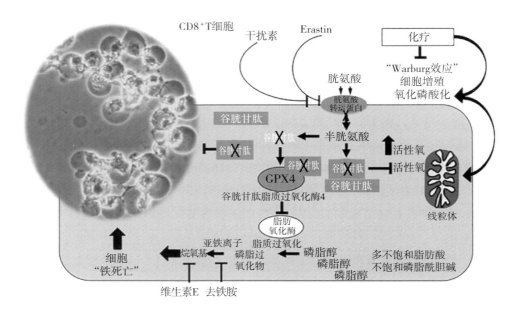

图 12.3 胱氨酸转运蛋白 xCT 在控制氧化还原稳态和诱导细胞"铁死亡"中的作用示意图

xCT 敲除，与低浓度的 erastin 处理一样，能够导致谷胱甘肽（GSH）的匮乏并诱发细胞死亡[36]。

12.2 Warburg 效应和癌症，一个明显的悖论

快速生长的肿瘤更倾向于通过糖酵解这种与呼吸作用相反的低 ATP 产生途径，这一现象长期以来被视为一个自相矛盾的悖论，但是只要提供营养和葡萄糖，这种代谢选择几乎是快速增殖的普遍现象[23]。糖酵解也是细菌和酵母等进行指数生长的微生物的主要代谢途径。酵母菌并不分泌乳酸，而是通过酵母属内保守的糖酵解酶家族将丙酮酸转化为乙醇[24]。糖酵解也是胚胎干细胞（ESC）的一个特征，在胚胎干细胞植入前和植入后瞬时的低氧条件中发生，此外在体细胞重编程为诱导多能干细胞（iPSC）[27] 的过程中也会出现。高糖酵解通量与细胞的无限增殖[28]和多能性维持[29]的潜力直接相关。与癌细胞类似，这些代谢变化使细胞为接下来不同的能量需求做好准备。一个有趣的观点认为，癌细胞代谢调控的改变可能是其向胚胎阶段回归的结果[30]。事实上，在饥饿的小鼠体内，肌肉[31]、神经元[32]和脂肪组织等分化组织也涉及了从有氧呼吸到糖酵解代谢的转变[33]。这让人联想到缺氧这一情况，在这个过程中，饥饿状态下的 FOXK1/2 就和 HIF1 一样，诱导糖酵解通量生成乳酸，随后通过糖异生途径充分地补充到糖原储备之中[34]。这里的美妙之处在于，转录因子 HIF1（缺氧状态）和 FOXK1/2（饥饿状态）通过抑制线粒体丙酮酸脱氢酶复合体

（PDH）最大化地产生乳酸。

总之，糖酵解是一种古老的进化代谢途径，其被快速生长的组织和肿瘤所利用，但也可以响应分化组织的营养和能量需求。乳酸作为糖异生的主要代谢前体和能量来源在器官中被循环利用[35]。

12.3　Warburg 效应对于癌症是否不可或缺？

我们通过使用人类结肠腺癌（LS174T）和小鼠 B16-F10 黑色素瘤这两种侵袭性癌细胞系回答了这个问题，分别从糖酵解的三个关键步骤完全阻断了"Warburg 效应"：葡萄糖 -6- 磷酸异构酶；乳酸脱氢酶 A、B 单独或 A 和 B 同时；乳酸 / 氢转运蛋白 MCT1 和 MCT4（图 12.1，水平三角箭头）。

12.3.1　阻断葡萄糖 -6- 磷酸异构酶

GPI（D-glucose-6-phosphate 醛糖 – 酮糖异构酶；EC 5.3.1.9）是一种在正常细胞中普遍表达的管家胞浆酶，可在糖酵解和糖异生途径中催化 6- 磷酸葡萄糖（G6P）和 6- 磷酸果糖（F6P）之间可逆的相互转化。GPI 被 2-DG 竞争性抑制，并且与大多数糖酵解基因一样，其表达被 c-Myc[37] 和 HIF-1 直接调控[38]。GPI 的表达在许多癌症中升高。在肺腺癌患者中，GPI 过表达与预后不良及总生存期缩短显著相关[39]。此外，GPI 过表达也与胃癌的发生及不良预后有关[40]，而 GPI 基因多态性则用来预测肝细胞癌患者的总生存期，因此可以作为潜在的预测生物标志物[41]。

大约四十年前，研究人员通过 2- 脱氧 [3H]- 葡萄糖辐射自杀法，使得 GPI 缺陷突变细胞从中国仓鼠成纤维细胞中首次被分离出来[42]。这些突变体的己糖转运功能已经受损，乳酸产量很低，因而完全依赖呼吸作用产生能量并维持生长。然而，尽管有氧糖酵解受到了抑制，这些突变体仍然保留了亲本的体外转化表型（低血清依赖性及锚定依赖性生长缺失）和肿瘤形成能力[43]。这些发现表明糖酵解对细胞生长并非不可或缺，高度有氧糖酵解可以与体外恶性表型脱钩。此外，GPI 缺陷突变体保留了正常的 DNA 合成和肿瘤形成能力，但是其形成的肿瘤生长更慢，这可能是由于其对缺氧的敏感性更高[44]。换言之，葡萄糖转运和代谢速率的变化不能使细胞恢复原有的正常生长调节特性。

我们使用 CRISPR/Cas9 在两种快速生长的癌细胞系——人结肠癌（LS174T）和小鼠黑色素瘤（B16-F10）中构建 GPI 完全敲除（KO）细胞，以进一步进行研究[45]。这两种 GPI 敲除细胞系均检测不到 GPI 酶活性或乳酸分泌，这使其在常氧条件下的生长速率降低了两倍[46]。这些发现与我们早期的遗传学研究一致[47]，但与其他体外和体内药物抑制糖酵解途径的研究相反[48]。这些研究报告称，阻断糖酵解途径会抑制肿瘤生长并增加细胞死亡。这种显著差异的可能原因在于大多数迄今为止报道的药物都具有脱靶效应。GPI 敲除细胞为了代偿 Warburg 表型的完全消失以及满足自身的能量需求，将代谢重编程到磷酸戊糖途径（PPP）和 OXPHOS，其呼吸能力的增强就是一个证明[49]（图 12.1）。特别值得一提的是 LS174T，这是一种高度糖酵解的癌细胞系，在正常条件下利用葡萄糖的呼吸作用非常弱。当 LS174T 面对去除 GPI 这一挑战时，却能够强烈地重新激活 OXPHOS。这导致对氧气的依赖性增加；事实上，GPI 敲除细胞虽然可以存活下来，但无法在低氧（1% O_2）条件下继续生长，并且对苯乙双胍和寡霉素抑制 OXPHOS 非常敏感[50]。这种因为代谢重编程造成的易感性与其他研究报道的卵巢和肝细胞癌细胞系的结果一致，在这些细胞系中，GPI 沉默与 OXPHOS 抑制相联合完全抑制了癌细胞的生长[51]。在 GPI 水平的糖酵解流的中断导致其底物 G6P 的细胞内积累，反过来又会导致己糖激酶的短期抑制和葡萄糖转运活动的长期抑制[52]。事实上，我们发现 GLUT 1 在 GPI 敲除细胞中的表达降低，并诱导硫氧还蛋白（TXNIP）的产生，这对葡萄糖摄取有很强的负向调节作用[53]。因此，与野生型（WT）相比，GPI 敲除细胞的葡萄糖消耗明显减少[54]。

最后，我们在这两种侵袭性癌细胞系中发现，GPI 基因消融导致的有氧糖酵解的完全抑制并不能遏制动物体内肿瘤生长[55]。与我们早期以及最近其他人的研究结果一致，GPI 阻断对肿瘤的生长影响实属有限[56]。只有在与 mTORC1 或 OXPHOS 抑制相联合的情况下，GPI 沉默才会导致明显的肿瘤生长抑制[57]。因此，以前报道的使用 2-DG 或 3-溴丙酮酸药理抑制糖酵解和肿瘤生长的效果是由于其多个靶点能够同时影响糖酵解和 OXPHOS 造成。不过，鉴于 GPI 在多种癌症中表达增加并与预后不良相关，GPI 与 OXPHOS 抑制联合应用仍是一个有效的治疗靶点。

在接下来的部分中，我们将使用相同的遗传学方法研究在相同的这两种癌细胞系中，最下游和最重要的糖酵解基因 LDHA 的完全阻断对体内肿瘤生长是否像 GPI 一样非必需。

12.3.2　阻断乳酸脱氢酶同工酶 A 和 B

乳酸脱氢酶（LDH）[（S）- 乳酸：NAD+ 氧化还原酶；EC 1.1.1.27]是一个依赖 NAD+ 的酶家族，催化丙酮酸和乳酸之间的可逆转化，并同时氧化 / 还原辅因子（NAD+/NADH）。活化的 LDH 是由两个不同的亚基 M（肌肉型）和 H（心脏型）组成的同源或异源四聚体，分别由两个独立的基因 LDHA（M）和 LDHB（H）编码。

还有第三个亚基 LDHC，其由一个单独的 LDHC 基因编码，但只在睾丸中表达，可能是 LDHA 基因的重复进化[58]。这两个亚基的组合形成了五种主要的 LDH 同工酶，分别为 LDH1（H4）、LDH2（M1H3）、LDH3（M2H2）、LDH4（M3H1）和 LDH5（M4），它们以组织特异性方式表达[59]。LDH1 通常被称为 LDHB，主要表达于心、脑等有氧代谢高的组织，而 LDH5 或 LDHA 主要表达于骨骼肌、肝脏等无氧代谢组织[60]。这种组织分布的差异主要是由于 LDH 同工酶对不同底物的亲和力不同造成，不同 LDH 同工酶在电泳移动性、对丙酮酸和乳酸的 Km、免疫学特性、热稳定性以及辅酶类似物或过量丙酮酸的抑制作用等各方面都有所不同[61]。同工酶的细胞内定位也呈现组织特异性差异，例如在心脏中，LDHA 既存在于细胞质中，也存在于线粒体中；而 LDHB 仅局限于线粒体中[62]。细胞质和线粒体 LDH 同工酶的存在与其在细胞内乳酸穿梭机制中的基本功能有关，特别是在肝脏和肌肉组织中[63]。这一概念假定乳酸是线粒体 LDH 同工酶的氧化底物（即乳酸在线粒体中转化为丙酮酸，然后丙酮酸被三羧酸循环代谢）[64]。

（1）LDHA 同工酶。LDHA（LDH5，M4）是 Warburg 效应的关键参与者，因为其负责乳酸的形成，是糖酵解过程中的最后一步。在所有 LDH 同工酶中，LDHA 对丙酮酸的 Km 最低，因此可高效催化丙酮酸还原为乳酸，同时伴有 NAD^+ 再生，这是糖酵解进行的必要条件。LDHA 主要是一种胞浆酶，尽管其参与 DNA 代谢的机制尚不明确，但其能在细胞核内结合单链 DNA[65]。在许多肿瘤包括结直肠癌、乳腺癌、前列腺癌、肺癌和肝癌中能够观察到 LDHA 的核定位，但其根本原因和功能还不清楚[66]。最近有报道称，在 HPV16 阳性的宫颈癌细胞中，LDHA 以一种 ROS 依赖的方式易位到细胞核中，并激活抗氧化反应，因此能够作为氧化还原平衡和细胞增殖之间的促癌表观遗传控制开关[67]。

表皮生长因子（EGF）和肿瘤坏死因子 α（TNFα）通过蛋白激酶 A（protein kinase A，PKA）和蛋白激酶 C（PKC）信号通路调节 LDHA 基因的表达[68]。此外，转录因子 c-Myc[69]、cAMP[70] 和 HIF1[71] 也参与了 LDHA 基因表达的调节。

翻译后修饰机制如直接磷酸化[72]和赖氨酸乙酰化[73]可以影响 LDHA 的表达水平。致癌受体 FGFR1 的酪氨酸磷酸化能够增强 LDHA 的酶活性，从而增强 Warburg 效应并促进肿瘤的生长[74]。另外，乙酰化对 LDHA 的活性有抑制作用，并通过作为溶酶体途径降解标志来降低 LDHA 的蛋白水平[75]。

血清 LDH 水平和活性的临床意义已在许多不同类型的癌症中得到证实[76]。血清 LDH 水平升高常与血液系统恶性肿瘤如非霍奇金淋巴瘤（NHL）相关，并导致患者生存率和生存时间下降[77]；血清 LDH 水平也被证明是霍奇金病[78]和多发性骨髓瘤[79]预后不良的因素。除了总 LDH 水平，LDH 同功酶 2（MH3）和同功酶 3（M2H2）的升高是 NHL 患者总生存率低的标志物[80]。虽然一些研究报告显示，对 LDH 同功酶比例的估算有助于恶性样本的鉴别诊断[81]，但是这种方法的临床意义仍有待商榷。不过，转化细胞和恶性组织中 LDHA/LDHB 比例的增加进一步证明了主要负责乳酸生产的酶——LDHA 的促癌功能[82]。

LDH5 或者说 LDHA 被认为是各种恶性肿瘤的预测和预后生物标志物，如胃癌[83]、子宫内膜癌[84]、非小细胞肺癌[85]、结直肠腺癌[86]和非霍奇金淋巴瘤[87]。因此，肿瘤的乳酸水平与患者的转移以及生存率相关；当乳酸释被释放到细胞外基质中时，其抗氧化特性有助于肿瘤的免疫逃逸和放疗抵抗[88]。此外，在胃癌中发现 LDHA 和血管内皮生长因子（VEGF）的表达呈正相关，这两种蛋白的高表达与较低的生存率相关[89]。一般而言，在许多癌症中均有 LDHA 表达水平的上调，如食道鳞状细胞癌[90]和口腔鳞状细胞癌[91]，并与转移灶的形成、晚期肿瘤分期以及肿瘤特异性生存率降低有关。

大量研究结果证实，LDHA 在维持癌细胞的 Warburg 表型、促进恶性肿瘤的成瘤能力等方面发挥了关键作用。这些研究表明，在乳腺癌、肺癌、肝癌、淋巴瘤和胰腺癌等不同肿瘤中，抑制 LDHA、基因沉默或敲除 LDHA 会严重降低癌细胞的成瘤能力[92]。抑制 LDHA 会通过增加 ROS 的产生（即细胞内氧化应激增加）促进细胞凋亡[93]。这能够刺激 OXPHOS 和线粒体的氧气消耗，降低线粒体膜电位[94]和 ATP 水平[95]，从而抑制癌细胞增殖和转移的能力。同时，在正常情况下 LDHA 缺乏不会有严重影响。因此，LDHA 是抗癌治疗的一个非常有吸引力的靶点，尤其是对于侵袭性癌症。事实上，LDHA 小分子抑制剂的开发已经取得了重大进展，现在有大量的抑制剂可供推荐和选择。这些抑制剂研发基于棉酚衍生物、嵌合（双功能）分子、多酚支架、2,3- 二羟基萘酸、多酚黄酮、N- 羟基吲哚支架（二氢嘧啶和吡嗪、二氢吡啶和环己 -2- 烯酮）以及喹啉支架[96]。然而，由于其天然底物（丙酮酸）的强极性和小分子结构以及相对大而开放的活性位点，LDHA 是一个难以成药的靶点，很少有 LDHA 抑制剂进入临床试验[97]。最近的药理学进展描述了一种新型的 LDHA 抑制剂 GNE-140，其对 LDHA 和 LDHB 的抑制活性都在纳摩尔范围内，但在体内的药代动力学曲线甚不理想[98]。研究发现，对 LDHA 抑制剂 GNE-140 的耐药性源于对 OXPHOS 依赖性的增加，因此联合抑制 LDHA 和 OXPHOS 会产生合成致死效应[99]。改善 GNE-140 的药代动力学特征，并联合使用 OXPHOS 抑制剂，可显著提高 LDHA 抑制剂的临床应用价值。

我们最近在 LS174T 和 B16 细胞系中通过 CRISPR-Cas9 基因编辑技术构建的

LDHA 敲除细胞的工作表明，完全阻断 LDHA 基因和蛋白的表达仅导致分泌的乳酸水平下降约 30%[100]。这一相当出人意料的发现进一步证实了缺乏 LDHA 对体外常氧条件下的细胞生长并无显著影响[101]。这至少可以部分解释为尽管 LDHA 敲除细胞催化丙酮酸转化为乳酸的能力与 WT 细胞相比有所降低，但足以驱动糖酵解和乳酸的产生。我们认为，这种活性是由于在两个细胞系中都存在 LDHB 同工酶，在 LDHA 表达缺失时其能够催化反向反应。LDHA 敲除细胞增加了最大 OXPHOS 和电子传递系统（ETS）容量，这表明了其更多地依赖 OXPHOS 来获取能量。这种代谢特性使其容易受到呼吸链抑制剂（如苯乙双胍）的影响，从而显著减少了其克隆生长[102]。这一发现与药物抑制 LDHA 的研究一致[103]，进一步证明了在治疗中需要对糖酵解和 OXPHOS 进行联合抑制。

（2）LDHB 同工酶：LDHB（LDH1，H4）由四个 H 亚基组成，对丙酮酸有较高的 Km 值，从而催化反向反应，也就是将乳酸氧化为丙酮酸盐，同时 NAD^+ 转化为 NADH。在永生化的小鼠细胞系和人类癌细胞中，LDHB 的表达与 A 亚基一样，都受到 RTK-PI3K-AKT-mTOR 通路的正向调控[104]。其中哺乳动物雷帕霉素靶蛋白（mTOR）和作为 mTOR 下游效应器的信号转导者和转录激活者 3（STAT3）是 LDHB 表达的正向调控因子[105]。越来越多的研究表明，LDHB 在各种类型的癌症发生中起着重要作用[106]，尽管在前列腺癌[107]、乳腺癌[108]和胰腺癌[109]中，LDHB 的表达由于启动子高甲基化而被抑制。在许多癌症中均可检测到 LDHB 过度表达，但关于其预后意义存在相互矛盾的结果。在三阴性乳腺癌[110]、依赖 KRAS 的肺腺癌[111]、上颌窦鳞状细胞癌[112]、骨肉瘤[113]和胰腺导管腺癌[114]中，LDHB 的高表达与患者预后不良相关；而在非小细胞肺癌[115]和肝细胞癌[116]中，LDHB 的高表达与较好的预后相关，相应地，其表达缺失与癌症转移进展有关[117]。此外，在乳腺癌[118]和口腔鳞状细胞癌[119]中，LDHB 的高表达预示着对新辅助化疗的积极应答。LDHB 在癌症中的作用仍有待进一步阐明，但其在"反向 Warburg 效应"中肯定发挥了关键作用，比如通过捕获的乳酸为组织 / 肿瘤微环境中的共生细胞提供能量燃料[120]。

在 LS174T 和 B16 细胞系中，通过 CRISPR-Cas9 技术完全敲除 LDHB 基因并没有明显改变癌细胞在常氧或缺氧（1% O_2）下的生长和存活能力[121]。LDHB 敲除细胞在乳酸分泌、糖酵解和 OXPHOS 活性以及对 OXPHOS 抑制剂的敏感性等方面的表现与 WT 细胞基本相同[122]。只有同时阻断 LDHA 和 LDHB 这两种同工酶时，才能观察到细胞明显的表型改变。在 LDHA/B 双敲（DKO）细胞中未检测到乳酸分泌，这是 LDH 在两个方向上的酶活性完全消失所造成[123]。因此，这些癌细胞将其代谢完全转向 OXPHOS，表现为葡萄糖的氧化代谢增加以及 OXPHOS 和 ETS 能力增加，这使得其对线粒体呼吸链抑制剂（如苯乙双胍）极为敏感。LDHA/B 双敲细胞的葡萄糖消耗量减少，在常氧条件下生长减慢，在缺氧下甚至完全停止生长[124]。WT 和 LDHA/B 双敲细胞之间的葡萄糖和谷氨酰胺通量只有轻微的变化，如 LDHA/B 双敲细胞中有更多的谷氨酰胺衍生的丙酮酸，但 LDHA/B 缺失引起体内肿瘤明显生长缓慢，尤其是在 LS174T 细胞中。重要的是，我们通过使用上述特异性的 LDHA 和 LDHB 抑制剂 GNE-140，证明了 GNE-140 对 WT 细胞进行短期处理就足以在抑制糖酵解和重新激活 OXPHOS 方面达到表型模拟 LDHA/B 双敲细胞的效果[125]，从而证实 LDHA/B 双敲的表型并不是基因阻断后的长期生长选择过程中的适应性结果。

这些基于遗传学方法在两个细胞系的研究证明了 LDHA 和 LDHB 都参与糖酵解，只有完全破坏这两种同工酶才能完全抑制 Warburg 表型，正如在相同的癌细胞系中，GPI 敲除并未对肿瘤生长产生显著的抑制作用。我们的发现证明了这些肿瘤细胞超乎寻常的代谢可塑性，能够迅速将其代谢转换为 OXPHOS 并存活下来。因此，双管齐下抑制糖酵解和线粒体代谢可能是根治侵袭性癌症的一种策略。正如我们之前建议的那样，这种策略在临床上是否可行仍有待进一步研究[126]。

12.3.3　通过抑制单羧酸转运蛋白在癌细胞中分离乳酸

糖酵解的最终产物乳酸一直被认为是一种代谢废物，但正如我们将在这最后一节讨论的那样，如今我们知道这种代谢产物是最重要的能量燃料、糖异生前体、抗氧化剂和免疫抑制剂之一[127]。

乳酸进出细胞的转运是由四种单羧酸转运蛋白（MCTs 1 ~ 4）家族促成的，这些转运蛋白已被广泛研究和描述[128]。MCTs 促进一个单羧酸阴离子与一个质子的协同转运或协同扩散，或一个细胞内单羧酸与一个细胞外单羧酸的交换，其方向取决于质子和单羧酸的跨膜浓度梯度[129]。MCT1 在大多数组织中都有表达，其表达受 c-Myc 诱导，通常与乳酸外流有关。然而，更具侵袭性的肿瘤会在 HIF1α 的诱导下上调另一种亚型 MCT4[130]。MCT1 和 MCT4 都需要辅助蛋白 CD147/ 基础免疫球蛋白（BSG）以协同促进活性转运蛋白在细胞膜上的适当表达[131]。实验证据支持一些肿瘤内的乳酸穿梭假说，即在糖酵解的低氧肿瘤区域，乳酸通过 MCT4 分泌，然后被有氧的肿瘤细胞通过 MCT1 吸收，并作为呼吸燃料以支持肿瘤进一步生长[132]。

为了运输大量分泌的乳酸并维持适当的细胞内 pH 值（>6.8）以利于肿瘤生长，MCT1 和 MCT4 在许多肿瘤中表达上调[133]。MCT1 和（或）MCT4 的表达增加与多种人类癌症的预后不良有关，如神经母细胞瘤、结直肠癌、非小细胞肺癌、乳腺癌、胰腺导管腺癌、黑色素瘤和胃肠道间质瘤[134]。越来越多的证据证明了乳酸转运对肿瘤细胞生存和增殖的重要性，使其被确认为癌症的一个重要药物靶点[135]，并促使许多研究探讨 MCT1 和 MCT4 抑制、基因沉默或阻断的作用[136]。

通过将肿瘤细胞分泌的高浓度乳酸外排，MCTs 在调节细胞内 pH 值（pHi）方面发挥重要作用。我们小组对研究不同的 pHi 调节系统作为缺氧肿瘤的潜在抗癌靶点产生了浓厚的兴趣[137]，因此研究了从药物和遗传学方面抑制乳酸输出作为一种可能的新抗癌策略（如图 12.1 中的水平三角形所示）。我们的结果发现，使用特异性的阿斯利康 MCT1/2 抑制剂（AR-C155858）进行药理抑制可以诱导 pHi 的快速下降，从而抑制只表达 MCT1 的 Ras 转化成纤维细胞实验组中的肿瘤生长[138]。在上述细胞中，MCT4 的异位表达赋予了细胞对 MCT1/2 抑制的耐药性，并恢复了其全部的致癌潜能[139]。同样，在呼吸缺陷的 Ras 转化成纤维细胞中表达 MCT4 增加了 pHi 与细胞外 pH 值（pHe）之间的梯度，并导致动物体内肿瘤生长增加[140]。在非小细胞肺癌细胞系中，使用锌指核酸酶对 MCTs 伴侣 CD174 进行基因阻断能够使糖酵解率降低 2.0 ~ 3.5 倍，并刺激呼吸作用，使 BSG 缺失的细胞在体外和体内对线粒体呼吸抑制剂敏感[141]。此外，LS174T 和 U87 细胞中的 BSG-KO 导致 MCT1 和 MCT4 转运活性降低，致使细胞内乳酸和丙酮酸的堆积以及随之而来的 pHi 下降和糖酵解抑制[142]。与 GPI 敲除和 LDHA/B 双敲细胞类似，BSG 敲除细胞也能将其代谢重新定向到 OXPHOS 并恢复生长。然而，对 OXPHOS 生存依赖性的增加使得 BSG-KO 细胞对苯乙双胍的抑制非常敏感，进而导致细胞内 ATP 迅速下降，最终通过"代谢灾难"或能量危机诱发细胞死亡[143]。

然而，大多数侵袭性癌症，如结肠腺癌、胶质母细胞瘤和非小细胞肺癌都表达 MCT1 和 MCT4 亚型[144]，因此 MCT4 的纯合缺失使其对 MCT1 抑制剂更为敏感[145]。相应地，我们发现通过短发夹 RNA 联合沉默 MCT1 和 MCT4，或沉默其伴侣 CD174，能够在 LS174T 细胞中抑制肿瘤生长[146]。我们在 LS174T 和 B16 细胞系中也证实了这一发现：无论是 MCT1/4-DKO（敲除 MCT1 和 MCT4）还是使用特异性抑制剂 AZ3965（MCT1i）和 AZ39（MCT4i）进行双重药物抑制，均能有效阻止癌细胞继续生长[147]。值得注意的是，单独使用 MCT1i 或 MCT4i 对细胞生长没有任何影响，并且在治疗一周后去除这两种药物（联合使用）后，细胞能够再次形成克隆集落，表明完全抑制 MCT1 和 MCT4 只是诱导了细胞抑制效应，但并没有产生细胞毒性效应。

综上所述，本章详细阐述了在癌细胞系中糖酵解基因阻断的三个不同案例，这几把矛头不约而同指向了一个共同的特征——癌细胞具有异乎寻常的代谢可塑性，这是其在动态变化的、随着疾病进展而日益恶劣的肿瘤微环境中适应和生存的基础。特别要指出的是，同时抑制 MCT1 和 MCT4 表达能够产生细胞生长抑制效应，这是因为乳酸在细胞内积累导致了 mTORC1 抑制[148]。在所有三种情况下，糖酵解通量的阻断导致乳酸分泌停止，并增加了对 OXPHOS 的能量需求和生存依赖。癌细胞的这种代谢可塑性给靶向代谢的抗癌治疗带来了巨大的挑战，其他研究小组也报道了这一点[149]，不过癌细胞代谢的易感性和对线粒体呼吸抑制的敏感性确实可以作为有效的抗癌方法来探索[150]。

12.4　代谢、免疫逃逸和铁死亡：治疗前景

我们在前一节中阐述了当完全阻断乳酸产生（LDHA/B 双敲）或乳酸分泌（MCT1/4 双敲）时肿瘤的生长存在显著差异。乳酸脱氢酶的阻断使肿瘤通过 OXPHOS 得以逃逸，其生长速率降低了两倍[151]。相比之下，虽然 OXPHOS 重新激活使细胞得以存活，但是乳酸输出的阻断抑制了肿瘤的继续生长。

我们对治疗持乐观态度的第一个原因是，当 MCTs 的抑制与线粒体复合体Ⅰ抑制剂苯乙双胍的短期处理相结合时，这种细胞抑制效应可以转化为细胞死亡（能量危机）[152]。

对旨在调控乳酸产生 / 输出的治疗方法持乐观态度的第二个原因是对糖酵解肿瘤细胞进化出逃避免疫系统的策略的深入了解（图 12.2）。肿瘤的酸性在降低 T 细胞和自然杀伤细胞的激活、肿瘤浸润、干扰素 γ 的分泌以及将肿瘤相关的巨噬细胞重编程为非炎症性表型等方面起着核心作用[153]。因此，通过抑制乳酸输出来降低肿瘤酸性这一策略无疑对于未来改善临床免疫治疗是有价值的[154]。

乐观的第三个理由涉及未来利用"铁死亡"诱导细胞死亡（图 12.3）。化疗后依赖 OXPHOS 的肿瘤细胞的生存极度依赖谷胱甘肽（GSH）。Erastin 治疗表型模拟了胱氨酸转运蛋白基因敲除（xCT 敲除）效应，能够抑制 GSH 并诱导细胞铁死亡[155]（图 12.3）。最令人感兴趣的是，Wang 等[156]最近的工作表明，免疫治疗激活的 CD8+ T 细胞通过干扰素 γ 介导的 xCT 抑制而促进了肿瘤细胞的死亡。让我们共同期待这些潜在的新治疗策略有朝一日能够付诸实践，并且与免疫检查点抑制剂联用以产生协同效应[157]。

致谢

这项研究得到了法国蔚蓝海岸大学、IRCAN、CNRS、安托万拉卡萨涅中心以及

摩纳哥科学中心（CSM）的支持，并由 GEMLUC 提供资助。

Maša Ždralević 得到了法国癌症研究基金会 ARC（PDF20151203643）的博士后研究金资助。

参考读物

［1］Palm, W., and Thompson, C. B. (2017) Nutrient acquisition strategies of mammalian cells. *Nature*. 546, 234-242. DeBerardinis, R. J., and Chandel, N. S. (2016) Fundamentals of cancer metabolism. *Sci. Adv.* 2, e1600200-e1600200.

［2］Saxton, R. A., and Sabatini, D. M. (2017) mTOR signaling in growth, metabolism, and disease. *Cell*. 168, 960-976.

［3］Palm, W., and Thompson, C. B. (2017) Nutrient acquisition strategies of mammalian cells. *Nature*. 546, 234- 242. Dang, C. Van, and Kim, J. W. (2018) Convergence of cancer metabolism and immunity: an overview. *Biomol. Ther.* 26, 4-9.

［4］Semenza, G. L. (2017) Hypoxia-inducible factors: coupling glucose metabolism and redox regulation with induction of the breast cancer stem cell phenotype. *EMBO J.* 36, 252-259.

［5］Warburg, O. (1956) On the origin of cancer cells. *Science*. 123, 309-314.

［6］Parks, S. K., Mueller-Klieser, W., and Pouyssegur, J. (2020) Lactate in the cancer microenvironment. *Annu. Rev. Cancer Biol.* 4, 141-158.

［7］Palm, W., and Thompson, C. B. (2017) Nutrient acquisition strategies of mammalian cells. *Nature*. 546, 234-242. Mazure, N. M., and Pouysségur, J. (2010) Hypoxia-induced autophagy: cell death or cell survival? *Curr. Opin. Cell Biol.* 22, 177-180.

［8］DeBerardinis, R. J., and Chandel, N. S. (2016) Fundamentals of cancer metabolism. *Sci. Adv.* 2, e1600200-e1600200.

［9］Hensley, C. T., Faubert, B., Yuan, Q., Lev-Cohain, N., Jin, E., Kim, J., Jiang, L., Ko, B., Skelton, R., Loudat, L., Wodzak, M., Klimko, C., Mcmillan, E., Butt, Y., Ni, M., Oliver, D., Torrealba, J., Malloy, C. R., Kernstine, K., Lenkinski, R. E., and Deberardinis, R. J. (2016) Metabolic heterogeneity in human lung tumors HHS Public Access. *Cell*. 11, 681-694.

［10］Miranda-Gonçalves, V., Lameirinhas, A., Henrique, R., and Jerónimo, C. (2018) Metabolism and epigenetic interplay in cancer: regulation and putative therapeutic targets. *Front. Genet.* 9, 1-21. Cavalli, G., and Heard, E. (2019) Advances in epigenetics link genetics to the environment and disease. *Nature*. 571, 489-499.

［11］Hay, N. (2016) Reprogramming glucose metabolism in cancer: can it be exploited for cancer therapy? *Nat. Rev. Cancer*. 16, 635-649.

［12］Warburg, O. (1956) On the origin of cancer cells. *Science*. 123, 309-314. Parks, S. K., Mueller-Klieser, W., and Pouyssegur, J. (2020) Lactate in the cancer microenvironment. *Annu.*

Rev. Cancer Biol. 4, 148-151. Kroemer, G., and Pouyssegur, J. (2008) Tumor cell metabolism: cancer's Achilles' heel. *Cancer Cell.* 13, 472-482. Vander Heiden, M. G., and DeBerardinis, R. J. (2017) Understanding the intersections between metabolism and cancer biology. *Cell.* 168, 657-669.

[13] Brahimi-Horn, M. C., Bellot, G., and Pouysségur, J. (2011) Hypoxia and energetic tumour metabolism. *Curr. Opin. Genet. Dev.* 21, 67-72. Hsieh, A. L., Walton, Z. E., Altman, B. J., Stine, Z. E., and Dang, C. V. (2015) MYC and metabolism on the path to cancer. *Semin. Cell Dev. Biol.* 43, 11-21. Hubbi, M. E., and Semenza, G. L. (2015) Regulation of cell proliferation by hypoxia-inducible factors. *Am. J. Physiol. Cell Physiol.* 309, C775-C782.

[14] Kim, J. W., Tchernyshyov, I., Semenza, G. L., and Dang, C. V. (2006) HIF-1-mediated expression of pyruvate dehydrogenase kinase: a metabolic switch required for cellular adaptation to hypoxia. *Cell Metab.* 3, 177-185. Chae, Y. C., Vaira, V., Caino, M. C., Tang, H., Seo, J. H., Kossenkov, A. V, Ottobrini, L., Martelli, C., Lucignani, G., Bertolini, I., Locatelli, M., Bryant, K. G., Ghosh, J. C., Lisanti, S., Ku, B., Bosari, S., Languino, L. R., Speicher, D. W., and Altieri, D. C. (2016) Mitochondrial Akt regulation of hypoxic tumor reprogramming. *Cancer Cell.* 30, 257-272.

[15] Vander Heiden, M. G., Cantley, L. C., and Thompson, C. B. (2009) Understanding the Warburg effect: the metabolic requirements of cell proliferation. *Science (80-.).* 324, 1029-1033.

[16] Sonveaux, P., Végran, F., Schroeder, T., Wergin, M. C., Verrax, J., Rabbani, Z. N., De Saedeleer, C. J., Kennedy, K. M., Diepart, C., Jordan, B. F., Kelley, M. J., Gallez, B., Wahl, M. L., Feron, O., and Dewhirst, M. W. (2008) Targeting lactate-fueled respiration selectively kills hypoxic tumor cells in mice. *J. Clin. Invest.* 118, 3930-3942.

[17] Parks, S. K., Mueller-Klieser, W., and Pouyssegur, J. (2020) Lactate in the cancer microenvironment. *Annu. Rev. Cancer Biol.* 4, 141-158. San-Millán, I., and Brooks, G. A. (2017) Reexamining cancer metabolism: lactate production for carcinogenesis could be the purpose and explanation of the Warburg Effect. *Carcinogenesis.* 38, 119-133.

[18] Luengo, A., Gui, D. Y., and Vander Heiden, M. G. (2017) Targeting metabolism for cancer therapy. *Cell Chem. Biol.* 24, 1161-1180. Martinez-Outschoorn, U. E., Peiris-Pagés, M., Pestell, R. G., Sotgia, F., and Lisanti, M. P. (2017) Cancer metabolism: a therapeutic perspective. *Nat. Rev. Clin. Oncol.* 14, 11-31.

[19] Pusapati, R. V., Daemen, A., Wilson, C., Sandoval, W., Gao, M., Haley, B., Baudy, A. R., Hatzivassiliou, G., Evangelista, M., and Settleman, J. (2016) MTORC1-dependent metabolic reprogramming underlies escape from glycolysis addiction in cancer cells. *Cancer Cell.* 29, 548-562. Goldin, N., Arzoine, L., Heyfets, A., Israelson, A., Zaslavsky, Z., Bravman, T., Bronner, V., Notcovich, A., Shoshan-Barmatz, V., and Flescher, E. (2008) Methyl jasmonate binds to and detaches mitochondria-bound hexokinase. *Oncogene.* 27, 4636-4643. Pedersen,

P. L. (2007) Warburg, me and Hexokinase 2: multiple discoveries of key molecular events underlying one of cancers' most common phenotypes, the "Warburg Effect," i.e., elevated glycolysis in the presence of oxygen. *J. Bioenerg. Biomembr.* 39, 211-222.

[20] Martinez-Outschoorn, U. E., Peiris-Pagés, M., Pestell, R. G., Sotgia, F., and Lisanti, M. P. (2017) Cancer metabolism: a therapeutic perspective. *Nat. Rev. Clin. Oncol.* 14, 11-31.

[21] Colegio, O. R., Chu, N.-Q., Szabo, A. L., Chu, T., Rhebergen, A. M., Jairam, V., Cyrus, N., Brokowski, C. E., Eisenbarth, S. C., Phillips, G. M., Cline, G. W., Phillips, A. J., and Medzhitov, R. (2014) Functional polarization of tumour-associated macrophages by tumour-derived lactic acid. *Nature.* 513, 559-563. Brand, A., Singer, K., Koehl, G. E., Kolitzus, M., Schoenhammer, G., Thiel, A., Matos, C., Bruss, C., Klobuch, S., Peter, K., Kastenberger, M., Bogdan, C., Schleicher, U., Mackensen, A., Ullrich, E., Fichtner-Feigl, S., Kesselring, R., Mack, M., Ritter, U., Schmid, M., Blank, C., Dettmer, K., Oefner, P. J., Hoffmann, P., Walenta, S., Geissler, E. K., Pouyssegur, J., Villunger, A., Steven, A., Seliger, B., Schreml, S., Haferkamp, S., Kohl, E., Karrer, S., Ber neburg, M., Herr, W., Mueller-Klieser, W., Renner, K., and Kreutz, M. (2016) LDHA-associated lactic acid production blunts tumor immunosurveillance by T and NK cells. *Cell Metab.* 8, 657-671. Bohn, T., Rapp, S., Luther, N., Klein, M., Bruehl, T. J., Kojima, N., Aranda Lopez, P., Hahlbrock, J., Muth, S., Endo, S., Pektor, S., Brand, A., Renner, K., Popp, V., Gerlach, K., Vogel, D., Lueckel, C., Arnold-Schild, D., Pouyssegur, J., Kreutz, M., Huber, M., Koenig, J., Weigmann, B., Probst, H. C., von Stebut, E., Becker, C., Schild, H., Schmitt, E., and Bopp, T. (2018) Tumor immunoevasion via acidosis-dependent induction of regulatory tumor-associated macrophages. *Nat. Immunol.* 19, 1319-1329.

[22] Vučetić, M., Cormerais, Y., Parks, S. K., and Pouysségur, J. (2017) The central role of amino acids in cancer redox homeostasis: vulnerability points of the cancer redox code. *Front. Oncol.* 7, 319. Daher, B., Parks, S. K., Durivault, J., Cormerais, Y., Baidarjad, H., Tambutté, E., Pouyssegur, J., and Vucetic, M. (2019) Genetic ablation of the cystine transporter xCT in PDAC cells inhibits mTORC1, growth, survival and tumor formation via nutrient and oxidative stresses. *Cancer Res.* 79, 3877-3890. Conrad, M., Angeli, J. P. F., Vandenabeele, P., and Stockwell, B. R. (2016) Regulated necrosis: disease relevance and therapeutic opportunities. *Nat. Rev. Drug Discov.* 15, 348-366. Dixon, S. J., Lemberg, K. M., Lamprecht, M. R., Skouta, R., Zaitsev, E. M., Gleason, C. E., Patel, D. N., Bauer, A. J., Cantley, A. M., Yang, W. S., Morrison, B., and Stockwell, B. R. (2012) Ferroptosis: an iron-dependent form of nonapoptotic cell death. *Cell.* 149, 1060-1072. Wang, W., Green, M., Choi, J. E., Gijón, M., Kennedy, P. D., Johnson, J. K., Liao, P., Lang, X., Kryczek, I., Sell, A., Xia, H., Zhou, J., Li, G., Li, J., Li, W., Wei, S., Vatan, L., Zhang, H., Szeliga, W., Gu, W., Liu, R., Lawrence, T. S., Lamb, C., Tanno, Y., Cieslik, M., Stone, E., Georgiou, G., Chan, T. A., Chinnaiyan, A., and Zou, W. (2019) CD8 +T cells regulate tumour ferroptosis during cancer immunotherapy.

Nature. 569, 270-274. Friedmann Angeli, J. P., Krysko, D. V., and Conrad, M. (2019) Ferroptosis at the crossroads of cancer-acquired drug resistance and immune evasion. *Nat. Rev. Cancer.* 19, 405-414.

[23] Kroemer, G., and Pouyssegur, J. (2008) Tumor cell metabolism: cancer's Achilles' heel. *Cancer Cell.* 13, 472-482. Vander Heiden, M. G., Cantley, L. C., and Thompson, C. B. (2009) Understanding the Warburg effect: the metabolic requirements of cell proliferation. *Science (80-.).* 324, 1029-1033. Parks, S. K., Mueller-Klieser, W., and Pouyssegur, J. (2020) Lactate in the cancer microenvironment. *Annu. Rev. Cancer Biol.* 4, 141-158.

[24] Boonekamp, F. J., Dashko, S., van den Broek, M., Gehrmann, T., Daran, J.-M., and Daran-Lapujade, P. (2018) The genetic makeup and expression of the glycolytic and fermentative pathways are highly conserved within the Saccharomyces genus. *Front. Genet.* 9, 1-17. Parks, S. K., Mueller-Klieser, W., and Pouyssegur, J. (2020) Lactate in the cancer microenvironment. *Annu. Rev. Cancer Biol.* 4, 141-158.

[25] Brand, A., Singer, K., Koehl, G. E., Kolitzus, M., Schoenhammer, G., Thiel, A., Matos, C., Bruss, C., Klobuch, S., Peter, K., Kastenberger, M., Bogdan, C., Schleicher, U., Mackensen, A., Ullrich, E., Fichtner-Feigl, S., Kesselring, R., Mack, M., Ritter, U., Schmid, M., Blank, C., Dettmer, K., Oefner, P. J., Hoffmann, P., Walenta, S., Geissler, E. K., Pouyssegur, J., Villunger, A., Steven, A., Seliger, B., Schreml, S., Haferkamp, S., Kohl, E., Karrer, S., Berneburg, M., Herr, W., Mueller-Klieser, W., Renner, K., and Kreutz, M. (2016) LDHA-associated lactic acid production blunts tumor immunosurveillance by T and NK cells. *Cell Metab.* 24, 657-671.

[26] Bohn, T., Rapp, S., Luther, N., Klein, M., Bruehl, T. J., Kojima, N., Aranda Lopez, P., Hahlbrock, J., Muth, S., Endo, S., Pektor, S., Brand, A., Renner, K., Popp, V., Gerlach, K., Vogel, D., Lueckel, C., Arnold-Schild, D., Pouyssegur, J., Kreutz, M., Huber, M., Koenig, J., Weigmann, B., Probst, H. C., von Stebut, E., Becker, C., Schild, H., Schmitt, E., and Bopp, T. (2018) Tumor immunoevasion via acidosis-dependent induction of regulatory tumor-associated macrophages. *Nat. Immunol.* 19, 1319-1329.

[27] Nishimura, K., Fukuda, A., and Hisatake, K. (2019) Mechanisms of the metabolic shift during somatic cell reprogramming. *Int. J. Mol. Sci.* 20, 2254.

[28] Folmes, C. D. L., Nelson, T. J., Martinez-Fernandez, A., Arrell, D. K., Lindor, J. Z., Dzeja, P. P., Ikeda, Y., Perez-Terzic, C., and Terzic, A. (2011) Somatic oxidative bioenergetics transitions into pluripotency-dependent glycolysis to facilitate nuclear reprogramming. *Cell Metab.* 14, 264-271. Varum, S., Rodrigues, A. S., Moura, M. B., Momcilovic, O., Easley, C. A., Ramalho-Santos, J., Van Houten, B., and Schatten, G. (2011) Energy metabolism in human pluripotent stem cells and their differentiated counterparts. *PLoS One.* 6, e20914.

[29] Rodrigues, A. S., Pereira, S. L., Correia, M., Gomes, A., Perestrelo, T., and Ramalho-Santos, J. (2015) Differentiate or die: 3-bromopyruvate and pluripotency in mouse embryonic stem cells. *PLoS One.* 10, e0135617.

［30］ Vander Heiden, M. G., Cantley, L. C., and Thompson, C. B. (2009) Understanding the Warburg effect: the metabolic requirements of cell proliferation. *Science (80-.)*. 324, 1029-1033.

［31］ Brooks, G. A. (2009) Cell-cell and intracellular lactate shuttles. *J. Physiol.* 587, 5591-5600.

［32］ Fornazari, M., Nascimento, I. C., Nery, A. A., Caldeira da Silva, C. C., Kowaltowski, A. J., and Ulrich, H. (2011) Neuronal differentiation involves a shift from glucose oxidation to fermentation. *J. Bioenerg. Biomembr.* 43, 531-539.

［33］ Sukonina, V., Ma, H., Zhang, W., Bartesaghi, S., Subhash, S., Heglind, M., Foyn, H., Betz, M. J., Nilsson, D., Lidell, M. E., Naumann, J., Haufs-Brusberg, S., Palmgren, H., Mondal, T., Beg, M., Jedrychowski, M. P., Taskén, K., Pfeifer, A., Peng, X.-R., Kanduri, C., and Enerbäck, S. (2019) FOXK1 and FOXK2 regulate aerobic glycolysis. *Nature*. 566, 279-283.

［34］ Sukonina, V., Ma, H., Zhang, W., Bartesaghi, S., Subhash, S., Heglind, M., Foyn, H., Betz, M. J., Nilsson, D., Lidell, M. E., Naumann, J., Haufs-Brusberg, S., Palmgren, H., Mondal, T., Beg, M., Jedrychowski, M. P., Taskén, K., Pfeifer, A., Peng, X.-R., Kanduri, C., and Enerbäck, S. (2019) FOXK1 and FOXK2 regulate aerobic glycolysis. *Nature*. 566, 279-283. Pelletier, J., Bellot, G., Gounon, P., Lacas-Gervais, S., Pouysségur, J., and Mazure, N. M. (2012) Glycogen synthesis is induced in hypoxia by the hypoxia-inducible factor and promotes cancer cell survival. *Front. Oncol.* 2, 1-9.

［35］ Parks, S. K., Mueller-Klieser, W., and Pouyssegur, J. (2020) Lactate in the cancer microenvironment. *Annu. Rev. Cancer Biol.* 4, 141-158.

［36］ Daher, B., Parks, S. K., Durivault, J., Cormerais, Y., Baidarjad, H., Tambutté, E., Pouyssegur, J., and Vucetic, M. (2019) Genetic ablation of the cystine transporter xCT in PDAC cells inhibits mTORC1, growth, survival and tumor formation via nutrient and oxidative stresses. *Cancer Res.* 79, 3877-3890. Dixon, S. J., Lemberg, K. M., Lamprecht, M. R., Skouta, R., Zaitsev, E. M., Gleason, C. E., Patel, D. N., Bauer, A. J., Cantley, A. M., Yang, W. S., Morrison, B., and Stockwell, B. R. (2012) Ferroptosis: an iron-dependent form of nonapoptotic cell death. *Cell*. 149, 1060-1072. Wang, W., Green, M., Choi, J. E., Gijón, M., Kennedy, P. D., Johnson, J. K., Liao, P., Lang, X., Kryczek, I., Sell, A., Xia, H., Zhou, J., Li, G., Li, J., Li, W., Wei, S., Vatan, L., Zhang, H., Szeliga, W., Gu, W., Liu, R., Lawrence, T. S., Lamb, C., Tanno, Y., Cieslik, M., Stone, E., Georgiou, G., Chan, T. A., Chinnaiyan, A., and Zou, W. (2019) CD8+T cells regulate tumour ferroptosis during cancer immunotherapy. *Nature*. 569, 270-274.

［37］ Kim, J.-W., Zeller, K. I., Wang, Y., Jegga, A. G., Aronow, B. J., O'Donnell, K. A., and Dang, C. V. (2004) Evaluation of Myc E-box phylogenetic footprints in glycolytic genes by chromatin immunoprecipitation assays. *Mol. Cell. Biol.* 24, 5923-5936.

［38］ Funasaka, T., Yanagawa, T., Hogan, V., and Raz, A. (2005) Regulation of phosphoglucose isomerase/autocrine motility factor expression by hypoxia. *FASEB J.* 19, 1422-30.

［39］ Pusapati, R. V., Daemen, A., Wilson, C., Sandoval, W., Gao, M., Haley, B., Baudy, A. R.,

Hatzivassiliou, G., Evangelista, M., and Settleman, J. (2016) MTORC1-dependent metabolic reprogramming underlies escape from glycolysis addiction in cancer cells. *Cancer Cell*. 29, 548-562.

[40] Ma, Y.-T., Xing, X., Dong, B., Cheng, X.-J., Guo, T., Du, H., Wen, X.-Z., and Ji, J.-F. (2018) Higher autocrine motility factor/glucose-6-phosphate isomerase expression is associated with tumorigenesis and poorer prognosis in gastric cancer. *Cancer Manag. Res.* 10, 4969-4980.

[41] Lyu, Z., Chen, Y., Guo, X., Zhou, F., Yan, Z., Xing, J., An, J., and Zhang, H. (2016) Genetic variants in glucose-6-phosphate isomerase gene as prognosis predictors in hepatocellular carcinoma. *Clin. Res. Hepatol. Gastroenterol.* 40, 698-704.

[42] Pouysségur, J., Franchi, A., Salomon, J. C., and Silvestre, P. (1980) Isolation of a Chinese hamster fibroblast mutant defective in hexose transport and aerobic glycolysis: its use to dissect the malignant phenotype. *Proc. Natl. Acad. Sci. USA.* 77, 2698-2701.

[43] Pouysségur, J., Franchi, A., Salomon, J. C., and Silvestre, P. (1980) Isolation of a Chinese hamster fibroblast mutant defective in hexose transport and aerobic glycolysis: its use to dissect the malignant phenotype. *Proc. Natl. Acad. Sci. USA.* 77, 2698-2701.

[44] Pouysségur, J., Franchi, A., Salomon, J. C., and Silvestre, P. (1980) Isolation of a Chinese hamster fibroblast mutant defective in hexose transport and aerobic glycolysis: its use to dissect the malignant phenotype. *Proc. Natl. Acad. Sci. USA.* 77, 2698-2701. Pouysségur, J., Franchi, A., and Silvestre, P. (1980) Relationship between increased aerobic glycolysis and DNA synthesis initiation studied using glycolytic mutant fibroblasts. *Nature*. 287, 445-447.

[45] de Padua, M. C., Delodi, G., Vučetić, M., Durivault, J., Vial, V., Bayer, P., Noleto, G. R., Mazure, N. M., Ždralević, M., and Pouysségur, J. (2017) Disrupting glucose-6-phosphate isomerase fully suppresses the "Warburg effect" and activates OXPHOS with minimal impact on tumor growth except in hypoxia. *Oncotarget*. 8, 87623-87637.

[46] de Padua, M. C., Delodi, G., Vučetić, M., Durivault, J., Vial, V., Bayer, P., Noleto, G. R., Mazure, N. M., Ždralević, M., and Pouysségur, J. (2017) Disrupting glucose-6-phosphate isomerase fully suppresses the "Warburg effect" and activates OXPHOS with minimal impact on tumor growth except in hypoxia. *Oncotarget*. 8, 87623-87637.

[47] Pouysségur, J., Franchi, A., Salomon, J. C., and Silvestre, P. (1980) Isolation of a Chinese hamster fibroblast mutant defective in hexose transport and aerobic glycolysis: its use to dissect the malignant phenotype. *Proc. Natl. Acad. Sci. USA.* 77, 2698-701.

[48] Deep, G., and Agarwal, R. (2013) Targeting tumor microenvironment with silibinin: promise and potential for a translational cancer chemopreventive strategy. *Curr. Cancer Drug Targets*. 13, 486-499. Polanski, R., Hodgkinson, C. L., Fusi, A., Nonaka, D., Priest, L., Kelly, P., Trapani, F., Bishop, P. W., White, A., Critchlow, S. E., Smith, P. D., Blackhall, F., Dive, C., and Morrow, C. J. (2014) Activity of the monocarboxylate transporter 1 inhibitor AZD3965 in small cell lung cancer. *Clin. Cancer Res.* 20, 926-937. Vander Heiden, M. G., Christofk, H.

R., Schuman, E., Subtelny, A. O., Sharfi, H., Harlow, E. E., Xian, J., and Cantley, L. C. (2010) Identification of small molecule inhibitors of pyruvate kinase M2. *Biochem. Pharmacol.* 79, 1118-1124.

[49] de Padua, M. C., Delodi, G., Vučetić, M., Durivault, J., Vial, V., Bayer, P., Noleto, G. R., Mazure, N. M., Ždralević, M., and Pouysségur, J. (2017) Disrupting glucose-6-phosphate isomerase fully suppresses the "Warburg effect" and activates OXPHOS with minimal impact on tumor growth except in hypoxia. *Oncotarget*. 8, 87623-87637.

[50] de Padua, M. C., Delodi, G., Vučetić, M., Durivault, J., Vial, V., Bayer, P., Noleto, G. R., Mazure, N. M., Ždralević, M., and Pouysségur, J. (2017) Disrupting glucose-6-phosphate isomerase fully suppresses the "Warburg effect" and activates OXPHOS with minimal impact on tumor growth except in hypoxia. *Oncotarget*. 8, 87623-87637.

[51] Pusapati, R. V., Daemen, A., Wilson, C., Sandoval, W., Gao, M., Haley, B., Baudy, A. R., Hatzivassiliou, G., Evangelista, M., and Settleman, J. (2016) MTORC1-dependent metabolic reprogramming underlies escape from glycolysis addiction in cancer cells. *Cancer Cell*. 29, 548-562.

[52] Pouysségur, J., Franchi, A., Salomon, J. C., and Silvestre, P. (1980) Isolation of a Chinese hamster fibroblast mutant defective in hexose transport and aerobic glycolysis: its use to dissect the malignant phenotype. *Proc. Natl. Acad. Sci. USA*. 77, 2698-2701. Ullrey, D. B., Franchi, A., Pouyssegur, J., and Kalckar, H. M. (1982) Down-regulation of the hexose transport system: metabolic basis studied with a fibroblast mutant lacking phosphoglucose isomerase. *Proc. Natl. Acad. Sci. USA*. 79, 3777-3779.

[53] Stoltzman, C. A., Kaadige, M. R., Peterson, C. W., and Ayer, D. E. (2011) MondoA senses non-glucose sugars: regulation of thioredoxin-interacting protein (TXNIP) and the hexose transport curb. *J. Biol. Chem.* 286, 38027-38034. Wu, N., Zheng, B., Shaywitz, A., Dagon, Y., Tower, C., Bellinger, G., Shen, C.-H., Wen, J., Asara, J., McGraw, T. E., Kahn, B. B., and Cantley, L. C. (2013) AMPK-dependent degradation of TXNIP upon energy stress leads to enhanced glucose uptake via GLUT1. *Mol. Cell*. 49, 1167-1175.

[54] de Padua, M. C., Delodi, G., Vučetić, M., Durivault, J., Vial, V., Bayer, P., Noleto, G. R., Mazure, N. M., Ždralević, M., and Pouysségur, J. (2017) Disrupting glucose-6-phosphate isomerase fully suppresses the "Warburg effect" and activates OXPHOS with minimal impact on tumor growth except in hypoxia. *Oncotarget*. 8, 87623-87637.

[55] de Padua, M. C., Delodi, G., Vučetić, M., Durivault, J., Vial, V., Bayer, P., Noleto, G. R., Mazure, N. M., Ždralević, M., and Pouysségur, J. (2017) Disrupting glucose-6-phosphate isomerase fully suppresses the "Warburg effect" and activates OXPHOS with minimal impact on tumor growth except in hypoxia. *Oncotarget*. 8, 87623-87637.

[56] Pouysségur, J., Franchi, A., Salomon, J. C., and Silvestre, P. (1980) Isolation of a Chinese hamster fibroblast mutant defective in hexose transport and aerobic glycolysis: its use to

dissect the malignant phenotype. *Proc. Natl. Acad. Sci. USA.* 77, 2698-2701. Pusapati, R. V., Daemen, A., Wilson, C., Sandoval, W., Gao, M., Haley, B., Baudy, A. R., Hatzivassiliou, G., Evangelista, M., and Settleman, J. (2016) MTORC1-dependent metabolic reprogramming underlies escape from glycolysis addiction in cancer cells. *Cancer Cell.* 29, 548-562.

［57］ Pusapati, R. V., Daemen, A., Wilson, C., Sandoval, W., Gao, M., Haley, B., Baudy, A. R., Hatzivassiliou, G., Evangelista, M., and Settleman, J. (2016) MTORC1-dependent metabolic reprogramming underlies escape from glycolysis addiction in cancer cells. *Cancer Cell.* 29, 548-562.

［58］ Goldberg, E. (1971) Immunochemical specificity of lactate dehydrogenase-X. *Proc. Natl. Acad. Sci. USA.* 68, 349-352.

［59］ Krieg, A., Rosenblum, L., and Henry, J. (1967) Lactate dehydrogenase. *Clin. Chem.* 13, 196-203. Gallo, M., Sapio, L., Spina, A., Naviglio, D., Calogero, A., and Naviglio, S. (2015) Lactic dehydrogenase and cancer: an overview. *Front. Biosci.* 20, 1234-1249.

［60］ Gallo, M., Sapio, L., Spina, A., Naviglio, D., Calogero, A., and Naviglio, S. (2015) Lactic dehydrogenase and cancer: an overview. *Front. Biosci.* 20, 1234-1249.

［61］ Koen, A. L., and Goodman, M. (1969) Lactate dehydrogenase isozymes: qualitative and quantitative changes during primate evolution. *Biochem. Genet.* 3, 457-474.

［62］ Gallo, M., Sapio, L., Spina, A., Naviglio, D., Calogero, A., and Naviglio, S. (2015) Lactic dehydrogenase and cancer: an overview. *Front. Biosci.* 20, 1234-1249.

［63］ Brooks, G. A. (2009) Cell-cell and intracellular lactate shuttles. *J. Physiol.* 587, 5591-5600.

［64］ Brooks, G. A., Dubouchaud, H., Brown, M., Sicurello, J. P., and Butz, C. E. (1999) Role of mitochondrial lactate dehydrogenase and lactate oxidation in the intracellular lactate shuttle. *Proc. Natl. Acad. Sci. USA.* 96, 1129-1134.

［65］ Grosse, F., Nasheuer, H. P., Scholtissek, S., and Schomburg, U. (1986) Lactate dehydrogenase and glyceraldehyde-phosphate dehydrogenase are single-stranded DNA-binding proteins that affect the DNA-polymerase-alpha-primase complex. *Eur. J. Biochem.* 160, 459-467.

［66］ Uhlén, M., Fagerberg, L., Hallström, B. M., Lindskog, C., Oksvold, P., Mardinoglu, A., Sivertsson, Å., Kampf, C., Sjöstedt, E., Asplund, A., Olsson, I. M., Edlund, K., Lundberg, E., Navani, S., Szigyarto, C. A. K., Odeberg, J., Djureinovic, D., Takanen, J. O., Hober, S., Alm, T., Edqvist, P. H., Berling, H., Tegel, H., Mulder, J., Rockberg, J., Nilsson, P., Schwenk, J. M., Hamsten, M., Von Feilitzen, K., Forsberg, M., Persson, L., Johansson, F., Zwahlen, M., Von Heijne, G., Nielsen, J., and Pontén, F. (2015) Tissue-based map of the human proteome. *Science* 347, 1260419.

［67］ Liu, Y., Guo, J. Z., Liu, Y., Wang, K., Ding, W., Wang, H., Liu, X., Zhou, S., Lu, X. C., Yang, H. Bin, Xu, C., Gao, W., Zhou, L., Wang, Y. P., Hu, W., Wei, Y., Huang, C., and Lei, Q. Y. (2018) Nuclear lactate dehydrogenase A senses ROS to produce α-hydroxybutyrate for HPV-induced cervical tumor growth. *Nat. Commun.* 9, 4429.

［68］ Matrisian, L. M., Rautmann, G., Magun, B. E., and Breathnach, R. (1985) Epidermal growth factor or serum stimulation of rat fibroblasts induces an elevation in mRNA levels for lactate dehydrogenase and other glycolytic enzymes. *Nucleic Acids Res.* 13, 711-726. Boussouar, F., Grataroli, R., Ji, N., and Benahmed, M. (1999) Tumor necrosis factor-α stimulates lactate dehydrogenase a expression in porcine cultured sertoli cells: mechanisms of action. *Endocrinology.* 140, 3054-3062. Tian, D., Huang, D., Brown, R. C., and Jungmann, R. A. (1998) Protein kinase A stimulates binding of multiple proteins to a U-rich domain in the 3'-untranslated region of lactate dehydrogenase a mRNA that is required for the regulation of mRNA stability. *J. Biol. Chem.* 273, 28454-28460. Boussouar, F., and Benahmed, M. (1999) Epidermal growth factor regulates glucose metabolism through lactate dehydrogenase A messenger ribonucleic acid expression in cultured porcine Sertoli cells. *Biol. Reprod.* 61, 1139-1145. Huang, D., and Jungmann, R. A. (1995) Transcriptional regulation of the lactate dehydrogenase A subunit gene by the phorbol ester 12-O-tetradecanoylphorbol-13-acetate. *Mol. Cell. Endocrinol.* 108, 87-94.

［69］ Shim, H., Dolde, C., Lewis, B. C., Wu, C.-S., Dang, G., Jungmann, R. A., Dalla-Favera, R., and Dang, C. V. (1997) c-Myc transactivation of LDH-A: implications for tumor metabolism and growth. *Biochemistry.* 94, 6658-6663.

［70］ Short, M. L., Huang, D., Milkowski, D. M., Short, S., Kunstman, K., Soong, C. J., Chung, K. C., and Jungmann, R. A. (1994) Analysis of the rat lactate dehydrogenase A subunit gene promoter/regulatory region. *Biochem J.* 304(Pt 2), 391-398.

［71］ Koukourakis, M. I., Giatromanolaki, A., Sivridis, E., Bougioukas, G., Didilis, V., Gatter, K. C., and Harris, A. L. (2003) Lactate dehydrogenase-5 (LDH-5) overexpression in non-small-cell lung cancer tissues is linked to tumour hypoxia, angiogenic factor production and poor prognosis. *Br J Cancer.* 89, 877-885. Semenza, G. L., Jiang, B. H., Leung, S. W., Passantino, R., Concordet, J. P., Maire, P., and Giallongo, A. (1996) Hypoxia response elements in the aldolase A, enolase 1, and lactate dehydrogenase A gene promoters contain essential binding sites for hypoxia-inducible factor 1. *J. Biol. Chem.* 271, 32529-32537.

［72］ Fan, J., Hitosugi, T., Chung, T.-W., Xie, J., Ge, Q., Gu, T.-L., Polakiewicz, R. D., Chen, G. Z., Boggon, T. J., Lonial, S., Khuri, F. R., Kang, S., and Chen, J. (2011) Tyrosine phosphorylation of lactate dehydrogenase A is important for NADH/NAD+ redox homeostasis in cancer cells. *Mol. Cell. Biol.* 31, 4938-4950.

［73］ Zhao, D., Xiong, Y., Lei, Q.-Y., Guan, K.-L., and Mito, N. (2013) LDH-A acetylation: implication in cancer. *Oncotarget.* 4, 802-803.

［74］ Fan, J., Hitosugi, T., Chung, T.-W., Xie, J., Ge, Q., Gu, T.-L., Polakiewicz, R. D., Chen, G. Z., Boggon, T. J., Lonial, S., Khuri, F. R., Kang, S., and Chen, J. (2011) Tyrosine phosphorylation of lactate dehydrogenase A is important for NADH/NAD+ redox homeostasis in cancer cells. *Mol. Cell. Biol.* 31, 4938-4950.

［75］ Zhao, D., Xiong, Y., Lei, Q.-Y., Guan, K.-L., and Mito, N. (2013) LDH-A acetylation: implication in cancer. *Oncotarget*. 4, 802-803.

［76］ Augoff, K., Hryniewicz-Jankowska, A., and Tabola, R. (2015) Lactate dehydrogenase 5: an old friend and a new hope in the war on cancer. *Cancer Lett*. 358, 1-7.

［77］ Ferraris, A. M., Giuntini, P., and Gaetani, G. F. (1979) Serum lactic dehydrogenase as a prognostic tool for non-Hodgkin lymphomas. *Blood*. 54, 928-932.

［78］ García, R., Hernández, J. M., Caballero, M. D., González, M., Galende, J., del Cañizo, M. C., Vázquez, L., and San Miguel, J. F. (1993) Serum lactate dehydrogenase level as a prognostic factor in Hodgkin's disease. *Br. J. Cancer*. 68, 1227-1231.

［79］ Gkotzamanidou, M., Kastritis, E., Roussou, M., Migkou, M., Gavriatopoulou, M., Nikitas, N., Gika, D., Mparmparousi, D., Matsouka, C., Terpos, E., and Dimopoulos, M. A. (2011) Increased serum lactate dehydrongenase should be included among the variables that define very-high-risk multiple myeloma. *Clin. Lymphoma, Myeloma Leuk*. 11, 409-413.

［80］ Bouafia, F., Drai, J., Bienvenu, J., Thieblemont, C., Espinouse, D., Salles, G., and Coiffier, B. (1999) Profiles and prognostic values of serum LDH isoenzymes in patients with haematopoietic malignancies. *Bull. Cancer*. 91, E229-E240.

［81］ Lossos, I. S., Intrator, O., Berkman, N., and Breuer, R. (1999) Lactate dehydrogenase isoenzyme analysis for the diagnosis of pleural effusion in haemato-oncological patients. *Respir. Med*. 93, 338-341. Sevinc, A., Sari, R., and Fadillioglu, E. (2005) The utility of lactate dehydrogenase isoenzyme pattern in the diagnostic evaluation of malignant and nonmalignant ascites. *J. Natl. Med. Assoc*. 97, 79-84. Nishikawa, A., Tanaka, T., Takeuchi, T., Fujihiro, S., and Mori, H. (1991) The diagnostic significance of lactate dehydrogenase isoenzymes in urinary cytology. *Br. J. Cancer*. 63, 819-821. Carda-Abella, P., Perez-Cuadrado, S., Lara-Baruque, S., Gil-Grande, L., and Nuñez-Puertas, A. (1982) LDH isoenzyme patterns in tumors, polyps, and uninvolved mucosa of human cancerous colon. *Cancer*. 49, 80-83. Langvad, E., and Jemec, B. (1975) Prediction of local recurrence in colorectal carcinoma: an LDH isoenzymatic assay. *Br. J. Cancer*. 31, 661-664. Nishitani, K., Namba, M., and Kimoto, T. (1981) Lactate dehydrogenase isozyme patterns of normal human fibroblasts and their in vitro-transformed counterparts obtained by treatment with CO-60 gamma-rays, SV40 or 4-nitroquinoline 1-oxide. *Gan*. 72, 300-304.

［82］ Kolev, Y., Uetake, H., Takagi, Y., and Sugihara, K. (2008) Lactate dehydrogenase-5 (LDH-5) expression in human gastric cancer: association with hypoxia-inducible factor (HIF-1alpha) pathway, angiogenic factors production and poor prognosis. *Ann. Surg. Oncol*. 15, 2336-2344. Timperley, W. R. (1971) Lactate dehydrogenase isoenzymes in tumours of the nervous system. *Acta Neuropathol*. 19, 20-24. Caltrider, N. D., and Lehman, J. M. (1975) Changes in lactate dehydrogenase enzyme pattern in chinese hamster cells infected and transformed with simian virus 40. *Cancer Res*. 35, 1944-1949.

［83］Kolev, Y., Uetake, H., Takagi, Y., and Sugihara, K. (2008) Lactate dehydrogenase-5 (LDH-5) expression in human gastric cancer: association with hypoxia-inducible factor (HIF-1alpha) pathway, angiogenic factors production and poor prognosis. *Ann. Surg. Oncol.* 15, 2336-2344.

［84］Giatromanolaki, A., Sivridis, E., Gatter, K. C., Turley, H., Harris, A. L., and Koukourakis, M. I. (2006) Lactate dehydrogenase 5 (LDH-5) expression in endometrial cancer relates to the activated VEGF/VEGFR2(KDR) pathway and prognosis. *Gynecol. Oncol.* 103, 912-918.

［85］Koukourakis, M. I., Giatromanolaki, A., Sivridis, E., Bougioukas, G., Didilis, V., Gatter, K. C., and Harris, A. L. (2003) Lactate dehydrogenase-5 (LDH-5) overexpression in non-small-cell lung cancer tissues is linked to tumour hypoxia, angiogenic factor production and poor prognosis. *Br J Cancer*. 89, 877-885.

［86］Koukourakis, M. I., Giatromanolaki, A., Simopoulos, C., Polychronidis, A., and Sivridis, E. (2005) Lactate dehydrogenase 5 (LDH5) relates to up-regulated hypoxia inducible factor pathway and metastasis in colorectal cancer. *Clin. Exp. Metastasis*. 22, 25-30.

［87］Lu, R., Jiang, M., Chen, Z., Xu, X., Hu, H., Zhao, X., Gao, X., and Guo, L. (2013) Lactate dehydrogenase 5 expression in non-Hodgkin lymphoma is associated with the induced hypoxia regulated protein and poor prognosis. *PLoS One*. 8, 1-8.

［88］Hirschhaeuser, F., Sattler, U. G. A., and Mueller-Klieser, W. (2011) Lactate: a metabolic key player in cancer. *Cancer Res.* 71, 6921-6925. Parks, S. K., Mueller-Klieser, W., and Pouyssegur, J. (2020) Lactate in the cancer microenvironment. *Annu. Rev. Cancer Biol.* 4, 141-158.

［89］Kim, H. S., Lee, H. E., Yang, H. K., and Kim, W. H. (2014) High lactate dehydrogenase 5 expression correlates with high tumoral and stromal vascular endothelial growth factor expression in gastric cancer. *Pathobiology*. 81, 78-85.

［90］Yao, F., Zhao, T., Zhong, C., Zhu, J., and Zhao, H. (2013) LDHA is necessary for the tumorigenicity of esophageal squamous cell carcinoma. *Tumor Biol.* 34, 25-31.

［91］Grimm, M., Alexander, D., Munz, A., Hoffmann, J., and Reinert, S. (2013) Increased LDH5 expression is associated with lymph node metastasis and outcome in oral squamous cell carcinoma. *Clin. Exp. Metastasis*. 30, 529-540.

［92］Boudreau, A., Purkey, H. E., Hitz, A., Robarge, K., Peterson, D., Labadie, S., Kwong, M., Hong, R., Gao, M., Del Nagro, C., Pusapati, R., Ma, S., Salphati, L., Pang, J., Zhou, A., Lai, T., Li, Y., Chen, Z., Wei, B., Yen, I., Sideris, S., McCleland, M., Firestein, R., Corson, L., Vanderbilt, A., Williams, S., Daemen, A., Belvin, M., Eigenbrot, C., Jackson, P. K., Malek, S., Hatzivassiliou, G., Sampath, D., Evangelista, M., and O'Brien, T. (2016) Metabolic plasticity underpins innate and acquired resistance to LDHA inhibition. *Nat. Chem. Biol.* 12, 779-786. Fantin, V. R., St-Pierre, J., and Leder, P. (2006) Attenuation of LDH-A expression uncovers a link between glycolysis, mitochondrial physiology, and tumor maintenance. *Cancer Cell*. 9, 425-434. Le, A., Cooper, C. R., Gouw, A. M., Dinavahi, R., Maitra, A., Deck, L. M.,

Royer, R. E., Vander Jagt, D. L., Semenza, G. L., and Dang, C. V. (2010) Inhibition of lactate dehydrogenase A induces oxidative stress and inhibits tumor progression. *Proc. Natl. Acad. Sci.* 107, 2037-2042. Sheng, S. L., Liu, J. J., Dai, Y. H., Sun, X. G., Xiong, X. P., and Huang, G. (2012) Knockdown of lactate dehydrogenase A suppresses tumor growth and metastasis of human hepatocellular carcinoma. *FEBS J.* 279, 3898-3910. Wang, Z. Y., Loo, T. Y., Shen, J. G., Wang, N., Wang, D. M., Yang, D. P., Mo, S. L., Guan, X. Y., and Chen, J. P. (2012) LDH-A silencing suppresses breast cancer tumorigenicity through induction of oxidative stress mediated mitochondrial pathway apoptosis. *Breast Cancer Res. Treat.* 131, 791-800. Xie, H., Hanai, J. I., Ren, J. G., Kats, L., Burgess, K., Bhargava, P., Signoretti, S., Billiard, J., Duffy, K. J., Grant, A., Wang, X., Lorkiewicz, P. K., Schatzman, S., Bousamra, M., Lane, A. N., Higashi, R. M., Fan, T. W. M., Pandolfi, P. P., Sukhatme, V. P., and Seth, P. (2014) Targeting lactatedehydrogenase-A inhibits tumorigenesis and tumor progression in mouse models of lung cancer and impacts tumor-initiating cells. *Cell Metab.* 19, 795-809.

[93] Sheng, S. L., Liu, J. J., Dai, Y. H., Sun, X. G., Xiong, X. P., and Huang, G. (2012) Knockdown of lactate dehydrogenase A suppresses tumor growth and metastasis of human hepatocellular carcinoma. *FEBS J.* 279, 3898-3910. Le, A., Cooper, C. R., Gouw, A. M., Dinavahi, R., Maitra, A., Deck, L. M., Royer, R. E., Vander Jagt, D. L., Semenza, G. L., and Dang, C. V. (2010) Inhibition of lactate dehydrogenase A induces oxidative stress and inhibits tumor progression. *Proc. Natl. Acad. Sci.* 107, 2037-2042. Wang, Z. Y., Loo, T. Y., Shen, J. G., Wang, N., Wang, D. M., Yang, D. P., Mo, S. L., Guan, X. Y., and Chen, J. P. (2012) LDH-A silencing suppresses breast cancer tumorigenicity through induction of oxidative stress mediated mitochondrial pathway apoptosis. *Breast Cancer Res. Treat.* 131, 791-800.

[94] Fantin, V. R., St-Pierre, J., and Leder, P. (2006) Attenuation of LDH-A expression uncovers a link between glycolysis, mitochondrial physiology, and tumor maintenance. *Cancer Cell.* 9, 425-434.

[95] Le, A., Cooper, C. R., Gouw, A. M., Dinavahi, R., Maitra, A., Deck, L. M., Royer, R. E., Vander Jagt, D. L., Semenza, G. L., and Dang, C. V. (2010) Inhibition of lactate dehydrogenase A induces oxidative stress and inhibits tumor progression. *Proc. Natl. Acad. Sci. USA.* 107, 2037-2042.

[96] Rani, R., and Kumar, V. (2016) Recent update on human lactate dehydrogenase enzyme 5 (h LDH5) inhibitors: a promising approach for cancer chemotherapy. *J. Med. Chem.* 59, 487-496.

[97] Rani, R., and Kumar, V. (2016) Recent update on human lactate dehydrogenase enzyme 5 (h LDH5) inhibitors: a promising approach for cancer chemotherapy. *J. Med. Chem.* 59, 487-496.

[98] Boudreau, A., Purkey, H. E., Hitz, A., Robarge, K., Peterson, D., Labadie, S., Kwong, M., Hong, R., Gao, M., Del Nagro, C., Pusapati, R., Ma, S., Salphati, L., Pang, J., Zhou, A., Lai, T., Li, Y., Chen, Z., Wei, B., Yen, I., Sideris, S., McCleland, M., Firestein, R., Corson, L., Vanderbilt, A., Williams, S., Daemen, A., Belvin, M., Eigenbrot, C., Jackson, P. K., Malek, S.,

Hatzivassiliou, G., Sampath, D., Evangelista, M., and O'Brien, T. (2016) Metabolic plasticity underpins innate and acquired resistance to LDHA inhibition. *Nat. Chem. Biol.* 12, 779-786.

[99] Boudreau, A., Purkey, H. E., Hitz, A., Robarge, K., Peterson, D., Labadie, S., Kwong, M., Hong, R., Gao, M., Del Nagro, C., Pusapati, R., Ma, S., Salphati, L., Pang, J., Zhou, A., Lai, T., Li, Y., Chen, Z., Wei, B., Yen, I., Sideris, S., McCleland, M., Firestein, R., Corson, L., Vanderbilt, A., Williams, S., Daemen, A., Belvin, M., Eigenbrot, C., Jackson, P. K., Malek, S., Hatzivassiliou, G., Sampath, D., Evangelista, M., and O'Brien, T. (2016) Metabolic plasticity underpins innate and acquired resistance to LDHA inhibition. *Nat. Chem. Biol.* 12, 779-786.

[100] Ždralević, M., Brand, A., Di Ianni, L., Dettmer, K., Reinders, J., Singer, K., Peter, K., Schnell, A., Bruss, C., Decking, S.-M., Koehl, G., Felipe-Abrio, B., Durivault, J., Bayer, P., Evangelista, M., O'Brien, T., Oefner, P. J., Renner, K., Pouysségur, J., and Kreutz, M. (2018) Double genetic disruption of lactate dehydrogenases A and B is required to ablate the "Warburg effect" restricting tumor growth to oxidative metabolism. *J. Biol. Chem.* 293, 15947-15961.

[101] Ždralević, M., Brand, A., Di Ianni, L., Dettmer, K., Reinders, J., Singer, K., Peter, K., Schnell, A., Bruss, C., Decking, S.-M., Koehl, G., Felipe-Abrio, B., Durivault, J., Bayer, P., Evangelista, M., O'Brien, T., Oefner, P. J., Renner, K., Pouysségur, J., and Kreutz, M. (2018) Double genetic disruption of lactate dehydrogenases A and B is required to ablate the "Warburg effect" restricting tumor growth to oxidative metabolism. *J. Biol. Chem.* 293, 15947-15961.

[102] Ždralević, M., Brand, A., Di Ianni, L., Dettmer, K., Reinders, J., Singer, K., Peter, K., Schnell, A., Bruss, C., Decking, S.-M., Koehl, G., Felipe-Abrio, B., Durivault, J., Bayer, P., Evangelista, M., O'Brien, T., Oefner, P. J., Renner, K., Pouysségur, J., and Kreutz, M. (2018) Double genetic disruption of lactate dehydrogenases A and B is required to ablate the "Warburg effect" restricting tumor growth to oxidative metabolism. *J. Biol. Chem.* 293, 15947-15961.

[103] Boudreau, A., Purkey, H. E., Hitz, A., Robarge, K., Peterson, D., Labadie, S., Kwong, M., Hong, R., Gao, M., Del Nagro, C., Pusapati, R., Ma, S., Salphati, L., Pang, J., Zhou, A., Lai, T., Li, Y., Chen, Z., Wei, B., Yen, I., Sideris, S., McCleland, M., Firestein, R., Corson, L., Vanderbilt, A., Williams, S., Daemen, A., Belvin, M., Eigenbrot, C., Jackson, P. K., Malek, S., Hatzivassiliou, G., Sampath, D., Evangelista, M., and O'Brien, T. (2016) Metabolic plasticity underpins innate and acquired resistance to LDHA inhibition. *Nat. Chem. Biol.* 12, 779-786.

[104] Zha, X., Wang, F., Wang, Y., He, S., Jing, Y., Wu, X., and Zhang, H. (2011) Lactate dehydrogenase B is critical for hyperactive mTOR-mediated tumorigenesis. *Cancer Res.* 71, 13-18.

[105] Zha, X., Wang, F., Wang, Y., He, S., Jing, Y., Wu, X., and Zhang, H. (2011) Lactate dehydrogenase B is critical for hyperactive mTOR-mediated tumorigenesis. *Cancer Res.* 71,

13-18.

[106] Zha, X., Wang, F., Wang, Y., He, S., Jing, Y., Wu, X., and Zhang, H. (2011) Lactate dehydrogenase B is critical for hyperactive mTOR-mediated tumorigenesis. *Cancer Res.* 71, 13-18. McCleland, M. L., Adler, A. S., Shang, Y., Hunsaker, T., Truong, T., Peterson, D., Torres, E., Li, L., Haley, B., Stephan, J.-P., Belvin, M., Hatzivassiliou, G., Blackwood, E. M., Corson, L., Evangelista, M., Zha, J., and Firestein, R. (2012) An integrated genomic screen identifies LDHB as an essential gene for triple-negative breast cancer. *Cancer Res.* 72, 5812-23. McCleland, M. L., Adler, A. S., Deming, L., Cosino, E., Lee, L., Blackwood, E. M., Solon, M., Tao, J., Li, L., Shames, D., Jackson, E., Forrest, W. F., and Firestein, R. (2013) Lactate dehydrogenase B is required for the growth of KRAS-dependent lung adenocarcinomas. *Clin. Cancer Res.* 19, 773-784. Kim, J. H., Kim, E. L., Lee, Y. K., Park, C. B., Kim, B. W., Wang, H. J., Yoon, C. H., Lee, S. J., and Yoon, G. (2011) Decreased lactate dehydrogenase B expression enhances claudin 1-mediated hepatoma cell invasiveness via mitochondrial defects. *Exp. Cell Res.* 317, 1108-1118.

[107] Leiblich, A., Cross, S. S., Catto, J. W. F., Phillips, J. T., Leung, H. Y., Hamdy, F. C., and Rehman, I. (2006) Lactate dehydrogenase-B is silenced by promoter hypermethylation in human prostate cancer. *Oncogene.* 25, 2953-2960.

[108] Dennison, J. B., Molina, J. R., Mitra, S., Gonzalez-Angulo, A. M., Balko, J. M., Kuba, M. G., Sanders, M. E., Pinto, J. A., Gomez, H. L., Arteaga, C. L., Brown, R. E., and Mills, G. B. (2013) Lactate dehydrogenase B: a metabolic marker of response to neoadjuvant chemotherapy in breast cancer. *Clin. Cancer Res.* 19, 3703-3713.

[109] Cui, J., Quan, M., Jiang, W., Hu, H., Jiao, F., Li, N., Jin, Z., Wang, L., Wang, Y., and Wang, L. (2015) Suppressed expression of LDHB promotes pancreatic cancer progression via inducing glycolytic phenotype. *Med. Oncol.* 32, 143.

[110] McCleland, M. L., Adler, A. S., Shang, Y., Hunsaker, T., Truong, T., Peterson, D., Torres, E., Li, L., Haley, B., Stephan, J.-P., Belvin, M., Hatzivassiliou, G., Blackwood, E. M., Corson, L., Evangelista, M., Zha, J., and Firestein, R. (2012) An integrated genomic screen identifies LDHB as an essential gene for triple-negative breast cancer. *Cancer Res.* 72, 5812-5823.

[111] McCleland, M. L., Adler, A. S., Deming, L., Cosino, E., Lee, L., Blackwood, E. M., Solon, M., Tao, J., Li, L., Shames, D., Jackson, E., Forrest, W. F., and Firestein, R. (2013) Lactate dehydrogenase B is required for the growth of KRAS-dependent lung adenocarcinomas. *Clin. Cancer Res.* 19, 773-784.

[112] Kinoshita, T., Nohata, N., Yoshino, H., Hanazawa, T., Kikawa, N., Fujimura, L., Chiyomaru, T., Kawakami, K., Enokida, H., Nakagawa, M., Okamoto, Y., and Seki, N. (2012) Tumor suppressive microRNA-375 regulates lactate dehydrogenase B in maxillary sinus squamous cell carcinoma. *Int. J. Oncol.* 40, 185-193.

[113] Li, C., Chen, Y., Bai, P., Wang, J., Liu, Z., Wang, T., and Cai, Q. (2016) LDHB may be a

significant predictor of poor prognosis in osteosarcoma. *Am. J. Transl. Res.* 8, 4831-4843.

［114］Luo, Y., Yang, Z., Li, D., Liu, Z., Yang, L., Zou, Q., and Yuan, Y. (2017) LDHB and FABP4 are associated with progression and poor prognosis of pancreatic ductal adenocarcinomas. *Appl. Immunohistochem. Mol. Morphol.* 25, 351-357.

［115］Koh, Y. W., Lee, S. J., and Park, S. Y. (2017) Prognostic significance of lactate dehydrogenase B according to histologic type of non-small-cell lung cancer and its association with serum lactate dehydrogenase. *Pathol. Res. Pract.* 213, 1134-1138.

［116］Chen, R., Zhou, X., Yu, Z., Liu, J., and Huang, G. (2015) Low expression of LDHB correlates with unfavorable survival in hepatocellular carcinoma: strobe-compliant article. *Med. (United States).* 94, e1583.

［117］Leiblich, A., Cross, S. S., Catto, J. W. F., Phillips, J. T., Leung, H. Y., Hamdy, F. C., and Rehman, I. (2006) Lactate dehydrogenase-B is silenced by promoter hypermethylation in human prostate cancer. *Oncogene.* 25, 2953-2960.

［118］Dennison, J. B., Molina, J. R., Mitra, S., Gonzalez-Angulo, A. M., Balko, J. M., Kuba, M. G., Sanders, M. E., Pinto, J. A., Gomez, H. L., Arteaga, C. L., Brown, R. E., and Mills, G. B. (2013) Lactate dehydrogenase B: a metabolic marker of response to neoadjuvant chemotherapy in breast cancer. *Clin. Cancer Res.* 19, 3703-3713.

［119］Sun, W., Zhang, X., Ding, X., Li, H., Geng, M., Xie, Z., Wu, H., and Huang, M. (2015) Lactate dehydrogenase B is associated with the response to neoadjuvant chemotherapy in oral squamous cell carcinoma. *PLoS One.* 10, 1-19.

［120］Pavlides, S., Whitaker-Menezes, D., Castello-Cros, R., Flomenberg, N., Witkiewicz, A. K., Frank, P. G., Casimiro, M. C., Wang, C., Fortina, P., Addya, S., Pestell, R. G., Martinez-Outschoorn, U. E., Sotgia, F., and Lisanti, M. P. (2009) The reverse Warburg effect: aerobic glycolysis in cancer associated fibroblasts and the tumor stroma. *Cell Cycle.* 8, 3984-4001. Sonveaux, P., Végran, F., Schroeder, T., Wergin, M. C., Verrax, J., Rabbani, Z. N., De Saedeleer, C. J., Kennedy, K. M., Diepart, C., Jordan, B. F., Kelley, M. J., Gallez, B., Wahl, M. L., Feron, O., and Dewhirst, M. W. (2008) Targeting lactate-fueled respiration selectively kills hypoxic tumor cells in mice. *J. Clin. Invest.* 118, 3930-3942.

［121］Ždralević, M., Brand, A., Di Ianni, L., Dettmer, K., Reinders, J., Singer, K., Peter, K., Schnell, A., Bruss, C., Decking, S.-M., Koehl, G., Felipe-Abrio, B., Durivault, J., Bayer, P., Evangelista, M., O'Brien, T., Oefner, P. J., Renner, K., Pouysségur, J., and Kreutz, M. (2018) Double genetic disruption of lactate dehydrogenases A and B is required to ablate the "Warburg effect" restricting tumor growth to oxidative metabolism. *J. Biol. Chem.* 293, 15947-15961.

［122］Ždralević, M., Brand, A., Di Ianni, L., Dettmer, K., Reinders, J., Singer, K., Peter, K., Schnell, A., Bruss, C., Decking, S.-M., Koehl, G., Felipe-Abrio, B., Durivault, J., Bayer, P., Evangelista, M., O'Brien, T., Oefner, P. J., Renner, K., Pouysségur, J., and Kreutz, M.

(2018) Double genetic disruption of lactate dehydrogenases A and B is required to ablate the "Warburg effect" restricting tumor growth to oxidative metabolism. *J. Biol. Chem.* 293, 15947-15961.

［123］ Ždralević, M., Brand, A., Di Ianni, L., Dettmer, K., Reinders, J., Singer, K., Peter, K., Schnell, A., Bruss, C., Decking, S.-M., Koehl, G., Felipe-Abrio, B., Durivault, J., Bayer, P., Evangelista, M., O'Brien, T., Oefner, P. J., Renner, K., Pouysségur, J., and Kreutz, M. (2018) Double genetic disruption of lactate dehydrogenases A and B is required to ablate the "Warburg effect" restricting tumor growth to oxidative metabolism. *J. Biol. Chem.* 293, 15947-15961.

［124］ Ždralević, M., Brand, A., Di Ianni, L., Dettmer, K., Reinders, J., Singer, K., Peter, K., Schnell, A., Bruss, C., Decking, S.-M., Koehl, G., Felipe-Abrio, B., Durivault, J., Bayer, P., Evangelista, M., O'Brien, T., Oefner, P. J., Renner, K., Pouysségur, J., and Kreutz, M. (2018) Double genetic disruption of lactate dehydrogenases A and B is required to ablate the "Warburg effect" restricting tumor growth to oxidative metabolism. *J. Biol. Chem.* 293, 15947-15961.

［125］ Ždralević, M., Brand, A., Di Ianni, L., Dettmer, K., Reinders, J., Singer, K., Peter, K., Schnell, A., Bruss, C., Decking, S.-M., Koehl, G., Felipe-Abrio, B., Durivault, J., Bayer, P., Evangelista, M., O'Brien, T., Oefner, P. J., Renner, K., Pouysségur, J., and Kreutz, M. (2018) Double genetic disruption of lactate dehydrogenases A and B is required to ablate the "Warburg effect" restricting tumor growth to oxidative metabolism. *J. Biol. Chem.* 293, 15947-15961.

［126］ Parks, S. K., Chiche, J., and Pouysségur, J. (2013) Disrupting proton dynamics and energy metabolism for cancer therapy. *Nat. Rev. Cancer.* 13, 611-623.

［127］ Parks, S. K., Mueller-Klieser, W., and Pouyssegur, J. (2020) Lactate in the cancer microenvironment. *Annu. Rev. Cancer Biol.* 4, 141-158. San-Millán, I., and Brooks, G. A. (2016) Reexamining cancer metabolism: lactate production for carcinogenesis could be the purpose and explanation of the Warburg effect. *Carcinogenesis.* 38, bgw127. Brooks, G. A. (2002) Lactate shuttles in nature. *Biochem. Soc. Trans.* 30, 258-264. Groussard, C., Morel, I., Chevanne, M., Monnier, M., Cillard, J., and Delamarche, A. (2000) Free radical scavenging and antioxidant effects of lactate ion: an in vitro study. *J. Appl. Physiol.* 89, 169-175.

［128］ Halestrap, A. P. (2013) monocarboxylic acid transport. *Compr. Physiol.* 3, 1611-1643.

［129］ Halestrap, A. P. (2013) Monocarboxylic acid transport. *Compr. Physiol.* 3, 1611-1643.

［130］ Dhup, S., Dadhich, R. K., Porporato, P. E., and Sonveaux, P. (2012) Multiple biological activities of lactic acid in cancer: influences on tumor growth, angiogenesis and metastasis. *Curr. Pharm. Des.* 18, 1319-1330. Chiche, J., Fur, Y. Le, Vilmen, C., Frassineti, F., Daniel, L., Halestrap, A. P., Cozzone, P. J., Pouysségur, J., and Lutz, N. W. (2012) In vivo pH in metabolic-defective Ras-transformed fibroblast tumors: key role of the monocarboxylate transporter, MCT4, for inducing an alkaline intracellular pH. *Int. J. Cancer.* 130, 1511-1520. Parks, S. K., Chiche, J., and Pouysségur, J. (2011) pH control mechanisms of tumor survival and growth. *J. Cell. Physiol.* 226, 299-308. Ullah, M. S., Davies, A. J., and Halestrap, A. P. (2006) The plasma membrane lactate transporter MCT4, but not MCT1, is up-regulated by hypoxia through a HIF-1α-dependent mechanism. *J. Biol. Chem.* 281, 9030-9037.

[131] Gallagher, S. M., Castorino, J. J., Wang, D., and Philp, N. J. (2007) Monocarboxylate transporter 4 regulates maturation and trafficking of CD147 to the plasma membrane in the metastatic breast cancer cell line MDA-MB-231. *Cancer Res.* 67, 4182-4189. Kirk, P., Wilson, M. C., Heddle, C., Brown, M. H., Barclay, A. N., and Halestrap, A. P. (2000) CD147 is tightly associated with lactate transporters MCT1 and MCT4 and facilitates their cell surface expression. *EMBO J.* 19, 3896-904. Le Floch, R., Chiche, J., Marchiq, I., Naiken, T., Naïken, T., Ilc, K., Ilk, K., Murray, C. M., Critchlow, S. E., Roux, D., Simon, M.-P., and Pouysségur, J. (2011) CD147 subunit of lactate/H+ symporters MCT1 and hypoxia-inducible MCT4 is critical for energetics and growth of glycolytic tumors. *Proc. Natl. Acad. Sci. USA.* 108, 16663-16668.

[132] Dhup, S., Dadhich, R. K., Porporato, P. E., and Sonveaux, P. (2012) Multiple biological activities of lactic acid in cancer: influences on tumor growth, angiogenesis and metastasis. *Curr. Pharm. Des.* 18, 1319-30. Sonveaux, P., Végran, F., Schroeder, T., Wergin, M. C., Verrax, J., Rabbani, Z. N., De Saedeleer, C. J., Kennedy, K. M., Diepart, C., Jordan, B. F., Kelley, M. J., Gallez, B., Wahl, M. L., Feron, O., and Dewhirst, M. W. (2008) Targeting lactate-fueled respiration selectively kills hypoxic tumor cells in mice. *J. Clin. Invest.* 118, 3930-3942.

[133] Brahimi-Horn, M. C., Bellot, G., and Pouysségur, J. (2011) Hypoxia and energetic tumour metabolism. *Curr. Opin. Genet. Dev.* 21, 67-72. Chiche, J., Fur, Y. Le, Vilmen, C., Frassineti, F., Daniel, L., Halestrap, A. P., Cozzone, P. J., Pouysségur, J., and Lutz, N. W. (2012) In vivo pH in metabolic-defective Ras-transformed fibroblast tumors: key role of the monocarboxylate transporter, MCT4, for inducing an alkaline intracellular pH. *Int. J. Cancer.* 130, 1511-1520. Parks, S. K., Chiche, J., and Pouyssegur, J. (2011) pH control mechanisms of tumor survival and growth. *J. Cell. Physiol.* 226, 299-308.

[134] Baenke, F., Dubuis, S., Brault, C., Weigelt, B., Dankworth, B., Griffiths, B., Jiang, M., Mackay, A., Saunders, B., Spencer-Dene, B., Ros, S., Stamp, G., Reis-Filho, J. S., Howell, M., Zamboni, N., and Schulze, A. (2015) Functional screening identifies MCT4 as a key regulator of breast cancer cell metabolism and survival. *J. Pathol.* 237, 152-165. Baltazar, F., Pinheiro, C., Morais-Santos, F., Azevedo-Silva, J., Queirós, O., Preto, A., and Casal, M. (2014) Monocarboxylate transporters as targets and mediators in cancer therapy response. *Histol. Histopathol.* 29, 1511-1524. Doyen, J., Trastour, C., Ettore, F., Peyrottes, I., Toussant, N., Gal, J., Ilc, K., Roux, D., Parks, S. K., Ferrero, J. M., and Pouysségur, J. (2014) Expression

of the hypoxia-inducible monocarboxylate transporter MCT4 is increased in triple negative breast cancer and correlates independently with clinical outcome. *Biochem. Biophys. Res. Commun.* 451, 54-61. Kong, S. C., Nøhr-Nielsen, A., Zeeberg, K., Reshkin, S. J., Hoffmann, E. K., Novak, I., and Pedersen, S. F. (2016) Monocarboxylate transporters MCT1 and MCT4 regulate migration and invasion of pancreatic ductal adenocarcinoma cells. *Pancreas.* 45, 1036-1047. Pinheiro, C., Longatto-Filho, A., Scapulatempo, C., Ferreira, L., Martins, S., Pellerin, L., Rodrigues, M., Alves, V. A. F., Schmitt, F., and Baltazar, F. (2008) Increased expression of monocarboxylate transporters 1, 2, and 4 in colorectal carcinomas. *Virchows Arch.* 452, 139-146.

[135] Le Floch, R., Chiche, J., Marchiq, I., Naiken, T., Naïken, T., Ilc, K., Ilk, K., Murray, C. M., Critchlow, S. E., Roux, D., Simon, M.-P., and Pouysségur, J. (2011) CD147 subunit of lactate/H+ symporters MCT1 and hypoxia-inducible MCT4 is critical for energetics and growth of glycolytic tumors. *Proc. Natl. Acad. Sci. USA.* 108, 16663-16668. Kaelin, W. G., and Thompson, C. B. (2010) Clues from cell metabolism. *Nature.* 465, 562-564. Schulze, A., and Harris, A. L. (2012) How cancer metabolism is tuned for proliferation and vulnerable to disruption. *Nature.* 491, 364-373. Vander Heiden, M. G. (2011) Targeting cancer metabolism: a therapeutic window opens. *Nat. Rev. Drug Discov.* 10, 671-684.

[136] Doherty, J. R., Yang, C., Scott, K. E. N., Cameron, M. D., Fallahi, M., Li, W., Hall, M. A., Amelio, A. L., Mishra, J. K., Li, F., Tortosa, M., Genau, H. M., Rounbehler, R. J., Lu, Y., Dang, C. V, Kumar, K. G., Butler, A. A., Bannister, T. D., Hooper, A. T., Unsal-Kacmaz, K., Roush, W. R., and Cleveland, J. L. (2014) Blocking lactate export by inhibiting the Myc target MCT1 disables glycolysis and glutathione synthesis. *Cancer Res.* 74, 908-920. Granja, S., Marchiq, I., Le Floch, R., Moura, C. S., Baltazar, F., and Pouysségur, J. (2014) Disruption of BASIGIN decreases lactic acid export and sensitizes non-small cell lung cancer to biguanides independently of the LKB1 status. *Oncotarget.* 6, 1-14. Le Floch, R., Chiche, J., Marchiq, I., Naiken, T., Naïken, T., Ilc, K., Ilk, K., Murray, C. M., Critchlow, S. E., Roux, D., Simon, M.-P., and Pouysségur, J. (2011) CD147 subunit of lactate/H+ symporters MCT1 and hypoxia-inducible MCT4 is critical for energetics and growth of glycolytic tumors. *Proc. Natl. Acad. Sci. USA.* 108, 16663-16668. Marchiq, I., Le Floch, R., Roux, D., Simon, M. P., and Pouyssegur, J. (2015) Genetic disruption of lactate/H+ symporters (MCTs) and their subunit CD147/BASIGIN sensitizes glycolytic tumor cells to phenformin. *Cancer Res.* 75, 171-180.

[137] Parks, S. K., Chiche, J., and Pouysségur, J. (2013) Disrupting proton dynamics and energy metabolism for cancer therapy. *Nat. Rev. Cancer.* 13, 611-623. Pouysségur, J., Dayan, F., and Mazure, N. M. (2006) Hypoxia signalling in cancer and approaches to enforce tumour regression. *Nature.* 441, 437-443.

[138] Le Floch, R., Chiche, J., Marchiq, I., Naiken, T., Naïken, T., Ilc, K., Ilk, K., Murray, C.

M., Critchlow, S. E., Roux, D., Simon, M.-P., and Pouysségur, J. (2011) CD147 subunit of lactate/H+ symporters MCT1 and hypoxia-inducible MCT4 is critical for energetics and growth of glycolytic tumors. *Proc. Natl. Acad. Sci. USA.* 108, 16663-16668.

[139] Le Floch, R., Chiche, J., Marchiq, I., Naiken, T., Naïken, T., Ilc, K., Ilk, K., Murray, C. M., Critchlow, S. E., Roux, D., Simon, M.-P., and Pouysségur, J. (2011) CD147 subunit of lactate/H+ symporters MCT1 and hypoxia-inducible MCT4 is critical for energetics and growth of glycolytic tumors. *Proc. Natl. Acad. Sci. USA.* 108, 16663-16668.

[140] Chiche, J., Fur, Y. Le, Vilmen, C., Frassineti, F., Daniel, L., Halestrap, A. P., Cozzone, P. J., Pouysségur, J., and Lutz, N. W. (2012) In vivo pH in metabolic-defective Ras-transformed fibroblast tumors: key role of the monocarboxylate transporter, MCT4, for inducing an alkaline intracellular pH. *Int. J. Cancer.* 130, 1511-1520.

[141] Granja, S., Marchiq, I., Le Floch, R., Moura, C. S., Baltazar, F., and Pouysségur, J. (2014) Disruption of BASIGIN decreases lactic acid export and sensitizes non-small cell lung cancer to biguanides independently of the LKB1 status. *Oncotarget.* 6, 1-14. Marchiq, I., Le Floch, R., Roux, D., Simon, M. P., and Pouyssegur, J. (2015) Genetic disruption of lactate/ H+ symporters (MCTs) and their subunit CD147/BASIGIN sensitizes glycolytic tumor cells to phenformin. *Cancer Res.* 75, 171-180.

[142] Marchiq, I., Le Floch, R., Roux, D., Simon, M. P., and Pouyssegur, J. (2015) Genetic disruption of lactate/ H+ symporters (MCTs) and their subunit CD147/BASIGIN sensitizes glycolytic tumor cells to phenformin. *Cancer Res.* 75, 171-180.

[143] Marchiq, I., Le Floch, R., Roux, D., Simon, M. P., and Pouyssegur, J. (2015) Genetic disruption of lactate/ H+ symporters (MCTs) and their subunit CD147/BASIGIN sensitizes glycolytic tumor cells to phenformin. *Cancer Res.* 75, 171-180.

[144] Le Floch, R., Chiche, J., Marchiq, I., Naiken, T., Naïken, T., Ilc, K., Ilk, K., Murray, C. M., Critchlow, S. E., Roux, D., Simon, M.-P., and Pouysségur, J. (2011) CD147 subunit of lactate/H+symporters MCT1 and hypoxia-inducible MCT4 is critical for energetics and growth of glycolytic tumors. *Proc. Natl. Acad. Sci. USA.* 108, 16663-16668. Baltazar, F., Pinheiro, C., Morais-Santos, F., Azevedo-Silva, J., Queirós, O., Preto, A., and Casal, M. (2014) Monocarboxylate transporters as targets and mediators in cancer therapy response. *Histol. Histopathol.* 29, 1511-1524. Granja, S., Marchiq, I., Le Floch, R., Moura, C. S., Baltazar, F., and Pouysségur, J. (2014) Disruption of BASIGIN decreases lactic acid export and sensitizes non-small cell lung cancer to biguanides independently of the LKB1 status. *Oncotarget.* 6, 1-14. Marchiq, I., Le Floch, R., Roux, D., Simon, M. P., and Pouyssegur, J. (2015) Genetic disruption of lactate/H+ symporters (MCTs) and their subunit CD147/ BASIGIN sensitizes glycolytic tumor cells to phenformin. *Cancer Res.* 75, 171-180.

[145] Marchiq, I., Le Floch, R., Roux, D., Simon, M. P., and Pouyssegur, J. (2015) Genetic disruption of lactate/H+ symporters (MCTs) and their subunit CD147/BASIGIN sensitizes

glycolytic tumor cells to phenformin. *Cancer Res.* 75, 171-180.

[146] Le Floch, R., Chiche, J., Marchiq, I., Naiken, T., Naïken, T., Ilc, K., Ilk, K., Murray, C. M., Critchlow, S. E., Roux, D., Simon, M.-P., and Pouysségur, J. (2011) CD147 subunit of lactate/H+ symporters MCT1 and hypoxia-inducible MCT4 is critical for energetics and growth of glycolytic tumors. *Proc. Natl. Acad. Sci. USA.* 108, 16663-16668.

[147] Ždralević, M., Vučetić, M., Daher, B., Marchiq, I., Parks, S. K., and Pouysségur, J. (2018) Disrupting the 'Warburg effect' re-routes cancer cells to OXPHOS offering a vulnerability point via 'ferroptosis'-induced cell death. *Adv. Biol. Regul.* 68, 55-63.

[148] Chambard, J. C., and Pouyssegur, J. (1986) Intracellular pH controls growth factor-induced ribosomal protein S6 phosphorylation and protein synthesis in the G0→G1 transition of fibroblasts. *Exp. Cell Res.* 164, 282-294. Marchiq, I., Le Floch, R., Roux, D., Simon, M. P., and Pouyssegur, J. (2015) Genetic disruption of lactate/H+symporters (MCTs) and their subunit CD147/BASIGIN sensitizes glycolytic tumor cells to phenformin. *Cancer Res.* 75, 171-180. Balgi, A. D., Diering, G. H., Donohue, E., Lam, K. K. Y., Fonseca, B. D., Zimmerman, C., Numata, M., and Roberge, M. (2011) Regulation of mTORC1 signaling by pH. *PLoS One.* 6, e21549.

[149] Boudreau, A., Purkey, H. E., Hitz, A., Robarge, K., Peterson, D., Labadie, S., Kwong, M., Hong, R., Gao, M., Del Nagro, C., Pusapati, R., Ma, S., Salphati, L., Pang, J., Zhou, A., Lai, T., Li, Y., Chen, Z., Wei, B., Yen, I., Sideris, S., McCleland, M., Firestein, R., Corson, L., Vanderbilt, A., Williams, S., Daemen, A., Belvin, M., Eigenbrot, C., Jackson, P. K., Malek, S., Hatzivassiliou, G., Sampath, D., Evangelista, M., and O'Brien, T. (2016) Metabolic plasticity underpins innate and acquired resistance to LDHA inhibition. *Nat. Chem. Biol.* 12, 779-786. Pusapati, R. V., Daemen, A., Wilson, C., Sandoval, W., Gao, M., Haley, B., Baudy, A. R., Hatzivassiliou, G., Evangelista, M., and Settleman, J. (2016) MTORC1-dependent metabolic reprogramming underlies escape from glycolysis addiction in cancer cells. *Cancer Cell.* 29, 548-562.

[150] Parks, S. K., Chiche, J., and Pouysségur, J. (2013) Disrupting proton dynamics and energy metabolism for cancer therapy. *Nat. Rev. Cancer.* 13, 611-623.

[151] Ždralević, M., Brand, A., Di Ianni, L., Dettmer, K., Reinders, J., Singer, K., Peter, K., Schnell, A., Bruss, C., Decking, S.-M., Koehl, G., Felipe-Abrio, B., Durivault, J., Bayer, P., Evangelista, M., O'Brien, T., Oefner, P. J., Renner, K., Pouysségur, J., and Kreutz, M. (2018) Double genetic disruption of lactate dehydrogenases A and B is required to ablate the "Warburg effect" restricting tumor growth to oxidative metabolism. *J. Biol. Chem.* 293, 15947-15961.

[152] Benjamin, D., Robay, D., Hindupur, S. K., Pohlmann, J., Colombi, M., El-Shemerly, M. Y., Maira, S. M., Moroni, C., Lane, H. A., and Hall, M. N. (2018) Dual inhibition of the lactate transporters MCT1 and MCT4 is synthetic lethal with metformin due to NAD+ depletion in

cancer cells. *Cell Rep.* 25, 3047-3058.e4. Parks, S. K., Chiche, J., and Pouysségur, J. (2013) Disrupting proton dynamics and energy metabolism for cancer therapy. *Nat. Rev. Cancer.* 13, 611-623. Marchiq, I., Le Floch, R., Roux, D., Simon, M. P., and Pouyssegur, J. (2015) Genetic disruption of lactate/H+ symporters (MCTs) and their subunit CD147/BASIGIN sensitizes glycolytic tumor cells to phenformin. *Cancer Res.* 75, 171-180.

[153] Colegio, O. R., Chu, N.-Q., Szabo, A. L., Chu, T., Rhebergen, A. M., Jairam, V., Cyrus, N., Brokowski, C. E., Eisenbarth, S. C., Phillips, G. M., Cline, G. W., Phillips, A. J., and Medzhitov, R. (2014) Functional polarization of tumour-associated macrophages by tumour-derived lactic acid. *Nature.* 513, 559-563. Brand, A., Singer, K., Koehl, G. E., Kolitzus, M., Schoenhammer, G., Thiel, A., Matos, C., Bruss, C., Klobuch, S., Peter, K., Kastenberger, M., Bogdan, C., Schleicher, U., Mackensen, A., Ullrich, E., Fichtner-Feigl, S., Kesselring, R., Mack, M., Ritter, U., Schmid, M., Blank, C., Dettmer, K., Oefner, P. J., Hoffmann, P., Walenta, S., Geissler, E. K., Pouyssegur, J., Villunger, A., Steven, A., Seliger, B., Schreml, S., Haferkamp, S., Kohl, E., Karrer, S., Berneburg, M., Herr, W., Mueller-Klieser, W., Renner, K., and Kreutz, M. (2016) LDHA-associated lactic acid production blunts tumor immunosurveillance by T and NK cells. *Cell Metab.* 24, 657-671. Bohn, T., Rapp, S., Luther, N., Klein, M., Bruehl, T. J., Kojima, N., Aranda Lopez, P., Hahlbrock, J., Muth, S., Endo, S., Pektor, S., Brand, A., Renner, K., Popp, V., Gerlach, K., Vogel, D., Lueckel, C., Arnold-Schild, D., Pouyssegur, J., Kreutz, M., Huber, M., Koenig, J., Weigmann, B., Probst, H. C., von Stebut, E., Becker, C., Schild, H., Schmitt, E., and Bopp, T. (2018) Tumor immunoevasion via acidosis-dependent induction of regulatory tumor-associated macrophages. *Nat. Immunol.* 19, 1319-1329. Damgaci, S., Ibrahim-Hashim, A., Enriquez-Navas, P. M., PilonThomas, S., Guvenis, A., and Gillies, R. J. (2018) Hypoxia and acidosis: immune suppressors and therapeutic targets. *Immunology.* 154, 354-362.

[154] Pillai, S. R., Damaghi, M., Marunaka, Y., Spugnini, E. P., Fais, S., and Gillies, R. J. (2019) Causes, consequences, and therapy of tumors acidosis. *Cancer Metastasis Rev.* 38, 205-222.

[155] Vučetić, M., Cormerais, Y., Parks, S. K., and Pouysségur, J. (2017) The central role of amino acids in cancer redox homeostasis: vulnerability points of the cancer redox code. *Front. Oncol.* 7, 319. Dixon, S. J., Lemberg, K. M., Lamprecht, M. R., Skouta, R., Zaitsev, E. M., Gleason, C. E., Patel, D. N., Bauer, A. J., Cantley, A. M., Yang, W. S., Morrison, B., and Stockwell, B. R. (2012) Ferroptosis: an iron-dependent form of nonapoptotic cell death. *Cell.* 149, 1060-1072.

[156] Wang, W., Green, M., Choi, J. E., Gijón, M., Kennedy, P. D., Johnson, J. K., Liao, P., Lang, X., Kryczek, I., Sell, A., Xia, H., Zhou, J., Li, G., Li, J., Li, W., Wei, S., Vatan, L., Zhang, H., Szeliga, W., Gu, W., Liu, R., Lawrence, T. S., Lamb, C., Tanno, Y., Cieslik, M., Stone, E., Georgiou, G., Chan, T. A., Chinnaiyan, A., and Zou, W. (2019) CD8 +T cells regulate tumour ferroptosis during cancer immunotherapy. *Nature.* 569, 270-274.

［157］Friedmann Angeli, J. P., Krysko, D. V., and Conrad, M. (2019) Ferroptosis at the crossroads of cancer-acquired drug resistance and immune evasion. *Nat. Rev. Cancer.* 19, 405-414.

（魏强　胡海亮）

13　病理性肿瘤血管生态位赋予肿瘤细胞侵袭性和耐药性

Luca Vincenzo Cappelli、Liron Yoffe 和
Giorgio Inghirami

概述

在过去二十年里，人们对宿主因素在调节肿瘤存活和进展中生物学作用的认识不断加深。目前已经明确，除了肿瘤细胞自身的遗传变异外，来自微环境的多种信号促进了肿瘤的增殖以及对化疗药物的耐药性。在血液系统恶性肿瘤（即血液癌症）中，研究已经证明存在一群干细胞样白血病细胞，它们如同"蓄水池"般驱动了疾病的进程。这些白血病起始细胞（LICs）主要存在于特定的微环境生态位中，并且和正常的造血干细胞（HSCs）一样具有很多共同的特征，比如多能性、休眠和自我更新潜能。在癌变过程中，肿瘤与周围的组织生态位逐渐形成一种相互依赖的关系，彼此之间可以互相调节。肿瘤向周围的微环境发出异常信号，错误地指导其建立一个促进恶性表型和癌症进展的病理性生态位。反过来，这种异常的生态位微环境也释放出促癌信号，帮助肿瘤细胞克服胁迫应激的环境而存活下来，最终逃避免疫应答，并在不同器官之中形成转移。很多研究进一步表明，血管内皮细胞（ECs）作为肿瘤微环境的重要组成部分，在调节肿瘤细胞存活过程中发挥着关键性作用。本章就白血病/淋巴瘤中肿瘤细胞与其微环境之间的相互作用进行综述，重点阐述内皮细胞与肿瘤细胞之间的特异性相互作用。深入阐释调节这些相互作用的分子机制，将为设计不仅针对肿瘤细胞，而且靶向肿瘤生态位成分的新型疗法提供理论依据。我们期待这种宿主靶向治疗策略可以为改善癌症患者的临床结果带来新的契机。

13.1　内皮细胞：结构和功能

内皮细胞是微血管结构的基本单位，包括终末小动脉、后微动脉、毛细血管以及连接动脉和静脉的小静脉。成年人体含有 10 ～ 60 兆个内皮细胞，累积总面积达 100 平方米，占循环系统总面积的 95%，几乎覆盖到所有器官的每一个细胞区室[1]。内皮细胞不仅是形成管腔系统的结构基础，也控制着凝血和血栓形成、循环细胞的流动及机体的区室化[2]。这些血管床执行着一系列独特的功能，包括运输氧气和营养物质、调控凝血、控制炎性细胞进入和维持细胞代谢[3]。近年来，已经证明毛细血管内皮细胞在不同组织中在维持干细胞稳态、引导成体组织器官再生和修复、防止纤维化等方面发挥了重要的作用。显微解剖学观察、遗传学和生化研究都表明，在毛细血管内皮细胞周围存在上皮、间充质、造血和神经来源的干细胞。在这个位置，这些干细胞创造了调控周围组分的稳态和代谢的"引导性"生态位，并且在损伤时，以非灌注依赖的方式协调器官再生。以上这些过程由一系列旁分泌因子（又称为血管生成因子）协调完成。在正常组织中，血管分泌因子的分泌控制了器官再生的时空顺序[4]。在癌症中，异常的血管分泌因子表达协调了休眠和细胞生长之间的平衡，同时促进了肿瘤细胞的存活和转移。

13.2　内皮细胞异质性和组织稳态

13.2.1　表观遗传和组织介导的内皮细胞异质性

正常静止期的内皮细胞具有高度异质性，并且在不同组织（比如血脑屏障、肺和肝中的内皮细胞）中展现出不同的形态、特征和功能[5]。这种异质性对于形成一些能够在不同组织中完成不同功能的精细解剖结构起到了至关重要的作用（比如肾小球内皮细胞窗孔促进肾脏过滤、血脑屏障的紧密连接和酶促机制对保护大脑至关重要，以及肝窦窗孔和基底膜的缺失使营养物质能够在肝脏中通过）；而且内皮细胞异质性能够使其适应分子浓度千差万别的特定微环境（例如，肺的高含氧量、肾脏和骨髓的缺氧，以及肾脏的高渗和高钾环境）。除此之外，内皮细胞具有调节宿主先天免疫应答的独特功能，并且在某些条件下还可以调节适应性免疫应答[6]。目前已证实，成年生物体中内皮细胞的异质性机制取决于以下两个因素：①一个不受细胞外环境变化影响的"固定"表观遗传组[7]；②组织微环境中的特异性信号[8]（图 13.1A）。

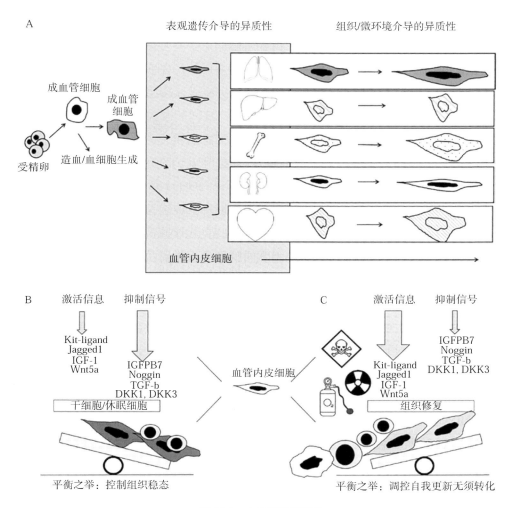

图 13.1　内皮细胞异质性

（A）在胚胎发育和早期内皮分化过程中，内皮细胞的染色质结构逐渐特化。不同器官的内皮细胞暴露在各自的组织微环境中产生表型变化，获得不同的表型和功能和适应不同组织器官的独特需求。（B和C）内皮细胞在调控不同组织中的驻留干细胞、创造调节稳态和周围组织分代谢的指导性生态位以及以非灌注的方式协调器官再生等方面起着关键作用。这种平衡可以被组织应激事件所破坏，而内皮细胞控制组织再生的指导性信号则会抵消这些影响。

13.2.1.1　内皮细胞的表观遗传组

初步研究表明，内皮特异性基因的表达在染色质水平方面受到调控。在胚胎发育过程中，对血管生成信号发挥重要作用的内皮一氧化氮合酶基因［NO 合酶内皮亚型，eNOS（别名：NOS3）］处于常染色质状态，其构象松弛并具有转录活性。相反，非内皮细胞中的相同位点处于转录沉默的异染色质状态[9]。另一个例子是组蛋白 3 赖氨酸 4 去甲基化酶（JARID1B），其通过降低 HOXA5 启动子上的组蛋白 3 赖氨酸 4

甲基化水平而阻断抗血管生成活性[10]。相关研究结果扩展了这一概念，阐明了内皮细胞特异性基因（包括 VWF、NOTCH4 和 EPHB4）受控于染色质的相关调节机制。以上研究支持这样一种模型，该模型强调了表观遗传途径在血管内皮中决定细胞特异性基因表达的关键作用[11]。值得注意的是，有报道通过高通量染色质免疫沉淀测序（ChIP-seq）证实某些转录因子倾向于选择性地与不同的基因组区域结合，其具有独特的细胞类型特异性，并且与内皮细胞的关键功能密切相关[12]。

13.2.1.2　微环境信号

众所周知，内皮细胞的异质性也是通过微环境信号的调控实现。对人类胚胎的研究表明，在妊娠三个月时，肝脏、肺、心脏和肾脏的内皮细胞具有不同的屏障特性、血管生成潜能和代谢率，从而获得了一种独特的表型以提供特定的器官功能[13]。此外，特定的组织微环境在向内皮细胞提供大量的信号以驱动血管成熟方面发挥着重要作用。内皮细胞通过细胞外基质（ECM）[14]的基底膜和其组成分子（例如Ⅳ型胶原和层粘连蛋白）接收正负调节信号，这两种主要的基底膜组分分别赋予内皮细胞结构稳定性和生物活性。血管内皮细胞还通过层粘连蛋白 α4 和 α5 链与基底膜相互作用，同时结合层粘连蛋白 β1 和 γ1 链，以调节细胞迁移、存活、增殖和分化[15]。然而，血管的稳定和成熟需要周细胞和血管平滑肌细胞提供支持，这些细胞通过 PDGF-B 和 TGF-β 介导的信号被募集到内皮细胞周围[16]。在血管再生期间，多种排斥和吸引的信号调节诸多血管发育的细节过程。从机制方面看，这可以通过多种受体－配体对实现，包括 Eph/ephrin、semaphorin/neuropilin/plexin、netrin/UNC 和 Slit/Robo[17]。进一步的组织特异性和组织特化取决于 Notch 信号通路的激活：通过周围体细胞组织产生的血管内皮生长因子（VEGF）上调 Notch 配体，导致动脉或静脉内皮细胞的 ephrinB2 和 EphB4 的选择性表达[18]。早期的模型预测动脉内皮细胞会被积极地"指示"特化，而静脉内皮细胞的分化只是一个默认过程。这一假设后来因为 COUP-TFII 受体（一种孤儿核受体）的发现而受到了质疑，该受体被证明是一种有活性的静脉表型分化因子[19]。

多年来，各种研究试图去阐明内皮异质性如何在不同组织中实现和维持，然而在检测内皮细胞特定的调节方式时面临着技术方面的挑战，因为基因功能缺失策略实在难以在不同组织中实施。具体而言，内皮细胞中关键基因的功能缺失会导致血管形成的普遍丧失。对体内标记的内皮细胞的基因表达谱分析表明，来自大脑、心脏、肺和肌肉组织的内皮细胞倾向于紧密地聚集在一起，而骨髓、肝脏和脾脏的内皮细胞则与上述组不同[20]。许多研究表明，心肌[21]或星形胶质细胞[22]产生的 TGF-β 和 VEGF 对于心脏中内皮细胞的形成以及胰岛和肾脏中的血管窗孔至关重要[23]，这可能是通过血管内皮（VE）- 钙黏蛋白的内化实现[24]；血脑屏障表型的建立 / 维持也是如此。进一步的研究表明，在胎盘中，滋养层细胞可以通过 αvβ3 整合素和 VE- 钙黏蛋白诱导血管上皮细胞向内皮细胞的转化[25]。相反，sFlt-1 似乎是抑制角膜上皮血管化的关键因素[26]。重要的是，从癌变的角度来看，血管周围的基质细胞（如周细胞）也可以通过分泌血管生成素 1 维持稳定的内皮细胞表型[27]。

13.2.2 血管分泌因子：组织稳态和应激缓解

内皮细胞可以通过非依赖血管生成的方式产生多种血管分泌因子调节器官稳态和修复。血管分泌因子种类繁多，包括抑制性和刺激性生长因子、营养因子、趋化因子、黏附分子［比如细胞间黏附分子 1（ICAM1）、血管细胞黏附分子 1（VCAM1）、E- 选择素、P- 选择素和透明质酸］以及趋化因子［比如白细胞介素（IL）8、单核细胞趋化蛋白 1（MCP1，也称为 CCL2）和基质细胞衍生因子 1（SDF1，也称为 CXCL12）］。

在应激条件下（如电离辐射、化疗、组织损伤和缺氧状态）或者是组织损伤 / 丢失时，血管分泌因子启动一系列指导性程序对抗这些损伤（图 13.1B）。这些因子激活休眠的组织特异性干细胞并开始执行再生程序，目的是重建稳态条件。不同组织中的许多内皮细胞都具有这些特性，虽然到目前为止，血管分泌因子在组织和维持组织生态位中的作用仅在神经、精原细胞和造血干细胞和祖细胞（HSPC）区室的背景下进行了广泛的研究[28]。初步研究表明，在生理条件下，包括 VEGFA 和 FGF2 在内的内皮生长因子能够短暂地维持人 $CD34^+$ 造血干细胞和祖细胞数天存活[29]。此外，还发现胰岛素样生长因子 1（IGF1）和内皮细胞中的 IGF1 受体（IGF1R）结合能够促进内皮再生、迁移和管腔形成[30]。随后的研究证实，IGF1/IGF1R 介导的信号传导有助于体外和体内血管生成[31]。在机制方面，IGF1R 信号传导是由调控正 / 负输入的拮抗分子控制[32]。负调控因子包括胰岛素样生长因子结合蛋白（IGFBP）家族的成员，该家族成员由不同的蛋白质组成[33]，对 IGF 的亲和力高于 IGFR，因此可以作为 IGF 有效性和活性的调节剂。基因表达谱分析随后鉴定了不同内皮细胞的转录组特征，这些转录组特征对不同器官具有特异性，并与血管分泌因子的选择性表达有关。有趣的是，血管分泌因子在不同组织中要么特异性表达，要么表达缺失，这表明其在每个器官的血管生态位中，是通过多种血管分泌因子的组合表达而不是任何一种特定因子获得特异性[34]。在再生 / 损伤组织中（如骨髓细胞清除术后的骨髓和部分肝切除术后的肝脏），再生内皮细胞的转录特征在其血管分泌谱中显示出明显的组织特异性改变[35]。具体而言，NOTCH 成员在骨髓中的表达水平发生改变，而在肝内皮细胞中未发生改变；相反，HGF 和 WNT2 在肝内皮细胞中特异性上调，而肝内皮细胞产生的血管生成素 2（ANG2）、R- 脊椎蛋白 3（RSPO3）和 WNT9B 来维持肝脏稳态[36]。总体而言，这些发现支持了这样一个观点：在正常生理状态下，不同的组织会表达特定的血管生成因子；而在损伤的情况下，组织特异性因子会被适当地调控以促进组织修复。

13.3　正常内皮细胞与肿瘤内皮细胞的对比

13.3.1　结构、基因组和基因表达的差异

在癌变过程中，内皮细胞发生结构和功能上的改变。除了血管生成变化［其中肿瘤内皮细胞（TECs）发生快速细胞分裂，与此同时伴随多种肿瘤相关的基质细胞变化］外，其还获得了由肿瘤细胞和肿瘤特异的组织环境所塑造的独特微环境[37]。有趣的是，肿瘤内皮细胞表现出频发的基因组结构异常。在人和小鼠的肿瘤内皮细胞中均可观察到异常的中心体和染色体[38]，然而并非任何给定肿瘤中的所有肿瘤内皮细胞群都具有这样特征，提示其是异质性起源，而并非克隆起源。导致这些表型的机制仍在研究中，但在脑肿瘤和淋巴瘤中，已有证据支持肿瘤细胞转分化为肿瘤内皮细胞[39]。在费城染色体［Ph，源于染色体易位 t（9；22），涉及酪氨酸激酶 ABL 基因和断裂点簇集群区 BCR 基因］阴性的骨髓增生性肿瘤患者中，已证实肿瘤内皮细胞与肿瘤细胞携带相同的 JAK 突变，提示其与髓系肿瘤成分具有共同的起源[40]。一篇备受争议的报道指出，慢性粒细胞白血病（CML）患者的肿瘤内皮细胞中存在 BCR/ABL 融合[41]。总体而言，这些数据支持一种模型预测，那就是异常的干细胞前体有可能与肿瘤内皮细胞以及肿瘤细胞的形成均有关联。

多年来，研究人员对实体瘤和液体肿瘤中肿瘤内皮细胞的转录谱进行了大量的研究。在一项早期研究中，St Croix 等使用基因表达系列分析（SAGE）比较结肠癌中的正常内皮细胞和肿瘤内皮细胞，发现了 46 个在肿瘤相关内皮中特异性升高的转录本，其中涉及到编码 ECM 蛋白，而许多其他基因的功能尚不清楚[42]。其中一些皮标志物最初被认为选择性表达于肿瘤内皮细胞，但这一发现并没有在后续研究中得以证实[43]。最近的研究证明，肿瘤内皮细胞和正常内皮细胞之间许多差异表达基因都是 ECM 信号通路的成员[44]。部分基因具有组织特异性，如 MMP9 优先在乳腺癌和卵巢癌中表达，HEYL 在乳腺癌和结肠癌中表达以及 SPARC 见于乳腺癌、结肠癌和脑肿瘤。种种数据表明，不同肿瘤组织中的肿瘤内皮细胞反映了肿瘤分期和类型的特

异性[45]，而且有令人信服的证据表明肿瘤内皮细胞的表型部分是由表观遗传程序驱动。例如，通过对正常脂肪组织的内皮细胞和肾细胞癌组织中的肿瘤内皮细胞进行比较，研究发现 ICAM1、ICAM2 和 CD34 基因的低表达与这些位点的高甲基化有关[46]，表明去甲基化药物在靶向肿瘤内皮细胞中的作用[47]。在大多数生长因子诱导信号的下游，PI3K/Akt/mTOR 通路在内皮细胞中起着至关重要的作用。该通路调控内皮细胞的存活和细胞迁移[48]，并调节细胞代谢、细胞周期和凋亡等关键细胞过程以及整体基因转录[49]。AKT 的组成性激活也被证明足以再现非肿瘤组织中肿瘤血管的异常结构和功能特征[50]，并在卵巢癌模型中促进了肿瘤生长[51]，其激活与显著的致瘤性转录变化相关。Bussolati 等[52] 的研究表明，AKT 的组成性激活促进 TSP-1（一种强效的血管生成抑制因子）的转录表达，该表型可以通过 PI3K 或 mTOR 选择性抑制剂或显性负效应 Akt 来逆转。有趣的是，PI3K/AKT/mTOR 轴在血管生态位介导的造血干细胞和祖细胞再生过程中也起着关键作用。在这种情况下，其上调特定的血管分泌因子，通过募集 mTOR（而非 FoxO 通路）支持 cKit+Lineage−Sca1+（KLS）HSPCs（不表达 CD34 和 FLT3）的扩增。这种 HSPCs 具有长期的造血干细胞（LT-HSC）再生能力。相反，Akt 和 p42/44 MAPK 协同刺激内皮细胞，从而调节 HSPCs 的维持和分化平衡[53]。

13.3.2　单细胞 RNA 测序区分正常内皮细胞与肿瘤内皮细胞异质性

单细胞 RNA- 测序（scRNA-seq）技术前所未有的分辨率为我们探索细胞异质性提供了新的机会。具体而言，scRNA-seq 能够精准解析内皮细胞和肿瘤内皮细胞的不同群体和亚群以及其与正常组织或肿瘤微环境中其他细胞的关系。Tikhonova 等[54] 首先利用 scRNA-seq 研究正常的骨髓微环境，提供了关于骨髓内皮细胞有说服力的数据。在研究中，作者证实存在两个不同的内皮细胞亚群，分别对应窦状毛细血管（构成骨髓中的大多数血管）和占比例较小的动脉（表现为少量的侧支通常沿骨干纵向排列）。两种血管亚群都有独特的基因表达谱，即 VE-Cad⁺ 细胞表达高水平的 Notch 配体 DLL1 和 DLL4，在应激条件下这些配体迅速下调，而血管和血管周细胞群则特异性地表达低水平的 Jag1。有趣的是，内皮细胞内 DLL4 缺失与共同淋巴祖细胞频率的降低相关联，这与髓系祖细胞群的扩增有关。总体而言，Notch 通过与内皮细胞上表达的配体相结合在调节造血系统中多种细胞的分化和成熟中起着关键作用。在一项类似的研究中，Baryawno 等[55] 利用 scRNA-seq 对正常对照组和白血病患者的骨髓内皮细胞进行了特征分析。其鉴定了三个具有不同基因表达特征的内皮细胞亚群，包括窦状内皮细胞、小动脉内皮细胞和动脉内皮细胞。动脉内皮细胞表现出与小动脉基因标记物相似的表达（如 *Vwf*、*CD34* 和不表达 *Il6st*），因此这类细胞被定义为小动脉内皮细胞的一个亚群。窦状内皮细胞以 Flt4（Vegfr-3）高表达和 Ly6a（Sca-1）低表达为特征，而小动脉内皮细胞则表达相反的模式。有趣的是，造血干细胞（HSC）生态位因子 *Kitl* 和 *Cxcl12* 多在小动脉内皮细胞表达，而动脉内皮细胞亚群中 *Kitl* 的表达明显增高。通过比较正常和白血病骨髓的内皮细胞，其发现窦状内皮细胞数量减少，而小动脉内皮细胞数量增加。最近有研究在单细胞分辨率下对来自 11 个健康小鼠组织的内皮细胞进行了鉴定，从而证实内皮细胞转录组存在的巨大异质性[56]。对不同内皮细胞的比较显示，在决定内皮细胞表达特征方面，组织类型比血管类型更占优势（相似情况，见本书第 15 章，关于肿瘤表型决定中的组织类型优势）。针对实体瘤的内皮细胞，Zhao 等[57]利用 scRNA-seq 鉴定出结肠癌异种移植小鼠模型中的 3 个肿瘤内皮细胞亚群。这些亚群分别对应于内皮尖端状细胞、过渡细胞和茎状细胞，并通过已知和新型的标志物进行鉴定。此外，作者还探索了 VEGF 和 DLL4-Notch 信号在特定肿瘤内皮细胞表达谱中的作用。这些研究最近被扩展到乳腺癌组肿瘤内皮细胞与对照组内皮细胞之间的对比分析[58]。结果显示，ECM 相关基因在肿瘤内皮细胞中过表达，提示了在乳腺癌发生过程中 ECM 在内皮细胞生物学中的关键作用。有研究还探讨了胃癌[59]和结直肠癌肝转移[60]中肿瘤内皮细胞和正常内皮细胞之间的表达差异，揭示了广泛的转录变化，为发现新的癌症治疗分子靶标提供了重要线索。

13.4 内皮细胞和癌细胞之间的相互作用

在过去的二十年中，许多研究团队一直在试图明确内皮细胞在实体瘤和液体肿瘤发生和发展中的致病机制。如前几节所述，在正常和癌症微环境中[61]，激活性和抑制性血管分泌因子之间存在平衡。在肿瘤中，肿瘤内皮细胞已被证实可以释放能维持肿瘤细胞的血管分泌因子[62]。更值得注意的是，微环境可以调节药物应答并导致耐药性[63]、触发代谢变化[64]，并诱导非冗余免疫抑制机制[65]。

13.4.1 血管分泌因子和癌症

控制血管分泌因子分泌的内在和外在信号可以被癌细胞劫持，以促进其自身的生存、扩张和组织侵袭。在急性淋巴细胞白血病（ALL）的背景下，基质细胞通常通过趋化因子/淋巴因子失调信号抵消许多治疗（如类固醇、阿糖胞苷和 CXCR4 抑制剂等）带来的细胞毒性作用[66]。化疗或放疗后小鼠和人类中都已被证明存在血管分泌因子的阳性表达升高[67]。从机制方面讲，恶性淋巴细胞产生 VEGFA[68]，并且循环血液中的 VEGFA 水平已被证明是预测儿童白血病和淋巴瘤临床结果的一种有价值的生物标志物[69]。通过产生 VEGFA，白血病细胞能够激活肿瘤内皮细胞，增强白血病营养因子的释放，这些营养因子通过生长因子［IL6、IL3、粒细胞集落刺激因子（G-CSF；也称为 CSF3）］、粒细胞 - 巨噬细胞集落刺激因子（GM-CSF）、IL1 和一氧化氮（NO）支持白血病扩散[70]。此外，在非肥胖糖尿病 / 严重联合免疫缺陷小鼠中，高水平表达的 VEGF 与脑膜浸润程度呈正相关，这与在 ALL 患者中观察到的表型非常相似[71]。VEGF/VEFGR1 信号已经被证明在肿瘤血管生成中起关键作用[72]，并且 VEGF 的表达是通过自分泌循环刺激内皮细胞维持其存活所必需[73]。值得注意的是，Notch 信号可能通过内皮细胞上的 Notch 配体自分泌激活，调节人脐静脉内皮细胞（HUVECs）中 VEGFR1 的表达[74]。除了 VEGF，碱性成纤维细胞生长因子（bFGF）、血管生成素、肝细胞生长因子、表皮生长因子（EGF）、血小板源性生长因子（PDGF）和胎盘源性生长因子也可作为肿瘤存活和生长的正调控因子。在急性髓系白血病（AML）和 ALL 中，肿瘤细胞分泌 bFGF 对内皮细胞进行调节[75]，并且尿液中 bFGF 水平与骨髓血管密度相关，这与 B 细胞淋巴瘤细胞产生的 FGF4 通过激活 FGFR1 上调邻近内皮细胞的 Notch 配体 Jag1 的结果一致。FGF4 表达增加也被认为是晚期实体瘤耐辐射的另一种机制。事实上，放射治疗通过上调骨髓微环境产生多种促进休眠的血管分泌因子，可以显著增加休眠癌细胞的比例。为了抵消这种效应，辐照后的癌细胞产生的 FGF4 与肿瘤内皮细胞上表达的 FGFR1 受体结合，导致核因子（NF）-κB 介导的淋巴因子释放，从而维持肿瘤细胞的存活[76]。

来自肝、肺和脑微血管的内皮细胞上清液也被证明可以促进淋巴瘤细胞的生长和迁移[77]，且 VEGF 处理过的内皮细胞中的 CXCL8 上调促进了口腔鳞状细胞癌的侵袭[78]。由肿瘤细胞或髓系细胞分泌的可溶性循环 Jagged1 已被发现可以驱动肿瘤前内皮细胞分泌致瘤性血管分泌因子，从而促进肿瘤外渗和存活[79]。在乳腺癌中，肿瘤内皮细胞高表达 EphA2，却低表达一种强有力的抑制血管分泌因子 Slit2。EphA2 受体的激活可能通过邻近肿瘤内皮细胞或肿瘤细胞上表达的 ephrin 配体而抑制 Slit2 的转录，从而减轻其在乳腺肿瘤细胞中的抗生长和化学排斥作用[80]。在侵袭性结肠癌中，另一种内皮细胞衍生负调控因子 SPARCL1 的表达缺失与肿瘤侵袭性有关。相比之下，在正常内皮细胞中 SPARCL1 的生理水平表达通过诱导细胞休眠、限制血管生成以及稳定成熟血管的壁细胞覆盖而形成一个抗肿瘤微环境[81]。Singh 等[82] 还提供了其他的研究发现，其证明了内皮细胞和周细胞在癌症维持中的作用。在这些研究中，作者发现在幼龄动物中，周细胞的数量极多，并通过 PDFG-B 信号控制干细胞和微转移的休眠状态。一旦其随着时间的推移而减少，就会形成一个富含白细胞介素［IL1b、IL6、IL27 和 IL1f9；CCL4 和 Ccl5；TNF 超家族成员 14（Tnfsf14）和淋巴毒素 β（Ltb）］的有利环境，从而促进肿瘤细胞休眠激活以及早期播散[82]。此外，肿瘤生长的负调控因子包括血栓反应蛋白 1（TSP-1）、Notch 配体类 δ4（DLL4）、血管抑制素 1（VASH1）和唐氏综合征临界区蛋白 1（DSCR1）（图 13.2A）。

本文简要回顾了最近的相关文献，阐述了正常内皮细胞和肿瘤内皮细胞及其各自的微环境之间通过血管分泌信号的关键相互作用，明确指出了内皮细胞和其组织微环境之间的持续反馈在癌变过程中的重要性。这些结果也清楚地表明，血管医学和肿瘤学领域之间的密切合作将在提供临床结果方面极富成效。深入探究血管分泌因子在调节内皮细胞与周围宿主细胞之间关系的传递机制，对于再生医学、器官移植等创新临床试验具有基础性意义，并为设计和实施干扰内皮细胞与癌细胞相互作用的新化疗方法奠定基础。

13.4.2　调节肿瘤细胞与内皮细胞相互作用的途径

血管内皮细胞通过多种协同机制调节肿瘤侵袭性，通过特征明确的真实信号轴（SDF1α/CXCR4、DLL4-Jag1-2/NOTCH 和 IGFBP7/IGF1R）和其他未知信号介导各种促生存通路和归巢通路的激活[83]（图 13.2）。

CXCR4 轴。趋化因子 C-X-C- 基元受体 4（CXCR4）是趋化因子受体家族的一个成员[84]，趋化因子受体是一个由 7 次跨膜结构域 G 蛋白偶联的细胞表面受体组成的家族，能够结合趋化因子。趋化因子是一种小的分泌蛋白，根据保守的半胱氨酸残基可分为两个主要的亚家族，即 CXC 或 CC。这些分子在血液和组织之间的细胞运输中起着关键作用。管腔内皮表面的趋化因子可以激活并结合其在正常和病变细胞相应的趋化因子受体。这些相互作用最终触发多种通路，包括 PI3K 和 Ras、NF-κB 和 MYC[85]，并导致膜表面整合素的激活[86]。CXCR4 的基础水平能通过淋巴因子（即 IL2、IL4、IL7、IL10 和 IL15）、生长因子（如 bFGF 和 VEGF）以及 TCR 的激活而升高，并通过炎性细胞因子如 TNF-α、IFN-gamma 和 IL-1β 而降低。大多数 T 细胞急性淋巴细胞白血病（T-ALLs）和 B 细胞急性淋巴细胞白血病（B-ALLs）均呈现出 CXCR4 受体水平升高，这会影响肿瘤细胞的组织分布（如骨髓、肝脏和中枢神经系统）、基质介导的耐药以及小鼠模型和患者的临床结果[87]。Passaro 等[88]还证明 CXCR4 以依赖皮质素的方式进行调节，在 Notch 诱导的 T-ALL 小鼠模型和人 T-ALL 异种移植模型中，其对白血病起始细胞（LIC）的活性至关重要。Pitt 等[89]使用转基因小鼠模型和拮抗剂抗体进一步验证了这些发现，表明 CXCR4 的丢失 / 抑制在体内模型中延长了临床应答并维持了缓解[89]。

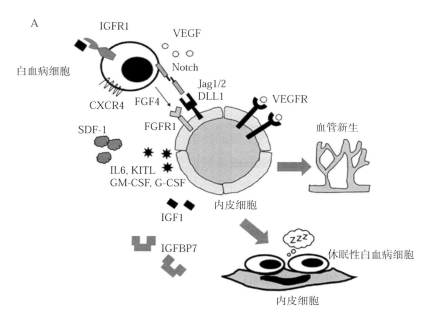

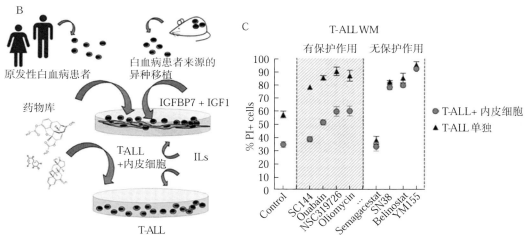

图 13.2 白血病 - 内皮细胞的相互作用

（A）肿瘤和内皮细胞表现出复杂的双向相互作用，这决定了彼此表型和功能。通过细胞 - 细胞相互作用和血管分泌，内皮细胞调节白血病细胞的生长、存活和对化疗的应答。正负调控因子同时控制着肿瘤细胞和宿主细胞的命运。（B）体外双重模型测试药物和血管分泌的特性。从患者或患者来源的肿瘤异种移植（PDTX）系中分离白血病细胞在有或无内皮细胞的情况下培养。用药物攻击细胞，并随着时间推移确定细胞活力 / 凋亡率，可以通过血管分泌研究确定其特性及对白血病生长 / 生存和化学敏感性的作用。（C）T 淋巴细胞急性白血病（T-ALL）PDTX 细胞在有或无内皮细胞的情况下加入指定药物进行培养，并评估细胞凋亡率（72 h）。与内皮细胞共培养时，部分白血病细胞得以获救而存活；当受到选定药物攻击时，内皮细胞也能保护肿瘤细胞。

NOTCH 轴。Notch 和 Notch 配体以顺式或反式发生相互作用并表现出拮抗效应，分别产生抑制或激活信号[90]。顺式作用的抑制信号维持了 Notch 轴的信号极性，这是 Notch 依赖性细胞命运决定所必需[91]。Notch 反式激活在肿瘤生物学中起着关键作用，其促进肿瘤生长和存活，并在某些肿瘤类型中促进休眠和转移[92]。此外，正负信号之间的微妙平衡控制着新生血管的生成，其机制依赖于 DLL4 和 Jag1 这两个 Notch 配体在其中所起到的拮抗作用[93]。基质细胞和内皮细胞通过 DLLs、Jag1 和 Jag2 两个 Notch 配体有效地与靶细胞上的 Notch 受体结合，并触发促生存信号[94]。值得注意的是，这些多效性 Notch 介导的信号还受到信号强度和动力学的调节[95]。在 T-ALL（即"普通型 T-ALL"）中，Notch 的组成性激活已被证明在防止幼稚细胞凋亡方面起着关键作用，并显著上调白血病细胞的代谢。在 T-ALL 中，Notch 的失调性激活通常是通过激活体细胞突变实现，这种突变发生在超过 50% 的 T-ALL 病例中[96]。然而，在许多其他类型的肿瘤中不存在典型的 Notch 突变，但却存在 Notch 通路的强烈激活。从机制方面讲，Notch 通过 Notch 配体相互作用被激活，这种情况会影响表型变化以及细胞命运[97]。本课题组最近还发现，肿瘤内皮细胞和淋巴瘤细胞之间的串扰可以通过 Notch 信号转导进行调节。如上所述，B 淋巴瘤细胞可以通过产生 FGF4 参与肿瘤内皮细胞上的 FGFR1 结合，从而导致 Jag1 表达上调并进一步激活 Notch2-Hey1 通路。内皮细胞 Jag1 水平的升高能够有效地诱导淋巴瘤细胞中 Notch2-Hey 信号转导，产生与难治性表型和化疗耐药性相关的表型变化（CD44+ IGF1R+ CSF1R+）[98]。在侵袭性胶质母细胞瘤中，难治性表型也与调节干细胞生态位的 Notch 激活有关[99]。此外，Notch 信号的激活与各种其他肿瘤的侵袭性、生长、存活和迁移特性相关[100]。这些发现也与多项研究一致，其发现通过肿瘤内皮细胞激活 Notch 和黑色素瘤干细胞样细胞（MSLCs）以及上皮 - 间充质转化（EMT）之间存在正相关[101]。此外，由肿瘤内皮细胞分泌的可溶性 Notch 配体可以促进结直肠癌中的肿瘤干细胞潜能[102]，而且 Notch 配体 DLL4 的阻断抗体能够抑制肿瘤生长[103]。相比之下，肿瘤内皮细胞中 Notch 信号失活也许与内皮细胞生长阻滞和肿瘤细胞内渗有关。在后一种情况下，肿瘤内皮细胞获得类似衰老的表型，并显著表达如 VCAM1 等促炎基因。这导致肿瘤细胞和肿瘤内皮细胞之间的相互作用增加，通过减少 VE-钙黏蛋白破坏内皮细胞连接，并增强肿瘤细胞跨内皮迁移[104]。

IGFR 轴。如上所述，IGFs 在内皮细胞激活中发挥重要的作用：在一系列生理和病理条件下，其调节同源受体酪氨酸激酶（IGF1R）的信号传导，这种相互作用通过增强内皮祖细胞的数量和功能来调节细胞迁移、管腔形成以及一氧化氮的产生。在癌症中，IGF1/IGF1R 信号通过激活 ERK1/2 和 AKT 通路促进 HIF1α 及其靶点 GPER 和

VEGF 的表达[105]。IGF1/IGF1R 信号的药理学抑制已被设想为治疗癌症的潜在策略[106]，尽管迄今为止临床试验未能证明其任何显著的临床优势。我们和其他研究者已经发现，在生理和病理性血管生成过程中，血管调节蛋白 /IGFBP7 信号在血管生成脉管系统中上调[107]，并抑制 VEGF 诱导的管腔形成、增殖以及丝裂原活化蛋白激酶（MEK）和细胞外信号调节激酶（ERK）的磷酸化[108]。同样，在肿瘤内皮细胞中发现了 IGFBP7 信号水平的增加，并与毛细血管样管状结构形成或淋巴管生成有关[109]。在肿瘤发生过程中，IGFBP7 可以阻断 IGF1，并抑制表达 IGF1 受体（IGF1R）的肿瘤干细胞样细胞（TSCs）的扩增和侵袭。然而，在应激条件下和化疗期间 IGFBP7 的表达水平降低，这与肿瘤细胞产生的 FGF4 水平升高有关。在这种情况下，FGF4 与其同源受体（FGFR1）相互作用能有效上调 ETS2，反过来又控制了 IGF1（上调）和 IGFBP7（下调）的表达，从而整体上促进了肿瘤的侵袭和进展。低表达 IGFBP7 被认为是 AML 中白血病干细胞（LSCs）的一个特征，并与化疗敏感性和临床疗效降低有关[110]。值得注意的是，rhIGFBP7 降低了 LSCs 和 / 或祖细胞的存活，并逆转了干细胞样基因特征，但其并不影响正常造血干细胞的存活[111]。

13.5　以内皮细胞体外模型为测试平台，利用血管分泌信号通路的新型癌症治疗方法

来自不同物种（牛、猪、狗和人类）的多种成熟血管内皮细胞已被用于开发体外血管模型。从早期人们意识到内皮细胞组织来源和内皮细胞异质性的重要性开始，人脐带内皮细胞已成为许多血管生物学研究的来源。小鼠内皮细胞通过活体染色在适当消化和流式分选后，可用作正常和肿瘤内皮细胞的来源[112]。随后在没有垂体提取物和血清的情况下，这些细胞可以与血管分泌因子共同培养，以避免失去组织特异性特征，并阻止其从内皮细胞向间充质细胞的转变。然而，即使在这些有利的条件下，使具有血管分泌能力的内皮细胞维持长期扩增仍存在很大困难。到目前为止，已有近 9000 项使用人脐带静脉内皮细胞（HUVECs）的研究结果发表。但遗憾的是，这些细胞只能传代数次（5 ～ 10 次），最终细胞会出现以多核巨细胞为特征的衰老表型而随后发生死亡。人们采用了多种策略来使内皮细胞在培养中维持更长时间，包括使用一系列具有不同成分的培养基、明胶包被的培养皿以及使用 SV40 病毒感染或转染人端粒酶逆转录酶（hTERT）的永生化细胞[113]。此外，间充质干细胞在含有 VEGF 和（或）内皮生长介质培养基中培养后，也被用作内皮细胞的来源之一。最近还有诱导多能干细胞（iPS 细胞）被用于二维和三维的血管生成培养[114]。尽管有了这些方

法，HUVECs 或其他正常内皮细胞仍不能长时间维持培养，并且人工合成的复杂三维功能血管床迄今难以实现。为了攻克这些难题，人们在内皮细胞中转入表达肉豆蔻酰化 AKT 或非致癌腺病毒基因 E4ORF1 的慢病毒载体，以构建改造的工程化内皮细胞[115]。通过肉豆蔻酰化的 AKT 或 E4ORF1 会激活 AKT-mTOR 通路继而维持内皮细胞的存活，而改造后的内皮细胞可以在无血清和无外源物质的环境中进行多次传代培养并保持原始特征。表达 E4ORF1 的内皮细胞不会发生转化，将其植入免疫缺陷的动物时，即使经过很长时间（超过 12 个月）也不会产生肿瘤。如今体外药物筛选常用于测试肿瘤细胞对不同化合物的反应，包括不定向和靶向检测。然而，体外药物筛选平台的预测能力也面临着一些阻碍和挑战，例如包括其无法完全再现肿瘤系统与微环境之间的复杂性。最近，利用患者来源的肿瘤异种移植物（PDTXs）进行体内高通量药物筛选（HTS）显著改善了治疗方案的临床前评估以及治疗效果的预测能力[116]。然而，体内高通量药物筛选方法要求高、成本高且耗时长。为了改善这些缺点，使用 E4ORF1⁺ 内皮细胞共培养进行研究是一种有效方式，该方法已被证明可用于药物研发以及对促进实质细胞和干细胞扩增和增殖的血管分泌途径的相关鉴定。事实上，与 SV40 内皮细胞不同，E4ORF1⁺ 内皮细胞已被证实建立了一个器官型生态位的体外实验平台[117]，从而实现了维持其器官特异性的促干细胞功能[118]。

为了进一步证明这种体外方法的可行性，我们最近实施了 E4ORF1⁺ 内皮细胞的共培养，并对该系统在体外维持 T-ALL 细胞的能力进行测试。首先，当 T-ALL PDTXs 与内皮细胞共培养时显示出独特的关系，即在二维和三维培养中 T-ALL 细胞可以与内皮细胞建立密切联系。随后，我们利用这些平台通过单细胞 RNA 测序检测 E4ORF⁺ 内皮细胞单独培养或与白血病细胞共培养时（"受过教育的"内皮细胞）的基因表达。这种处理产生了独特的转录组差异，证明 T-ALL 和内皮细胞在相互作用的驱动下都表现出明确的转录变化，特别是在体外用 T-ALL 共培养的内皮细胞表型与在小鼠或人肿瘤内皮细胞中观察到的表型非常相似。与之相反，当检测与内皮细胞共培养的 T-ALL 的转录组时，发现大量靶向 MYC 或 Notch1 信号通路下游的基因以及 E2F、G2M 检查点基因显著富集，但在 T-ALL 单独培养中表现出明显较低的水平。值得注意的是，这些情况与在 PDTX 模型中所观察到的 T-ALL 变化相差无几。总体而言，这些发现表明内皮细胞和 T-ALL 之间存在双向信号转导，其互惠地调节彼此的表型。

利用这些发现，我们随后设计了一个灵活的体外共培养方法，以使用化合物库检测原代 T-ALL PDTX 衍生细胞（图 13.2B）。使用这种二维共培养方式，我们证明 E4ORF⁺ 内皮细胞减轻了所选化合物的细胞毒性，并且发现了不同 T-ALL 细胞所表现出的差异性应答，这表明每种白血病都有独特的易感性，可以被内皮细胞选择性调节（图13.2C）。PDTX衍生的肿瘤细胞与工程化内皮细胞结合是一种宝贵的实验资源，可用于研究肿瘤细胞与微环境之间的串扰，并且有助于开发旨在中断这种相互作用的新型治疗化合物。

13.6　结语

在过去的二十年里，我们见证了定义内皮细胞的作用和功能的一系列重大发现。之前有一种简单的观点认为，内皮细胞只是形成毛细血管的管壁细胞，或者只是一个被动的输送血液营养物质的管道。我们进一步认识到内皮细胞在复杂的微环境中起到的积极作用，在这些微环境中，内皮细胞控制和调节组织的完整性、再生和组织稳态。Judah Folkman的开创性贡献使人们认识到，在癌症中，血管生成开关控制着新生血管的形成，从而控制肿瘤生长。这一变革性的发现很快就使人们认识到肿瘤内皮细胞的独特性，这主要体现在其特定的基因表达特征和独特的功能方面。事实上，在肿瘤微环境中，内皮细胞受到大量异常信号的胁迫应激，从而被激活并释放血管分泌因子。这些因子在内皮细胞的内部和外部均可调节，并通过特定的激活通路控制内皮细胞和癌细胞之间复杂的双向相互作用。值得注意的是，这些血管分泌因子的精细平衡可以控制细胞分化、干细胞静息、宿主细胞反应和肿瘤休眠/生长，并最终促进难治性和转移性表型。总体而言，这些研究已经彻底改变了我们对内皮细胞生理作用的理解，并为剖析驱动肿瘤发生的机制开辟了新的途径；充分再现了致瘤性生态位的"二维和三维"新模型，可以作为研发创新药物的强大工具，甚至可以开展个性化治疗。这些模型将进一步加深我们对调节宿主和肿瘤之间相互作用机制方面的认识，并有助于研发出更有效、能够真正根除癌症的疗法。

参考读物

［1］Jaffe, E. A. Cell biology of endothelial cells. *Hum Pathol* 18, 234-239, doi:10.1016/s0046-8177(87)80005-9 (1987).

［2］Pearson, J. D. Endothelial cell biology. *Radiology* 179, 9-14, doi:10.1148/radiology.179.1.2006310 (1991).

［3］Carmeliet, P. & Jain, R. K. Molecular mechanisms and clinical applications of angiogenesis. *Nature* 473, 298-307, doi:10.1038/nature10144 (2011). Ghesquiere, B., Wong, B. W., Kuchnio, A. & Carmeliet, P. Metabolism of stromal and immune cells in health and disease. *Nature* 511,

167-176, doi:10.1038/nature13312 (2014).

［4］ Rafii, S., Butler, J. M. & Ding, B. S. Angiocrine functions of organ-specific endothelial cells. *Nature* 529, 316-325, doi:10.1038/nature17040 (2016).

［5］ Aird, W. C. Endothelial cell heterogeneity. *Cold Spring Harbor Perspect Med* 2, a006429, doi:10.1101/csh perspect.a006429 (2012).

［6］ Mai, J., Virtue, A., Shen, J., Wang, H. & Yang, X. F. An evolving new paradigm: endothelial cells—conditional innate immune cells. *J Hematol Oncol* 6, 61, doi:10.1186/1756-8722-6-61 (2013).

［7］ Chi, J. T. et al. Endothelial cell diversity revealed by global expression profiling. *Proc Natl Acad Sci USA* 100, 10623-10628, doi:10.1073/pnas.1434429100 (2003). Lacorre, D. A. et al. Plasticity of endothelial cells: rapid dedifferentiation of freshly isolated high endothelial venule endothelial cells outside the lymphoid tissue microenvironment. *Blood* 103, 4164-4172, doi:10.1182/blood-2003-10-3537 (2004).

［8］ Marcu, R. et al. Human organ-specific endothelial cell heterogeneity. *iScience* 4, 20-35, doi:10.1016/j.isci.2018.05.003 (2018). Aird, W. C. et al. Vascular bed-specific expression of an endothelial cell gene is programmed by the tissue microenvironment. *J Cell Biol* 138, 1117-1124, doi:10.1083/jcb.138.5.1117 (1997).

［9］ Yan, M. S., Matouk, C. C. & Marsden, P. A. Epigenetics of the vascular endothelium. *J Appl Physiol* 109, 916- 926, doi:10.1152/japplphysiol.00131.2010 (2010). Fish, J. E. & Marsden, P. A. Endothelial nitric oxide synthase: insight into cell-specific gene regulation in the vascular endothelium. *Cell Mol Life Sci* 63, 144-162, doi:10.1007 /s00018-005-5421-8 (2006).

［10］ Fork, C. et al. Epigenetic regulation of angiogenesis by JARID1B-induced repression of HOXA5. *Arterioscler Thromb Vasc Biol* 35, 1645-1652, doi:10.1161/ATVBAHA.115.305561 (2015).

［11］ Shirodkar, A. V. et al. A mechanistic role for DNA methylation in endothelial cell (EC)-enriched gene expression: relationship with DNA replication timing. *Blood* 121, 3531-3540, doi:10.1182/blood-2013-01-479170 (2013).

［12］ Nakato, R. et al. Comprehensive epigenome characterization reveals diverse transcriptional regulation across human vascular endothelial cells. *Epigenetics Chromatin* 12, 77, doi:10.1186/s13072-019-0319-0 (2019).

［13］ Marcu, R. et al. Human organ-specific endothelial cell heterogeneity. *iScience* 4, 20-35, doi:10.1016/j.isci.2018.05.003 (2018).

［14］ Sun, Z. et al. Single-cell RNA sequencing reveals gene expression signatures of breast cancer-associated endothelial cells. *Oncotarget* 9, 10945-10961, doi:10.18632/oncotarget.23760 (2018). Sun, L., Vitolo, M. & Passaniti, A. Runt-related gene 2 in endothelial cells: inducible expression and specific regulation of cell migration and invasion. *Cancer Res* 61, 4994-5001 (2001). Ria, R. et al. Gene expression profiling of bone marrow endothelial cells in patients with multiple myeloma. *Clin Cancer Res* 15, 5369-5378, doi:10.1158/1078-0432. CCR-09-0040 (2009).

［15］ Witjas, F. M. R., van den Berg, B. M., van den Berg, C. W., Engelse, M. A. & Rabelink, T. J. Concise review: the endothelial cell extracellular matrix regulates tissue homeostasis and repair. *Stem Cells Transl Med* 8, 375-382, doi:10.1002/sctm.18-0155 (2019).

［16］ Ding, R., Darland, D. C., Parmacek, M. S. & D'Amore, P. A. Endothelial-mesenchymal interactions in vitro reveal molecular mechanisms of smooth muscle/pericyte differentiation. *Stem Cells Dev* 13, 509-520, doi:10.1089/scd.2004.13.509 (2004). Lindahl, P., Johansson, B. R., Leveen, P. & Betsholtz, C. Pericyte loss and microaneurysm formation in PDGF-B-deficient mice. *Science* 277, 242-245, doi:10.1126/science.277.5323.242 (1997). Gerhardt, H. & Betsholtz, C. Endothelial-pericyte interactions in angiogenesis. *Cell Tissue Res* 314, 15-23, doi:10.1007/s00441-003-0745-x (2003). Hirschi, K. K., Burt, J. M., Hirschi, K. D. & Dai, C. Gap junction communication mediates transforming growth factor-beta activation and endothelial-induced mural cell differentiation. *Circ Res* 93, 429-437, doi:10.1161/01. RES.0000091259.84556.D5 (2003).

［17］ Sweeney, M. & Foldes, G. It takes two: endothelial-perivascular cell cross-talk in vascular development and disease. *Front Cardiovasc Med* 5, 154, doi:10.3389/fcvm.2018.00154 (2018).

［18］ Adams, R. H. et al. Roles of ephrinB ligands and EphB receptors in cardiovascular development: demarcation of arterial/venous domains, vascular morphogenesis, and sprouting angiogenesis. *Genes Dev* 13, 295-306, doi:10.1101/gad.13.3.295 (1999). Wang, H. U., Chen, Z. F. & Anderson, D. J. Molecular distinction and angiogenic interaction between embryonic arteries and veins revealed by ephrin-B2 and its receptor Eph-B4. *Cell* 93, 741-753, doi:10.1016/s0092-8674(00)81436-1 (1998).

［19］ You, L. R. et al. Suppression of Notch signalling by the COUP-TFII transcription factor regulates vein identity. *Nature* 435, 98-104, doi:10.1038/nature03511 (2005).

［20］ Nolan, D. J. et al. Molecular signatures of tissue-specific microvascular endothelial cell heterogeneity in organ maintenance and regeneration. *Dev Cell* 26, 204-219, doi:10.1016/j.devcel.2013.06.017 (2013).

［21］ Brown, C. B., Boyer, A. S., Runyan, R. B. & Barnett, J. V. Requirement of type III TGF-beta receptor for endocardial cell transformation in the heart. *Science* 283, 2080-2082, doi:10.1126/science.283.5410.2080 (1999). Dor, Y. et al. A novel role for VEGF in endocardial cushion formation and its potential contribution to congenital heart defects. *Development* 128, 1531-1538 (2001).

［22］ Tran, N. D., Correale, J., Schreiber, S. S. & Fisher, M. Transforming growth factor-beta mediates astrocyte-specific regulation of brain endothelial anticoagulant factors. *Stroke* 30, 1671-1678, doi:10.1161/01.str.30.8.1671 (1999).

［23］ Gerber, H. P. et al. Vascular endothelial growth factor regulates endothelial cell survival through the phosphatidylinositol 3'-kinase/Akt signal transduction pathway. Requirement for Flk-1/KDR activation. *J Biol Chem* 273, 30336-30343, doi:10.1074/jbc.273.46.30336 (1998). Kamba, T. et al. VEGF-dependent plasticity of fenestrated capillaries in the normal adult microvasculature. *Am J Physiol Heart Circ Physiol* 290, H560-576, doi:10.1152/ajpheart.00133.2005 (2006).

［24］Gavard, J. & Gutkind, J. S. VEGF controls endothelial-cell permeability by promoting the beta-arrestindependent endocytosis of VE-cadherin. *Nat Cell Biol* 8, 1223-1234, doi:10.1038/ncb1486 (2006).

［25］Zhou, Y., Damsky, C. H. & Fisher, S. J. Preeclampsia is associated with failure of human cytotrophoblasts to mimic a vascular adhesion phenotype. One cause of defective endovascular invasion in this syndrome? *J Clin Invest* 99, 2152-2164, doi:10.1172/JCI119388 (1997). Zhou, Y. et al. Human cytotrophoblasts adopt a vascular phenotype as they differentiate. A strategy for successful endovascular invasion? *J Clin Invest* 99, 2139-2151, doi:10.1172/JCI119387 (1997).

［26］Chang, J. H., Gabison, E. E., Kato, T. & Azar, D. T. Corneal neovascularization. *Curr Opin Ophthalmol* 12, 242-249, doi:10.1097/00055735-200108000-00002 (2001).

［27］Jeansson, M. et al. Angiopoietin-1 is essential in mouse vasculature during development and in response to injury. *J Clin Invest* 121, 2278-2289, doi:10.1172/JCI46322 (2011).

［28］Rafii, S., Butler, J. M. & Ding, B. S. Angiocrine functions of organ-specific endothelial cells. *Nature* 529, 316-325, doi:10.1038/nature17040 (2016).

［29］Rafii, S. et al. Isolation and characterization of human bone marrow microvascular endothelial cells: hematopoietic progenitor cell adhesion. *Blood* 84, 10-19 (1994). Rafii, S. et al. Human bone marrow microvascular endothelial cells support long-term proliferation and differentiation of myeloid and megakaryocytic progenitors. *Blood* 86, 3353-3363 (1995).

［30］Imrie, H. et al. Novel role of the IGF-1 receptor in endothelial function and repair: studies in endothelium-targeted IGF-1 receptor transgenic mice. *Diabetes* 61, 2359-2368, doi:10.2337/db11-1494 (2012). Holzenberger, M. et al. IGF-1 receptor regulates lifespan and resistance to oxidative stress in mice. *Nature* 421, 182-187, doi:10.1038/nature01298 (2003). Kahn, M. B. et al. Insulin resistance impairs circulating angiogenic progenitor cell function and delays endothelial regeneration. *Diabetes* 60, 1295-1303, doi:10.2337/db10-1080 (2011). Yuldasheva, N. Y. et al. Haploinsufficiency of the insulin-like growth factor-1 receptor enhances endothelial repair and favorably modifies angiogenic progenitor cell phenotype. *Arterioscler Thromb Vasc Biol* 34, 2051-2058, doi:10.1161/ATVBAHA.114.304121 (2014).

［31］Shigematsu, S. et al. IGF-1 regulates migration and angiogenesis of human endothelial cells. *Endocrine J* 46 Suppl, S59-S62, doi:10.1507/endocrj.46.suppl_s59 (1999).

［32］Ekyalongo, R. C. & Yee, D. Revisiting the IGF-1R as a breast cancer target. *NPJ Precision Oncol* 1, doi:10.1038/s41698-017-0017-y (2017).

[33] Hwa, V., Oh, Y. & Rosenfeld, R. G. The insulin-like growth factor-binding protein (IGFBP) superfamily. *Endocrine Rev* 20, 761-787, doi:10.1210/edrv.20.6.0382 (1999).

[34] Nolan, D. J. et al. Molecular signatures of tissue-specific microvascular endothelial cell heterogeneity in organ maintenance and regeneration. *Dev Cell* 26, 204-219, doi:10.1016/j.devcel.2013.06.017 (2013).

[35] Marcu, R. et al. Human organ-specific endothelial cell heterogeneity. *iScience* 4, 20-35, doi:10.1016/j.isci.2018.05.003 (2018). Nolan, D. J. et al. Molecular signatures of tissue-specific microvascular endothelial cell heterogeneity in organ maintenance and regeneration. *Dev Cell* 26, 204-219, doi:10.1016/j.devcel.2013.06.017 (2013). Jambusaria, A. et al. Endothelial heterogeneity across distinct vascular beds during homeostasis and inflammation. *Elife* 9, e51413, doi:10.7554/eLife.51413 (2020).

[36] Nolan, D. J. et al. Molecular signatures of tissue-specific microvascular endothelial cell heterogeneity in organ maintenance and regeneration. *Dev Cell* 26, 204-219, doi:10.1016/j.devcel.2013.06.017 (2013). Geraud, C. et al. GATA4-dependent organ-specific endothelial differentiation controls liver development and embryonic hematopoiesis. *J Clin Invest* 127, 1099-1114, doi:10.1172/JCI90086 (2017).

[37] De Palma, M., Biziato, D. & Petrova, T. V. Microenvironmental regulation of tumour angiogenesis. *Nat Rev Cancer* 17, 457-474, doi:10.1038/nrc.2017.51 (2017).

[38] Hida, K. et al. Tumor-associated endothelial cells with cytogenetic abnormalities. *Cancer Res* 64, 8249-8255, doi:10.1158/0008-5472.CAN-04-1567 (2004). Akino, T. et al. Cytogenetic abnormalities of tumor-associated endothelial cells in human malignant tumors. *Am J Pathol* 175, 2657-2667, doi:10.2353/ajpath.2009.090202 (2009). Lin, P. P., Gires, O., Wang, D. D., Li, L. & Wang, H. Comprehensive in situ codetection of aneuploid circulating endothelial and tumor cells. *Sci Rep* 7, 9789, doi:10.1038/s41598-017-10763-7 (2017).

[39] Streubel, B. et al. Lymphoma-specific genetic aberrations in microvascular endothelial cells in B-cell lymphomas. *N Engl J Med* 351, 250-259, doi:10.1056/NEJMoa033153 (2004). Wang, R. et al. Glioblastoma stem-like cells give rise to tumour endothelium. *Nature* 468, 829-833, doi:10.1038/nature09624 (2010).

[40] Teofili, L. et al. Endothelial progenitor cells are clonal and exhibit the JAK2(V617F) mutation in a subset of thrombotic patients with Ph-negative myeloproliferative neoplasms. *Blood* 117, 2700-2707, doi:10.1182/blood-2010-07-297598 (2011). Rosti, V. et al. Spleen endothelial cells from patients with myelofibrosis harbor the JAK2V617F mutation. *Blood* 121, 360-368, doi:10.1182/blood-2012-01-404889 (2013).

[41] Fang, B. et al. Identification of human chronic myelogenous leukemia progenitor cells with hemangioblastic characteristics. *Blood* 105, 2733-2740, doi:10.1182/blood-2004-07-2514 (2005). Otten, J. et al. Blood outgrowth endothelial cells from chronic myeloid leukaemia patients are BCR/ABL1 negative. *Br J Haematol* 142, 115-118, doi:10.1111/j.1365-

2141.2008.07195.x (2008).

[42] St Croix, B. et al. Genes expressed in human tumor endothelium. *Science* 289, 1197-1202 (2000).

[43] Seaman, S. et al. Genes that distinguish physiological and pathological angiogenesis. *Cancer Cell* 11, 539-554, doi:10.1016/j.ccr.2007.04.017 (2007). MacFadyen, J., Savage, K., Wienke, D. & Isacke, C. M. Endosialin is expressed on stromal fibroblasts and CNS pericytes in mouse embryos and is downregulated during development. *Gene Expression Patterns* 7, 363-369, doi:10.1016/j.modgep.2006.07.006 (2007). Lee, H. K. et al. Cloning, characterization and neuronal expression profiles of tumor endothelial marker 7 in the rat brain. *Brain Res Mol Brain Res* 136, 189-198, doi:10.1016/j.molbrainres.2005.02.010 (2005). Cullen, M. et al. Host-derived tumor endothelial marker 8 promotes the growth of melanoma. *Cancer Res* 69, 6021-6026, doi:10.1158/0008-5472.CAN-09-1086 (2009).

[44] Sun, Z. et al. Single-cell RNA sequencing reveals gene expression signatures of breast cancer-associated endothelial cells. *Oncotarget* 9, 10945-10961, doi:10.18632/oncotarget.23760 (2018). Ria, R. et al. Gene expression profiling of bone marrow endothelial cells in patients with multiple myeloma. *Clin Cancer Res* 15, 5369-5378, doi:10.1158/1078-0432.CCR-09-0040 (2009).

[45] Aird, W. C. Molecular heterogeneity of tumor endothelium. *Cell Tissue Res* 335, 271-281, doi:10.1007/s00441-008-0672-y (2009).

[46] Bussolati, B., Deambrosis, I., Russo, S., Deregibus, M. C. & Camussi, G. Altered angiogenesis and survival in human tumor-derived endothelial cells. *FASEB J* 17, 1159-1161, doi:10.1096/fj.02-0557fje (2003). Hellebrekers, D. M. et al. Epigenetic regulation of tumor endothelial cell anergy: silencing of intercellular adhesion molecule-1 by histone modifications. *Cancer Res* 66, 10770-10777, doi:10.1158/0008-5472.CAN-06-1609 (2006).

[47] Hellebrekers, D. M. et al. Identification of epigenetically silenced genes in tumor endothelial cells. *Cancer Res* 67, 4138-4148, doi:10.1158/0008-5472.CAN-06-3032 (2007).

[48] Chin, Y. R. & Toker, A. Function of Akt/PKB signaling to cell motility, invasion and the tumor stroma in cancer. *Cell Signal* 21, 470-476, doi:10.1016/j.cellsig.2008.11.015 (2009).

[49] Gerber, H. P. et al. Vascular endothelial growth factor regulates endothelial cell survival through the phosphatidylinositol 3'-kinase/Akt signal transduction pathway. Requirement for Flk-1/KDR activation. *J Biol Chem* 273, 30336-30343, doi:10.1074/jbc.273.46.30336 (1998). Chen, J. et al. Akt1 regulates pathological angiogenesis, vascular maturation and permeability in vivo. *Nat Med* 11, 1188-1196, doi:10.1038/nm1307 (2005). Alon, T. et al. Vascular endothelial growth factor acts as a survival factor for newly formed retinal vessels and has implications for retinopathy of prematurity. *Nat Med* 1, 1024-1028, doi:10.1038/nm1095-1024 (1995). Morales Ruiz, M. et al. Vascular endothelial growth factor-stimulated actin reorganization and migration of endothelial cells is regulated via the serine/threonine kinase

Akt. *Circ Res* 86, 892-896, doi:10.1161/01.res.86.8.892 (2000).

[50] Phung, T. L. et al. Pathological angiogenesis is induced by sustained Akt signaling and inhibited by rapamycin. *Cancer Cell* 10, 159-170, doi:10.1016/j.ccr.2006.07.003 (2006).

[51] Hoarau-Vechot, J. et al. Akt-activated endothelium promotes ovarian cancer proliferation through notch activation. *J Transl Med* 17, 194, doi:10.1186/s12967-019-1942-z (2019).

[52] Bussolati, B., Assenzio, B., Deregibus, M. C. & Camussi, G. The proangiogenic phenotype of human tumor-derived endothelial cells depends on thrombospondin-1 downregulation via phosphatidylinositol 3-kinase/Akt pathway. *J Mol Med* 84, 852-863, doi:10.1007/s00109-006-0075-z (2006).

[53] Kobayashi, H. et al. Angiocrine factors from Akt-activated endothelial cells balance self-renewal and differentiation of haematopoietic stem cells. *Nat Cell Biol* 12, 1046-1056, doi:10.1038/ncb2108 (2010).

[54] Tikhonova, A. N. et al. The bone marrow microenvironment at single-cell resolution. *Nature* 569, 222-228, doi:10.1038/s41586-019-1104-8 (2019).

[55] Baryawno, N. et al. A cellular taxonomy of the bone marrow stroma in homeostasis and leukemia. *Cell* 177, 1915-1932 e1916, doi:10.1016/j.cell.2019.04.040 (2019).

[56] Kalucka, J. et al. Single-cell transcriptome atlas of murine endothelial cells. *Cell* 180, 764-779 e720, doi:10.1016/j.cell.2020.01.015 (2020).

[57] Zhao, Q. et al. Single-cell transcriptome analyses reveal endothelial cell heterogeneity in tumors and changes following antiangiogenic treatment. *Cancer Res* 78, 2370, doi:10.1158/0008-5472.CAN-17-2728 (2018).

[58] Sun, Z. et al. Single-cell RNA sequencing reveals gene expression signatures of breast cancer-associated endothelial cells. *Oncotarget* 9, 10945-10961, doi:10.18632/oncotarget.23760 (2018).

[59] Sathe, A. et al. Single cell genomic characterization reveals the cellular reprogramming of the gastric tumor microenvironment. *bioRxiv*, 783027, doi:10.1101/783027 (2019).

[60] Zhang, Y. et al. Single-cell transcriptome analysis reveals tumor immune microenvironment heterogenicity and granulocytes enrichment in colorectal cancer liver metastases. *Cancer Lett* 470, 84-94, doi:10.1016/j.canlet.2019.10.016 (2020).

[61] Butler, J. M., Kobayashi, H. & Rafii, S. Instructive role of the vascular niche in promoting tumour growth and tissue repair by angiocrine factors. *Nat Rev Cancer* 10, 138-146, doi:10.1038/nrc2791 (2010). Hida, K., Maishi, N., Annan, D. A. & Hida, Y. Contribution of tumor endothelial cells in cancer progression. *Int J Mol Sci* 19, 1272, doi:10.3390/ijms19051272 (2018).

[62] Folkman, J. Angiogenesis in cancer, vascular, rheumatoid and other disease. *Nat Med* 1, 27-31, doi:10.1038/nm0195-27 (1995).

[63] Ayala, F., Dewar, R., Kieran, M. & Kalluri, R. Contribution of bone microenvironment

to leukemogenesis and leukemia progression. *Leukemia* 23, 2233-2241, doi:10.1038/leu.2009.175 (2009). McMillin, D. W., Negri, J. M. & Mitsiades, C. S. The role of tumour-stromal interactions in modifying drug response: challenges and opportunities. *Nat Rev Drug Discov* 12, 217-228, doi:10.1038/nrd3870 (2013). Shafat, M. S., Gnaneswaran, B., Bowles, K. M. & Rushworth, S. A. The bone marrow microenvironment—home of the leukemic blasts. *Blood Rev* 31, 277-286, doi:10.1016/j.blre.2017.03.004 (2017).

[64] Vijayan, D., Young, A., Teng, M. W. L. & Smyth, M. J. Targeting immunosuppressive adenosine in cancer. *Nat Rev Cancer* 17, 709-724, doi:10.1038/nrc.2017.86 (2017).

[65] Mantovani, A. & Sica, A. Macrophages, innate immunity and cancer: balance, tolerance, and diversity. *Curr Opin Immunol* 22, 231-237, doi:10.1016/j.coi.2010.01.009 (2010).

[66] Bakker, E., Qattan, M., Mutti, L., Demonacos, C. & Krstic-Demonacos, M. The role of microenvironment and immunity in drug response in leukemia. *Biochim Biophys Acta* 1863, 414-426, doi:10.1016/j.bbamcr.2015.08.003 (2016).

[67] Butler, J. M., Kobayashi, H. & Rafii, S. Instructive role of the vascular niche in promoting tumour growth and tissue repair by angiocrine factors. *Nat Rev Cancer* 10, 138-146, doi:10.1038/nrc2791 (2010). Cao, Z. et al. Angiocrine factors deployed by tumor vascular niche induce B cell lymphoma invasiveness and chemoresistance. *Cancer Cell* 25, 350-365, doi:10.1016/j.ccr.2014.02.005 (2014). Drusbosky, L. et al. Endothelial cell derived angiocrine support of acute myeloid leukemia targeted by receptor tyrosine kinase inhibition. *Leukemia Res* 39, 984-989, doi:10.1016/j.leukres.2015.05.015 (2015). Choi, S. H. et al. Tumour-vasculature development via endothelial-to-mesenchymal transition after radiotherapy controls CD44v6(+) cancer cell and macrophage polarization. *Nat Commun* 9, 5108, doi:10.1038/s41467-018-07470-w (2018). Singh, A. et al. Angiocrine signals regulate quiescence and therapy resistance in bone metastasis. *JCI Insight* 4, e125679, doi:10.1172/jci.insight.125679 (2019).

[68] Krejsgaard, T. et al. A novel xenograft model of cutaneous T-cell lymphoma. *Exp Dermatol* 19, 1096-1102, doi:10.1111/j.1600-0625.2010.01138.x (2010). Chen, H. et al. In vitro and in vivo production of vascular endothelial growth factor by chronic lymphocytic leukemia cells. *Blood* 96, 3181-3187 (2000). Ribatti, D., Nico, B., Ranieri, G., Specchia, G. & Vacca, A. The role of angiogenesis in human non-Hodgkin lymphomas. *Neoplasia* 15, 231-238, doi:10.1593/neo.121962 (2013).

[69] Faderl, S. et al. Angiogenic factors may have a different prognostic role in adult acute lymphoblastic leukemia. *Blood* 106, 4303-4307, doi:10.1182/blood-2005-03-1010 (2005). Avramis, I. A. et al. Correlation between high vascular endothelial growth factor-A serum levels and treatment outcome in patients with standard-risk acute lymphoblastic leukemia: a report from Children's Oncology Group Study CCG-1962. *Clin Cancer Res* 12, 6978-6984, doi:10.1158/1078-0432.CCR-06-1140 (2006).

［70］Dias, S. et al. Autocrine stimulation of VEGFR-2 activates human leukemic cell growth and migration. *J Clin Invest* 106, 511-521, doi:10.1172/JCI8978 (2000). Dias, S. et al. Inhibition of both paracrine and autocrine VEGF/ VEGFR-2 signaling pathways is essential to induce long-term remission of xenotransplanted human leukemias. *Proc Natl Acad Sci USA* 98, 10857-10862, doi:10.1073/pnas.191117498 (2001). Dias, S., Shmelkov, S. V., Lam, G. & Rafii, S. VEGF(165) promotes survival of leukemic cells by Hsp90-mediated induction of Bcl-2 expression and apoptosis inhibition. *Blood* 99, 2532-2540, doi:10.1182/blood.v99.7.2532 (2002).

［71］Munch, V. et al. Central nervous system involvement in acute lymphoblastic leukemia is mediated by vascular endothelial growth factor. *Blood* 130, 643-654, doi:10.1182/blood-2017-03-769315 (2017).

［72］Simons, M., Gordon, E. & Claesson-Welsh, L. Mechanisms and regulation of endothelial VEGF receptor signalling. *Nat Rev Mol Cell Biol* 17, 611-625, doi:10.1038/nrm.2016.87 (2016).

［73］Domigan, C. K. et al. Autocrine VEGF maintains endothelial survival through regulation of metabolism and autophagy. *J Cell Sci* 128, 2236-2248, doi:10.1242/jcs.163774 (2015).

［74］Funahashi, Y. et al. Notch regulates the angiogenic response via induction of VEGFR-1. *J Angiogenesis Res* 2, 3, doi:10.1186/2040-2384-2-3 (2010).

［75］Perez-Atayde, A. R. et al. Spectrum of tumor angiogenesis in the bone marrow of children with acute lymphoblastic leukemia. *Am J Pathol* 150, 815-821 (1997). Fiedler, W. et al. Vascular endothelial growth factor, a possible paracrine growth factor in human acute myeloid leukemia. *Blood* 89, 1870-1875 (1997). Nguyen, M. et al. Elevated levels of an angiogenic peptide, basic fibroblast growth factor, in the urine of patients with a wide spectrum of cancers. *J Natl Cancer Inst* 86, 356-361, doi:10.1093/jnci/86.5.356 (1994).

［76］Roy-Luzarraga, M. & Hodivala-Dilke, K. Molecular pathways: endothelial cell FAK-A target for cancer treatment. *Clin Cancer Res* 22, 3718-3724, doi:10.1158/1078-0432.CCR-14-2021 (2016).

［77］Hamada, J., Cavanaugh, P. G., Lotan, O. & Nicolson, G. L. Separable growth and migration factors for large-cell lymphoma cells secreted by microvascular endothelial cells derived from target organs for metastasis. *Br J Cancer* 66, 349-354, doi:10.1038/bjc.1992.269 (1992).

［78］Warner, K. A. et al. Endothelial cells enhance tumor cell invasion through a crosstalk mediated by CXC chemokine signaling. *Neoplasia* 10, 131-139, doi:10.1593/neo.07815 (2008).

［79］Cao, Z. et al. Angiocrine factors deployed by tumor vascular niche induce B cell lymphoma invasiveness and chemoresistance. *Cancer Cell* 25, 350-365, doi:10.1016/j.ccr.2014.02.005 (2014).

［80］Brantley-Sieders, D. M. et al. Angiocrine factors modulate tumor proliferation and motility through EphA2 repression of Slit2 tumor suppressor function in endothelium. *Cancer Res* 71,

976-987, doi:10.1158/0008-5472.CAN-10-3396 (2011).

[81] Naschberger, E. et al. Matricellular protein SPARCL1 regulates tumor microenvironment-dependent endothelial cell heterogeneity in colorectal carcinoma. *J Clin Invest* 126, 4187-4204, doi:10.1172/JCI78260 (2016).

[82] Singh, A. et al. Angiocrine signals regulate quiescence and therapy resistance in bone metastasis. *JCI Insight* 4, e125679, doi:10.1172/jci.insight.125679 (2019).

[83] Pitt, L. A. et al. CXCL12-producing vascular endothelial niches control acute t cell leukemia maintenance. *Cancer Cell* 27, 755-768, doi:10.1016/j.ccell.2015.05.002 (2015). Passaro, D. et al. CXCR4 is required for leukemia-initiating cell activity in T cell acute lymphoblastic leukemia. *Cancer Cell* 27, 769-779, doi:10.1016/j.ccell.2015.05.003 (2015). Sipkins, D. A. et al. In vivo imaging of specialized bone marrow endothelial microdomains for tumour engraftment. *Nature* 435, 969-973, doi:10.1038/nature03703 (2005). Cao, Z. et al. Molecular checkpoint decisions made by subverted vascular niche transform indolent tumor cells into chemoresistant cancer stem cells. *Cancer Cell* 31, 110-126, doi:10.1016/j.ccell.2016.11.010 (2017).

[84] Burger, J. A. & Kipps, T. J. CXCR4: a key receptor in the crosstalk between tumor cells and their microenvironment. *Blood* 107, 1761-1767, doi:10.1182/blood-2005-08-3182 (2006).

[85] Spinosa, P. C. et al. Short-term cellular memory tunes the signaling responses of the chemokine receptor CXCR4. *Sci Signal* 12, eaaw4204, doi:10.1126/scisignal.aaw4204 (2019).

[86] Springer, T. A. Traffic signals for lymphocyte recirculation and leukocyte emigration: the multistep paradigm. *Cell* 76, 301-314, doi:10.1016/0092-8674(94)90337-9 (1994).

[87] Pitt, L. A. et al. CXCL12-producing vascular endothelial niches control acute T cell leukemia maintenance. *Cancer Cell* 27, 755-768, doi:10.1016/j.ccell.2015.05.002 (2015). Tsaouli, G., Ferretti, E., Bellavia, D., Vacca, A. & Felli, M. P. Notch/CXCR4 partnership in acute lymphoblastic leukemia progression. *J Immunol Res* 2019, 5601396, doi:10.1155/2019/5601396 (2019).

[88] Passaro, D. et al. CXCR4 is required for leukemia-initiating cell activity in T cell acute lymphoblastic leukemia. *Cancer Cell* 27, 769-779, doi:10.1016/j.ccell.2015.05.003 (2015).

[89] Pitt, L. A. et al. CXCL12-producing vascular endothelial niches control acute T cell leukemia maintenance. *Cancer Cell* 27, 755-768, doi:10.1016/j.ccell.2015.05.002 (2015).

[90] D'Souza, B., Meloty-Kapella, L. & Weinmaster, G. Canonical and non-canonical Notch ligands. *Curr Topics Dev Biol* 92, 73-129, doi:10.1016/S0070-2153(10)92003-6 (2010).

[91] Sprinzak, D. et al. Cis-interactions between Notch and Delta generate mutually exclusive signalling states. *Nature* 465, 86-90, doi:10.1038/nature08959 (2010).

[92] Kuhnert, F. et al. Dll4 blockade in stromal cells mediates antitumor effects in preclinical models of ovarian cancer. *Cancer Res* 75, 4086-4096, doi:10.1158/0008-5472.CAN-14-3773 (2015). Lu, J. et al. Endothelial cells promote the colorectal cancer stem cell phenotype

through a soluble form of Jagged-1. *Cancer Cell* 23, 171-185, doi:10.1016/j.ccr.2012.12.021 (2013). Zhu, T. S. et al. Endothelial cells create a stem cell niche in glioblastoma by providing NOTCH ligands that nurture self-renewal of cancer stem-like cells. *Cancer Res* 71, 6061-6072, doi:10.1158/0008-5472.CAN-10-4269 (2011). Indraccolo, S. et al. Cross-talk between tumor and endothelial cells involving the Notch3-Dll4 interaction marks escape from tumor dormancy. *Cancer Res* 69, 1314-1323, doi:10.1158/0008-5472.CAN-08-2791 (2009). Sonoshita, M. et al. Suppression of colon cancer metastasis by Aes through inhibition of Notch signaling. *Cancer Cell* 19, 125-137, doi:10.1016/j.ccr.2010.11.008 (2011). Wieland, E. et al. Endothelial Notch1 activity facilitates metastasis. *Cancer Cell* 31, 355-367, doi:10.1016/j.ccell.2017.01.007 (2017).

［93］Benedito, R. et al. The notch ligands Dll4 and Jagged1 have opposing effects on angiogenesis. *Cell* 137, 1124-1135, doi:10.1016/j.cell.2009.03.025 (2009).

［94］Nwabo Kamdje, A. H. & Krampera, M. Notch signaling in acute lymphoblastic leukemia: any role for stromal microenvironment? *Blood* 118, 6506-6514, doi:10.1182/blood-2011-08-376061 (2011). Meurette, O. & Mehlen, P. Notch signaling in the tumor microenvironment. *Cancer Cell* 34, 536-548, doi:10.1016/j.ccell.2018.07.009 (2018).

［95］Gama-Norton, L. et al. Notch signal strength controls cell fate in the haemogenic endothelium. *Nat Commun* 6, 8510, doi:10.1038/ncomms9510 (2015). Nandagopal, N. et al. Dynamic ligand discrimination in the Notch signaling pathway. *Cell* 172, 869-880 e819, doi:10.1016/j.cell.2018.01.002 (2018). Nandagopal, N. et al. Dynamic ligand discrimination in the Notch signaling pathway. *Cell* 172, 869-880 e819, doi:10.1016/j.cell.2018.01.002 (2018).

［96］Ferrando, A. A. The role of NOTCH1 signaling in T-ALL. *Hematology Am Soc Hematol Educ Program* 2009, 353-361, doi:10.1182/asheducation-2009.1.353 (2009). Aster, J. C., Pear, W. S. & Blacklow, S. C. The varied roles of Notch in cancer. *Annu Rev Pathol* 12, 245-275, doi:10.1146/annurev-pathol-052016-100127 (2017).

［97］Lim, J. S. et al. Intratumoural heterogeneity generated by Notch signalling promotes small-cell lung cancer. *Nature* 545, 360-364, doi:10.1038/nature22323 (2017).

［98］Cao, Z. et al. Angiocrine factors deployed by tumor vascular niche induce B cell lymphoma invasiveness and chemoresistance. *Cancer Cell* 25, 350-365, doi:10.1016/j.ccr.2014.02.005 (2014).

［99］Zhu, T. S. et al. Endothelial cells create a stem cell niche in glioblastoma by providing NOTCH ligands that nurture self-renewal of cancer stem-like cells. *Cancer Res* 71, 6061-6072, doi:10.1158/0008-5472.CAN-10-4269 (2011).

［100］Wang, Z., Li, Y., Kong, D. & Sarkar, F. H. The role of Notch signaling pathway in epithelial-mesenchymal transition (EMT) during development and tumor aggressiveness. *Curr Drug Targets* 11, 745-751, doi:10.2174/138945010791170860 (2010).

［101］Hsu, M. Y. et al. Notch3 signaling-mediated melanoma-endothelial crosstalk regulates melanoma stem-like cell homeostasis and niche morphogenesis. *Lab Invest* 97, 725-736, doi:10.1038/labinvest.2017.1 (2017).

[102] Lu, J. et al. Endothelial cells promote the colorectal cancer stem cell phenotype through a soluble form of Jagged-1. *Cancer Cell* 23, 171-185, doi:10.1016/j.ccr.2012.12.021 (2013).

[103] Kuhnert, F. et al. Dll4 blockade in stromal cells mediates antitumor effects in preclinical models of ovarian cancer. *Cancer Res* 75, 4086-4096, doi:10.1158/0008-5472.CAN-14-3773 (2015). Meurette, O. & Mehlen, P. Notch signaling in the tumor microenvironment. *Cancer Cell* 34, 536-548, doi:10.1016/j.ccell.2018.07.009 (2018).

[104] Wieland, E. et al. Endothelial Notch1 activity facilitates metastasis. *Cancer Cell* 31, 355-367, doi:10.1016 /j.ccell.2017.01.007 (2017).

[105] De Francesco, E. M. et al. GPER mediates the angiocrine actions induced by IGF1 through the HIF-1alpha/ VEGF pathway in the breast tumor microenvironment. *Breast Cancer Res* 19, 129, doi:10.1186/s13058-017-0923-5 (2017). Wang, X. et al. Crosstalk between TEMs and endothelial cells modulates angiogenesis and metastasis via IGF1-IGF1R signalling in epithelial ovarian cancer. *Br J Cancer* 117, 1371-1382, doi:10.1038/bjc.2017.297 (2017).

[106] Bid, H. K., Zhan, J., Phelps, D. A., Kurmasheva, R. T. & Houghton, P. J. Potent inhibition of angiogenesis by the IGF-1 receptor-targeting antibody SCH717454 is reversed by IGF-2. *Mol Cancer Ther* 11, 649-659, doi:10.1158/1535-7163.MCT-11-0575 (2012). Weroha, S. J. & Haluska, P. IGF-1 receptor inhibitors in clinical trials—early lessons. *J Mammary Gland Biol Neoplasia* 13, 471-483, doi:10.1007/s10911-008-9104-6 (2008).

[107] Hooper, A. T. et al. Angiomodulin is a specific marker of vasculature and regulates vascular endothelial growth factor-A-dependent neoangiogenesis. *Circ Res* 105, 201-208, doi:10.1161/ CIRCRESAHA.109.196790 (2009).

[108] Tamura, K. et al. Insulin-like growth factor binding protein-7 (IGFBP7) blocks vascular endothelial cell growth factor (VEGF)-induced angiogenesis in human vascular endothelial cells. *Eur J Pharmacol* 610, 61-67, doi:10.1016/j.ejphar.2009.01.045 (2009).

[109] Zhao, W. et al. IGFBP7 functions as a potential lymphangiogenesis inducer in non-small cell lung carcinoma. *Oncol Rep* 35, 1483-1492, doi:10.3892/or.2015.4516 (2016).

[110] Heesch, S. et al. BAALC-associated gene expression profiles define IGFBP7 as a novel molecular marker in acute leukemia. *Leukemia* 24, 1429-1436, doi:10.1038/leu.2010.130 (2010). Laranjeira, A. B. et al. IGFBP7 participates in the reciprocal interaction between acute lymphoblastic leukemia and BM stromal cells and in leukemia resistance to asparaginase. *Leukemia* 26, 1001-1011, doi:10.1038/leu.2011.289 (2012).

[111] Cao, Z. et al. Molecular checkpoint decisions made by subverted vascular niche transform indolent tumor cells into chemoresistant cancer stem cells. *Cancer Cell*, 31, 110-126, doi:10.1016/j.ccell.2016.11.010 (2016). Ferrarelli, L. K. Tumors direct vessels to feed growth. *Sci Signal* 10, eaam9091, doi:10.1126/scisignal.aam9091 (2017). Verhagen, H. et al.

IGFBP7 induces differentiation and loss of survival of human acute myeloid leukemia stem cells without affecting normal hematopoiesis. *Cell Rep* 25, 3021-3035 e3025, doi:10.1016/ j.celrep.2018.11.062 (2018).

［112］Nolan, D. J. et al. Molecular signatures of tissue-specific microvascular endothelial cell heterogeneity in organ maintenance and regeneration. *Dev Cell* 26, 204-219, doi:10.1016/ j.devcel.2013.06.017 (2013).

［113］Bouis, D., Hospers, G. A., Meijer, C., Molema, G. & Mulder, N. H. Endothelium in vitro: a review of human vascular endothelial cell lines for blood vessel-related research. *Angiogenesis* 4, 91-102, doi:10.1023/a:10122595 29167 (2001).

［114］Masuda, S., Matsuura, K. & Shimizu, T. Preparation of iPS cell-derived CD31(+) endothelial cells using three-dimensional suspension culture. *Regenerative Ther* 9, 1-9, doi:10.1016/ j.reth.2018.06.004 (2018).

［115］Seandel, M. et al. Generation of a functional and durable vascular niche by the adenoviral E4ORF1 gene. *Proc Natl Acad Sci USA* 105, 19288-19293, doi:10.1073/pnas.0805980105 (2008).

［116］Gao, H. et al. High-throughput screening using patient-derived tumor xenografts to predict clinical trial drug response. *Nat Med* 21, 1318-1325, doi:10.1038/nm.3954 (2015).

［117］Nolan, D. J. et al. Molecular signatures of tissue-specific microvascular endothelial cell heterogeneity in organ maintenance and regeneration. *Dev Cell* 26, 204-219, doi:10.1016/ j.devcel.2013.06.017 (2013).

［118］Kobayashi, H. et al. Angiocrine factors from Akt-activated endothelial cells balance self-renewal and differentiation of haematopoietic stem cells. *Nat Cell Biol* 12, 1046-1056, doi:10.1038/ncb2108 (2010).

（张宝童）

14 转移是细胞自主性和微环境控制之间的拉锯战：

重新审视癌症转移中尚未解决的问题

Courtney König 和 Christoph A. Klein

概述

　　局部生长的癌症如何发展成为全身（系统）性疾病显然比我们之前想象的还要复杂。传统观念认为，癌症是一种由致癌突变不断积累引起的进行性细胞自主性疾病，这种疾病导致细胞失去控制、无限制增殖并侵袭和转移到远处器官。当肿瘤总质量达到 1 ~ 2 kg 时，最终将危及患者生命。在过去半个世纪里，恶性肿瘤的这一概念奠定了寻求改进癌症治疗方法的基础，人们认为原发肿瘤也是转移性生长的完美替代模型，并且最异常的细胞表型应该作为治疗干预的主要目标。然而，不同患者之间的疾病进程大相径庭。因此，我们将注意力仅仅集中在最具侵袭性生长的癌症、细胞系或小鼠模型上，这种做法显然过于狭隘，并且难以辨别侵袭性较低但同样致命的疾病变异，从而错失了最佳治疗时机。重要的是，癌症死亡率主要是由转移性而非局部癌症引起，因此肿瘤的侵袭性生长不仅需要通过其局部增殖的能力定义，还需要通过其在各种组织环境中成功播散、适应和增殖的能力来定义。因此，远端转移部位的选择和适应机制以及器官对入侵细胞的防御可能会影响疾病进程。本章讨论了恶性表型的起源，并聚焦于癌症转移过程中需要重新审视的尚未解决的问题，以期找到治疗转移性癌症的新策略，或者从根本上防止致命性的转移扩散。

14.1 根据什么判断癌症的恶性

美国国家癌症研究所的癌症术语词典将恶性肿瘤定义为"是一类异常细胞不受控制地分裂并能够侵入附近组织的疾病。恶性细胞还可以通过血液和淋巴系统扩散到身体的其他部位"（https://www.cancer.gov/publications/dictionaries/cancer-terms/def/malignancy）。这一由三部分组成的定义（包括增殖失控、细胞异常以及作为功能后果的侵袭、播散和异位生长）虽然看似清晰明了，但是考虑到有大量的实证证据表明对恶性肿瘤的看法不同，而且可能更复杂，因此仍有待进一步解释。我们在这里总结了这些相关发现，并得出结论，即"恶性"这个术语不能凭借单个细胞特性定义，而是与特定的环境有关，因此它描述的是癌细胞动态的表型可塑性，而不是其内在的二元特性。在接下来的内容中，我们将结合这一观点重新审视现有文献中与恶性肿瘤相关的一些经典特征。

14.1.1 增殖失控

如果增殖失控是癌症的定义，那么许多"恶性"疾病就不应该这样称呼。在乳腺癌中，5% 生长最快的肿瘤在 12 个月内即可达到 1 ~ 2 cm 大小，而 5% 生长最慢者需要 50 年以上[1]。显然，即使在特定的癌症类型中，细胞增殖的能力也存在个体差异性。然而，完全自主性增殖传统上被认为是癌症的主要定义特征[2]，自 20 世纪 60 年代以来，随着首次成功在体外培养出的癌细胞系所具有的高度增殖潜能，这一观点已经根深蒂固。

增殖失控（即在短时间内产生无限后代的能力）被认为是病变组织内基于突变和选择的进化过程的结果。良性肿瘤与恶性肿瘤的区别在于其较低的增殖率以及无法侵袭和扩散到其原发部位以外。因此，人们预测良性肿瘤与恶性肿瘤在突变负荷，尤其是在癌基因方面会有所不同。然而，许多良性病变已被证实存在体细胞"癌基因"突变[3]。例如，在没有恶性风险的脂溢性角化病中发现了 FGFR3（成纤维细胞生长因子受体 3）或 PIK3CA（磷脂酰肌醇 -4,5- 二磷酸 3- 激酶催化亚单位 α 异构体）癌基因的激活突变[4]。有趣的是，持续性高水平的 FGFR3 激酶活性在良性病变中较尿路上皮癌中更为常见，这表明即使携带具有强致癌潜力的突变也不足以导致恶性肿瘤的发生[5]。此外，即使是正常的皮肤细胞也存在大量突变，包括致癌突变[6]，这些突变显然是由阳光照射引起。同样，在慢性炎症导致类风湿性关节炎患者滑膜组织中发现了与某些恶性肿瘤中相同的 TP53 基因突变[7]。这种现象也见于良性痣和黑色素瘤，其中 BRAF 和 NRAS（神经母细胞瘤 Ras 病毒致癌基因同源物）突变的频率相似，但只有同时存在 PTEN 活性等基因突变的情况下才能转化为恶性疾病[8]。虽然在正常上皮细胞中，一个偶尔的所谓驱动突变可以提供选择性生长优势，但通常需要额外的突变才能引发增殖失控以产生恶性肿瘤[9]。因此，有观点认为致癌驱动突变的有利组合可以区分正常细胞、良性肿瘤和恶性肿瘤细胞，并且数学模型已经确定了一整套可区分肿瘤与正常组织样本的多重组合算法[10]。至少在某些癌症中，基因组不稳定性的获得可以更好地区分和鉴别恶性与良性肿瘤。目前仅有少量良性增生性乳腺疾病的数据表明，尽管增生可能仅表现出有限的等位基因丢失，但导管原位癌（DCIS）主要是通过遗传不稳定性而与良性病变相区分[11]。非整倍体是染色体错误分离和DNA 错配修复的结果，被认为是正常细胞转化为癌细胞的重要起始事件[12]。然而，小鼠模型实验未能证明染色体不稳定性是肿瘤发生的唯一驱动因素，因为还需要对有利于肿瘤发展的基因进行额外的遗传改变[13]。因此，基因组不稳定性似乎仅在细胞分化和其他遗传学及表观遗传变异的组织特异性变化背景下才能驱动肿瘤的发生和进展。相反，虽然突变也发生在良性病变和健康组织中，但需要额外增加基因组的不稳定性才能促进癌症形成。

总之，恶性特征的获得，特别是增殖失控，目前被认为是基因组和表观遗传变异的渐进性积累过程，其中包括染色体易位、点突变、缺失、非整倍体和基因扩增，这些变异促使肿瘤表型实现了从良性到恶性的转化。一旦在增殖细胞中获得了基因组的不稳定性，其就成为快速产生变异细胞表型的基础，进而肿瘤特异性选择可以发挥作用，从而导致恶性程度越来越高、自主性越来越强的细胞被选择出来。但是，完全自主的恶性细胞是如何、何时以及何地被选择出来的？为什么癌症在侵袭性生长这方面存在如此巨大的差异？

在传统观念中，在原发肿瘤内获得细胞增殖自主性先于播散事件——而肿瘤播散是恶性肿瘤的一个特征，我们将在下面进行更详细讨论。

14.1.2 表型异常

由于致癌基因突变本身无法明确区分良性和恶性肿瘤，因此与癌症相关的其他细胞异常被用于表征恶性肿瘤。自 19 世纪下半叶和 20 世纪初以来，人们已经注意到细胞形态和代谢方面出现的特殊变化是恶性肿瘤的特征。

组织形态学在常规病理检测中具有重要的诊断意义。然而，细胞学评估（即个体细胞的形态变化）的信息量要少得多。例如，恶性细胞表现出核大小的增加，这是由于倍数变化或部分由于有丝分裂期间染色体的错误分离造成。如果发生这种情况，非整倍性可能会增加染色体不稳定性并进一步驱动恶性进程[14]。形态学变化也源于与微环境相互作用的改变，进一步可以提高细胞增殖和迁移能力，从而促进恶性特征的显现[15]。此外，形态变化伴随着代谢改变。癌细胞表现出代谢途径改变，使其能够自主代谢而适应特定条件的肿瘤微环境（通常是低 pH、低氧、旁分泌信号和机械环境的改变），以满足增殖及迁移过程中的高生物能量需求[16]。然而，细胞代谢的变化不仅是致癌突变转化的结果，还可能通过细胞在特定应激条件下激活的表观遗传和其他非遗传代谢转换模式（例如上皮 – 间充质转化相关转录因子的激活）来实现。在异常的应激性肿瘤微环境中，这种代谢性适应会受到特定选择压力的影响[17]。例如，代谢产物浓度改变能够激活修饰 DNA 或组蛋白的酶，从而导致转录程序发生大规模改变，最终引发肿瘤的形成。这种表观遗传重塑往往是通过代谢基因（如三羧酸循环异柠檬酸脱氢酶、琥珀酸脱氢酶和富马酸水合酶）的突变而发生[18]（另见本书第 11 章和第 12 章）。因此，不同的代谢产物累积会通过阻止 α- 酮戊二酸向琥珀酸的转化来抑制 10-11 易位甲基胞嘧啶双加氧酶（TET）的活性，从而导致全基因组 DNA 去甲基化[19]。在整个肿瘤进展过程中，我们至少可以观察到两种额外的异常代谢表型。首先，在体液循环中失去基质附着的播散性癌细胞通过激活磷酸戊糖途径来增强其抗氧化能力，从而提高存活率[20]。此外，播散性癌细胞在转移性定植阶段需要增加能量代谢并上调线粒体和脯氨酸分解代谢[21]。这些例子充分证明了癌细胞的可塑性，使其能够适应不同的环境变化、获得额外表型并增强自主性。然而，据我们所知，目前尚未明确界定单个细胞的哪些表型是正常的，哪些表型又代表恶性状态。正如先前所指出的那样，在原发和远端部位的增殖失控及其驱动机制方面，细胞的异常并不能通过传统表型参数（如癌性形态和肿瘤代谢）的存在或缺失这样简单的二元方法进行定义。因此，我们需要在系统性癌症进展的背景下进行重新评估。

14.1.3 向远端播散和生长

局部侵袭以及随后的播散是恶性细胞的两个关键特征，而癌细胞主要通过血液和淋巴管进行播散。恶性肿瘤可以刺激（新生）血管生成，保证肿瘤的营养供应以使其生长超过一定大小。另外，肿瘤血管生成能够促进血管侵袭和转移扩散。然而，一些恶性疾病，如胰腺导管腺癌（PDAC）表现为较差的血管形成及灌注能力，但却具有高度侵袭能力，这说明血管新生并不能用作癌症播散的替代标志物[22]。另外，将癌细胞注射到实验性转移模型中表明并非所有注射的细胞都能够形成肿瘤。从这些实验中得出的结论是，只有少数注入的癌细胞能够侵袭外周组织，而能够在远端增殖并形成转移性集落的细胞更是少之又少[23]。然而，实验性转移模型或许无法鉴定恶性细胞的所有特征，因为在不同组织环境的主动播散和迁移过程中，癌细胞有可能会沿途获得实现成功转移所需的其他使能特征。

因此，问题在于主动播散是否足以判定上皮细胞为恶性。目前普遍认为，循环肿瘤细胞（CTCs；即在血液循环中的癌细胞）本身不足以产生转移，播散性肿瘤细胞（DCCs；即在靶器官归巢的癌细胞）的存在也不足以导致转移。在临床上尚未发现远处转移的患者中，然而可以通过上皮标志物在通常缺乏上皮细胞的器官如骨髓或淋巴结组织中检测到 DCCs。一项针对 4700 例乳腺癌患者的大型研究表明，在诊断时检测到 DCCs 以及在完全手术切除和治疗干预后持续存在 DCC，与患者的无病生存期和总生存期这方面的临床预后不良显著相关[24]。尽管 DCCs 的存在对评估肿瘤的预后具有一定意义，但并不是所有 DCCs 都可以形成转移灶，因为并非所有在手术时存在 DCCs 的患者都会出现显性转移，这表明 DCCs 不能明确地被定义为"完全"恶性的细胞。

因此，通过成功将肿瘤移植到小鼠体内（即证明了细胞具有相当程度的自主性，能够耐受异种环境）这一事实，可以推断出细胞具有恶性特征。然而，植入率在很大程度上取决于植入部位、小鼠品系以及对肿瘤细胞或细胞系的选择，因为与对应的肿瘤相比，细胞系中的拷贝数变异（CNAs）和其他基因组变异可能存在显著差异[25]。虽然人类癌细胞系的异种移植瘤模型通常显示超过 90% 的植入率，但来源于患者的原发肿瘤异种移植的植入率仅为 25% 左右[26]。但是没有人会将剩余的 75% 的癌症（已经杀死或将不可避免地杀死宿主）称为"良性"。此外我们还研究了 DCCs 的植入，根据定义，这些细胞应该满足恶性细胞的特征，因为其来源于已经侵入淋巴结的恶性黑色素瘤[27]。令人惊讶的是，肿瘤的形成取决于这些细胞是从更大的细胞群组成的淋巴结集落中分离出来，还是作为单个细胞驻留在那里。来自淋巴结集落的 DCCs 在小鼠体内成功植入并形成肿瘤，而单个 DCC 则无法实现这一点[28]。这一发现特别有意义，因为 DCCs 的植入能力与特定的基因变异（如 BRAF 或 NRAS 突变）存在直接相关。在其他癌症中，例如乳腺癌，植入似乎与某些干细胞特征的存在有关[29]。我们近期的研究发现这种表型可以通过异位获得，类似于在集落形成时在肿瘤外获得的突变[30]。在这项研究中，富含 IL-6 和可溶性 IL6 受体的骨髓微环境可能会在乳腺癌 DCCs 中诱导了干性的获得，从而促进转移性集落的形成。因此，恶性细胞的失调是由于转移形成过程中所发生的内在或外在机制引起。

总之，以上对定义恶性肿瘤的三个经典特征的简短概述表明，恶性与良性 / 正常的二分法存在概念上的缺陷——随着单细胞和基因组技术应用所取得的一系列新进展，这一点变得尤为突出。将细胞内在的调节失常以及促进或抑制肿瘤进展的外在因素之间的相互依赖性纳入到恶性这一概念中，必然会对临床决策有所帮助，特别是对患者预后和治疗应答的预测有重要的参考作用。这些特定特征以环境依赖性的方式驱动了肿瘤的进程和恶化，因此，在特定的环境中（即患者）明确异常细胞"恶性潜能"的定义特征至关重要。如果能够尽早应用这种定义方法，肿瘤患者的治疗将更趋向于个性化。

14.2　癌细胞什么时候发生播散？

传统认为癌细胞播散发生在晚期，或许是在原发性肿瘤手术的前一天。这一观点是以 TNM 分期系统为基础，该系统将解剖学疾病的扩展与临床预后联系起来（T 表示原发肿瘤大小和局部浸润性，N 表示局部淋巴结的受累程度，M 代表远处转移扩散程度）。对于大多数癌症患者而言，TNM 分期预示着随着肿瘤不断生长或扩散，通过手术或其他方法治愈患者的机会就越低。由于在早期手术时期（即在低 TNM 阶段）有可能治愈患者，因此得出以下结论：①癌细胞播散开始较晚；②播散的癌细胞代表了基因组上变异最多、最具侵袭性的克隆，因此能够在远处的器官定植并杀死宿主。此外，人们认为在转移扩散之前，原发肿瘤就已经朝着细胞自主和失控性生长的方向演进[31]。

然而，随着高度可靠的单细胞全基因组扩增方法的进步，以及随后对癌症患者在出现显性转移之前从体内分离出的播散性癌细胞进行分析，为剖析癌症的早期扩散和病变大小以及"基因组时间"（即，基因组变异的积累）之间的关系提供了强有力的证据[32]。从那时以后，科学家们就从小鼠模型和患者中获得了大量确凿的证据，证明了癌细胞在癌症的早期阶段就可以进行播种[33]。最近的两篇研究报道首次提供了关于 DCCs 如何在肿瘤发展的早期阶段从乳腺播散到转移部位的机制。利用 Her-2 驱动的转基因小鼠模型，研究人员发现早期 DCCs 较后期离开肿瘤原发部位的细胞更具转移能力，由此明确了一种可以解释大肿瘤迁移和播散显著减少的机制[34]。在患者中，通过免疫细胞学和基因组分析这两种方法对 DCCs 进行直接评估，所观察到的证据支持癌细胞的早期传播及其作为转移创始者的相关性。对 DCCs 的直接检测表明，在乳腺癌中，原位癌（即被定义为非侵袭性的病灶）阶段就可以进行癌性播种[35]。在小鼠中进一步发现，早期 DCCs 的数量与肿瘤组织大小并无关联，这与传统的观点，即只有当肿瘤生长到一定大小后才会发生转移性扩散相矛盾[36]。同样，在黑色素瘤中，在 T1 ～ T4 期这个时间跨度内，每百万前哨淋巴结细胞的 DCC 数量仅略有增加，乳腺癌患者骨髓中的 DCCs 也是如此[37]。对于这两种癌症，我们可以计算出癌细胞最初的播散是从病变非常小的厚度（黑色素瘤约 500 μm；见下文）或直径（乳腺癌为 < 4 mm）便已开始，并且原发肿瘤越大或越厚，产生播散的风险就越小[38]。

从微小病变中观察到的播散起始时间得到了 DCCs 基因组学研究的支持。对 DCCs 的遗传分析表明，这些细胞在癌症进化的早期就已经发生了播散，这是通过在整个进展过程中获得的基因组变异数量所估算出来的（表 14.1）。在乳腺癌、前列腺癌和食管癌中，从骨髓中获得的 DCCs 通常较其原发肿瘤中获得的 DCCs 显示出更少的遗传异常，这意味着 DCCs 在疾病进展的早期就已经播散到了骨髓[39]。因此，科学家们得出结论，其实 DCCs 在早期就发生了播散，并且其在转移部位的进化独立于原发肿瘤，从而显示出与原发肿瘤高度的遗传差异[40]。对于黑色素瘤，科学家们分析了原发肿瘤的厚度和 DCCs 基因组状态之间的相关性。黑色素瘤 DCCs 经常在原发肿瘤 < 0.5 mm 时离开原发灶并定植在淋巴结，但此时仍然缺乏重要的基因驱动使之形成早期的转移性克隆[41]。同样，M1 期乳腺癌患者的 DCCs 与原发性肿瘤[42]的遗传一致性明显高于 M0 期 DCCs。这表明在乳腺癌中，DCCs 播散并在远处部位形成显性转移的过程中获得了典型的"恶性"遗传变化，从而更类似于原发肿瘤。对黑色素瘤和乳腺癌的这些观察结果的一种可能解释是，转移瘤的形成需要获得典型的驱动因素变化（例如增殖控制的丧失），而这一过程利用了个体基因型的遗传或表观遗传的易感性。一项关于食管癌的研究表明，具有显性淋巴结转移的淋巴结（LN）DCCs 的遗传相似性高于骨髓 DCCs。另外一方面，这些在淋巴结 DCCs 或转移瘤中的共同变异并没有在原发肿瘤中检测到，说明淋巴结转移灶中的肿瘤细胞发生了组织特异性突变[43]，这一发现完全符合癌细胞在原发肿瘤之外的播散和持续进化后获得的独立遗传变异这个观点。

14.3　哪些细胞是转移的创始者？

在转基因小鼠模型中，通过基因组分析可以发现大约 80% 的肺转移瘤源于早期 DCCs，而仅有 20% 的转移瘤是由于超过 50% 的基因组突变后离开原发肿瘤的细胞所导致[44]。然而，在比较原发肿瘤–转移瘤配对的人类癌症混池（批量）测序数据中并未能呈现这样的一幅清晰画面。因此，有关转移细胞来源的争论又被推到了风口浪尖。那么一个问题就摆在我们面前，肿瘤早期的 DDCs 是转移的始作俑者，抑或晚期的 DDCs 是罪魁祸首？一些研究除了认为高 T 分期（即较大的肿瘤）与较差的预后有关（上文）外，还表明晚期 DDCs 可能更容易形成转移瘤，其中原发肿瘤和转移瘤的测序结果（表 14.2）也支持了晚期 DCCs 是形成转移的创始细胞这个观点。

表 14.1 原发实体瘤及其 DCCs 的全基因组比较

研究（年份）	原发肿瘤类型	患者数量（匹配的样本数）	方法	原发肿瘤与播散性肿瘤的遗传关系	预计播散时间点
Hosseini et al. (2016) [a]	乳腺癌	1,637* (PT 来自数据库), 27* (94 M0 DCCs), 21* (91 M1 DCCs)	aCGH	M0 期 DCCs 变异少于 PT；M1 期 DCCs 变异更接近 PT	早期播散
Demeulemeester et al. (2016) [b]	乳腺癌	3 (3 PTs, 1 LN, 8 DCCs)	WES (PT and LN bulk), WGS (DCCs)	53% 的 DCCs 与 PT 具有相似性	晚期播散
Weckermann et al. (2009) [c]	前列腺癌	20 (32 PTs, 38 DCCs)	CGH	1/8 的 M0 期患者有 8% 共同 CNA，6/9 的 M1 期患者有 8.3%~25.0% 共同 CNA	早期播散
Holocomb et al. (2008) [d]	前列腺癌	9 (9 PTs, 9 pools of 10–20 DCCs)	aCGH	1/3 的突变为 DCC 和 PT 共有	早期播散
Werner-Klein et al. (2018) [e]	黑色素瘤	19 (23 PTs, 24 DCCs)	CGH	PT 和配对 DCCs 之间明显差异	早期播散
Schumacher et al. (2017) [f]	食管癌	17 (17 PTs, 34 BMs/LN-DCCs)	mCGH	38% 的 BM-DCCs 与 75% LN-DCCs 与原发肿瘤具有相似性	不确定
Stoecklein et al. (2008) [g]	食管癌	8 (8 PTs, 12 DCCs [5 LNs, 7 BMs])	mCGH	PT 和 DTCs 明显不同	早期播散

aCGH：阵列比较基因组杂交；BM：骨髓；CGH：比较基因组杂交；CNA：拷贝数变异；DCC：播散性肿瘤细胞；LN：淋巴结；mCGH：中期比较基因组杂交；PT：原发肿瘤；WES：全外显子组测序；WGS：全基因组测序

* 不匹配的样本

a. Hosseini, H. et al. Early dissemination seeds metastasis in breast cancer. *Nature* 540, 552–558, doi:10.1038/nature20785 (2016).

b. Demeulemeester, J. et al. Tracing the origin of disseminated tumor cells in breast cancer using single-cell sequencing. *Genome Biol* 17, 250, doi:10.1186/s13059-016-1109-7 (2016).

c. Weckermann, D. et al. Perioperative activation of disseminated tumor cells in bone marrow of patients with prostate cancer. *J Clin Oncol* 27, 1549–1556, doi:10.1200/JCO.2008.17.0563 (2009).

d. Holcomb, I. N. et al. Genomic alterations indicate tumor origin and varied metastatic potential of disseminated cells from prostate cancer patients. *Cancer Res* 68, 5599–5608, doi:10.1158/0008–5472.CAN-08–0812 (2008).

e. Werner-Klein, M. et al. Genetic alterations driving metastatic colony formation are acquired outside of the primary tumour in melanoma. *Nat Commun* 9, 595, doi:10.1038/s41467-017-02674-y (2018).

f. Schumacher, S. et al. Disseminated tumour cells with highly aberrant genomes are linked to poor prognosis in operable oesophageal adenocarcinoma. *Br J Cancer* 117, 725–733, doi:10.1038/bjc.2017.233 (2017).

g. Stoecklein, N. H. et al. Direct genetic analysis of single disseminated cancer cells for prediction of outcome and therapy selection in esophageal cancer. *Cancer Cell* 13, 441–453, doi:10.1016/j.ccr.2008.04.005 (2008).

与 T 分期的高度关联可能仅仅反映了这样一个事实，即晚期诊断的癌症有更多的时间生长，因此 DDCs 也有更多的时间形成转移，因此通过原发肿瘤与转移瘤的全基因组比较或靶向比较可以揭示其进化关系。然而，目前几乎所有研究都存在明显的样本选择偏倚。大多数分析样本来自两种来源：一是来自晚期患者同意捐赠遗体用于解剖学研究的尸检样本；二是来自同步出现转移性疾病的患者，因此原发肿瘤和转移灶采集的活检样本可以在同一时间点获取。值得我们注意的是，很多情况下，原发肿瘤切除后数年才会出现转移，但这一时滞现象并未被充分探究。此外，还存在一个混杂因素，并不是系统治疗的类型和疗程数都会悉数报道，因此必须谨慎看待这些数据，因为治疗本身对特定克隆的生存和基因组变异的进化有特定的影响。最后，原发肿瘤和转移瘤的克隆结构大多是从大规模测序数据中推断出来，但只有少数研究进行了单细胞分析来揭示克隆结构（下文）。因此，我们总结了以下有关这些因素的现有研究。

14.3.1 同步转移与异时转移形成

患者在初次诊断时出现转移的情况在不同肿瘤类型中差异较大，从 7%（乳腺癌）到 70%（小细胞肺癌）不等，这显然取决于肿瘤类型。例如，在乳腺癌（7%）和结肠直肠癌（24%）（数据来自慕尼黑癌症登记处，https://www.tumorregister-muenchen.de/）中，原发转移性疾病相当罕见。然而，这一类患者的原发肿瘤 – 转移瘤配对在现有的观测数据中占大多数。对其进行分析，起码有两个原因可以解释为何原发肿瘤和转移瘤在同步转移的遗传一致性比异时转移要高。首先，原发转移性疾病可能更具侵略性，其中在确诊时所形成的克隆更具有自主成瘤能力，这与原发肿瘤切除多年后出现转移的情况不同。其次，许多原发转移性疾病的患者采用非手术疗法，比如系统性给药。在这种情况下，一线到三线（或更多）疗法可能会导致出现侵袭力强和高度耐药性的克隆，从而使克隆结构趋于一致化。因此，从测序数据中得出结论时，必须考虑患者以往治疗的临床信息。

多项关于黑色素瘤、乳腺癌、结肠癌和肾癌中的同步原发肿瘤 - 转移瘤配对的研究表明，原发肿瘤（PTs）和与其配对的转移瘤（Met）的基因组之间具有很高的相似度[45]。目前的研究表明，结肠癌原发肿瘤与其转移灶在单核苷酸变异（SNVs）、整体突变或拷贝数变异方面的相似性比例较高（四项研究的中位数为 67.5%[46]），而乳腺癌则较低（四项研究的中位数为 55%[47]）。然而，同样是结直肠癌，几项研究报告的共同 SNVs 的重叠率较低，为 20% ~ 54%，其中不同的突变数量超过了共同突变[48]。同样，Ding 等[49]、Navin 等[50]和 Yates 等[51]的乳腺癌研究从原发肿瘤 –转移瘤之间的相似度较高中推断出晚期播散细胞呈线性进展，而其他人则认为在早期

表 14.2　原发实体瘤与转移瘤的全基因组比较

研究（年份）	原发肿瘤类型	分析转移部位	患者数量（样本数量）（例）	方法	样本类型	从原发肿瘤切除到首次转移的时间	原发肿瘤与转移瘤的遗传学关系			预计播散的时间点
							转移瘤特点	原发肿瘤与转移瘤之间的共同遗传变异	原发肿瘤特点	
Turajlic et al. (2012) [a]	黑色素瘤	淋巴结	1 (1 例 PT, 1 例 LN)	WGS	Bulk DNA	Syn	2 个突变	大多数编码 SNVs 和 CNAs 一样	1 个突变	NA
Sanborn et al. (2015) [b]	黑色素瘤	淋巴结，局部皮肤和远处皮肤	8 (NA)	WES	Bulk DNA	1 例患者同时淋巴结转移（之后 2~4 个月出现远端转移），其他：6~46 个月	NA	大多数 SNVs 在 7/8 的患者中一样	NA	晚期播散
Leung et al. (2017) [c]	结肠癌	肝脏	2 (2 例 PTs, 2 例 met, 372 例 sc)	scSeq, WES 和 tSeq	Bulk 和 sc DNA	Syn	5~14 个点突变（在 sc 中）	88.8%~63.5% 的 SNVs (bulk DNA)	1~2 个点突变（任 sc 中）	晚期播散
Kim et al. (2015) [d]	结肠癌	肝脏	5 (35 例混合 PT 和 met 样品)	WES	Bulk DNA	3/5 syn; 2/5 meta	2.4%~40.7% 的 SNVs	19.8%~53.5% 的 SNVs	13.8% ~ 56% 的 SNVs	NA
Ishaque et al. (2018) [e]	结肠癌	肝脏和肺	12 (PT: 12 例 met: 11 例肝转移,1 例肺转移)	WGS	Bulk DNA	NA	19%	65% SNVs	15%	11 例晚期播散，1 例早期播散
Hu et al., (2019) [f]	结肠癌	肝脏，大脑，肺，淋巴结	23(10 例脑转移，包括 1 例肝,1 例肺和 4 例淋巴结转移；13例肝转移；总共：118 例样本)	MuTect 软件 (v.1.1.7)	Bulk DNA	17 syn, 6 asyn	NA	70% SNVs	NA	早期播散取决于肿瘤的大小；晚期播散取决于肿瘤进化的程度
Hong et al. (2015) [g]	前列腺癌	骨骼	4 (26 例样品)	WGS, tSeq	Bulk DNA	meta	NA	突变有很大多样性	NA	平行进展，早期现出差异

续表

研究（年份）	原发肿瘤类型	分析转移部位	患者数量（样本数量）（例）	方法	样本类型	从原发肿瘤切除到首次转移的时间	原发肿瘤与转移瘤的遗传学关系			预计播散的时间点
							转移瘤特点	原发肿瘤与转移瘤之间的共同遗传变异	原发肿瘤特点	
Gundem et al. (2015)[h]	前列腺癌	淋巴结，肝脏，膀胱，肾上腺，骨，骨髓，肋骨，其他	10 (5例 PTs, 10例 met; 51例样品)	WGS	Bulk DNA	syn（尸检）	NA	多个转移癌彼此的遗传一致性比其与原发肿瘤的关联更高	NA	平行进展和转移癌之间的线性进展
Yates et al. (2017)[i]	乳腺癌	肺，肝，远端皮肤区域，对侧乳房，远端淋巴结	17 (40例样品，met: 1例肺，1例 3 (9例样品：肝，2例远端皮肤，1例乳房，2例远端淋巴结)	WGS	Bulk DNA	meta (8~158 m), syn aLN	NA	19%~98% 的 SNVs	NA	晚期播散
Kroigård et al. (2017)[j]	乳腺癌	淋巴结，骨髓，肝脏	4 例 PTs, 2 例 aLNs, 2 例肝转移，1 例骨转移	WES 和 tSeq	Bulk DNA	aLN 同时; 远端转移 (中位数: 3.08 y)	4.5%~35.5% 的 SNVs	69%~99% 的 SNVs	6.2%~29.5% 的 SNVs	NA
Ullah et al. (2018)[k]	乳腺癌	淋巴结，大脑，皮肤，骨骼，皮肤，肝脏，肺，结肠，子宫，卵巢	20 (93例样品：33例 PTs, 13例 aLNs, 47例 mets)	WES	Bulk DNA	syn LN, meta (中位数: 33.5 m)	未量化	9%~88% 的 SNVs	未量化	NA
Schrijver et al. (2018)[l]	乳腺癌	大脑，皮肤	17 (PT: 17 例，皮肤: 8 例，大脑: 9 例)	MSKIMPACT (341 肿瘤基因)	Bulk DNA	3 syn 和 14 meta (脑 468 d; 皮肤 760 d)	43% 的 SNVs	驱动基因中 23%~100% 的 SNVs	12% 的 SNVs	NA

续表

研究（年份）	原发肿瘤类型	分析转移部位	患者数量（例）样本数量（例）	方法	样本类型	从原发肿瘤切除到首次转移的时间	原发肿瘤与转移瘤的遗传学关系			预计播散的时间点
							转移瘤特点	原发肿瘤与转移瘤之间的共同遗传变异	原发肿瘤特点	
Schumacher et al. (2017)[m]	食管癌	淋巴结	17 (PT: 30 例 sc, LN: 37 例 sc)	mCGH	sc DNA	NA	13 CNAs	LNMET 样品中均存在所有 PT 和任何型的 EAC 变化	10 CNAs	早期播散
Turajlic et al. (2018)[n]	肾癌	淋巴结和其他	38（来自 462 sc）个区域和 59 例 PT 样品；110 例 met	tSeq（癌症驱动基因集）	Bulk DNA	89.5% syn, 10.5% meta	5% 的驱动事件	63% 的驱动事件	32% 的驱动事件	NA

aLN: 腋窝淋巴结; asyn: 不同步; Bulk: 混池/批量; CNAs: 拷贝数变异; EAC: 食管腺癌; LN: 淋巴结; LNMET: 淋巴结转移; met: 转移瘤; MSK-IMPACT: 纪念斯隆凯特琳癌症中心 - 可操作癌症特靶点的综合变异; m: 月份; mut: 突变; PT: 原发肿瘤; sc: 单细胞; scSeq: 单细胞测序; SNVs: 单核苷酸变异; syn: 同步的; tSeq: 靶向测序; WES: 全外显子测序; WGS: 全基因组测序; y: 年份。

a. Turajlic, S. et al. Whole genome sequencing of matched primary and metastatic acral melanomas. Genome Res 22, 196–207, doi:10.1101/gr.125591.111 (2012).

b. Sanborn, J. Z. et al. Phylogenetic analyses of melanoma reveal complex patterns of metastatic dissemination. Proc Natl Acad Sci USA 112, 10995–11000, doi:10.1073/pnas.1508074112 (2015).

c. Leung, M. L. et al. Single-cell DNA sequencing reveals a late-dissemination model in metastatic colorectal cancer. Genome Res 27, 1287–1299, doi:10.1101/gr.209973.116 (2017).

d. Kim, T. M. et al. Subclonal genomic architectures of primary and metastatic colorectal cancer based on intratumoral genetic heterogeneity. Clin Cancer Res 21, 4461–4472, doi:10.1158/1078-0432.CCR-14-2413 (2015).

e. Ishaque, N. et al. Whole genome sequencing puts forward hypotheses on metastasis evolution and therapy in colorectal cancer. Nat Commun 9, 4782, doi:10.1038/s41467-018-07041-z (2018).

f. Hu, Z. et al. Quantitative evidence for early metastatic seeding in colorectal cancer. Nat Genet 51, 1113–1122, doi:10.1038/s41588-019-0423-x (2019).

g. Hong, M. K. et al. Tracking the origins and drivers of subclonal metastatic expansion in prostate cancer. Nat Commun 6, 6605, doi:10.1038/ncomms7605 (2015).

h. Gundem, G. et al. The evolutionary history of lethal metastatic prostate cancer. Nature 520, 353–357, doi:10.1038/nature14347 (2015).

i. Yates, L. R. et al. Genomic evolution of breast cancer metastasis and relapse. Cancer Cell 32, 169–184 e167, doi:10.1016/j.ccell.2017.07.005 (2017).

j. Kroigård, A. B. et al. Genomic analyses of breast cancer progression reveal distinct routes of metastasis emergence. Sci Rep 7, 43813, doi:10.1038/srep43813 (2017).

k. Ullah, I. et al. Evolutionary history of metastatic breast cancer reveals minimal seeding from axillary lymph nodes. J Clin Invest 128, 1355–1370, doi:10.1172/JCI96149 (2018).

l. Schrijver, W. et al. Mutation profiling of key cancer genes in primary breast cancers and their distant metastases. Cancer Res 78, 3112–3121, doi:10.1158/0008-5472. CAN-17-2310 (2018).

m. Schumacher, S. et al. Disseminated tumour cells with highly aberrant genomes are linked to poor prognosis in operable oesophageal adenocarcinoma. Br J Cancer 117, 725–733, doi:10.1038/bjc.2017.233 (2017).

n. Turajlic, S. et al. Tracking cancer evolution reveals constrained routes to metastases: TRACERx renal. Cell 173, 581–594 e512, doi:10.1016/j.cell.2018.03.057 (2018).

播散后，原发肿瘤和转移瘤内的克隆是平行进展关系[52]。在前列腺癌中，最近的两项研究表明了原发肿瘤和转移瘤之间的遗传差异[53]。Gundem 等通过全基因组测序分析了 10 例因转移性前列腺癌死亡的患者，发现多个转移瘤之间的克隆关系较任何一个转移瘤与其相应原发肿瘤的关系都要密切。有趣的是，位于同一组织的转移瘤之间的克隆关系较位于不同组织的转移瘤关系更密切，这表明在一个器官内发生了局部扩散[54]。

现有的数据表明，同步转移瘤与原发肿瘤的遗传一致性要高于异时转移瘤[55]，但由于比较数据十分有限，目前还无法得出可靠的结论。因此，这个问题有待于进一步系统的分析。例如，最近一项关于肾癌的研究表明，90% 的原发肿瘤与转移瘤是同步发生的，10% 的原发肿瘤与转移瘤则是异时发生，但并没有根据疾病和治疗过程来评估它们之间的克隆关系[56]。

14.3.2 混池测序数据与单细胞分析的比较

表 14.1（单细胞分析）和表 14.2（主要是混池 DNA）得出的结果不同，单细胞分析捕捉到了（个体）DCCs 和整体原发肿瘤 DNA 之间的显著差异，而混池测序中，原发肿瘤 DNA 和转移瘤 DNA 具有很高比例的共同变异。因此，假设到目前为止已经分析过的 DCCs 是转移瘤的祖细胞，那么这些数据集是难以吻合的。然而，从混池 DNA 中重建克隆结构的系统发育分析基于几个基本假设。在这些假设之中，几乎应用于所有系统发育模型的"无限位点假设"显然值得质疑。Kimura 在 1969 年提出的无限位点假设认为，一个突变事件在同一位点发生一次以上的概率几乎为零，因此假设每个突变在一个肿瘤内最多产生一次。如果在原发肿瘤和转移瘤中都发现了突变，那么这个突变一定是从原发肿瘤中遗传而来。该假设从一开始就排除了两个癌细胞独立发生相同突变的可能性。然而，在 40% 的黑色素瘤患者中都检测到 BRAF V600E 突变的实际情况下，这种针对单个肿瘤的假设可以说是毫无意义。既然我们并不认为 40% 的黑色素瘤患者存在克隆关系，那么又何必在一个患者体内庞大的癌细胞群中作如此假设呢？不过话说回来，虽然这个论点对于赋予适应度优势的驱动突变似乎非常充分，但无限位点的假设可以合理地应用于非编码体细胞突变。混池测序的另一个不足之处是充分确定克隆的数量，这显然会影响对假定的克隆结构的检索[57]。克隆被定义为完全一致的遗传特性。然而，在单细胞分析中，我们从未观察到一个患者的两个细胞是完全相同的。在许多来自混池数据的系统发育模型中，克隆数被认为是一种实际的折中方案。因此，为了更好地了解当前生物信息学方法和前提的影响，对原发肿瘤、DCCs 和转移瘤的单细胞分析将有助于测试、验证或反驳目前公布的来自混

池数据的系统发育模型。

研究人员首次对两名结直肠癌患者进行了单细胞外显子组测序实验，结果发现原发肿瘤 – 转移瘤之间存在相当高的遗传一致性，其中患者 1 的相似度为 89%，患者 2 的相似度为 64%[58]。虽然这项研究中的原发肿瘤细胞和转移细胞有许多共同的突变，但也携带了额外的私有突变。值得注意的是，这两名患者都出现了转移性疾病。相比之下，到目前为止，还没有任何研究通过单细胞测序来探究原发肿瘤和异时转移瘤配对之间的克隆结构。

总之，目前不能明确地确定哪种情况在人类患者中更常见：要么是早期 DCCs 经过多年的演化形成了转移，要么是晚期播散的 DCCs 在获得所有必要的致癌突变并在原发肿瘤内具有相当程度的自主增殖能力后，迅速开始生长并最终导致患者死亡。然而，最近对组织生态位重要性的认识（转移性创始细胞或许会在其中驻留）可能会让这一界限变得模糊不清，较晚到达生态位的 DCCs 可能需要早期 DCCs 的预先存在来为转移瘤的形成和定殖做好准备，而这一过程可能在原发肿瘤被诊断出之前数年就已经开始。由此我们可以预见的是，进行更加精细的细胞谱系分析将有助于阐明这一过程。随着能够实现比混池测序更高分辨率的新技术不断涌现，我们预计在未来 5 到 10 年内将迎来重大突破性发现，这必然对解决肿瘤转移形成问题有着根本性的意义。

14.4　在转移的不可见阶段会发生什么？

无论转移瘤是由在定殖过程中不断进化的早期 DCCs 产生，还是由爆发性增长的晚期 DCCs 产生，这一点在患者身上都无法直接进行研究（见图 14.1）。临床影像技术通常能够最早在直径约为 4 至 6mm 时检测到转移瘤，并且诊断通常需要通过纵向尺寸测量来确认（即病变正在增大）。一旦可以观察到转移灶，就可以测量其生长速率。对于大多数癌症而言，肿瘤体积倍增时间（TVDT）相当缓慢（即大多数原发肿瘤及其转移灶的倍增时间为 100 ~ 200 d）。这意味着单个细胞需要 10 年的时间才能形成 1 cm 的病灶。由此得出结论，从晚期 DCCs 中产生转移灶的可能性微乎其微，因为伴有早期复发（诊断和手术后不到 5 年）的病程很难与这种动力学相吻合。然而，这种推理只有当生长速率恒定且在转移可见和不可见阶段相似的情况下才会成立（有关肿瘤特定生长动力学的讨论，参见本书第 10 章）。

临床成像无法检测到的早期 DCCs 可能与可见的原发肿瘤或转移灶具有相同的生长速率。在这种情况下，原发肿瘤手术后转移检测的时间点将反映肿瘤发生和播散之间的滞后时间。例如，在 10 年内生长到 1 cm 的病灶且在初次治疗 3 年后被诊断出发生转移的癌症中，DCCs 可能在 3 年后已经离开了微小的原发灶。假设细胞呈恒定的指数增长，当转移创始细胞开始播散时，原发灶的大小约为 500 个细胞（即进行了 30 次体积倍增中的 9 次）。鉴于这样的倍增时间，在手术前不久播散的晚期 DCCs 将无法在 5 年内从单个细胞形成转移。因此，如果晚期 DCCs 是转移创始细胞，那么在转移定植的不可见阶段的生长速率必须显著高于可见阶段。

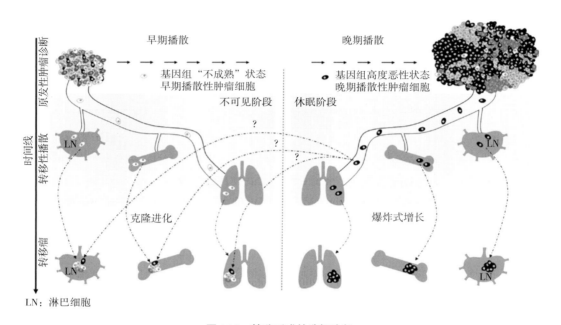

图 14.1　转移形成的选择途径

当前的数据至少与两种模型及其组合兼容。播散性肿瘤细胞（DCCs）在基因组"不成熟"状态下早期离开原发肿瘤（PT），在转移部位进化并获得转移形成能力。另外，"完全恶性"的 DCCs 从晚期肿瘤阶段开始播散，可能会停止生长，并在重新激活后恢复快速增殖。第一个概念可以解释原发肿瘤和匹配的转移瘤之间基因型和表型的高度差异，并与经常观察到的早期播散一致。相比之下，第二个概念可以解释为何原发肿瘤和转移瘤之间有显著相似性。早期 DCCs 可以通过"准备"转移生态位和克隆合作促进晚期 DCCs 的定植。

另外，早期的 DCCs 缺乏许多典型的基因组畸变，需要获得额外的变化才能从微环境的调控中逃脱出来。由于 DNA 的变化主要是在细胞分裂过程中产生，因此我们需要假设早期的 DCCs 是具有分裂活性的，而不是处于休眠状态。

在这两种情况下，增殖都是必要条件，但其调控方式可能有根本的不同。因此，晚期 DCCs 可能具有更高的内在增殖倾向，而早期 DCCs 则需要微环境的刺激或者抑癌调控信号的失活，这些抑制信号来自于早期 DCCs 栖息的组织生态位。通常情况下我们能观察到的显性转移相当少，原因在于大多数内在增殖活跃的晚期 DCCs 可能会被微环境所抑制，而许多位于激活生态位的早期 DCCs 无法获得所需的基因改变使其更自主地生长。为了解决这些基本问题，需要更高精度的分析和更多的患者样本在转移形成的不可见阶段研究 DCCs 的生物学过程。下面，我们将根据当前可用的数据，针对某些方面的问题进行讨论。

14.4.1 肿瘤在远端生存

虽然循环肿瘤细胞（CTC）和 DCC 数量与患者预后相关，并且与无病生存期和总生存期相关，但并非每个 DCC 都能够存活并在远处形成转移[59]。肿瘤细胞为了能在继发部位中生存和适应对其不利或产生威胁的环境，便会启动一种细胞机制，即进入休眠状态，这种情况被认为是细胞周期停滞。由于这些非增殖性的休眠，DCCs 受到细胞周期停滞状态的保护而免受靶向和细胞毒性治疗的影响[60]，因此，休眠被认为是细胞在应激下的一种生存机制。G_0 到 G_1 期的细胞周期短暂停滞还可以通过激活未折叠蛋白反应（UPR）通路，进而下调主要组织相容性复合物（MHC）Ⅰ类分子，从而使细胞免受免疫监视[61]。多条细胞内在信号传导通路参与了复杂的休眠调节过程，其中 p38 应激信号通路和 UPR 通路作用最为突出。p38 磷酸化激活 UPR 通路，与 RAS-MEK-ERK 通路协同作用，当 p38 与外源性调节蛋白激酶 1 和 2（ERK1/2）的比例增大时，可诱导细胞进入休眠状态[62]。UPR 还激活了 ATF6/Rheb/mTOR 信号通路，导致各种休眠相关转录因子 DEC2/Sharp1、p27Kip1、p21 和 NR2F1 被诱导[63]。这些内在的细胞信号通路通常与微环境特征有关，并一同在诱导细胞休眠中发挥作用。例如，ERK1/2 和 p38 信号的平衡是由纤连蛋白和尿激酶型纤溶酶原激活物（uPA）信号通过 uPA 受体和特异性整合素调节[64]。然而，微环境衍生因子如转化生长因子 β2（TGFβ2）、骨形态发生蛋白 -4（Bmp-4）和 Bmp-7 以及视黄酸可以进一步通过抑制 ERK1/2 和诱导 DCCs 的休眠状态而激活 p38 和 NR2F1 信号通路[65]。

虽然大多数关于细胞周期停滞的 DCCs 的数据来自动物模型，但细胞休眠和休眠 DCCs 唤醒的临床证据却来自器官移植过程中癌症的意外传播[66]。经临床评估为无癌潜伏期超过十年但有皮肤恶性黑色素瘤或肾细胞癌病史的供体组织，在器官移植后不久就在受体中引起转移。这些转移瘤被证实来源于供体，并在各种器官包括骨髓、肺、肝和淋巴结中都有发现[67]。在癌症患者中也发现了 DCCs 可能会随着时间而持续存在但不会继续发展的直接证据。例如，一组非进展性前列腺癌患者同意在进行根治性前列腺切除术后每年接受骨髓采样，在近十年的时间里，这些患者的骨髓 DCCs 阳性一直保持在 20% 左右[68]。从反复阳性患者中分离出来的 DCCs 的基因组畸变（注意，在没有显性转移的患者中，每百万骨髓细胞中 DCCs 的中位数为 2）具有高度异质性，这表明与病情进展组相比，非进展性前列腺癌患者并未发生 DCCs 的克隆扩增[69]。哪些遗传程序使癌细胞能够长时间进入休眠状态，或者哪些器官的防御机制控制着这些休眠细胞，这些问题目前正在积极研究中。

14.4.2　支持性和抑制性生态位

除了逃逸免疫控制和激活生存程序外，DCCs 还需要适应其入侵的新组织微环境，因为这些微环境可能会提供与其起源部位完全不同的生长因子、ECM 相关因子和代谢应激因子[70]。因此，DCCs 通过休眠应对这些外部应激信号，帮助细胞适应新的组织环境[71]。例如，原发肿瘤的缺氧区域被发现会产生 DCCs，而 DCCs 反过来会表达休眠基因并且对化疗更具抵抗力[72]。此外，休眠的 DCCs 通常驻留在血管基底膜，也就是所谓的血管周生态位附近[73]。在这里，DCCs 与内皮细胞衍生的富含血栓反应蛋白 1 的稳定微血管网络相关联，并退出细胞周期，而活跃生长的肿瘤细胞群则驻留在缺乏血栓反应蛋白 1 的新生血管芽尖上[74]。关于微环境如何调节 DCC 增殖和休眠的大多例子来自体外研究，这些体外模型利用了含有细胞外基质（ECM）成分的三维培养体系[75]。ECM 成分纤维连接蛋白与 DCCs 上的整合素 β1 相互作用，进而通过 Src 蛋白激活黏着斑激酶（FAK），并随后激活下游的 ERK 信号通路。这些信号使细胞从休眠状态转变为增殖状态，并赋予其对治疗的耐药性；而抑制整合素 β1 则能使细胞保持在休眠状态，并增强化疗应答[76]。对明确定义的 DCC 生态位进行工程化改造，为研究肿瘤细胞的休眠提供了进一步的可能性，这其中涉及到休眠唤醒的动力学改变[77]。日益增多的证据表明多种因素会影响 DCCs 的活性，这一点非常重要。例如，原发肿瘤通过生长因子或外泌体（包含来自原发性肿瘤的蛋白质、RNA 和 DNA 的小囊泡）的分泌，在远端为 DCCs 的定植、增殖和生长提供一个有利的组织微环境，从而创造了（前）转移性生态位[78]。此外，炎症可以通过免疫细胞浸润引起的微环境信号变化来唤醒休眠状态下的 DCCs[79]。为应对炎症的刺激，来源于骨髓的髓系细胞被募集到靶器官，导致周边微环境发生变化并下调强效的休眠诱导因子如血栓反应蛋白 1[80]。此外，炎症还会诱导中性粒细胞胞外陷阱（NETs）的形成，这些陷阱与其释放的蛋白酶（中性粒细胞弹性蛋白酶和基质金属蛋白酶 9）一起反过来增强层粘连蛋白 -111 的加工，并激活休眠 DCCs 中的 FAK 信号传导。至此，DCCs 才会苏醒，开始增殖并形成转移[81]。重要的是，早期 DCCs 的免疫介导激活也可能是由手术诱导的细胞因子释放所引起[82]。

深刻认识转移形成过程中不可见阶段的重要性与转移创始细胞何时开始从原发肿瘤开始播散这一问题密切相关。早期 DCCs 可能需要与晚期 DCCs 不同的条件，抑制或激活早期 DCCs 的微环境信号可能与晚期 DCCs 亦不尽相同。免疫逃逸机制也可能有所不同，因为早期和晚期 DCCs 的肿瘤抗原库预计会有较大差异。此外，所有这些都与不同转移部位的组织特异性有关，例如脑、骨髓、肺和其他部位以及驻留在那里的癌症类型。因此，在未来几年，在对患者来源的 DCCs 的直接分析基础上，使用先进的体外系统或体内成像进行系统比较将变得至关重要。尽管存在各种各样的因素，但很可能会发现早期和晚期 DCCs 的重要基本机制，而这些机制可以推动或延缓肿瘤的进程。

14.5　这一高度个体化疾病有哪些治疗选择?

　　癌症可能代表了任何疾病中最极端的个体化进展形式之一。在特定个体的遗传背景（由每个患者的生殖细胞系决定）下，具有遗传和表观遗传不稳定性及可塑性的肿瘤细胞在不同器官组织中产生、迁移并定植于不同的远端部位，并暴露于不断变化的全身性治疗中，遵循着突变和选择的进化规律。因此，将"恶性"一词定义为某种具体的分子机制或表型或一个独特的细胞程序，这似乎不太现实。相反，恶性源于一种可以进化和逃避组织特异性控制机制的潜能。因此，治疗干预需要考虑和利用癌细胞的不同进化（和表型）阶段以及可能的不同组织微环境条件。以下是我们对目前癌症治疗中尚未得到妥善解决的主要疾病进展方面进行的总结。

14.5.1　早期和晚期全身性肿瘤的靶向治疗

　　通常情况下，新型药物首先在有显性转移且大多为晚期疾病的患者中进行临床试验。随后，试验成功的抗癌药将被用于辅助或新辅助治疗。然而，癌症的早期和晚期有着本质上的区别。早期全身性肿瘤可能仅表现为单个播散性肿瘤细胞，以及由几个到几千个细胞组成的微转移。早期播散性肿瘤细胞所处的微环境明显不同于其发生显性转移时形成的微环境[83]。转移性微环境一旦形成，则在显微镜下与原发肿瘤的周边微环境难以区分，尽管其细胞和分子组成可能不同。然而，晚期转移对治疗的耐药机制已被广泛研究，结果表明，主要决定因素是药物渗透肿瘤组织的能力以及细胞、遗传和表观遗传方面的耐药机制[84]。因此，药物的组织渗透、代谢和清除是评估其对显性转移的治疗疗效的重要决定因素，而细胞的内在和获得性机制（如肿瘤干细胞的药物外排、药物失活、药物靶点突变、替代信号通路激活、DNA 损伤修复、细胞死亡逃逸和免疫逃逸）则影响早期和晚期的转移灶。在早期转移过程中，器官微环境决定了 DCCs 所处的细胞或非细胞邻域[85]。这意味着对于辅助治疗而言，肿瘤组织渗透不是重要因素，然而，涉及到细胞、遗传和表观遗传层面的耐药机制无疑更为相关，转移性生态位的器官特征同样也很重要[86]。

综上所述，早期和晚期 DCCs 的细胞内在特征也可能有本质区别。这可能是 EGFR 靶向治疗至今在辅助治疗中效果欠佳的原因之一[87]。此外，早期肿瘤克隆和晚期显性转移在致癌基因成瘾方面也可能有所不同。

14.5.2 增殖期与休眠期播散性肿瘤细胞的靶向治疗

早期乳腺癌的新辅助和辅助化疗或局部前列腺癌的雄性激素剥夺治疗可显著减少骨髓 DCCs，但不能完全将其消灭[88]。在靶向治疗 DCCs 的小型临床试验中，多西他赛（一种抗增殖药）作为二线治疗药物也取得了令人满意的结果，其显著提高了乳腺癌患者的生存率[89]。然而，休眠的 DCCs 可能原本就难以治疗，因为其具有化疗耐药性，并且可能不表达靶向治疗的靶分子[90]。

14.5.3 播散性肿瘤细胞及其微环境的靶向治疗

靶向休眠中 DCCs 的微环境可能是一种合理的替代疗法[91]。在临床前的体内研究中，通过抑制整合素介导的 DCCs 和血管周生态位之间的相互作用使休眠和增殖的 DCCs 对化疗更为敏感，导致 DCC 数量减少，从而提高小鼠的存活率[92]。同样，靶向作用于血管内皮细胞的抗血管生成类药物和靶向作用于免疫系统的药物（如检查点阻断抑制剂）并不直接攻击肿瘤细胞，而是改变微环境。这些研究大多是在转移性肿瘤患者中进行[93]，我们需要更深入地理解早期 DCCs 之间的相互作用，以便在一开始就能够未雨绸缪采取措施来防止转移的发生，而不是等到其出现后才开始亡羊补牢。例如，双膦酸盐治疗可能是一个成功的例子，其可以有效地减少乳腺癌患者的 DCC 数量并预防骨转移[94]。

最后，是否有可能在患者中通过靶向治疗转移性生态位延长 DCCs 的休眠期，甚至延迟或避免转移？这将是一个有趣的研究，让我们拭目以待[95]。

14.5.4 解决在诊断和治疗个体化疾病阶段中所面临的挑战

可检测到的 DCCs 和循环肿瘤细胞的数量对患者的预后存在预测价值[96]。此外，其基因组和基因的变异显然与疾病的进展和可能的治疗应答相关[97]。因此，需要开发新的方法监测 DCCs 随时间的演变，以评估这些早期播散性肿瘤细胞的基因组景观[98]。遗憾的是，目前应用于肿瘤检测的成像技术，如正电子发射断层扫描（PET）、计算机断层扫描（CT）和磁共振成像（MRI）的分辨率有限，无法在分子水平方面鉴定早期 DCCs 的特征。随着单细胞测序等更多分子单细胞技术的普及，这些通过液体活检取样或淋巴结分解技术结合其他新技术富集 DCCs 或 CTC 的新策略在不久的将来可能会变得十分重要[99]。此外，在循环系统中的胞外游离 DNA（cfDNA）在转移性疾病的早期阶段就可以被检测到，其携带了与原发肿瘤及其循环肿瘤细胞相关的 CNAs 和杂合性丢失[100]。cfDNA 检测是否足够敏感和特异以帮助确定早期（或复发）癌症患者的特征，并在临床试验中用作转移性扩散的替代终点指标，目前还有待观察。在大量来自非恶性细胞的 cfDNA 样本中检测出少数和罕见的肿瘤细胞cfDNA，宛如海底捞针般挑战重重。

最后，为了研究潜在的新治疗策略，需要改进模拟早期 DCCs 的体内和体外模型。这类模型对于开发合理的全身性疗法以防止显性转移至关重要。这些模型能够覆盖"恶性"的所有表型，而目前"常规"选择出来的具有高度侵袭性的细胞系无法做到这点。这类模型将反映（并可能靶向）早期 DCCs 对转移性生态位的依赖性，并为开发有效且毒性小的辅助治疗提供新思路。对转移性生态位中的早期和晚期 DCCs 进行建模，并解决肿瘤细胞诱导的各种全身性效应，是对癌症概念的重新思考，即癌症是一种真正的全身性疾病，这种疾病早在被检测到之前就已经开始，并可能在初始治疗后很长一段时间内持续进展。在寻找治疗方法的过程中，这种观点也将我们的注意力从肿瘤本身转移到整个身体构成的综合系统上，以便利用其局部和全身的防御机制来预防和治疗癌症。越来越多的证据表明，这种对癌症的理解将会在未来拯救更多的患者生命。

参考读物

［1］ Klein, C. A. Framework models of tumor dormancy from patient-derived observations. *Curr Opin Genet Dev* 21, 42-49, doi:10.1016/j.gde.2010.10.011 (2011).

［2］ Hanahan, D. & Weinberg, R. A. Hallmarks of cancer: the next generation. *Cell* 144, 646-674, https://doi.org/10.1016/j.cell.2011.02.013 (2011).

［3］ See table 1&S1 in Marino-Enriquez, A. & Fletcher, C. D. Shouldn't we care about the biology of benign tumours? *Nat Rev Cancer* 14, 701-702, doi:10.1038/nrc3845 (2014).

［4］ Hafner, C. et al. Oncogenic PIK3CA mutations occur in epidermal nevi and seborrheic keratoses with a characteristic mutation pattern. *Proc Natl Acad Sci USA* 104, 13450-13454, doi:10.1073/pnas.0705218104 (2007). Hafner, C. et al. Multiple oncogenic mutations and clonal relationship in spatially distinct benign human epidermal tumors. *Proc Natl Acad Sci USA* 107, 20780-20785, doi:10.1073/pnas.1008365107 (2010).

［5］Naski, M. C., Wang, Q., Xu, J. & Ornitz, D. M. Graded activation of fibroblast growth factor receptor 3 by mutations causing achondroplasia and thanatophoric dysplasia. *Nat Genet* 13, 233-237, doi:10.1038/ng0696-233 (1996).

［6］Martincorena, I. et al. Tumor evolution: high burden and pervasive positive selection of somatic mutations in normal human skin. *Science* 348, 880-886, doi:10.1126/science.aaa6806 (2015).

［7］Firestein, G. S., Echeverri, F., Yeo, M., Zvaifler, N. J. & Green, D. R. Somatic mutations in the p53 tumor suppressor gene in rheumatoid arthritis synovium. *Proc Natl Acad Sci USA* 94, 10895-10900, doi:10.1073/pnas.94.20.10895 (1997). Reme, T. et al. Mutations of the p53 tumour suppressor gene in erosive rheumatoid synovial tissue. *Clin Exp Immunol* 111, 353-358, doi:10.1046/j.1365-2249.1998.00508.x (1998).

［8］Kumar, R., Angelini, S., Snellman, E. & Hemminki, K. BRAF mutations are common somatic events in melanocytic nevi. *J Invest Dermatol* 122, 342-348, doi:10.1046/j.0022-202X.2004.22225.x (2004). Dankort, D. et al. Braf(V600E) cooperates with Pten loss to induce metastatic melanoma. *Nat Genet* 41, 544-552, doi:10.1038/ng.356 (2009).

［9］Fearon, E. R. & Vogelstein, B. A genetic model for colorectal tumorigenesis. *Cell* 61, 759-767, doi:10.1016/0092-8674(90)90186-i (1990). Vogelstein, B. et al. Cancer genome landscapes. *Science* 339, 1546-1558, doi:10.1126/science.1235122 (2013).

［10］Dash, S. et al. Differentiating between cancer and normal tissue samples using multi-hit combinations of genetic mutations. *Sci Rep* 9, 1005, doi:10.1038/s41598-018-37835-6 (2019).

［11］Boecker, W. et al. Ductal epithelial proliferations of the breast: a biological continuum? Comparative genomic hybridization and high-molecular-weight cytokeratin expression patterns. *J Pathol* 195, 415-421, doi:10.1002/path.982 (2001). Chin, K. et al. In situ analyses of genome instability in breast cancer. *Nat Genet* 36, 984-988, doi:10.1038/ng1409 (2004).

［12］Bakhoum, S. F. & Swanton, C. Chromosomal instability, aneuploidy, and cancer. *Front Oncol* 4, 161, doi:10.3389/fonc.2014.00161 (2014). Weaver, B. A. & Cleveland, D. W. Does aneuploidy cause cancer? *Curr Opin Cell Biol* 18, 658-667, doi:10.1016/j.ceb.2006.10.002 (2006).

［13］Fujiwara, T. et al. Cytokinesis failure generating tetraploids promotes tumorigenesis in p53-null cells. *Nature* 437, 1043-1047, doi:10.1038/nature04217 (2005). Weaver, B. A., Silk, A. D., Montagna, C., Verdier-Pinard, P. & Cleveland, D. W. Aneuploidy acts both oncogenically and as a tumor suppressor. *Cancer Cell* 11, 25-36, doi:10.1016/j.ccr.2006.12.003 (2007).

［14］Weaver, B. A. & Cleveland, D. W. Does aneuploidy cause cancer? *Curr Opin Cell Biol* 18, 658-667, doi:10.1016/j.ceb.2006.10.002 (2006). Cimini, D. Merotelic kinetochore orientation, aneuploidy, and cancer. *Biochim Biophys Acta* 1786, 32-40, doi:10.1016/j.bbcan. 2008.05.003 (2008). Schvartzman, J. M., Sotillo, R. & Benezra, R. Mitotic chromosomal instability and cancer: mouse modelling of the human disease. *Nat Rev Cancer* 10, 102-115, doi:10.1038/nrc2781 (2010).

［15］Liotta, L. A., Rao, C. N. & Barsky, S. H. Tumor invasion and the extracellular matrix. *Lab Invest* 49, 636-649 (1983). Baba, A. I. & Catoi, C. Tumor cell morphology. In *Comparative Oncology* chap. 3 (Publishing House of the Romanian Academy, 2007).

［16］Baba, A. I. & Catoi, C. Tumor cell morphology. In *Comparative Oncology* chap. 3 (Publishing House of the Romanian Academy, 2007).

［17］Thomson, T. M., Balcells, C. & Cascante, M. Metabolic plasticity and epithelial-mesenchymal transition. *J Clin Med* 8, 967, doi:10.3390/jcm8070967 (2019).

［18］Cohen, A. L., Holmen, S. L. & Colman, H. IDH1 and IDH2 mutations in gliomas. *Curr Neurol Neurosci Rep* 13, 345, doi:10.1007/s11910-013-0345-4 (2013). Frezza, C. & Gottlieb, E. Mitochondria in cancer: not just innocent bystanders. *Semin Cancer Biol* 19, 4-11, doi:10.1016/j.semcancer.2008.11.008 (2009). Linehan, W. M., Srinivasan, R. & Schmidt, L. S. The genetic basis of kidney cancer: a metabolic disease. *Nat Rev Urol* 7, 277-285, doi:10.1038/nrurol.2010.47 (2010).

［19］Thomson, T. M., Balcells, C. & Cascante, M. Metabolic plasticity and epithelial-mesenchymal transition. *J Clin Med* 8, 967, doi:10.3390/jcm8070967 (2019). Laukka, T. et al. Fumarate and succinate regulate expression of hypoxia-inducible genes via TET enzymes. *J Biol Chem* 291, 4256-4265, doi:10.1074/jbc.M115.688762 (2016). Lu, C. et al. IDH mutation impairs histone demethylation and results in a block to cell differentiation. *Nature* 483, 474-478, doi:10.1038/nature10860 (2012). Xiao, M. et al. Inhibition of alpha-KG-dependent histone and DNA demethylases by fumarate and succinate that are accumulated in mutations of FH and SDH tumor suppressors. *Genes Dev* 26, 1326-1338, doi:10.1101/gad.191056.112 (2012).

［20］Schafer, Z. T. et al. Antioxidant and oncogene rescue of metabolic defects caused by loss of matrix attachment. *Nature* 461, 109-113, doi:10.1038/nature08268 (2009).

［21］Andrzejewski, S. et al. PGC-1alpha promotes breast cancer metastasis and confers bioenergetic flexibility against metabolic drugs. *Cell Metab* 26, 778-787 e775, doi:10.1016/j.cmet.2017.09.006 (2017). Elia, I. et al. Proline metabolism supports metastasis formation and could be inhibited to selectively target metastasizing cancer cells. *Nature Commun* 8, 15267, doi:10.1038/ncomms15267 (2017).

［22］Koong, A. C. et al. Pancreatic tumors show high levels of hypoxia. *Int J Radiat Oncol Biol Phys* 48, 919-922, doi:10.1016/s0360-3016(00)00803-8 (2000). Neesse, A. et al. Stromal biology and therapy in pancreatic cancer. *Gut* 60, 861-868, doi:10.1136/gut.2010.226092 (2011).

［23］Massague, J. & Obenauf, A. C. Metastatic colonization by circulating tumour cells. *Nature* 529, 298-306, doi:10.1038/nature17038 (2016).

［24］Braun, S. et al. A pooled analysis of bone marrow micrometastasis in breast cancer. *N Engl J Med* 353, 793-802, doi:10.1056/NEJMoa050434 (2005). Janni, W. et al. Persistence of disseminated tumor cells in the bone marrow of breast cancer patients predicts increased risk for relapse—a European pooled analysis. *Clin Cancer Res* 17, 2967-2976, doi:10.1158/1078-0432.CCR-10-2515 (2011).

［25］ Snyder, J., Duchamp, O., Paz, K. & Sathyan, P. Role of companies and corporations in the cevelopment and utilization of PDX models. In *Patient Derived Tumor Xenograft Models* (eds Rajesh Uthamanthil & Peggy Tinkey) 409-426 (Academic Press, 2017). Domcke, S., Sinha, R., Levine, D. A., Sander, C. & Schultz, N. Evaluating cell lines as tumour models by comparison of genomic profiles. *Nat Commun* 4, 2126, doi:10.1038/ncomms3126 (2013). Neve, R. M. et al. A collection of breast cancer cell lines for the study of functionally distinct cancer subtypes. *Cancer Cell* 10, 515-527, doi:10.1016/j.ccr.2006.10.008 (2006). Ross, D. T. & Perou, C. M. A comparison of gene expression signatures from breast tumors and breast tissue derived cell lines. *Dis Markers* 17, 99-109, doi:10.1155/2001/850531 (2001). Quintana, E. et al. Efficient tumour formation by single human melanoma cells. *Nature* 456, 593-598, doi:10.1038/nature07567 (2008).

［26］ Jung, J. Human tumor xenograft models for preclinical assessment of anticancer drug development. *Toxicol Res* 30, 1-5, doi:10.5487/TR.2014.30.1.001 (2014).

［27］ Werner-Klein, M. et al. Genetic alterations driving metastatic colony formation are acquired outside of the primary tumour in melanoma. *Nat Commun* 9, 595, doi:10.1038/s41467-017-02674-y (2018).

［28］ Werner-Klein, M. et al. Genetic alterations driving metastatic colony formation are acquired outside of the primary tumour in melanoma. *Nat Commun* 9, 595, doi:10.1038/s41467-017-02674-y (2018).

［29］ Al-Hajj, M., Wicha, M. S., Benito-Hernandez, A., Morrison, S. J. & Clarke, M. F. Prospective identification of tumorigenic breast cancer cells. *Proc Natl Acad Sci USA* 100, 3983-3988, doi:10.1073/pnas.0530291100 (2003).

［30］ Werner-Klein, M. et al. Interleukin-6 trans-signaling is a candidate mechanism to drive progression of human DCCs during clinical latency. *Nat Commun* 11, 4977, doi:10.1038/s41467-020-18701-4 (2020).

［31］ Fearon, E. R. & Vogelstein, B. A genetic model for colorectal tumorigenesis. *Cell* 61, 759-767, doi:10.1016/0092-8674(90)90186-i (1990).

［32］ Klein, C. A. et al. Comparative genomic hybridization, loss of heterozygosity, and DNA sequence analysis of single cells. *Proc Natl Acad Sci USA* 96, 4494-4499, doi:10.1073/pnas.96.8.4494 (1999). Schardt, J. A. et al. Genomic analysis of single cytokeratin-positive cells from bone marrow reveals early mutational events in breast cancer. *Cancer Cell* 8, 227-239, doi:10.1016/j.ccr.2005.08.003 (2005). Schmidt-Kittler, O. et al. From latent disseminated cells to overt metastasis: genetic analysis of systemic breast cancer progression. *Proc Natl Acad Sci USA* 100, 7737-7742, doi:10.1073/pnas.1331931100 (2003).

［33］ Klein, C. A. Selection and adaptation during metastatic cancer progression. *Nature* 501, 365-

372, doi:10.1038/nature12628 (2013). Stoecklein, N. H. & Klein, C. A. Genetic disparity between primary tumours, disseminated tumour cells, and manifest metastasis. *Int J Cancer* 126, 589-598, doi:10.1002/ijc.24916 (2010). Eyles, J. et al. Tumor cells disseminate early, but immunosurveillance limits metastatic outgrowth, in a mouse model of melanoma. *J Clin Invest* 120, 2030-2039, doi:10.1172/JCI42002 (2010). Husemann, Y. et al. Systemic spread is an early step in breast cancer. *Cancer Cell* 13, 58-68, doi:10.1016/j.ccr.2007.12.003 (2008). Rhim, A. D. et al. EMT and dissemination precede pancreatic tumor formation. *Cell* 148, 349-361, doi:10.1016/j.cell.2011.11.025 (2012).

［34］Harper, K. L. et al. Mechanism of early dissemination and metastasis in Her2(+) mammary cancer. *Nature* 540, 588-592, doi:10.1038/nature20609 (2016). Hosseini, H. et al. Early dissemination seeds metastasis in breast cancer. *Nature* 540, 552-558, doi:10.1038/nature20785 (2016).

［35］Hartkopf, A. D. et al. Disseminated tumor cells from the bone marrow of patients with nonmetastatic primary breast cancer are predictive of locoregional relapse. *Ann Oncol* 26, 1155-1160, doi:10.1093/annonc/mdv148 (2015). Sanger, N. et al. Disseminated tumor cells in the bone marrow of patients with ductal carcinoma in situ. *Int J Cancer* 129, 2522-2526, doi:10.1002/ijc.25895 (2011).

［36］Husemann, Y. et al. Systemic spread is an early step in breast cancer. *Cancer Cell* 13, 58-68, doi:10.1016/j.ccr.2007.12.003 (2008).

［37］Werner-Klein, M. et al. Genetic alterations driving metastatic colony formation are acquired outside of the primary tumour in melanoma. *Nat Commun* 9, 595, doi:10.1038/s41467-017-02674-y (2018). Hosseini, H. et al. Early dissemination seeds metastasis in breast cancer. *Nature* 540, 552-558, doi:10.1038/nature20785 (2016).

［38］Werner-Klein, M. et al. Genetic alterations driving metastatic colony formation are acquired outside of the primary tumour in melanoma. *Nat Commun* 9, 595, doi:10.1038/s41467-017-02674-y (2018).

［39］Reviewed in Klein, C. A. Parallel progression of primary tumours and metastases. *Nat Rev Cancer* 9, 302-312, doi:10.1038/nrc2627 (2009).

［40］Werner-Klein, M. et al. Genetic alterations driving metastatic colony formation are acquired outside of the primary tumour in melanoma. *Nat Commun* 9, 595, doi:10.1038/s41467-017-02674-y (2018). Hosseini, H. et al. Early dissemination seeds metastasis in breast cancer. *Nature* 540, 552-558, doi:10.1038/nature20785 (2016). Stoecklein, N. H. et al. Direct genetic analysis of single disseminated cancer cells for prediction of outcome and therapy selection in esophageal cancer. *Cancer Cell* 13, 441-453, doi:10.1016/j.ccr.2008.04.005 (2008). Weckermann, D. et al. Perioperative activation of disseminated tumor cells in bone marrow of patients with prostate cancer. *J Clin Oncol* 27, 1549-1556, doi:10.1200/JCO.2008.17.0563 (2009).

［41］ Werner-Klein, M. et al. Genetic alterations driving metastatic colony formation are acquired outside of the primary tumour in melanoma. *Nat Commun* 9, 595, doi:10.1038/s41467-017-02674-y (2018).

［42］ Reviewed in Klein, C. A. Selection and adaptation during metastatic cancer progression. *Nature* 501, 365-372, doi:10.1038/nature12628 (2013).

［43］ Schumacher, S. et al. Disseminated tumour cells with highly aberrant genomes are linked to poor prognosis in operable oesophageal adenocarcinoma. *Br J Cancer* 117, 725-733, doi:10.1038/bjc.2017.233 (2017).

［44］ Hosseini, H. et al. Early dissemination seeds metastasis in breast cancer. *Nature* 540, 552-558, doi:10.1038/nature20785 (2016).

［45］ Sanborn, J. Z. et al. Phylogenetic analyses of melanoma reveal complex patterns of metastatic dissemination. *Proc Natl Acad Sci USA* 112, 10995-11000, doi:10.1073/pnas.1508074112 (2015). Turajlic, S. et al. Whole genome sequencing of matched primary and metastatic acral melanomas. *Genome Res* 22, 196-207, doi:10.1101/gr.125591.111 (2012). Schrijver, W. et al. Mutation profiling of key cancer genes in primary breast cancers and their distant metastases. *Cancer Res* 78, 3112-3121, doi:10.1158/0008-5472.CAN-17-2310 (2018). Ullah, I. et al. Evolutionary history of metastatic breast cancer reveals minimal seeding from axillary lymph nodes. *J Clin Invest* 128, 1355-1370, doi:10.1172/JCI96149 (2018). Leung, M. L. et al. Single-cell DNA sequencing reveals a late-dissemination model in metastatic colorectal cancer. *Genome Res* 27, 1287-1299, doi:10.1101/gr.209973.116 (2017). Kim, T. M. et al. Subclonal genomic architectures of primary and metastatic colorectal cancer based on intratumoral genetic heterogeneity. *Clin Cancer Res* 21, 4461-4472, doi:10.1158/1078-0432.CCR-14-2413 (2015). Turajlic, S. et al. Tracking cancer evolution reveals constrained routes to metastases: TRACERx renal. *Cell* 173, 581-594 e512, doi:10.1016/j.cell.2018.03.057 (2018).

［46］ Leung, M. L. et al. Single-cell DNA sequencing reveals a late-dissemination model in metastatic colorectal cancer. *Genome Res* 27, 1287-1299, doi:10.1101/gr.209973.116 (2017). Kim, T. M. et al. Subclonal genomic architectures of primary and metastatic colorectal cancer based on intratumoral genetic heterogeneity. *Clin Cancer Res* 21, 4461-4472, doi:10.1158/1078-0432.CCR-14-2413 (2015). Hu, Z. et al. Quantitative evidence for early metastatic seeding in colorectal cancer. *Nat Genet* 51, 1113-1122, doi:10.1038/s41588-019-0423-x (2019). Ishaque, N. et al. Whole genome sequencing puts forward hypotheses on metastasis evolution and therapy in colorectal cancer. *Nat Commun* 9, 4782, doi:10.1038/s41467-018-07041-z (2018).

［47］ Schrijver, W. et al. Mutation profiling of key cancer genes in primary breast cancers and their distant metastases. *Cancer Res* 78, 3112-3121, doi:10.1158/0008-5472.CAN-17-2310 (2018). Ullah, I. et al. Evolutionary history of metastatic breast cancer reveals minimal seeding from axillary lymph nodes. *J Clin Invest* 128, 1355-1370, doi:10.1172/JCI96149 (2018). Krøigård,

A. B. et al. Genomic analyses of breast cancer progression reveal distinct routes of metastasis emergence. *Sci Rep* 7, 43813, doi:10.1038/srep43813 (2017). Yates, L. R. et al. Genomic evolution of breast cancer metastasis and relapse. *Cancer Cell* 32, 169-184 e167, doi:10.1016/j.ccell.2017.07.005 (2017).

[48] Kim, T. M. et al. Subclonal genomic architectures of primary and metastatic colorectal cancer based on intratumoral genetic heterogeneity. *Clin Cancer Res* 21, 4461-4472, doi:10.1158/1078-0432.CCR-14-2413 (2015). Ishaque, N. et al. Whole genome sequencing puts forward hypotheses on metastasis evolution and therapy in colorectal cancer. *Nat Commun* 9, 4782, doi:10.1038/s41467-018-07041-z (2018).

[49] Ding, L. et al. Genome remodelling in a basal-like breast cancer metastasis and xenograft. *Nature* 464, 999-1005, doi:10.1038/nature08989 (2010).

[50] Navin, N. et al. Tumour evolution inferred by single-cell sequencing. *Nature* 472, 90-94, doi:10.1038/nature09807 (2011).

[51] Yates, L. R. et al. Genomic evolution of breast cancer metastasis and relapse. *Cancer Cell* 32, 169-184 e167, doi:10.1016/j.ccell.2017.07.005 (2017).

[52] Ullah, I. et al. Evolutionary history of metastatic breast cancer reveals minimal seeding from axillary lymph nodes. *J Clin Invest* 128, 1355-1370, doi:10.1172/JCI96149 (2018). Krøigård, A. B. et al. Genomic analyses of breast cancer progression reveal distinct routes of metastasis emergence. *Sci Rep* 7, 43813, doi:10.1038/srep43813 (2017).

[53] Gundem, G. et al. The evolutionary history of lethal metastatic prostate cancer. *Nature* 520, 353-357, doi:10.1038/nature14347 (2015). Hong, M. K. et al. Tracking the origins and drivers of subclonal metastatic expansion in prostate cancer. *Nat Commun* 6, 6605, doi:10.1038/ncomms7605 (2015).

[54] Gundem, G. et al. The evolutionary history of lethal metastatic prostate cancer. *Nature* 520, 353-357, doi:10.1038/nature14347 (2015).

[55] Schrijver, W. et al. Mutation profiling of key cancer genes in primary breast cancers and their distant metastases. *Cancer Res* 78, 3112-3121, doi:10.1158/0008-5472.CAN-17-2310 (2018). Ullah, I. et al. Evolutionary history of metastatic breast cancer reveals minimal seeding from axillary lymph nodes. *J Clin Invest* 128, 1355-1370, doi:10.1172/JCI96149 (2018).

[56] Turajlic, S. et al. Tracking cancer evolution reveals constrained routes to metastases: TRACERx renal. *Cell* 173, 581-594 e512, doi:10.1016/j.cell.2018.03.057 (2018).

[57] Kuipers, J., Jahn, K. & Beerenwinkel, N. Advances in understanding tumour evolution through single-cell sequencing. *Biochim Biophys Acta Rev Cancer* 1867, 127-138, doi:10.1016/j.bbcan.2017.02.001 (2017). Kuipers, J., Jahn, K., Raphael, B. J. & Beerenwinkel, N. Single-cell sequencing data reveal widespread recurrence and loss of mutational hits in the life histories of tumors. *Genome Res* 27, 1885-1894, doi:10.1101/gr.220707.117 (2017).

[58] Leung, M. L. et al. Single-cell DNA sequencing reveals a late-dissemination model in

metastatic colorectal cancer. *Genome Res* 27, 1287-1299, doi:10.1101/gr.209973.116 (2017).

[59] Janni, W. et al. Persistence of disseminated tumor cells in the bone marrow of breast cancer patients predicts increased risk for relapse—a European pooled analysis. *Clin Cancer Res* 17, 2967-2976, doi:10.1158/1078-0432. CCR-10-2515 (2011). Werner-Klein, M. et al. Genetic alterations driving metastatic colony formation are acquired outside of the primary tumour in melanoma. *Nat Commun* 9, 595, doi:10.1038/s41467-017-02674-y (2018). Schumacher, S. et al. Disseminated tumour cells with highly aberrant genomes are linked to poor prognosis in operable oesophageal adenocarcinoma. *Br J Cancer* 117, 725-733, doi:10.1038/bjc.2017.233 (2017). Chemi, F. et al. Pulmonary venous circulating tumor cell dissemination before tumor resection and disease relapse. *Nat Med* 25, 1534-1539, doi:10.1038/s41591-019-0593-1 (2019). Ignatiadis, M. et al. Molecular detection and prognostic value of circulating cytokeratin-19 messenger RNA-positive and HER2 messenger RNA-positive cells in the peripheral blood of women with early-stage breast cancer. *Clin Breast Cancer* 7, 883-889, doi:10.3816/ CBC.2007.n.054 (2007). Lucci, A. et al. Circulating tumour cells in non-metastatic breast cancer: a prospective study. *Lancet Oncol* 13, 688-695, doi:10.1016/S1470-2045(12)70209-7 (2012). Paterlini-Brechot, P. & Benali, N. L. Circulating tumor cells (CTC) detection: clinical impact and future directions. *Cancer Lett* 253, 180-204, doi:10.1016/j.canlet.2006.12.014 (2007). Xenidis, N. et al. Cytokeratin-19 mRNA-positive circulating tumor cells after adjuvant chemotherapy in patients with early breast cancer. *J Clin Oncol* 27, 2177-2184, doi:10.1200/ JCO.2008.18.0497 (2009).

[60] Reviewed in Dasgupta, A., Lim, A. R. & Ghajar, C. M. Circulating and disseminated tumor cells: harbingers or initiators of metastasis? *Mol Oncol* 11, 40-61, doi:10.1002/1878-0261.12022 (2017).

[61] Pommier, A. et al. Unresolved endoplasmic reticulum stress engenders immune-resistant, latent pancreatic cancer metastases. *Science* 360, eaao4908, doi:10.1126/science.aao4908 (2018).

[62] Aguirre-Ghiso, J. A., Ossowski, L. & Rosenbaum, S. K. Green fluorescent protein tagging of extracellular signal-regulated kinase and p38 pathways reveals novel dynamics of pathway activation during primary and metastatic growth. *Cancer Res* 64, 7336-7345, doi:10.1158/0008-5472.CAN-04-0113 (2004). Aguirre-Ghiso, J. A., Estrada, Y., Liu, D. & Ossowski, L. ERK(MAPK) activity as a determinant of tumor growth and dormancy; regulation by p38(SAPK). *Cancer Res* 63, 1684-1695 (2003).

[63] Bragado, P. et al. TGF-beta2 dictates disseminated tumour cell fate in target organs through TGF-beta-RIII and p38alpha/beta signalling. *Nat Cell Biol* 15, 1351-1361, doi:10.1038/ ncb2861 (2013). Schewe, D. M. & Aguirre-Ghiso, J. A. ATF6alpha-Rheb-mTOR signaling promotes survival of dormant tumor cells in vivo. *Proc Natl Acad Sci USA* 105, 10519-10524, doi:10.1073/pnas.0800939105 (2008). Sosa, M. S. et al. NR2F1 controls tumour cell

dormancy via SOX9- and RARbeta-driven quiescence programmes. *Nat Commun* 6, 6170, doi:10.1038/ncomms7170 (2015).

[64] Aguirre Ghiso, J. A., Kovalski, K. & Ossowski, L. Tumor dormancy induced by downregulation of urokinase receptor in human carcinoma involves integrin and MAPK signaling. *J Cell Biol* 147, 89-104, doi:10.1083/jcb.147.1.89 (1999). Aguirre-Ghiso, J. A., Liu, D., Mignatti, A., Kovalski, K. & Ossowski, L. Urokinase receptor and fibronectin regulate the ERK(MAPK) to p38(MAPK) activity ratios that determine carcinoma cell proliferation or dormancy in vivo. *Mol Biol Cell* 12, 863-879, doi:10.1091/mbc.12.4.863 (2001).

[65] Bragado, P. et al. TGF-beta2 dictates disseminated tumour cell fate in target organs through TGF-beta-RIII and p38alpha/beta signalling. *Nat Cell Biol* 15, 1351-1361, doi:10.1038/ncb2861 (2013). Sosa, M. S. et al. NR2F1 controls tumour cell dormancy via SOX9- and RARbeta-driven quiescence programmes. *Nat Commun* 6, 6170, doi:10.1038/ncomms7170 (2015). Kobayashi, A. et al. Bone morphogenetic protein 7 in dormancy and metastasis of prostate cancer stem-like cells in bone. *J Exp Med* 208, 2641-2655, doi:10.1084/jem.20110840 (2011).

[66] Reviewed in Klein, C. A. Framework models of tumor dormancy from patient-derived observations. *Curr Opin Genet Dev* 21, 42-49, doi:10.1016/j.gde.2010.10.011 (2011).

[67] MacKie, R. M., Reid, R. & Junor, B. Fatal melanoma transferred in a donated kidney 16 years after melanoma surgery. *N Engl J Med* 348, 567-568, doi:10.1056/NEJM200302063480620 (2003). Martin, D. C., Rubini, M. & Rosen, V. J. Cadaveric renal homotransplantation with inadvertent transplantation of carcinoma. *JAMA* 192, 752-754, doi:10.1001/jama.1965.03080220016003 (1965). Penn, I. Transmission of cancer from organ donors. *Ann Transplant* 2, 7-12 (1997).

[68] Weckermann, D. et al. Perioperative activation of disseminated tumor cells in bone marrow of patients with prostate cancer. *J Clin Oncol* 27, 1549-1556, doi:10.1200/JCO.2008.17.0563 (2009).

[69] Weckermann, D. et al. Perioperative activation of disseminated tumor cells in bone marrow of patients with prostate cancer. *J Clin Oncol* 27, 1549-1556, doi:10.1200/JCO.2008.17.0563 (2009). Klein, C. A. et al. Genetic heterogeneity of single disseminated tumour cells in minimal residual cancer. *Lancet* 360, 683-689, doi:10.1016/S0140-6736(02)09838-0 (2002).

[70] Sosa, M. S., Bragado, P. & Aguirre-Ghiso, J. A. Mechanisms of disseminated cancer cell dormancy: an awakening field. *Nat Rev Cancer* 14, 611-622, doi:10.1038/nrc3793 (2014).

[71] Sosa, M. S., Bragado, P. & Aguirre-Ghiso, J. A. Mechanisms of disseminated cancer cell dormancy: an awakening field. *Nat Rev Cancer* 14, 611-622, doi:10.1038/nrc3793 (2014). Giancotti, F. G. Mechanisms governing metastatic dormancy and reactivation. *Cell* 155, 750-764, doi:10.1016/j.cell.2013.10.029 (2013). Linde, N., Fluegen, G. & Aguirre-Ghiso, J. A. The relationship between dormant cancer cells and their microenvironment. *Adv Cancer Res* 132,

45-71, doi:10.1016/bs.acr.2016.07.002 (2016).

［72］Fluegen, G. et al. Phenotypic heterogeneity of disseminated tumour cells is preset by primary tumour hypoxic microenvironments. *Nat Cell Biol* 19, 120-132, doi:10.1038/ncb3465 (2017).

［73］Ghajar, C. M. et al. The perivascular niche regulates breast tumour dormancy. *Nat Cell Biol* 15, 807-817, doi:10.1038/ncb2767 (2013). Kienast, Y. et al. Real-time imaging reveals the single steps of brain metastasis formation. *Nat Med* 16, 116-122, doi:10.1038/nm.2072 (2010). Price, T. T. et al. Dormant breast cancer micro-metastases reside in specific bone marrow niches that regulate their transit to and from bone. *Sci Transl Med* 8, 340ra373, doi:10.1126/scitranslmed.aad4059 (2016).

［74］Ghajar, C. M. et al. The perivascular niche regulates breast tumour dormancy. *Nat Cell Biol* 15, 807-817, doi:10.1038/ncb2767 (2013).

［75］Barkan, D. et al. Inhibition of metastatic outgrowth from single dormant tumor cells by targeting the cytoskeleton. *Cancer Res* 68, 6241-6250, doi:10.1158/0008-5472.CAN-07-6849 (2008).

［76］Barkan, D. et al. Inhibition of metastatic outgrowth from single dormant tumor cells by targeting the cytoskeleton. *Cancer Res* 68, 6241-6250, doi:10.1158/0008-5472.CAN-07-6849 (2008). Carlson, P. et al. Targeting the perivascular niche sensitizes disseminated tumour cells to chemotherapy. *Nat Cell Biol* 21, 238-250, doi:10.1038/s41556-018-0267-0 (2019).

［77］Ghajar, C. M. et al. The perivascular niche regulates breast tumour dormancy. *Nat Cell Biol* 15, 807-817, doi:10.1038/ncb2767 (2013). Marlow, R. et al. A novel model of dormancy for bone metastatic breast cancer cells. *Cancer Res* 73, 6886-6899, doi:10.1158/0008-5472.CAN-13-0991 (2013).

［78］Hoshino, A. et al. Tumour exosome integrins determine organotropic metastasis. *Nature* 527, 329-335, doi:10.1038/nature15756 (2015). Kaplan, R. N. et al. VEGFR1-positive haematopoietic bone marrow progenitors initiate the pre-metastatic niche. *Nature* 438, 820-827, doi:10.1038/nature04186 (2005). Peinado, H. et al. Melanoma exosomes educate bone marrow progenitor cells toward a pro-metastatic phenotype through MET. *Nat Med* 18, 883-891, doi:10.1038/nm.2753 (2012). Psaila, B. & Lyden, D. The metastatic niche: adapting the foreign soil. *Nat Rev Cancer* 9, 285-293, doi:10.1038/nrc2621 (2009).

［79］Dasgupta, A., Lim, A. R. & Ghajar, C. M. Circulating and disseminated tumor cells: harbingers or initiators of metastasis? *Mol Oncol* 11, 40-61, doi:10.1002/1878-0261.12022 (2017).

［80］El Rayes, T. et al. Lung inflammation promotes metastasis through neutrophil protease-mediated degradation of Tsp-1. *Proc Natl Acad Sci USA* 112, 16000-16005, doi:10.1073/pnas.1507294112 (2015).

［81］Albrengues, J. et al. Neutrophil extracellular traps produced during inflammation awaken dormant cancer cells in mice. *Science* 361, eaao4227, doi:10.1126/science.aao4227 (2018).

［82］Krall, J. A. et al. The systemic response to surgery triggers the outgrowth of distant immunecontrolled tumors in mouse models of dormancy. *Sci Transl Med* 10, eaan3464, doi:10.1126/scitranslmed.aan3464 (2018).

[83] Joyce, J. A. & Pollard, J. W. Microenvironmental regulation of metastasis. *Nat Rev Cancer* 9, 239-252, doi:10.1038/nrc2618 (2009).

[84] Holohan, C., Van Schaeybroeck, S., Longley, D. B. & Johnston, P. G. Cancer drug resistance: an evolving paradigm. *Nat Rev Cancer* 13, 714-726, doi:10.1038/nrc3599 (2013). Minchinton, A. I. & Tannock, I. F. Drug penetration in solid tumours. *Nat Rev Cancer* 6, 583-592, doi:10.1038/nrc1893 (2006).

[85] Croucher, P. I., McDonald, M. M. & Martin, T. J. Bone metastasis: the importance of the neighbourhood. *Nat Rev Cancer* 16, 373-386, doi:10.1038/nrc.2016.44 (2016).

[86] Werner-Klein, M. & Klein, C. A. Therapy resistance beyond cellular dormancy. *Nat Cell Biol* 21, 117-119, doi:10.1038/s41556-019-0276-7 (2019).

[87] Alberts, S. R. et al. Effect of oxaliplatin, fluorouracil, and leucovorin with or without cetuximab on survival among patients with resected stage III colon cancer: a randomized trial. *JAMA* 307, 1383-1393, doi:10.1001/jama.2012.385 (2012). Goss, G. D. et al. Randomized, double-blind trial of carboplatin and paclitaxel with either daily oral cediranib or placebo in advanced non-small-cell lung cancer: NCIC Clinical Trials Group BR24 Study. *J Clin Oncol* 28, 49-55, doi:10.1200/jco.2009.22.9427 (2010).

[88] Becker, S., Becker-Pergola, G., Wallwiener, D., Solomayer, E. F. & Fehm, T. Detection of cytokeratin-positive cells in the bone marrow of breast cancer patients undergoing adjuvant therapy. *Breast Cancer Res Treat* 97, 91-96, doi:10.1007/s10549-005-9095-6 (2006). Becker, S., Solomayer, E., Becker-Pergola, G., Wallwiener, D. & Fehm, T. Primary systemic therapy does not eradicate disseminated tumor cells in breast cancer patients. *Breast Cancer Res Treat* 106, 239-243, doi:10.1007/s10549-006-9484-5 (2007). Kollermann, M. W. et al. Supersensitive PSA-monitored neoadjuvant hormone treatment of clinically localized prostate cancer: effects on positive margins, tumor detection and epithelial cells in bone marrow. *Eur Urol* 34, 318-324, doi:10.1159/000019748 (1998).

[89] Naume, B. et al. Clinical outcome with correlation to disseminated tumor cell (DTC) status after DTC-guided secondary adjuvant treatment with docetaxel in early breast cancer. *J Clin Oncol* 32, 3848-3857, doi:10.1200/JCO.2014.56.9327 (2014).

[90] Braun, S. et al. Lack of effect of adjuvant chemotherapy on the elimination of single dormant tumor cells in bone marrow of high-risk breast cancer patients. *J Clin Oncol* 18, 80-86, doi:10.1200/JCO.2000.18.1.80 (2000). Polzer, B. & Klein, C. A. Metastasis awakening: the challenges of targeting minimal residual cancer. *Nat Med* 19, 274-275, doi:10.1038/nm.3121 (2013).

[91] Carlson, P. et al. Targeting the perivascular niche sensitizes disseminated tumour cells to chemotherapy. *Nat Cell Biol* 21, 238-250, doi:10.1038/s41556-018-0267-0 (2019). Werner-

Klein, M. & Klein, C. A. Therapy resistance beyond cellular dormancy. *Nat Cell Biol* 21, 117-119, doi:10.1038/s41556-019-0276-7 (2019).

[92] Carlson, P. et al. Targeting the perivascular niche sensitizes disseminated tumour cells to chemotherapy. *Nat Cell Biol* 21, 238-250, doi:10.1038/s41556-018-0267-0 (2019).

[93] Sounni, N. E. & Noel, A. Targeting the tumor microenvironment for cancer therapy. *Clin Chem* 59, 85-93, doi:10.1373/clinchem.2012.185363 (2013). Ebos, J. M. & Kerbel, R. S. Antiangiogenic therapy: impact on invasion, disease progression, and metastasis. *Nat Rev Clin Oncol* 8, 210-221, doi:10.1038/nrclinonc.2011.21 (2011). Farhood, B., Najafi, M. & Mortezaee, K. CD8(+) cytotoxic T lymphocytes in cancer immunotherapy: a review. *J Cell Physiol* 234, 8509-8521, doi:10.1002/jcp.27782 (2019).

[94] Banys, M. et al. Influence of zoledronic acid on disseminated tumor cells in bone marrow and survival: results of a prospective clinical trial. *BMC Cancer* 13, 480, doi:10.1186/1471-2407-13-480 (2013). Solomayer, E. F. et al. Influence of zoledronic acid on disseminated tumor cells in primary breast cancer patients. *Ann Oncol* 23, 2271-2277, doi:10.1093/annonc/mdr612 (2012).

[95] Reviewed in Ghajar, C. M. Metastasis prevention by targeting the dormant niche. *Nat Rev Cancer* 15, 238- 247, doi:10.1038/nrc3910 (2015).

[96] Naume, B. et al. Clinical outcome with correlation to disseminated tumor cell (DTC) status after DTC-guided secondary adjuvant treatment with docetaxel in early breast cancer. *J Clin Oncol* 32, 3848-3857, doi:10.1200/JCO.2014.56.9327 (2014). Gruber, I. et al. Disseminated tumor cells as a monitoring tool for adjuvant therapy in patients with primary breast cancer. *Breast Cancer Res Treat* 144, 353-360, doi:10.1007/s10549-014-2853-6 (2014). Hartkopf, A. D. et al. The presence and prognostic impact of apoptotic and nonapoptotic disseminated tumor cells in the bone marrow of primary breast cancer patients after neoadjuvant chemotherapy. *Breast Cancer Res* 15, R94, doi:10.1186/bcr3496 (2013). Ilie, M. et al. "Sentinel" circulating tumor cells allow early diagnosis of lung cancer in patients with chronic obstructive pulmonary disease. *PLoS One* 9, e111597, doi:10.1371/journal. pone.0111597 (2014). Reid, A. L. et al. Markers of circulating tumour cells in the peripheral blood of patients with melanoma correlate with disease recurrence and progression. *Br J Dermatol* 168, 85-92, doi:10.1111/bjd.12057 (2013). Rhim, A. D. et al. Detection of circulating pancreas epithelial cells in patients with pancreatic cystic lesions. *Gastroenterology* 146, 647-651, doi:10.1053/j.gastro.2013.12.007 (2014).

[97] Stoecklein, N. H. et al. Direct genetic analysis of single disseminated cancer cells for prediction of outcome and therapy selection in esophageal cancer. *Cancer Cell* 13, 441-453, doi:10.1016/j.ccr.2008.04.005 (2008). Schumacher, S. et al. Disseminated tumour cells with highly aberrant genomes are linked to poor prognosis in operable oesophageal adenocarcinoma. *Br J Cancer* 117, 725-733, doi:10.1038/bjc.2017.233 (2017).

［98］ Werner-Klein, M. et al. Genetic alterations driving metastatic colony formation are acquired outside of the primary tumour in melanoma. *Nat Commun* 9, 595, doi:10.1038/s41467-017-02674-y (2018). Hosseini, H. et al. Early dissemination seeds metastasis in breast cancer. *Nature* 540, 552-558, doi:10.1038/nature20785 (2016). Stoecklein, N. H. et al. Direct genetic analysis of single disseminated cancer cells for prediction of outcome and therapy selection in esophageal cancer. *Cancer Cell* 13, 441-453, doi:10.1016/j.ccr.2008.04.005 (2008). Schumacher, S. et al. Disseminated tumour cells with highly aberrant genomes are linked to poor prognosis in operable oesophageal adenocarcinoma. *Br J Cancer* 117, 725-733, doi:10.1038/bjc.2017.233 (2017). Holcomb, I. N. et al. Genomic alterations indicate tumor origin and varied metastatic potential of disseminated cells from prostate cancer patients. *Cancer Res* 68, 5599-5608, doi:10.1158/0008-5472.CAN-08-0812 (2008). Guzvic, M. et al. Combined genome and transcriptome analysis of single disseminated cancer cells from bone marrow of prostate cancer patients reveals unexpected transcriptomes. *Cancer Res* 74, 7383-7394, doi:10.1158/0008-5472.CAN-14-0934 (2014).

［99］ Chudziak, J. et al. Clinical evaluation of a novel microfluidic device for epitope-independent enrichment of circulating tumour cells in patients with small cell lung cancer. *Analyst* 141, 669-678, doi:10.1039/c5an02156a (2016). Gorges, T. M. et al. Accession of tumor heterogeneity by multiplex transcriptome profiling of single circulating tumor cells. *Clin Chem* 62, 1504-1515, doi:10.1373/clinchem.2016.260299 (2016). Hvichia, G. E. et al. A novel microfluidic platform for size and deformability based separation and the subsequent molecular characterization of viable circulating tumor cells. *Int J Cancer* 138, 2894-2904, doi:10.1002/ijc.30007 (2016). Xu, L. et al. Optimization and evaluation of a novel size based circulating tumor cell isolation system. *PLoS One* 10, e0138032, doi:10.1371/journal.pone.0138032 (2015). Weidele, K. et al. Microfluidic enrichment, isolation and characterization of disseminated melanoma cells from lymph node samples. *Int J Cancer* 145, 232-241, doi:10.1002/ijc.32092 (2019).

［100］ Chemi, F. et al. Pulmonary venous circulating tumor cell dissemination before tumor resection and disease relapse. *Nature Medicine* 25, 1534-1539, doi:10.1038/s41591-019-0593-1 (2019). Shaw, J. A. et al. Genomic analysis of circulating cell-free DNA infers breast cancer dormancy. *Genome Res* 22, 220-231, doi:10.1101/gr.123497.111 (2012).

（张宝童）

15 生态位重建以逆转或超越癌症状态

Emmy W. Verschuren

> 假设这种奇妙的适应性生物机制的进化仅仅依赖于一组随机变异的选择，而每一种变异均由盲目的偶然产生，这就像在暗示，如果我们继续把砖块堆在一起，最终应该能够为自己选择最理想的房子。
>
> —Conrad H. Waddington《听众》（1952）

概述

癌症状态可以被描述为一种不仅涉及细胞和组织的物质方面，也涉及控制其发展的进化机制方面的疾病。尽管这给直接的临床治疗方法带来了困惑，但近年来，对癌症背景下的"生态位构建"的进化过程的研究势头正盛，这可能为我们提供新的方法，既可以重新构想癌症发生的基本机制，也可以在临床上管理癌症进展。癌症状态可以被视为空间和时间可变但定义明确的环境生态位中的一个开放的动态系统，其中癌症的行为就像复杂的生态系统。虽然癌前病变在健康组织中相当常见，但由于细胞修复和顺应力机制有助于增强生物体的整体适应度，可检测到的恶性癌症状态甚为少见。在进化理论框架内，趋同的癌症表型可能代表目前定义不明确的"选择单位"，这些单元是进化力量作用的对象，以克服组织在物质和非物质层面上的自然顺应力机制，从而解释癌症状态的罕见性和持久性。在此概念框架下，本文提出一个图形–背景转换的范式转变，即从靶向癌细胞的增殖到靶向癌细胞赖以生存的生态位的构建。另外，对健康组织生态位的破坏及其转变为癌症生态位的过程与其他组织层次（例如全球癌症大流行）的过程进行了比较。本文还根据我们研究团队在肺癌方面所开展的工作，讨论了这种认知转变对基础研究和临床应用的影响，最后讨论了生态位重建作为一种逆转或超越癌症状态的方法。

15.1 引言

在本章中，我们将生态位构建的概念应用于描述癌症作为进化过程中的一种功能障碍。最近的调查数据表明，全球癌症发病率到 2040 年将增加近一倍[1]。近几十年来，各种各样的技术进步为研究、解释和操纵癌症的生物和生理或物质特性提供了新的工具。这促成了药物研究的蓬勃发展，并推动了个性化治疗的进步。然而，由于治疗期间肿瘤组织缺乏疗效或发生了适应性变化，这些抗癌药物对于患者健康的获益仍然是收效甚微[2]。这个燃眉之急的现实让我们不禁思考，对于解决癌症这个难题是否缺少了关键的一环。目前，大型数据集上的机器学习正在被应用于寻找缺失的部分可能是什么。然而，从生物复杂性的进化角度来看，这种对现有癌症研究范式的计算扩展似乎不太可能在不久的将来开发出在生理水平方面可靠地治愈或预防癌症的工具和方法。正如 Robert Weinberg 在 2014 年所慨叹的那样[3]，我们似乎再次误判了问题的复杂性；过去四十年来，随着癌症发病率的上升以及在寻找癌症治愈方法方面的进展寥寥无几，或许我们还对如何解决这一复杂性作出了错误的判断。我们可能需要一种修正的癌症理论来改变当前的范式，这一理论包含了进化功能障碍的非物质过程，而这些过程创造了癌症状态产生的生态位。

扩展进化综论（EES）是对现代进化综论的一组最新扩展。现代进化综论是基于遗传变异性和自然选择的经典概念，而 EES 则强调生物体终其一生中发育过程的作用以及进化程序中的功能障碍如何不能简单归因于基因的功能障碍[4]。套用 Fritjof Capra 的话，这些功能障碍是"系统性的、相互依存的，不能孤立地理解"。这个时代的问题"都是同一个危机的不同方面，本质上是一场认知危机"[5]。本章探讨了将癌症状态视为在相互依存的生态位中产生这一认知转变所带来的后果。在这种方法中，通过逆转或超越癌症状态产生的生态位来预防、检测和治疗癌症。由于肿瘤生长的过程似乎构成了有组织形成的系统性扰动，因此首先对当前关于健康环境下组织结构的理论进行了总结。

15.2　正常组织结构概念化

受精卵发育成为成体是生物学上的一个天造地设的奇迹。这个过程被称为形态发生，其能使每个物种形成独特的复杂解剖结构和细胞组织。在图灵 1952 年的开创性研究中他提出两种化学物质（其命名为"形态发生素"）的简单反应扩散系统，可以解释形态发生的主要现象[6]。其数学模型简单到令人震惊。在该模型中，激活剂催化自身和抑制剂的合成，同时缓慢扩散，然后抑制剂催化破坏两种形态发生素，同时扩散更快。换句话说，图灵预测，以不同距离和速度作用的正负信号对之间的简单相互作用可能是生物学模式形成的基础。

几十年后，图灵的简单预测在某种程度上得到了验证。不同蛋白家族的分泌信号分子，如 Hedgehog（Hh）、Wnt、Hox、EGF、FGF 和 TGF-β 现在被认为是通过形成浓度梯度在空间方面指导组织内细胞身份的形态发生素[7]。在许多情况下，负调控因子通过其配对形态发生素的作用进行转录调节，如 Hh 受体 Patched 1 这一经典例子，其既是 Hh 靶基因又是通路负调控因子[8]。人们已经提出了多种周期性组织模式的发育，如分支形态发生[9]、手指形成[10]、毛囊间距[11]和组织条纹的方向[12]这些机制被认为与图灵机制类似。

毫不奇怪，这种基于分子自由扩散的形态发生素活性的直接模型也受到了挑战，特别是在尝试将物质的各个方面和真实组织的三维特性整合在一起。抑制性形态发生素并不总是被鉴定出来；替代机制，例如激活剂的物理耗竭可以替代抑制性形态发生素[13]，而且将时间或组织生长等因素纳入基于反应扩散机制的时空形态发生模型并不容易[14]。许多研究表明，组织力学可以影响形态发生素梯度的分布和持久性，这表明需要对该模型进行扩展[15]。组织力学在调节形态发生方面的核心作用同样体现在结肠细胞在模仿肠道物理流动信号的微流体系统中自组织形成隐窝样结构[16]以及在生长因子补充的基质中将干细胞转化为肠道状类器官[17]。这些发现强调了 Mina Bissell 及其同事发现的细胞外基质和组织微环境的核心作用，其认识到"细胞形态和组织特异性基因的表达都与基质的性质密切相关"[18]。

正常组织的形成涉及到相互对立的化学物质之间的相互作用，而后者通过细胞内信号反应放大，经由微环境中的细胞外、机械性以及其他物理和化学因素协调。这种相互作用通过新生细胞分泌的细胞外基质形成的各种反馈回路进一步延续和稳定。有趣的是，形态发生过程中的这种二分法性质已经被图灵以及其之前的一些学者描述过，比如 D'Arcy Thompson 和 Erich Blechschmidt。在图灵 1952 年的文章中，胚胎从一个"系统状态"过渡到下一个"系统状态"，其中"状态由机械和化学两部分组成。系统的机械部分描述了细胞的位置、质量、速度和顺应力特性以及其之间的作用力"[19]。

回顾过去，我们很容易看到这样一个系统的理论模型（其中一系列因素相互依存）是如何最终偏离了对真实细胞和组织的机械和生化特性的认知。对于物理组件，需要测量和导数计算或预测模型；而生化成分的分离则需要提取、纯化和分析各种生化线索的方法。这种方法论的二分法反映了科学领域之间的概念分歧，这些领域一方面应用系统观，另一方面应用生物学的局部观。现在我们转向这两个领域如何处理癌症起源的问题，这似乎从一开始就与组织结构有关。

15.3　实验生物学视角的癌症发生

在组织层次方面，癌症可以被理解为无法愈合的伤口，其特征是有渗漏的血管网络，以及持续分泌与受伤组织类似的富含纤维连接蛋白和纤维蛋白的基质[20]，或者是吸收了局部组织床而新形成的癌性"器官"[21]。癌症生长会引发炎症，无论是作为对损伤的直接应激反应，还是作为对受损或胞质 DNA 的反应[22]，均可导致先天免疫细胞被募集到肿瘤微环境中。促癌炎症也可能起源于对病毒感染或其他慢性病的反应，进而引发可被共生微生物群修饰的全身性炎症级联反应[23]。虽然组织损伤模型最适合应用于生长在基底膜外的癌症，但炎症分子在软组织肉瘤和血液恶性肿瘤中也起着重要作用。

除炎症外，癌症组织还会出现基质细胞和癌细胞之间多效性相互作用的改变，从而利用适应性和先天性免疫系统放大和维持癌症状态[24]。有趣的是，虽然肿瘤在其精确的免疫环境方面表现出相当大的差异，但免疫景观分析揭示了肿瘤组织中的驻留免疫抑制细胞，尤其是髓系巨噬细胞或中性粒细胞增多与癌症预后不良的趋势，而 T 或 B 淋巴细胞浸润增加往往与生存期改善有关[25]。因此，从一个纵观全局的角度来看，癌症发生是一个错综复杂的过程，这其中涉及到局部位于生态位的肿瘤细胞和基质细胞、细胞外基质的生理和机械方面之间错综复杂的相互作用（本卷第 11 章），以及先天性免疫系统在肿瘤促进中的和适应性免疫在肿瘤监测中的系统性作用。癌症就像一个无法愈合的伤口，那么，与其说是因为组织受到干扰，不如说是因为系统性扰动持续不断地干扰组织再生的过程。

癌症的生长与癌细胞中分子和基因的变异密切相关，这些会导致癌基因的激活或肿瘤抑制基因的丧失，从而影响致癌信号传导活动、肿瘤细胞存活或癌症代谢[26]。这些基因改变的特征与突变过程的机制有关[27]，因此可以用来标记肿瘤的环境暴露

[28]。然而，越来越明显的是，基因驱动因素并不直接导致癌症的发生，而是在特定的环境中或特定的生态位下发挥作用。小鼠模型中的谱系追踪研究表明，肿瘤的发病机制受肿瘤起源的细胞和组织类型的影响[29]。笔者团队的研究证实了这一点，在非小细胞肺癌（NSCLC）中，精确的细胞起源决定了组织病理学病变的类型，而不同的组织病理学亚型可以有不同的免疫微环境[30]或利用不同的信号网络[31]，这可以提高对靶向途径抑制的敏感性[32]。同样，癌基因 Kras 和 Myc 的联合表达在肺和胰腺组织中通过不同的、看似组织选择性的机制抑制适应性免疫和基质参与，从而诱发肿瘤生长[33]。因此，信号传导和免疫环境下的表型多样性较驱动基因型与组织类型和病理类型更为密切相关。因此，肿瘤表型多样性似乎涉及了两种功能：一是作为癌症生长"燃料"的致癌驱动功能，二是可能包含细胞谱系起源的一种"表观遗传记忆"，即祖细胞或组织特异性功能程序。

在小鼠模型系统中破译的谱系选择性肿瘤异质性范式最近在人类癌症研究中获得了关注与应用，其中泛癌症基因组图谱数据分析表明，肿瘤的解剖起源构成了肿瘤分类的主要因素[34]。在人类肿瘤中，表型多样性因长期暴露于环境诱变剂和病原体而进一步放大，从而导致广泛的分子异质性。因此，未来研究的一个关键问题是器官选择性程序，特别是再生炎症过程和发育谱系程序的共同选择多大程度地产生趋同表型。Gerard Evan 及其同事最近的一个工作模型提出，致瘤性涉及潜在组织特异性再生修复机制的共同选择，这表明定义个体发生的转录网络可能是治疗方法的靶点[35]。然后有人可能会问，癌症的形成是否涉及形态发生素协调程序的重新激活，哪怕是以功能失调的方式。支持这一假设的是形态发生素途径在肿瘤中广泛受到影响，例如驱动肺癌的 Wnt 分泌和 Wnt 反应生态位的层次结构[36]以及有时能产生可辨识器官组织的由生殖细胞衍生的畸胎瘤（有时会产生可识别的器官碎片）。这突出了探索癌症生长作为形态发生出错过程的相关性以及重新统一癌症生物学的分子和系统方法的重要性。

15.4　系统视角的癌症发生

虽然基于实验的癌症研究侧重于分子和细胞表型的功能，但系统理论方法旨在了解细胞、生物体和环境因素之间的动态关系以及控制癌症发展的进化过程。在任何系统方法中，分子和表型都被视为互作式网络中不可或缺的涌现实体。复杂系统的集体行为具有"涌现特性"[37]，这是系统理论的核心，但在研究致病驱动基因时往往会被忽视。另一个系统概念"共识主动性"最初是在对群居昆虫的研究中发展起来。共识主动性是主体集体社区自组织到复杂系统涌现结构的基础。虽然在形式方面并不相同，但形态发生和共识主动性中的反应扩散机制都以极简单的相互作用规则为基础，在复杂的环境中适应性地运作。

生物系统理论始于20世纪上半叶，通过对生物拓扑学[38]和关系生物学[39]等学科的研究而逐渐形成。直到21世纪初，主流生物学才对这一领域有所重视，例如Denis Noble 重新编纂并普及了系统理论的原理，称之为《生命之歌》（*The Music of Life*）[40]。其认为基因并不能独立于彼此或所处的环境而发挥功能，并呼吁用过程和关系而不是局部的隐喻来取代"自私的基因"这个隐喻。Noble 认为，在整合解释生命系统的信息时，"没有特权级别的因果关系"，这是"尺度相对论"的基础[41]。换言之，生命系统构成了相互作用和相互依存的连续统一体。Noble 的工作与其他系统理论有关，如"组织结构场理论"，该理论认为癌症是一种细胞和基质之间相互作用改变的组织疾病，不存在任何特权级别的因果关系[42]；以及过程本体论观点，该观点将癌症解释为跨尺度的功能失调过程耦合导致的结果（第2章，本卷）[43]。这些和其他系统方法已经开始被用于癌症研究，从某种程度上对基因和突变为中心的"体细胞突变理论"提出了质疑。因此，从系统的角度来看，癌症状态是一个动态演化的生命系统的固有组成部分，该系统的功能组件之间存在着跨尺度的多效性相互作用。

系统思维在癌症生物学中的应用重新唤起了 Conrad Waddington 的研究理论。Waddington 将胚胎学和发育轨迹与基因调控网络联系起来，提出了一个概念框架，其中细胞谱系通过渠化发育，指的是表型在不断演化的关系景观中保持稳定性。这产生了所谓的表观遗传景观，即地形图，其中山顶和山谷代表系统级的稳态，往返这些状态的路径轨迹由通过环境、表型和基因型之间的动态反馈定义的山坡地形引导[44]。在 Waddington 的理论中，环境压力可以导致基因特征的遗传，从而提供对任何特定性状的可塑性和适应性。其他网络组件则提供了基因变异的缓冲作用[45]。换言之，那些赋予在动态变化的环境中生存所需的表型适应性。这与新达尔文主义的"自私的基因"范式不同，因为获得性状的进化并非完全由突变来驱动，而是归因于基因、表型和环境之间功能相互作用下的遗传传递。

在 Waddington 表观遗传景观分析的实施中，Stuart Kauffman、Sui Huang 和 Donald Ingber 及其同事应用基因调控网络的数学模型，使用所谓的吸引子景观分析来描述细胞状态之间的转换[46]。在这种分析中，吸引子状态被建模为代表能量稳态的山谷，癌细胞被描述为被困在一个异常的山谷中，而山顶代表未分化或多能细胞命运[47]（本卷第4章和第5章）。采用吸引子范式，基本的实验问题变成了是否以及如何修改状态空间引导癌细胞走出山谷，或者更好的是，从一开始就阻止其进入山谷[48]。吸引子模型已被用于解决与我们理解致癌作用相关的许多基本问题，例如布尔逻辑用于描述与 p53 依赖性细胞命运决策[49]或结直肠肿瘤发生[50]相关的功能节点和相互作用，或用于预测基因和药物诱导的扰动的结果。然而，并非基因调控网络结构的所有组件都是已知的，肿瘤具有异质性细胞状态，这些状态可能对扰动做出不同的应答反应，使建模充其量是近似的[51]。因此，虽然网络提供了对生命系统的强大概念化，但在实践中仍然是还原论者，因为它们通常依赖线性和有偏倚的输入数据，这限制了在局部组织和肿瘤生态位周围更大的宏观环境中，与物质和非物质因素之间往往未知的动态相互作用的纳入。

15.5　概念化健康组织中抗癌的顺应力机制

将癌症状态概念化为稳态失衡的结果，最终导致恶性疾病的发生，这与生物现象的系统观一致，其中多效性组织和环境因素引发其表现。事实上，如果只需要少量的突变就能驱动克隆扩增和恶性转化，那么癌症就不会如此罕见[52]。从系统的角度来看，癌症的相对罕见性最好的解释是组织稳态的逐渐丧失[53]（儿童癌症可能除外），而不是癌细胞日益增长的破坏性潜力。这种癌症进展观进一步肯定了 Theodor Boveri 关于肿瘤抑制的原始观点[54]，并再次强调了 Conrad Waddington 在 1935 年的声明，"癌组织的基本事实是其已经脱离了身体的正常生长控制"[55]。

人们已经描述了有助于增强适应度的癌症顺应力的各种作用机制。在原发肿瘤进展的情况下，包括以下方面的机制：①细胞细胞内在的抗突变保护机制，如 DNA 修复和表观遗传机制；②致癌因子触发后细胞内在的生长抑制机制，如凋亡和衰老；③局部组织微环境提供的抑制信号，如细胞外基质、巨噬细胞和抗氧化剂等；④适应性免疫系统的免疫监视[56]。血液的高氧化应激环境提供了另一个防止癌变的生理屏障，这可能解释了为什么代谢适应如抗氧化剂 NRF2/KEAP1 系统的突变在转移进展时很常见[57]。最后，当转移性肿瘤细胞成功到达其继发部位时，常常发生休眠，这表明转移生态位中的微环境激发了肿瘤进一步的顺应力[58]（本卷第 14 章）。时空和组织选择机制在这些顺应力层中起作用，很可能与第 15.3 节中提到的发育和组织再生程序有关，这增加了复杂性。这一认识证明了在研究多阶段肿瘤演进方面近几十年来取得的进展，并强调了广泛的肿瘤异质性可能以多种方式出现。

大多数癌症顺应力的分子机制已经使用模型系统进行了研究，最常见的是在携带高肿瘤负荷的啮齿动物中以及在少部分免疫抑制的纯种动物中。令人鼓舞的是，日益累积的临床数据表明，类似的机制可以控制人类癌症的进展，例如超灵敏测序技术揭示了来自健康组织和衰老个体的液体活检样本（包括白细胞、皮肤、食道、结肠和子宫灌洗样本）显著的驱动基因突变率[59]。在食道中，TP53 和 NOTCH1 突变分别可以覆盖 37% ~ 80% 的健康上皮细胞，与癌症相关的 TP53 突变会随着年龄的增长而扩大，这意味着其拥有的生长优势[60]。计算估算结果证实了上述的发现，据估计在自我更新组织中，至少有一半的体细胞突变发生在肿瘤发生之前[61]。最后，对没有癌症症状的个体进行的组织分析（通常在尸体解剖时）显示，癌前病变和恶性病变也都惊人地常见，例如几乎一半的中年妇女都检测到患有乳腺癌[62]。因此，正在形成的共识是，虽然癌症相关突变的积累和癌性生长的发生是常见的衰老相关现象，但由于组织固有的顺应力机制会迎头而上主动去进行抗击，并不一定会导致恶性肿瘤的发生。

以上这些见解引发了一系列重要的临床问题，例如癌症病变是否会由于组织顺应力机制而发生自发性消退，以及是什么导致了向侵袭性进展的转变。在肺部，一项精心设计的支气管镜监测研究比较了原位癌活检样本的基因组图谱，这些活检是在进展为鳞状细胞癌或消退为低级别上皮或正常上皮之前取样。这项研究揭示了染色体不稳定性（CIN）相关基因表达和拷贝数变异与恶性转化的强烈关联[63]。事实上，CIN 被定义为由异常染色体完整性或功能失调的细胞周期检查点引起的持续性基因组变异，是恶性肿瘤的常见特征[64]。来自多中心肺癌进化研究的证据支持这样一种模型，在该模型中，适应性免疫监视限制了癌前病变侵袭性的生长，并且转移性转化与各种类型的免疫逃避有关，例如 T 细胞抑制性检查点分子或抑制性白细胞介素的表达，或者通过致癌性突变导致的 HLA（人类白细胞抗原）杂合性丢失或主要组织相容性复合体Ⅰ类（MHC-Ⅰ）呈递减少而实现的免疫编辑逃逸[65]。在包括结直肠癌和乳腺癌在内的其他肿瘤类型中，也发现了类似在转移级联反应中起作用的免疫监视机制[66]。最近的研究表明，转移性生态位也会受到免疫系统的监视，大多数具有侵袭性的病灶表现出免疫特权，这再次强调了肿瘤的异质性，有证据表明同一患者的不同转移灶可能采用不同的免疫逃逸机制[67]。

综上所述，由局部组织微环境和适应性免疫活动施加的对致癌突变和癌症生长的顺应力阶段，先于这些机制逐渐丧失的阶段，细胞恶性转化的序幕由此拉开。事实上，癌症进展总体上似乎可以更好地解释为顺应力因子的累积损失，而不是突变细胞适应度的逐渐增加。这反过来又提出了一个问题，即我们是否可以开发出技术能力以超越癌症状态的进展。下文将利用生态位构建的进化过程对该方法进行概念化，探讨从以癌细胞为靶标到以癌细胞赖以存活的生态位的构建为靶标这一图形 – 背景转换。

15.6　理解癌症生态位的扩展进化概念

近几十年来，癌症进化领域兴起，其采用了进化理论中的比喻和概念来描述癌症突变和细胞的发育轨迹[68]。与此同时，进化论本身也在不断演变之中，这对癌症理论产生了进一步的影响，我们将在下一节中讨论。现代综合理论是二十世纪早期在达尔文和孟德尔遗传学的基础上发展起来的进化理论，其与种群水平的建模相结合，认为遗传变异、遗传和自然选择是进化生物学的基础。近几十年来，一些进化生物学家主张扩展现代综论，称为扩展进化综论（EES）[69]。EES 的支持者认为，在生物体一生中所发生的过程以及其对表型性状遗传的互惠影响，这些都被低估了。其观点与Karl Popper 的观点相一致，后者反对强调随机突变后的适应性。Popper 声称，发育过程具有目标导向性，基因是驱动获得性状进化的追随者而不是领导者[70]。EES 理论重申了 Waddington 的表观遗传学范式、Denis Noble 的《生命之歌》和相关的系统理论，认为"不存在任何特权级别的因果关系"[71]，并呼吁摒弃"自私的基因"范式。

EES 的倡导者强调进化中发育过程的互惠因果关系，特别是进化的速度和方向如何受到发育偏好性和可塑性、非基因包容性遗传和生态位构建的影响[72]。这种观点引发了一场辩论，怀疑论者认为这些过程早已被研究过，而且众所周知，其既是进化的结果，也是进化的原因[73]。这场辩论反映了一种认知方面的差异，即现代综合理论认为基因频率的改变会导致进化，EES 则强调发育背景和生物体与环境的相互作用在反馈和调节这些变化中所起的相对作用。这种认知上的差异反映了系统生物学和分子生物学之间最初的分歧，并且有助于将这些知识领域重新整合到一个可以应用于癌症的修正进化理论当中。

在影响进化的各种过程中，生态位构建是最直观地传达生物体在自然选择中所起的指导作用的活动。生态位构建被定义为生物体通过其新陈代谢、活动和选择改变其环境的过程[74]。这提供了一种反馈机制，生物体通过这种机制影响本身和其他物种的进化，并产生重要的跨代影响。动物以多种方式进行生态位构建，从栖息地的建造和工艺品的制造到废物的产生以及个体死亡。它们通过行为塑造从局部到全球范围的生态位，从而在生物体影响选择压力的方式中增加了能动性。这个星球上最典型的例子就是人类文化和行为，因为其以各种方式直接影响生物体和生态系统的进化[75]。重要的是，生态位的构建可能是非适应性的，不仅对于构建生态位的实体，而且对于其他实体也是如此，这可以从共同生态环境的污染和影响整个生物体的组织病变生态位中看出。

接下来的问题是，有机生物学以何种方式与自然选择有关以及其在生态系统的哪个层次起作用。有趣的是，类似于前面提到的癌症理论的过程本体论观点[76]，许多进化理论家提出，这些实体所执行的实际功能代表的是选择单位，而不是通过对基因、个体或群落的选择。这些最近提出的理论被 Ford Doolittle 称为"这是歌曲而不是歌手（ITSNTS）"，其灵感来自"观察到微生物群落（歌曲）的集体功能，较实施其的分类群（歌手）更加保守稳定，也更具有生态学意义[77]。根据 ITSNTS 理论，进化可以通过多物种集体（歌手）执行的相互作用（歌曲）的过程或模式的差异持久性解释；这只是间接地促进了有贡献的物种的差异繁殖。全球生物地球化学循环中元素和分子的分布便是这样公共过程的例子，其将生态系统中运行的食物和营养循环相互联系起来[78]。有趣的是，虽然 Doolittle 最初批评了全球稳态机制通过自然选择进化的观点[79]，但 ITSNTS 的说法与 James Lovelock 和 Lynn Margulis 的盖亚假说[80]以及内共生理论一致[81]，这些理论最近都得到了基因组学研究的支持，而这些研究显示了跨物种和门之间的广泛水平基因转移[82]。以上的理论共同支持这样一种观点，即生物体之间遗传信息的交换是常见和动态的，因此有可能促进与生命相关的过程的差异持久性。在这种合作范式中，过程表型代表在全球稳态生态系统背景下的选择单位，在 Lovelock 理论这种情况下被称为"盖亚"。著名的发育生物学家 Scott Gilbert 最近也接受了生命体构成"全生物"的概念，即被定义为真核生物和共生微生物的集合[83]，使"自我"既动态又高度依赖其所处的环境[84]。

总之，越来越多的人认识到环境因素在改变发育和进化轨迹方面的重要作用，而这些因素通常由生物体本身产生。实证生态位构建方法的一个重要应用可能是整合生态系统生物学和进化理论，以深入了解生态位构建如何对跨代生态遗传和相应的致癌过程产生影响。这种理论框架最初用于描述物种水平的生态和进化现象，现在越来越广泛地应用于癌症问题，正如最近许多出版物所展示的那样[85]。下文将对其中的一些概念切换到癌症生态位，并探讨如何将其应用于治疗。

15.7　从进化角度重新认识癌症进展的阶段

EES 扩展进化概念、ITSNTS 定义的基于功能的进化以及盖亚假说定义的全球自我调节都一致认为，生物体以动态的、环境依赖性的方式对其自然环境做出反应，而自然环境本身构成了一个全球性的稳态功能关系网络。或者，正如 Scott Gilbert 所提出，"我们从来都不是独立的个体"[86]。类似的观点认为癌症是一个开放的复杂系统，这是 Robert Gatenby 及其同事提出的癌症生态学框架的核心。在其看来，环境条件的时间波动促进了能够适应环境不断变化的表型，称为"适应性表型可塑性"[87]。因此，赋予细胞在不断变化的条件下（如代谢或氧气条件的改变）生存能力的基因型更受欢迎，从此基因成为了癌症进化的追随者，这与 Waddington 的观点一致。因此，与再生程序如何被癌细胞选择类似，基因突变也可以被选择以响应环境需求，使突变成为癌症进化中的乘客，而不是司机。

癌症状态的许多特征，例如表型的异质性和可塑性、基因突变的空间多样性、血流和氧合的时间波动以及肿瘤内 pH 的空间变化均表明癌细胞处于一个可变的、随机变化的微环境。癌细胞还沉积自身的基质并分泌配体和代谢产物，构建可以进一步进化的局部生态位，例如在有氧糖酵解产生的酸性环境中促进肿瘤侵袭[88]。同样，我们报告了肺肿瘤组织中致癌信号通路活性的显著空间多样性，这表明致癌活性受到肿瘤内配体梯度异质性以及影响受体酪氨酸激酶活性的其他微环境因素的影响[89]。因此，一旦顺应力机制被打破，癌变过程就会与稳态生物体的适应度脱钩，并且恶性转化细胞的适应度开始演化为对可变局部微环境的适应性反应。这种逐渐的转变，从健康生物体"自我"中的细胞之间的重要合作到单个肿瘤细胞的机会主义"自私"行为，清晰表明了缓冲能力的丧失。这种转变是否由于组织面临持续的环境挑战（例如损伤和炎症反应以及高间质压力），从而有效地迫使细胞成为细胞表型吸引子景观中的一个新拓扑吸引子？这种概念化与 Paul Davies 的返祖理论一致，该理论假设肿瘤细胞具有祖先特征，是更基本的进化程序的一部分，针对单细胞前后生动物的生命进行了演化和优化[90]。接下来的情况是，当单细胞被困在一种状态或生态位中时，这种状态或生态位促进了有利于单细胞行为和存活的过程的持久性，而不是促进多细胞生物体内细胞间的合作和整合（见本卷第 9 章），此时此刻，肿瘤似乎构成了多细胞的固有脆弱性（本卷第 9 章）。

从之前的研究看，一幅连贯的画面开始浮现，其中癌症状态是罕见的，而趋同的癌症表型，如代谢适应、致癌信号或免疫逃避代表了对自然顺应力机制的选择单位。将过程功能比喻为相互依存的尺度连续统一体的一部分，就像歌曲一样，在 Denis Noble 的《生命之歌》[91]这本书中赋予了新的意义。癌症由于终生暴露在环境压力下改变了细胞内外信号之间的"音乐对话"，破坏了在形态发生和自组织中由复杂环境内简单相互作用规则调节的和谐。处于癌症状态的细胞失去了这种和谐，但其并没有保持沉默，而是转向独立演奏。肿瘤风格是生命音乐的一种较古老的形式，但对于复杂的生物体而言，其是嘈杂刺耳的。同样，根据 ITSNTS 范式（即一首歌），致癌过程可以描述为以下不同的音乐演奏阶段（图 15.1）：①交响乐——由组织稳态机制指挥的健康组织；②走调的乐器——细胞积累携带癌症相关突变，但细胞内在和基于组织环境的生长抑制机制维持组织和谐；③不和谐音——癌性歌曲出现在癌前病变或早期阶段，失去和谐带来了先天性和适应性免疫系统的额外监视；④刺耳杂音——演奏者无视指挥，各自按自己的曲调进行演奏，这淹没了适应性免疫监视并最终引发转移性进程，伴随着需要克服他乡水土的非适应（例如血液氧化应激水平或转移性土壤选择性生长抑制）。这首交响曲已经奏成了一种个体适应的恶性刺耳杂音，现在这个过程又循环上演，随着新乐器开始走调，唱着不和谐的祖癌之歌的新变异株在转移生态位中生根发芽。

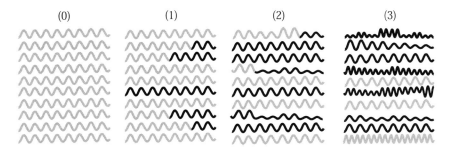

图 15.1　癌症发生的"音乐阶段"

（0）交响乐阶段：稳态；（1）走调阶段：通过组织维持机制积累突变和抑制细胞生长；（2）不和谐阶段：由于癌灶生长而失去和谐，由免疫监视机制控制；（3）杂音阶段：明显的肿瘤生长和适应性表型可塑性，最终导致转移播散和在选定的转移性生态位中重复音乐序列，每条曲线代表一个细胞克隆（或乐器），深色线表示突变克隆（或跑调的乐器），不规则曲线表示古老类型的肿瘤曲调或歌曲。

在基于过程的进化中，癌症进展是由于在可变环境需求的背景下，居住在特定组织生态位中的一组生物实体（包括细胞、基质和微生物群）之间的功能相互作用改变所致。有趣的是，除了烟草等病毒和诱变剂在产生肿瘤异质性方面的既定作用外，最近的研究还表明基因可以从非编码 DNA 中从头形成[92]，引发了细胞内固有功能也可能处于持续不断的变化之中这个耐人寻味的可能性。因此，这种观点将重点转移到理解癌前生态位内的环境和细胞内信号如何与基于非物质过程的周期联系起来，即如果癌症进化中的功能单位不是单细胞，而是高阶系统因素的一部分，那么细胞感知的究竟是什么？这些理论对肿瘤音调的性质提出了新的问题，例如哪些共同调控的过程调节了癌症状态？哪些生物实体会影响其以及如何影响？选择压力如何导致癌症相关表型的出现和持续存在？这样的表型选择单位又是什么？在第 15.9 节中，我们将探讨如何通过实验解决这些问题。

从这样一个框架中可以得出重要的附加问题，例如，癌症进展的临界点是什么以及在哪个临界点身体对抗癌症状态的顺应力被击败，随之而来发生基于单个癌细胞的进化？一旦细胞持续监测的组织维持输入数量降至"恶性阈值"以下，癌症就会出现吗？一旦细胞进入恶性状态，所感知到的选择单位会改变吗？多项证据表明，临床癌症的进展远不是一个线性过程。在许多癌症中，有证据表明转移性播种可以在癌症进展的早期出现，与原发肿瘤并行发展[93]（本卷第14章）。"场癌变"过程指的是在多个受累器官中出现复发性肿瘤病变，表明系统性因素可以在平行的生态位中调节癌症进展[94]。此外，肿瘤的平行进化可以在同一肿瘤内空间不同的生态位中促进表型多样性。正如在肺癌中看到的那样，空间突变KRAS等位基因扩增与糖酵解表型转换介导的恶性转化相关[95]。总而言之，虽然肿瘤进展总体遵循相对明确的阶段，但人体恶性转化过程在空间方面是异质性和随机的，这无疑增加了时间监测的复杂性。这表明需要将重点从终末期癌症的治疗转到早期癌症进化的有效干预，方法是将癌症状态视为相互依存、共同进化关系的动态系统的一部分。

下一节通过将生态位重建作为影响肿瘤转化的一个核心协作方法，我们有最好的机会将癌症状态逆转到非恶性状态，甚至有可能完全超越恶性肿瘤的进展状态。

15.8　通过生态位重建以逆转或超越癌症状态

尽管我们对癌症的生物学理解取得了重大进展，并得到了资助机构、纳税人和私营部门的持续支持，然而美国癌症研究协会（AACR）最近发布的《2019年癌症进展报告》[96]发人深省。预计在未来二十年里，癌症在美国将构成愈发严峻的健康挑战，这反映在与人口老龄化有关的癌症发病率将增加1.35倍；青少年使用有害电子烟的增加，这可能导致成瘾性烟草使用的增加；以及肥胖患病率上升，这与致癌作用有因果关系[97]。在全球范围内，情况看起来更糟，预计到2040年，癌症发病率将翻一番[98]。同时，过去几十年的经验告诉我们，长期的癌症治疗效果往往受到适应可塑性的影响，而适应可塑性是复杂系统在发展过程中所固有的特征。总之，这些预测和学习不仅表明需要更多的研究进一步了解癌症状态的背景行为，而且需要更好地针对或管理导致癌症状态持续存在的环境挑战。生物体通过生态位构建的过程直接改变了环境，而人类已经拓展出广泛的、往往具有深远影响的能力，通过这些能力塑造了人类自己和其他生物的生态位。这表明为了控制不断升级的健康问题，我们必须找到调整自身行为的方法，以逆转非适应性的癌症生态位的构建。下文将研究相互依赖的物质和非物质过程如何影响癌症状态，并展现在逆转促癌生态位过程中所面临的挑战和机遇。

（1）个人癌症生态位：胚胎发生过程中伴随着组织的有序形成，每个人出生时都具有独特的基因组成，这构成了个体癌症风险的遗传基础。遗传性还通过激素和神经递质等信号分子的作用延伸到一个人的独特行为，例如 Robert Sapolsky 在其《行为》一书中描述了史前祖先的生活方式如何仍然影响着我们的行为[99]。从童年到成年，一个人的癌症风险和行为特征都日益受到环境的调节。这些环境因素包括父母的照顾（现在被认为对个体以后的健康产生持久的表观遗传效应[100]）、一个人的饮食习惯以及接触微生物和环境致癌物等方面。因此，癌症状态作为全生物环境的一部分而演化，对特定个体而言，这既是动态的又是独特的。如何管理癌症致病因素的这种复杂性？癌症诊断和治疗的个性化方法是解决这个问题的重要一步，这将在下一节中谈到。然而，这些方法仍然是一种被动的应对方式，通常将患者作为病例研究进行治疗，很大程度地忽略了疾病是多层次复杂系统的一部分这一事实。例如，系统性地增强组织顺应力并不是现有临床方案的一部分，尽管检查点抑制剂在诱导抗肿瘤 T 细胞适应性反应[101]方面取得的部分成功可以被认为是增强自然顺应力的方法。将癌症进化理解为一个动态的适应过程，原则上可以通过促进顺应力的环境进行调节，这强调了需要将重点转移到早期癌症进化的干预措施方面。

目前缺乏加强组织维持机制的方法，部分原因是这些属于健康稳态的功能，而不需进行诊断分析。此外，组织微环境受到各种生理系统的多效性调节，因此很难准确辨别与健康相关的生活方式干预（如运动和饮食调整）是如何影响癌症生态位。越来越多的流行病学证据表明，慢性压力和社会孤立等行为因素可能与癌症预后不佳有关[102]。然而，外周自主神经系统（ANS）和下丘脑 – 垂体 – 肾上腺神经内分泌信号在肿瘤进展中的分子作用直到最近才为人所知。目前，已知 ANS 通过对肿瘤、脂肪和免疫细胞的多效性作用调节造血稳态、炎症以及各种实体肿瘤的进展或转移。这些见解导致了新疗法的试点开展，无论其是通过直接神经刺激还是药理学手段。例如摄入 β- 肾上腺素能阻滞剂可能对乳腺癌或前列腺癌患者有益，但对黑色素瘤或结直肠癌患者无效，表明了需要个性化治疗[103]。有趣的是，类似于健康组织中适应度增强机制会协同阻止癌症进展，与应激相关的生理机能也会自适应地实现稳态，这一过程称为"应变稳态"[104]。因此，通过长期的积极行为生活方式的改变，从而缓解慢性压力介质以及减少长期积累的外部压力源所带来的"适应负荷"，不失为理解和构思促癌生态位得以逆转的一种方法。

（2）卫生系统生态位：从最初协助分娩、治疗疾病和创伤的历史根源看，医学已经发展成为现在公认的一个复杂系统。因此，很难或不可能预测整个系统的有效性、安全性甚至其行为[105]。卫生系统生态位包括由一系列相互关联的组件（医院、诊所、养老院、康复单元、患者家中、家庭和患者）组成的网络，这些组件在不同层次（患者、家庭、医疗中心和政府）上以非线性方式相互作用，通常会产生意想不到的后果（药物不良反应、院内感染、再次住院和功能下降）[106]。20 世纪 70 年代对这一点的认识导致了“医学化”一词的出现，Ivan Illich 在 1975 年出版的《医学的局限》一书中将其定义为“医疗保健系统在无意中产生不利的医源性效应，导致医疗目标在系统的复杂性中迷失甚至逆转的过程”[107]。由于卫生专业人员对医疗技术的垄断，产业发展而非个人发展受到了重视。

癌症患者面临的一些医源性影响包括治疗后健康状况持续恶化、对疾病复发的恐惧、晦涩难懂的医学术语、相互矛盾的网络建议、财务负债、因疲劳导致重返工作岗位可能带来失业风险[108]以及因亲人痛苦而加剧的心理负担[109]。除此之外，费用昂贵的癌症新疗法通常只能短期延长患者的寿命[110]，而生活质量的改善并不是医疗随访的核心[111]。2015 年英国国家卫生服务体系（National Health Service）出台的一份报告得出结论，如果以商业利益为定价标准，药品销售对患者生命的伤害大约是其得到帮助的五倍，原因在于资源被从早期癌症诊断和心理健康支持等服务中抽离[112]。正如 Illich 和其他人所描述的那样，患者和医疗系统之间的控制谈判本来就存在问题，需要采取权威和果断的行动，而肿瘤生物学的复杂性和医疗能力的局限性则进一步加剧了这一困境。最后，由于癌症的进化在住院和医疗护理之前就已经发生，因此很大程度上癌症是姑息性治疗也并不出奇。面对癌症进化和医疗系统本身的协同复杂性，无论是在出现症状之前还是在癌症诊断之后，亟需从根本上改变对健康的认知和促进重建医学生态位。

健康指的是一个适应性过程，在这个过程中，肿瘤过程与机体的适应性相结合，维持体内的稳态平衡，直到抗癌的组织顺应力被破坏。因此，通过分配资源使个人具备获取知识、工具和行为的能力，以帮助塑造其环境并促进自身的健康是有助于癌症状态逆转的最佳方式。这一观点与 1948 年世界卫生组织（WHO）对健康的定义相吻合，该定义指出“健康是一种身体方面、精神方面和社会适应方面的完好状态，而不是没有疾病及虚弱现象”[113]。苏格兰前首席医疗官 Harry Burns 爵士认为，这不仅需要改善医疗保健，还需要改善社会经济条件，因为这可以改善穷人的饮食并降低其长期压力水平[114]。这需要采取公共政策行动，提高人们自我管理健康的能力，例如通过一个叫作“健康本源”的过程。这个过程最初是由 Aron Antonovksy 提出[115]，其认为一个人的“心理一致感”可以通过为个体提供必要的资源使其行为适应具有挑战性的环境，从而减少慢性压力带来的影响。因此，“健康本源”解决方案可以扭转人们作为医疗患者可能经历的监管缺失。采用这种参与式方法的框架是“P4 健康连续体”模型，该模型提出了当前的反应性护理范式如何成为“预测性、预防性、个性化和参与性”[116]。

（3）文化和社会生态位：将卫生系统这火力重新集中在潜在和实际癌症患者身上，意味着卫生专业人员、科学家和公众的角色发生变化。这可以通过扩大研究活动的公众覆盖面来实现，而这一过程在原则上得到了生物银行工作的支持，即生物医学数据和样本与研究人员共享，从而使人群研究和循证预防成为一种可能[117]。然而，生物医学数据基础设施也是新兴的知识型生物经济中的一个高度金融化的要素[118]，引发了与价值和问责制有关的伦理问题[119]。鉴于在生物医学数据和知识产权方面强大的私人利益渗透，研究人员和公众持续评估卫生数据实践是否以患者和公共利益为中心显得至关重要。目前，癌症研究主要致力于利用患者样本和数据，并假定启动临床试验，或通过研究出版物和其他传播途径与卫生专业人员和公众共享信息，就足以使人们受益。这本质上使研究人员和公众在大数据运动中处于被动地位，而上述生态位的一个含义是，仅仅是让患者重新获得能动性就有利于癌症的预后。因此，每个人都可以获得自身生物医学数据的最高医疗价值，其目的不是寻求个性化的姑息治疗，而是寻求个性化的预防。以生态位为导向的预防策略将确定植根于医学科学的系统性健康促进解决方案，这将帮助个人真正实现健康的自我管理。

获得这种有益健康的解决方案的途径包括增加公众对生物医学研究的参与，例如通过将研究者与癌症患者联系起来[120]或共同创造团队合作，重视疾病的人文层面关怀，让社会和行为科学家、护士和生物伦理学家参与进来。作为群居动物，人类对社会文化线索特别敏感，这些线索通过 ANS 和神经内分泌信号影响组织稳态生理和免疫能力。虽然尚不清楚这些非物质因素如何影响癌变生态位的组织顺应能力，但越来越多的研究表明社会解决方案如何可以促进积极的行为和健康结果。例如，众所周知，戒烟本身已知可以改善癌症预后[121]，当尼古丁替代疗法与基于团体的社会心理疗法相结合时，戒烟尤其有效[122]，甚至对精神分裂症患者也有好处[123]。同样，一项旨在帮助乳腺癌患者应对压力的行为计划也表明，患者的情绪和身体活动有所改善，免疫力也有所提高，复发风险也有所降低[124]。通过采取定性方法，身为癌症患者的 Ulrika Sandén[125]制订了一种古老的北欧应对策略，这种策略基于瞬间满足感，以了解如何在被诊断患有癌症的情况下生活。其研究描述了如何在自然、艺术和幽默中找到满足感以及社区如何提供一种安全感[126]。世卫组织最近发布的《欧洲艺术与健康》首份报告同样得出结论，艺术和社会项目应优先作为促进健康的活动，并作为生物医学治疗的补充[127]。这些指标指出，将患者及其需求置于医疗保健方法的中心，可以为医疗保健创新增加缺失的一体化视角[128]。

因此，对促进健康医疗的社会文化环境的新关注补充了生物医学的生态位，这似乎是癌症拼图中缺失的一部分。人类与其他动物的区别在于前额叶皮层，其通过协调执行功能调节复杂的认知行为，包括解决问题、长期规划和社会行为，能够让一个人区分相互冲突的对立面。有趣的是，尽管人们长期以来认为神经元不会在出生后生长，但最近的成像研究表明，大脑发育会一直持续到成年，青少年的风险寻求和探索性创造行为与突触连接的主动修剪和大脑主要区域的差异成熟密切相关[129]。基因和社会环境之间的互惠适应性相互作用一直持续到成年，并通过神经可塑性积极塑造神经元连接。这突出了青春期青年对其同龄人网络以及社会和教育环境的依赖，将其作为发育的生态位。重要的是，有充分的证据表明，不良的青少年环境将为成年后患上精神和其他医疗疾病埋下隐患[130]，包括炎症过程和成瘾行为，如吸烟和饮酒，这些都是大多数癌症的主要危险因素。在这里，我们看到围绕青少年教育和工作环境的社会文化条件作为非物质过程发挥作用，可能会影响以后生活中癌症状态的生态位。

（4）国家生态位：原则上，可以通过治理行动和政策变化重塑增加癌症风险的生态位，从而采取广泛的预防措施来有效遏制疾病的发生。然而，针对肺癌的预防工作状况显示出明显的不足，2018 年，全球有 170 万人死于肺癌，占癌症死亡人数的主要原因。据估计，其中大约 90% 的肺癌病例与吸烟有关[131]。当前，肺癌依旧是一个全球性的健康问题，尽管早在 20 世纪 50 年代就已明确其与烟草的因果关联[132]。这种因果关系导致的流行病学现象可以追溯到历史上种植业和烟草工业与国家利益的交织，特别是在美国，早期的烟草游说活动至今仍在持续[133]。为了平衡收入，西方国家在监管计划和公共禁烟令之后烟草使用的减少被向世界脆弱地区增加的出口所抵消[134]。随着肥胖和空气污染等新的风险因素的出现（空气污染目前占英国肺癌的 10%），癌症在年轻人这一群体和资源匮乏的国家中的上升趋势令人担忧[135]。据估计，加强一级预防，例如通过遏制致癌物暴露、促进生活方式改变或扩大疫苗接种计划可将癌症死亡率降低 30% 至 50%[136]。然而，预防资金只占癌症总资金的一小部分（<10%），这在一定程度上是由于与新疗法相比，预防支持所带来的财务回报较低[137]。私营部门收益与公共卫生结果之间的这种利益冲突因普遍存在的腐败[138]而进一步加剧，并阻碍了从根源上有效地解决癌症问题。值得庆幸的是，人们对这些系统性问题的认识正在提高，并提出了相应的解决方案，例如将研究兴趣与“医疗营销”脱钩[139]，或者设计激励措施，在被保险人保持健康时能够获得经济收益[140]。在努力实现这些根本变革的同时，研究人员可以通过沟通、教育和合作实践，在重建社会文化和卫生系统生态位的过程中，不断增强公众对这些新的预防途径的认知。

（5）全球生态位：根据 2019 年政府间气候变化专门委员会特别报告，人类通过农业、森林砍伐和资源开采等方式改变了地球表面 70% 以上的地貌[141]。大自然对这些损害的缓冲以及维持全球生态系统稳态的能力正在削弱，导致生物多样性丧失速度加快和灭绝风险增加[142]。虽然生态崩溃和癌症发病率之间的流行病学仍有待分析，但癌症和生物多样性危机进化上的相似性都是对自我调节复杂系统的"敌意侵占"，这意味着它们之间存在相互依存的原因[143]。环境中的系统毒性是生态和组织顺应力崩溃的原因，癌症和生物多样性丧失都涉及稳态生态位的崩溃。这符合 ITSNTS 的观点，即对生物地球化学食物和营养循环的影响最终可能会影响癌症表型的持久性。因此，生态位重建是一个必要的重点，既可以扭转生态系统中的生物多样性丧失和气候变化，也可以遏制生物体中的癌症进展。

最新的《柳叶刀》肥胖委员会将肥胖、营养不良和气候变化这三种流行病描述为一种协同流行病，即"全球共疫"，其突发性的负面影响本身可能构成新的疾病[144]。鉴于肥胖和癌症之间的因果关系[145]以及我们目前对跨尺度过程性相互依赖的理解，癌症大流行可能是共疫动态不可或缺的一部分。人类制造的这些有毒物质是触目惊心的：肥胖和营养不良植根于农业实践和食品行业，这些行业更看重企业收益而不是公共卫生健康[146]；烟草和人工甜味饮料行业在所有权方面重叠并使用相似的营销策略[147]。这最终导致肥胖和癌症发病率上升，进一步加剧了资源有限的地区迫在眉睫的环境威胁，"85% 的极端贫困人口生活在最容易受到气候变化影响的 20 个国家"[148]。这些区域迫切需要有效的资源调配和治理策略，以适应即将到来的公共卫生和生态危机[149]。这表明需要采取预防性、增强顺应力和有益健康的举措，以重建和逆转将癌症与其他全球流行病联系在一起的恶化健康的环境。

（6）生态位重建的总结和简要观点：在科学、医学和技术迅猛发展的时期，我们已经对肿瘤形成过程中的分子基础有了很多新的认识和见解，包括癌症状态的进化轨迹如何由在相互关联的环境中运行的过程决定。虽然从寻求治疗肿瘤中还有很多东西需要学习，但我们必须同时面对这些目标在减轻癌症发病率增加的负担方面还不够有效。解决允许癌症状态持续存在的非适应性环境意味着我们正在进入一个关键时期，在这个时期，癌症的各个部分和系统观点将被统一起来，并应用于重塑从局部到全球的生态位（图 15.2）。为了找到解决癌症难题中一些方法的错误，有必要进入一个技术竞赛的时代，而如今正是纠正这些错误的关键时刻。

除了不断升级的全球癌症大流行本身之外[150]，最近被指定为需要"变革性"或"革命性"解决方案的"危机"或"癌症"的其他过程，包括疾病的因果机制医学模式[151]、尤其是资源匮乏地区的卫生系统[152]、管理机构的腐败[153]、全球共疫[154]、存在的气候变化威胁[155]和科学事业本身[156]。在这种情况下，Waddington 可能会提醒我们，"正是动物的行为很大程度地决定了其将适应何种环境以及其所愿意与之搏斗的选择压力的特征。在当今的进化理论中，动物与其环境之间关系中的各种类型的'反馈'或循环性被普遍忽视"[157]。很容易看出，在 EES 生态位构建范式中对行为反馈机制的忽视是如何支撑当前共存的危机。要解决这些问题，就需要从根本上改变我们对社会、经济和生态环境的选择如何在个体一生中引导其对疾病进化的看法。系统观长期以来一直暗示着"相互依存的宣言"——"我们都可以在交响乐世界中一起演奏"[158]。人类行为本身似乎构成了癌症拼图的另一块缺失部分。

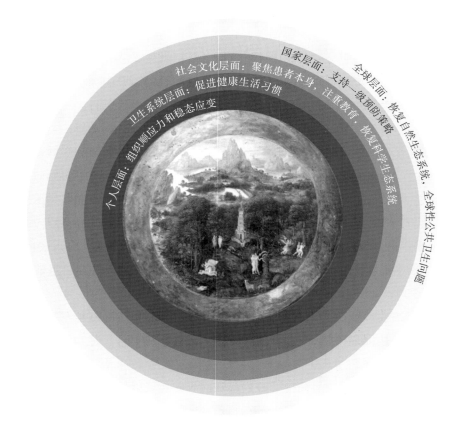

图 15.2　生态位重建以逆转或超越癌症状态

　　通过还原主义追求和系统思维的结合，人类已经尝到了知识结出的果实，并逐渐开始意识到是我们自己构建了非适应性的癌症生态位，癌症状态就在其中持续存在。现在，新获得的见解将应用于可能在癌症和全球健康中紧急维持稳态的环境再生。从自然和人工栖息地到在微观尺度方面影响癌症进展的组织环境，都需要进行生态位的重建工作。这需要一种关注个体和群体中癌症状态超越的合作性对策。中心部分：天堂的风景，展示了亚当和夏娃在天堂故事中的各种情节，象征着人类的创造和堕落；画于1541—1550 年，作者 Heri met de Bles。阿姆斯特丹国立博物馆收藏，阿姆斯特丹，荷兰。

　　动物行为学家长期以来一直强调，尽管合作和竞争都是动物与生俱来的行为，但人类的攻击性尤其具有威胁性。诺贝尔奖获得者 Nikolaas Tinbergen 写道："对动物社会行为的研究很可能帮助我们服务——甚至可能拯救我们自己，因此其可能最终成为最重要的科学"[159]。今天，面对系统性危机，对科学家社会行为的研究可能有助于"转移和升华我们的攻击性"，并在共同的抗癌任务书中提供目标导向。正确质疑我们是否可以通过逆转或超越癌变的生态位来预防和治疗癌症，也是在反问我们是否需要改善提出这些问题的环境。修复科学生态系统本身的文化和行为反馈机制可能会为其他领域树立榜样。这可以通过激励合作而不是竞争、奖励集体而不是个人成功、打破组织等级制度，并将科学产出与不正当的财政激励脱钩来实现。通过这种方式，能够更好地培养初出茅庐的新一代青少年科学家解决问题的思维和行为方式，并引导他们为公共和全球健康的突发性发现以及全球性恢复做出努力。也许我们需要的不是癌症的登月或战争计划，而是第二次文艺复兴[160]，其中生物医学研究界的有机健康是帮助社会恢复有机健康的先决条件。

15.9　重新设计实验性癌症研究和治疗

我们需要通过研究检验这里提出的进化框架，在这个框架中，趋同的癌症表型通过"选择单元"逐步将肿瘤过程与生物适应度进行分离。此外，我们需要解析这些单元的性质、调节癌症状态的过程以及其通过合理重建组织生态位而可能产生的负面影响。这就需要开发能够感知肿瘤"歌声"的检测方法和工具。理想情况下，这些方法要早于不和谐的嘈杂阶段。尽管基因组和表型图谱可以作为标记，但单独地研究可能不太足够；相反，对动态生态位选择环境的过程关系和依赖关系值得关注。那么一个核心问题就变成了，是什么集体过程导致癌症状态的持续存在？正如本文和第9章（本卷）所阐述的那样，答案很可能在从多细胞合作回归到单细胞适应性行为中可以找到，在这个过程中，肿瘤细胞采用了前后生动物的特征。这与新出现的证据有关，即不仅细菌，甚至真菌[161]也可以通过免疫调节改变癌症进展。研究线路可以解决集体过程是如何与营养和代谢物循环，特别是微生物和病毒"共识主动性的"通量重置或与特定组织环境中的免疫原性抗原呈递有关。研究可能会进一步探索生态变化改变这种循环的方式，最终将癌症进化与受气候变化影响的生物地球化学过程联系起来[162]。一个有趣的问题是，是否存在一种通用的"探测器"，能够检测单细胞吸引子状态的变化，并且可以作为疫苗进行开发。最近发现了一种 T 细胞受体，其可以识别泛癌 MHC-I- 相关蛋白的代谢物配体[163]，这可能是一个可行方向的线索。因此，研究方向将重点转移到癌前生态位如何与非物质过程相联系，以及生命实体构成"全生物"这一概念上。

　　这些研究方向需要合适的模型系统。虽然具有代表性的培养模型，如"器官芯片"微流体[164]可以揭示碳、氧、氮和磷通量的改变如何影响癌症进化的基本原理，但正是人体生理功能的整体对这些基本原理产生至关重要的影响和定义。另外，体内模型（如啮齿类动物）可以从概念方面阐明生态位改变与肿瘤进展或全身性免疫调节之间的关系，但也存在局限性，因为肿瘤负荷、人工环境、癌症进化史和精确的免疫功能均无法对人类癌症进行模拟。因此，很可能会有越来越多的研究聚焦于人类表型组和人群特征[165]。这也凸显了伦理监督指南的重要性，例如目前对人类胚胎研究尚无明确的定义[166]以及对研究如何相互依存地嵌入社会的新认识。通过发展经济学领域的随机对照试验，将这种认识转化为现实世界的实验，最近被授予了诺贝尔经济学奖[167]：通过在人群中部署简单的实验，研究人员获得了切实的成果，了解什么是减轻贫困、实施预防性医疗保健和改善全球健康的有效措施。同样，"发展性癌症研究"可以为癌症风险高的人群设计有益的生活方式解决方案，并以嵌入不同人群的方式改善癌症患者的生活质量。这最终意味着要注意 Tinbergen 从行为学学科发出的警告，并利用人类行为的多样性对抗癌症，而不是继续被其所困惑。

　　类似于人们可能会陷入贫困陷阱中一样，癌症吸引子功能上会使细胞在失去一系列适应机制后被困住。临床治疗上一个基本问题是，细胞是否可以被引导出吸引子谷，或者更好的是，及时的干预是否可以在一开始就阻止细胞被困住。目前，精准医学方法越来越多地使用肿瘤选择性生物标志物和"组学"图谱匹配患者独特的肿瘤治疗。此外，功能研究应用体外药物筛选技术，将患者的肿瘤表型与最有希望的单一或联合治疗相匹配[168]。这些个性化的治疗方向通常不是要恢复组织顺应力，而是以杀死肿瘤细胞为目标，并利用肿瘤细胞在其生态环境中独特的适应性表型，即所谓的适应性疗法[169]。适应性策略通过抑制治疗耐药细胞克隆的扩增，将重点转移到治疗的进化动力学上，并确实可以延长例如在转移性前列腺癌中疾病进展的时间[170]。临床探索的一个主题仍然是如何将自然健康因素（例如改善饮食和睡眠模式、减轻压力和成瘾行为、运动、微生物和真菌群落的调整以及健康生成的"心理一致感"解决方案）与现有的医疗程序相结合（包括前景广阔的免疫治疗方向），将癌症状态从吸引子谷中引导到可能的治疗干预之中。

15.10　结论

　　生物学领域正在经历 Conrad Waddington 表观遗传学理论的复兴以及受其启发的研究，最终使癌症的系统生物学观的重新整合。经过一个世纪的还原论探究，我们开始将癌症视为一个开放、复杂的功能和过程关系系统的一部分。这种看法植根于这样一种观点，即生物体通过简单的相互作用规则发展，与外部环境和谐相处，通常使用成对的正负反馈机制。我们已经了解到，癌症进展的过程在某些方面类似于持续组织损伤和创伤后的再生过程，其特征是身体对癌症状态的顺应力机制逐渐丧失，并表现为对动态变化的环境胁迫的适应性反应。类似于功能过程或"歌曲"与一个由相互关联的生态位组成的功能网络和谐进化的观点，癌性表型可能是祖先歌曲的重新演奏，将细胞状态回归为机会主义的单细胞样模式。迄今为止，临床医学界和整个社会都致力在分子发病机制水平去治疗癌症。对生态位构建的日益理解表明，我们现在还必须同时关注引导癌症进化的非物质文化和行为载体，并针对癌症发生的生态位进行有效干预。只有现在我们才有实证的工具做到这一点。我们目前还面临多种全球疾病协同流行的威胁，完全可以预测的是，这将会给癌症生态位带来新的和更糟糕的进展。在应对癌症大流行和其他极其复杂的微观和宏观环境危机的方法中，我们应更加重视生态位的重建，开展研究、同行指导和教育，以制订预防和逆转从癌症到综合疾病的负协同效应的策略，这一点非常紧迫。

致谢

衷心感谢 KLI 研讨会的组织者 Mina Bissell、Ingemar Ernberg 和 Bernhard Strauss 感谢他们提供了参与编撰这一科学著作的机会，并感谢 Bernhard 必要的编辑。感谢所有研讨会的参与者以及 Johannes Jäger 和 Gerd Müller 的讨论，Thea Newman 不断给我们启发，FIMM 前任和现任主任 Olli Kallioniemi、Jaakko Kaprio 和 Mark Daly 展示了新兴科学文化如何蓬勃发展，John Hickman 提出了具有挑战性的范式，Myles Byrne 给与的创意想法，以及导师和同行的指导。衷心感谢所有过去和现在的 Verschuren 团队成员，其在复杂概念中找到便于读者理解的基础；还要感谢资助机构以及对其支持的科学家近年来对我们研究活动的认可，特别是芬兰科学院、IMI-JU、健康博士学院和芬兰癌症基金会。作者对选择性引用已发表的作品表示歉意，并乐于接受补充意见。

参考读物

［1］Wilson, B. E., S. Jacob, M. L. Yap, J. Ferlay, F. Bray, and M. B. Barton. 2019. "Estimates of global chemotherapy demands and corresponding physician workforce requirements for

2018 and 2040: a population-based study." *Lancet Oncol* 20 (6):769-80. doi: 10.1016/S1470-2045(19)30163-9. Bray, F., J. Ferlay, I. Soerjomataram, R. L. Siegel, L. A. Torre, and A. Jemal. 2018. "Global cancer statistics 2018: GLOBOCAN estimates of incidence and mortality worldwide for 36 cancers in 185 countries." *CA Cancer J Clin* 68 (6):394-424. doi: 10.3322/caac.21492. The Lancet. 2018. "GLOBOCAN 2018: counting the toll of cancer." *Lancet* 392 (10152):985. doi: 10.1016/S0140-6736(18)32252-9.

［2］ Tannock, I. F., and J. A. Hickman. 2016. "Limits to personalized cancer medicine." *N Engl J Med* 375 (13):1289-94. doi: 10.1056/NEJMsb1607705. Prasad, V. 2016. "Perspective: The precision-oncology illusion." *Nature* 537 (7619):S63. doi: 10.1038/537S63a. Prasad, V. 2017. "Do cancer drugs improve survival or quality of life?" *BMJ* 359:j4528. doi: 10.1136/bmj.j4528.

［3］ Weinberg, R. A. 2014. "Coming full circle-from endless complexity to simplicity and back again." *Cell* 157 (1):267-71. doi: 10.1016/j.cell.2014.03.004.

［4］ Laland, K. N., T. Uller, M. W. Feldman, K. Sterelny, G. B. Muller, A. Moczek, E. Jablonka, and J. OdlingSmee. 2015. "The extended evolutionary synthesis: its structure, assumptions and predictions." *Proc Biol Sci* 282 (1813):20151019. doi: 10.1098/rspb.2015.1019. Pigliucci, M. and G. B. Müller. 2010. *Evolution: The Extended Synthesis* (MIT Press, ISBN 9780262513678).

［5］ Capra, F. 1982. *The Turning Point* (Bantam Books, ISBN 0553345729).

［6］ Turing, A. M. 1952. "The chemical basis of morphogenesis." *Philos Trans R Soc Lond* B 237, 37-72.

［7］ Kutejova, E., J. Briscoe, and A. Kicheva. 2009. "Temporal dynamics of patterning by morphogen gradients." *Curr Opin Genet Dev* 19 (4):315-22. doi: 10.1016/j.gde.2009.05.004. Meinhardt, H. 2015. "Models for patterning primary embryonic body axes: the role of space and time." *Semin Cell Dev Biol* 42:103-17. doi: 10.1016/j.semcdb.2015.06.005. Rogers, K. W., and A. F. Schier. 2011. "Morphogen gradients: from generation to interpretation." *Annu Rev Cell Dev Biol* 27:377-407. doi: 10.1146/annurev-cellbio-092910-154148. Gilbert, S. F. 1985. Developmental Biology (Sinauer Associates, ISBN 0878932461).

［8］ Briscoe, J., and P. P. Therond. 2013. "The mechanisms of Hedgehog signalling and its roles in development and disease." *Nat Rev Mol Cell Biol* 14 (7):416-29. doi: 10.1038/nrm3598.

［9］ Iber, D., and D. Menshykau. 2013. "The control of branching morphogenesis." *Open Biol* 3 (9):130088. doi: 10.1098/rsob.130088. Hannezo, E., and B. D. Simons. 2019. "Multiscale dynamics of branching morphogenesis." *Curr Opin Cell Biol* 60:99-105. doi: 10.1016/j.ceb.2019.04.008.

［10］ Sheth, R., L. Marcon, M. F. Bastida, M. Junco, L. Quintana, R. Dahn, M. Kmita, J. Sharpe, and M. A. Ros. 2012. "Hox genes regulate digit patterning by controlling the wavelength of a Turing-type mechanism." *Science* 338 (6113):1476-80. doi: 10.1126/science.1226804. Raspopovic, J., L. Marcon, L. Russo, and J. Sharpe. 2014. "Modeling digits. Digit patterning is controlled by a Bmp-Sox9-Wnt Turing network modulated by morphogen gradients."

Science 345 (6196):566-70. doi: 10.1126/science.1252960.

[11] Sick, S., S. Reinker, J. Timmer, and T. Schlake. 2006. "WNT and DKK determine hair follicle spacing through a reaction-diffusion mechanism." *Science* 314 (5804):1447-50. doi: 10.1126/science.1130088.

[12] Hiscock, T. W., and S. G. Megason. 2015. "Orientation of Turing-like patterns by morphogen gradients and tissue anisotropies." *Cell Syst* 1 (6):408-16. doi: 10.1016/j.cels.2015.12.001.

[13] Brinkmann, F., M. Mercker, T. Richter, and A. Marciniak-Czochra. 2018. "Post-Turing tissue pattern formation: advent of mechanochemistry." *PLoS Comput Biol* 14 (7):e1006259. doi: 10.1371/journal.pcbi.1006259.

[14] Meinhardt, H. 2015. "Models for patterning primary embryonic body axes: the role of space and time." *Semin Cell Dev Biol* 42:103-17. doi: 10.1016/j.semcdb.2015.06.005. Dekanty, A., and M. Milan. 2011. "The interplay between morphogens and tissue growth." *EMBO Rep* 12 (10):1003-10. doi: 10.1038/embor.2011.172.

[15] Brinkmann, F., M. Mercker, T. Richter, and A. Marciniak-Czochra. 2018. "Post-Turing tissue pattern formation: advent of mechanochemistry." *PLoS Comput Biol* 14 (7):e1006259. doi: 10.1371/journal.pcbi.1006259. Tabata, T., and Y. Takei. 2004. "Morphogens, their identification and regulation." *Development* 131 (4):703-12. doi: 10.1242/dev.01043. Recho, P., A. Hallou, and E. Hannezo. 2019. "Theory of mechanochemical patterning in biphasic biological tissues." *Proc Natl Acad Sci USA* 116 (12):5344-49. doi: 10.1073/pnas.1813255116.

[16] Shin, W., C. D. Hinojosa, D. E. Ingber, and H. J. Kim. 2019. "Human intestinal morphogenesis controlled by transepithelial morphogen gradient and flow-dependent physical cues in a microengineered gut-on-a-chip." *iScience* 15:391-406. doi: 10.1016/j.isci.2019.04.037.

[17] Sato, T., and H. Clevers. 2013. "Growing self-organizing mini-guts from a single intestinal stem cell: mechanism and applications." *Science* 340 (6137):1190-94. doi: 10.1126/science.1234852.

[18] Barcellos-Hoff, M. H., J. Aggeler, T. G. Ram, and M. J. Bissell. 1989. "Functional differentiation and alveolar morphogenesis of primary mammary cultures on reconstituted basement membrane." *Development* 105 (2):223-35. Bissell, M. J., and H. G. Hall. 1987. "Form and function in the mammary gland: the role of extracellular matrix." In: *The Mammary Gland: Development, Regulation and Function*, edited by M. Neville and C. Daniel, pp. 97-146 (Springer US, 1489950451).

[19] Turing, A. M. 1952. "The chemical basis of morphogenesis." *Philos Trans R Soc Lond B* 237:37-72.

[20] Dvorak, H. F. 2015. "Tumors: wounds that do not heal-redux." *Cancer Immunol Res* 3 (1):1-11. doi: 10.1158/2326-6066.CIR-14-0209. Ribatti, D., and R. Tamma. 2018. "A revisited concept. Tumors: wounds that do not heal." *Crit Rev Oncol Hematol* 128:65-69. doi: 10.1016/j.critrevonc.2018.05.016. Balkwill, F., and A. Mantovani. 2001. "Inflammation and cancer:

back to Virchow?" *Lancet* 357 (9255):539-45. doi: 10.1016/S0140-6736(00)04046-0.

［21］Egeblad, M., E. S. Nakasone, and Z. Werb. 2010. "Tumors as organs: complex tissues that interface with the entire organism." *Dev Cell* 18 (6):884-901. doi: 10.1016/j.devcel.2010.05.012. Bissell, M. J., and D. Radisky. 2001. "Putting tumours in context." *Nat Rev Cancer* 1 (1):46-54. doi: 10.1038/35094059.

［22］Motwani, M., S. Pesiridis, and K. A. Fitzgerald. 2019. "DNA sensing by the cGAS-STING pathway in health and disease." *Nat Rev Genet* 20 (11):657-74. doi: 10.1038/s41576-019-0151-1.

［23］Balkwill, F. R., and A. Mantovani. 2012. "Cancer-related inflammation: common themes and therapeutic opportunities." *Semin Cancer Biol* 22 (1):33-40. doi:10.1016/j.semcancer.2011.12.005. Elinav, E., R. Nowarski, C. A. Thaiss, B. Hu, C. Jin, and R. A. Flavell. 2013. "Inflammation-induced cancer: crosstalk between tumours, immune cells and microorganisms." *Nat Rev Cancer* 13 (11):759-71. doi: 10.1038/nrc3611.

［24］Maman, S., and I. P. Witz. 2018. "A history of exploring cancer in context." *Nat Rev Cancer* 18 (6):359-76. doi: 10.1038/s41568-018-0006-7. Quail, D. F., and J. A. Joyce. 2013. "Microenvironmental regulation of tumor progression and metastasis." *Nat Med* 19 (11):1423-37. doi: 10.1038/nm.3394.

［25］Galon, J., H. K. Angell, D. Bedognetti, and F. M. Marincola. 2013. "The continuum of cancer immunosurveillance: prognostic, predictive, and mechanistic signatures." *Immunity* 39 (1):11-26. doi: 10.1016/j.immuni.2013.07.008. Tsujikawa, T., S. Kumar, R. N. Borkar, V. Azimi, G. Thibault, Y. H. Chang, A. Balter, R. Kawashima, G. Choe, D. Sauer, E. El Rassi, D. R. Clayburgh, M. F. Kulesz-Martin, E. R. Lutz, L. Zheng, E. M. Jaffee, P. Leyshock, A. A. Margolin, M. Mori, J. W. Gray, P. W. Flint, and L. M. Coussens. 2017. "Quantitative multiplex immunohistochemistry reveals myeloid-inflamed tumor-immune complexity associated with poor prognosis." *Cell Rep* 19 (1):203-17. doi: 10.1016/j.celrep.2017.03.037. Gentles, A. J., A. M. Newman, C. L. Liu, S. V. Bratman, W. Feng, D. Kim, V. S. Nair, Y. Xu, A. Khuong, C. D. Hoang, M. Diehn, R. B. West, S. K. Plevritis, and A. A. Alizadeh. 2015. "The prognostic landscape of genes and infiltrating immune cells across human cancers." *Nat Med* 21 (8):938-45. doi: 10.1038/nm.3909.

［26］Vogelstein, B., and K. W. Kinzler. 2004. "Cancer genes and the pathways they control." *Nat Med* 10 (8):789-99. doi: 10.1038/nm1087. Weinberg, R. A. 2006. *The Biology of Cancer* (Garland Science, ISBN 0815342205).

［27］Alexandrov, L. B., S. Nik-Zainal, D. C. Wedge, S. A. Aparicio, S. Behjati, A. V. Biankin, G. R. Bignell, N. Bolli, A. Borg, A. L. Borresen-Dale, S. Boyault, B. Burkhardt, A. P. Butler, C. Caldas, H. R. Davies, C. Desmedt, R. Eils, J. E. Eyfjord, J. A. Foekens, M. Greaves, F. Hosoda, B. Hutter, T. Ilicic, S. Imbeaud, M. Imielinski, N. Jager, D. T. Jones, D. Jones, S. Knappskog, M. Kool, S. R. Lakhani, C. Lopez-Otin, S. Martin, N. C. Munshi, H. Nakamura, P.

A. Northcott, M. Pajic, E. Papaemmanuil, A. Paradiso, J. V. Pearson, X. S. Puente, K. Raine, M. Ramakrishna, A. L. Richardson, J. Richter, P. Rosenstiel, M. Schlesner, T. N. Schumacher, P. N. Span, J. W. Teague, Y. Totoki, A. N. Tutt, R. Valdes-Mas, M. M. van Buuren, L. van 't Veer, A. Vincent-Salomon, N. Waddell, L. R. Yates, Initiative Australian Pancreatic Cancer Genome, Icgc Breast Cancer Consortium, Icgc Mmml-Seq Consortium, Icgc PedBrain, J. Zucman-Rossi, P. A. Futreal, U. McDermott, P. Lichter, M. Meyerson, S. M. Grimmond, R. Siebert, E. Campo, T. Shibata, S. M. Pfister, P. J. Campbell, and M. R. Stratton. 2013. "Signatures of mutational processes in human cancer." *Nature* 500 (7463):415-21. doi: 10.1038/nature12477.

[28] Kucab, J. E., X. Zou, S. Morganella, M. Joel, A. S. Nanda, E. Nagy, C. Gomez, A. Degasperi, R. Harris, S. P. Jackson, V. M. Arlt, D. H. Phillips, and S. Nik-Zainal. 2019. "A compendium of mutational signatures of environmental agents." *Cell* 177 (4):821-36 e16. doi: 10.1016/j.cell.2019.03.001.

[29] Sutherland, K. D., and J. E. Visvader. 2015. "Cellular mechanisms underlying intertumoral heterogeneity." *Trends Cancer* 1 (1):15-23. doi: 10.1016/j.trecan.2015.07.003. Visvader, J. E. 2011. "Cells of origin in cancer." *Nature* 469 (7330):314-22. doi: 10.1038/nature09781. Blanpain, C. 2013. "Tracing the cellular origin of cancer." *Nat Cell Biol* 15 (2):126-34. doi: 10.1038/ncb2657.

[30] Nagaraj, A. S., J. Lahtela, A. Hemmes, T. Pellinen, S. Blom, J. R. Devlin, K. Salmenkivi, O. Kallioniemi, M. I. Mayranpaa, K. Narhi, and E. W. Verschuren. 2017. "Cell of origin links histotype spectrum to immune microenvironment diversity in non-small-cell lung cancer driven by mutant Kras and loss of Lkb1." *Cell Rep* 18 (3):673-84. doi: 10.1016/j.celrep.2016.12.059.

[31] Narhi, K., A. S. Nagaraj, E. Parri, R. Turkki, P. W. van Duijn, A. Hemmes, J. Lahtela, V. Uotinen, M. I. Mayranpaa, K. Salmenkivi, J. Rasanen, N. Linder, J. Trapman, A. Rannikko, O. Kallioniemi, T. M. Af Hallstrom, J. Lundin, W. Sommergruber, S. Anders, and E. W. Verschuren. 2018. "Spatial aspects of oncogenic signalling determine the response to combination therapy in slice explants from Kras-driven lung tumours." *J Pathol* 245 (1):101-13. doi: 10.1002/path.5059. Bao, J., M. Walliander, F. Kovacs, A. S. Nagaraj, A. Hemmes, V. K. Sarhadi, S. Knuutila, J. Lundin, P. Horvath, and E. W. Verschuren. 2019. "Spa-RQ: an image analysis tool to visualise and quantify spatial phenotypes applied to non-small cell lung cancer." *Sci Rep* 9 (1):17613. doi: 10.1038/s41598-019-54038-9.

[32] Narhi, K., A. S. Nagaraj, E. Parri, R. Turkki, P. W. van Duijn, A. Hemmes, J. Lahtela, V. Uotinen, M. I. Mayranpaa, K. Salmenkivi, J. Rasanen, N. Linder, J. Trapman, A. Rannikko, O. Kallioniemi, T. M. Af Hallstrom, J. Lundin, W. Sommergruber, S. Anders, and E. W. Verschuren. 2018. "Spatial aspects of oncogenic signalling determine the response to combination therapy in slice explants from Kras-driven lung tumours." *J Pathol* 245 (1):101-13. doi: 10.1002/path.5059. Talwelkar, S. S., A. S. Nagaraj, J. R. Devlin, A. Hemmes, S.

Potdar, E. A. Kiss, P. Saharinen, K. Salmenkivi, M. I. Mayranpaa, K. Wennerberg, and E. W. Verschuren. 2019. "Receptor tyrosine kinase signaling networks define sensitivity to ERBB inhibition and stratify Kras-mutant lung cancers." *Mol Cancer Ther* 18 (10):1863-74. doi: 10.1158/1535-7163.MCT-18-0573.

[33] Kortlever, R. M., N. M. Sodir, C. H. Wilson, D. L. Burkhart, L. Pellegrinet, L. Brown Swigart, T. D. Littlewood, and G. I. Evan. 2017. "Myc cooperates with Ras by programming inflammation and immune suppression." *Cell* 171 (6):1301-15 e14. doi: 10.1016/ j.cell.2017.11.013. Sodir, N. M., R. M. Kortlever, V. J. A. Barthet, T. Campos, L. Pellegrinet, S. Kupczak, P. Anastasiou, L. Brown Swigart, L. Soucek, M. J. Arends, T. D. Littlewood, and G. I. Evan. 2020. "Myc instructs and maintains pancreatic adenocarcinoma phenotype." *Cancer Discov* 10 (4):588-607. doi: 10.1158/2159-8290.CD-19-0435.

[34] Hoadley, K. A., C. Yau, T. Hinoue, D. M. Wolf, A. J. Lazar, E. Drill, R. Shen, A. M. Taylor, A. D. Cherniack, V. Thorsson, R. Akbani, R. Bowlby, C. K. Wong, M. Wiznerowicz, F. Sanchez-Vega, A. G. Robertson, B. G. Schneider, M. S. Lawrence, H. Noushmehr, T. M. Malta, Network Cancer Genome Atlas, J. M. Stuart, C. C. Benz, and P. W. Laird. 2018. "Cell-of-origin patterns dominate the molecular classification of 10,000 tumors from 33 types of cancer." *Cell* 173 (2):291-304 e6. doi: 10.1016/j.cell.2018.03.022.

[35] Evan, G. I., N. Hah, T. D. Littlewood, N. M. Sodir, T. Campos, M. Downes, and R. M. Evans. 2017. "Reengineering the pancreas tumor microenvironment: a 'regenerative program' hacked." *Clin Cancer Res* 23 (7):1647- 55. doi: 10.1158/1078-0432.CCR-16-3275.

[36] Tammela, T., F. J. Sanchez-Rivera, N. M. Cetinbas, K. Wu, N. S. Joshi, K. Helenius, Y. Park, R. Azimi, N. R. Kerper, R. A. Wesselhoeft, X. Gu, L. Schmidt, M. Cornwall-Brady, O. H. Yilmaz, W. Xue, P. Katajisto, A. Bhutkar, and T. Jacks. 2017. "A Wnt-producing niche drives proliferative potential and progression in lung adenocarcinoma." *Nature* 545 (7654):355-59. doi: 10.1038/nature22334.

[37] Emergence refers to the development of collective features in a manner unpredictable from the individual parts. From the Latin "bringing to light," as if rising from a liquid by virtue of buoyancy.

[38] Rashevsky, N. 1954. "Topology and life: in search of general mathematical principles in biology and sociology." *Bull Math Biophys* 16:317e384.

[39] Rosen, R. 1958. "A relational theory of biological systems." *Bull Math Biophys* 20:245e260.

[40] Noble, D. 2006. *The Music of Life: Biology beyond Genes* (Oxford University Press, ISBN 0199228362).

[41] Noble, D. 2013. "A biological relativity view of the relationships between genomes and phenotypes." *Prog Biophys Mol Biol* 111 (2-3):59-65. doi: 10.1016/j.pbiomolbio.2012.09.004. Noble, D. 2012. "A theory of biological relativity: no privileged level of causation." *Interface Focus* 2 (1):55-64. doi: 10.1098/rsfs.2011.0067.

［42］Soto, A. M., and C. Sonnenschein. 2011. "The tissue organization field theory of cancer: a testable replacement for the somatic mutation theory." *Bioessays* 33 (5):332-40. doi: 10.1002/bies.201100025.

［43］Bertolaso, M., and J. Dupré. 2018. "A processual perspective on cancer." In: *Everything Flows: Towards a Processual Philosophy of Biology*, edited by D. J. Nicholson, and J. Dupré (Oxford Scholarship Online, ISBN 9780198779636). In addition, in work by Stanley Salthe, systems theory has been applied to describe the organization of complex systems as part of a biological hierarchy that explains how the Earth's biotic systems can operate away from a thermodynamic equilibrium: Salthe, S. N. 1985. *Evolving Hierarchical Systems: Their Structure and Representation* (Columbia University Press, ISBN 0231060173).

［44］Waddington, C. H. 1957. *The Strategy of the Genes* (George Allen & Unwin Ltd, ISBN 1317657551).

［45］Waddington, C. H. 1959. "[Evolutionary systems; animal and human]." *Nature* 183 (4676):1634-38. doi: 10.1038/1831634a0. Noble, D. 2015. "Conrad Waddington and the origin of epigenetics." *J Exp Biol* 218 (Pt 6):816-18. doi: 10.1242/jeb.120071. Hahlweg, K. 1981. "Progress through evolution? An inquiry into the thought of C. H. Waddington." *Acta Biother* 30:103-20. The buffering of a genotype here indicates that it can absorb a certain level of variation without affecting phenotypic development. In Waddington's words: "The appearance of the phenotype thus does not exhibit a genuine 'mapping' between genetic and phenotypic diversity and we find that 'identical phenotypes may have different genotypes, and identical genotypes may give rise to different phenotypes." From Waddington, C. H. 1975. *The Evolution of an Evolutionist* (Edinburgh Univ. Press, ISBN 0852242727).

［46］Kauffman, S. 1971. "Differentiation of malignant to benign cells." *J Theor Biol* 31 (3):429-51. doi: 10.1016/0022-5193(71)90020-8. Huang, S., G. Eichler, Y. Bar-Yam, and D. E. Ingber. 2005. "Cell fates as high-dimensional attractor states of a complex gene regulatory network." *Phys Rev Lett* 94 (12):128701. doi: 10.1103/PhysRevLett.94.128701. Jaeger, J., and N. Monk. 2014. "Bioattractors: dynamical systems theory and the evolution of regulatory processes." *J Physiol* 592 (11):2267-81. doi: 10.1113/jphysiol.2014.272385.

［47］Huang, S., and D. E. Ingber. 2006. "A non-genetic basis for cancer progression and metastasis: self-organizing attractors in cell regulatory networks." *Breast Dis* 26:27-54. doi: 10.3233/bd-2007-26104. Huang, S., I. Ernberg, and S. Kauffman. 2009. "Cancer attractors: a systems view of tumors from a gene network dynamics and developmental perspective." *Semin Cell Dev Biol* 20 (7):869-76. doi: 10.1016/j.semcdb.2009.07.003.

［48］Huang, S., and S. Kauffman. 2013. "How to escape the cancer attractor: rationale and limitations of multitarget drugs." *Semin Cancer Biol* 23 (4):270-78. doi: 10.1016/j.semcancer.2013.06.003.

［49］Choi, M., J. Shi, S. H. Jung, X. Chen, and K. H. Cho. 2012. "Attractor landscape analysis reveals feedback loops in the p53 network that control the cellular response to DNA damage." *Sci Signal* 5 (251):ra83. doi: 10.1126 /scisignal.2003363.

[50] Kim, Y., S. Choi, D. Shin, and K. H. Cho. 2017. "Quantitative evaluation and reversion analysis of the attractor landscapes of an intracellular regulatory network for colorectal cancer." *BMC Syst Biol* 11 (1):45. doi: 10.1186/s12918-017-0424-2.

[51] Huang, S., and S. Kauffman. 2013. "How to escape the cancer attractor: rationale and limitations of multitarget drugs." *Semin Cancer Biol* 23 (4):270-78. doi: 10.1016/j.semcancer.2013.06.003.

[52] Bissell, M. J., and W. C. Hines. 2011. "Why don't we get more cancer? A proposed role of the microenvironment in restraining cancer progression." *Nat Med* 17 (3):320-29. doi: 10.1038/nm.2328.

[53] The loss of tissue homeostasis as the principle of disease was already referred to by Claude Bernard and his contemporary Rudolph Virchow during the middle of the nineteenth century; these physiologists posited that the maintenance of an internal environment ("le milieu intérieur" in Bernard's theory and cellular "economy of the body" in Virchow's theory), in which parts are in harmony with each other, is the condition of a healthy state.

[54] Boveri, T. *The Origins of Malignant Tumors* (Transl. Boveri, M., 1929. Introduction by Metcalf, M. M. The Williams and Wilkins Company, 1914).

[55] Waddington, C. H. 1935. "Cancer and the theory of organizers." *Nature* 135:606-8.

[56] Quail, D. F., and J. A. Joyce. 2013. "Microenvironmental regulation of tumor progression and metastasis." *Nat Med* 19 (11):1423-37. doi: 10.1038/nm.3394. Bissell, M. J., and W. C. Hines. 2011. "Why don't we get more cancer? A proposed role of the microenvironment in restraining cancer progression." *Nat Med* 17 (3):320-29. doi: 10.1038/nm.2328. Klein, G., and E. Klein. 2005. "Surveillance against tumors—is it mainly immunological?" *Immunol Lett* 100 (1):29-33. doi: 10.1016/j.imlet.2005.06.024. Lowe, S. W., E. Cepero, and G. Evan. 2004. "Intrinsic tumour suppression." *Nature* 432 (7015):307-15. doi: 10.1038/nature03098.

[57] Gill, J. G., E. Piskounova, and S. J. Morrison. 2016. "Cancer, oxidative stress, and metastasis." *Cold Spring Harb Symp Quant Biol* 81:163-75. doi: 10.1101/sqb.2016.81.030791. Rojo de la Vega, M., E. Chapman, and D. D. Zhang. 2018. "NRF2 and the hallmarks of cancer." *Cancer Cell* 34 (1):21-43. doi: 10.1016/j.ccell.2018.03.022.

[58] Goddard, E. T., I. Bozic, S. R. Riddell, and C. M. Ghajar. 2018. "Dormant tumour cells, their niches and the influence of immunity." *Nat Cell Biol* 20 (11):1240-49. doi: 10.1038/s41556-018-0214-0. Klein-Goldberg, A., S. Maman, and I. P. Witz. 2014. "The role played by the microenvironment in site-specific metastasis." *Cancer Lett* 352 (1):54-58. doi: 10.1016/j.canlet.2013.08.029.

[59] Salk, J. J., K. Loubet-Senear, E. Maritschnegg, C. C. Valentine, L. N. Williams, J. E. Higgins, R. Horvat, A. Vanderstichele, D. Nachmanson, K. T. Baker, M. J. Emond, E. Loter, M.

Tretiakova, T. Soussi, L. A. Loeb, R. Zeillinger, P. Speiser, and R. A. Risques. 2019. "Ultra-sensitive TP53 sequencing for cancer detection reveals progressive clonal selection in normal tissue over a century of human lifespan." *Cell Rep* 28 (1):132-44 e3. doi: 10.1016/j.celrep.2019.05.109. Risques, R. A., and S. R. Kennedy. 2018. "Aging and the rise of somatic cancer-associated mutations in normal tissues." *PLoS Genet* 14 (1):e1007108. doi: 10.1371/journal.pgen.1007108. Martincorena, I., J. C. Fowler, A. Wabik, A. R. J. Lawson, F. Abascal, M. W. J. Hall, A. Cagan, K. Murai, K. Mahbubani, M. R. Stratton, R. C. Fitzgerald, P. A. Handford, P. J. Campbell, K. Saeb-Parsy, and P. H. Jones. 2018. "Somatic mutant clones colonize the human esophagus with age." *Science* 362 (6417):911-17. doi: 10.1126/science.aau3879. Martincorena, I., A. Roshan, M. Gerstung, P. Ellis, P. Van Loo, S. McLaren, D. C. Wedge, A. Fullam, L. B. Alexandrov, J. M. Tubio, L. Stebbings, A. Menzies, S. Widaa, M. R. Stratton, P. H. Jones, and P. J. Campbell. 2015. "Tumor evolution: high burden and pervasive positive selection of somatic mutations in normal human skin." *Science* 348 (6237):880-86. doi: 10.1126/science.aaa6806.

[60] Salk, J. J., K. Loubet-Senear, E. Maritschnegg, C. C. Valentine, L. N. Williams, J. E. Higgins, R. Horvat, A. Vanderstichele, D. Nachmanson, K. T. Baker, M. J. Emond, E. Loter, M. Tretiakova, T. Soussi, L. A. Loeb, R. Zeillinger, P. Speiser, and R. A. Risques. 2019. "Ultra-sensitive TP53 sequencing for cancer detection reveals progressive clonal selection in normal tissue over a century of human lifespan." *Cell Rep* 28 (1):132-44 e3. doi: 10.1016/j.celrep.2019.05.109.

[61] Tomasetti, C., B. Vogelstein, and G. Parmigiani. 2013. "Half or more of the somatic mutations in cancers of self-renewing tissues originate prior to tumor initiation." *Proc Natl Acad Sci USA* 110 (6):1999-2004. doi: 10.1073/pnas.1221068110.

[62] Bissell, M. J., and W. C. Hines. 2011. "Why don't we get more cancer? A proposed role of the microenvironment in restraining cancer progression." *Nat Med* 17 (3):320-29. doi: 10.1038/nm.2328.

[63] Teixeira, V. H., C. P. Pipinikas, A. Pennycuick, H. Lee-Six, D. Chandrasekharan, J. Beane, T. J. Morris, A. Karpathakis, A. Feber, C. E. Breeze, P. Ntolios, R. E. Hynds, M. Falzon, A. Capitanio, B. Carroll, P. F. Durrenberger, G. Hardavella, J. M. Brown, A. G. Lynch, H. Farmery, D. S. Paul, R. C. Chambers, N. McGranahan, N. Navani, R. M. Thakrar, C. Swanton, S. Beck, P. J. George, A. Spira, P. J. Campbell, C. Thirlwell, and S. M. Janes. 2019. "Deciphering the genomic, epigenomic, and transcriptomic landscapes of pre-invasive lung cancer lesions." *Nat Med* 25 (3):517-25. doi: 10.1038/s41591-018-0323-0.

[64] Sansregret, L., B. Vanhaesebroeck, and C. Swanton. 2018. "Determinants and clinical implications of chromosomal instability in cancer." *Nat Rev Clin Oncol* 15 (3):139-50. doi: 10.1038/nrclinonc.2017.198.

[65] Teixeira, V. H., C. P. Pipinikas, A. Pennycuick, H. Lee-Six, D. Chandrasekharan, J. Beane,

T. J. Morris, A. Karpathakis, A. Feber, C. E. Breeze, P. Ntolios, R. E. Hynds, M. Falzon, A. Capitanio, B. Carroll, P. F. Durrenberger, G. Hardavella, J. M. Brown, A. G. Lynch, H. Farmery, D. S. Paul, R. C. Chambers, N. McGranahan, N. Navani, R. M. Thakrar, C. Swanton, S. Beck, P. J. George, A. Spira, P. J. Campbell, C. Thirlwell, and S. M. Janes. 2019. "Deciphering the genomic, epigenomic, and transcriptomic landscapes of pre-invasive lung cancer lesions." *Nat Med* 25 (3):517-25. doi: 10.1038/s41591-018-0323-0. McGranahan, N., R. Rosenthal, C. T. Hiley, A. J. Rowan, T. B. K. Watkins, G. A. Wilson, N. J. Birkbak, S. Veeriah, P. Van Loo, J. Herrero, C. Swanton, and T. RACERx Consortium. 2017. "Allele-specific HLA loss and immune escape in lung cancer evolution." *Cell* 171 (6):1259-71 e11. doi: 10.1016/j.cell.2017.10.001. Marty, R., S. Kaabinejadian, D. Rossell, M. J. Slifker, J. van de Haar, H. B. Engin, N. de Prisco, T. Ideker, W. H. Hildebrand, J. Font-Burgada, and H. Carter. 2017. "MHC-I genotype restricts the oncogenic mutational landscape." *Cell* 171 (6):1272-83 e15. doi: 10.1016/j.cell.2017.09.050.

[66] Mlecnik, B., G. Bindea, A. Kirilovsky, H. K. Angell, A. C. Obenauf, M. Tosolini, S. E. Church, P. Maby, A. Vasaturo, M. Angelova, T. Fredriksen, S. Mauger, M. Waldner, A. Berger, M. R. 98. Speicher, F. Pages, V. ValgeArcher, and J. Galon. 2016. "The tumor microenvironment and Immunoscore are critical determinants of dissemination to distant metastasis." *Sci Transl Med* 8 (327):327ra26. doi: 10.1126/scitranslmed.aad6352. Teschendorff, A. E., A. Miremadi, S. E. Pinder, I. O. Ellis, and C. Caldas. 2007. "An immune response gene expression module identi fies a good prognosis subtype in estrogen receptor negative breast cancer." *Genome Biol* 8 (8):R157. doi: 10.1186/gb-2007-8-8-r157. Thorsson, V., D. L. Gibbs, S. D. Brown, D. Wolf, D. S. Bortone, T. H. Ou Yang, E. Porta-Pardo, G. F. Gao, C. L. Plaisier, J. A. Eddy, E. Ziv, A. C. Culhane, E. O. Paull, I. K. A. Sivakumar, A. J. Gentles, R. Malhotra, F. Farshidfar, A. Colaprico, J. S. Parker, L. E. Mose, N. S. Vo, J. Liu, Y. Liu, J. Rader, V. Dhankani, S. M. Reynolds, R. Bowlby, A. Califano, A. D. Cherniack, D. Anastassiou, D. Bedognetti, Y. Mokrab, A. M. Newman, A. Rao, K. Chen, A. Krasnitz, H. Hu, T. M. Malta, H. Noushmehr, C. S. Pedamallu, S. Bullman, A. I. Ojesina, A. Lamb, W. Zhou, H. Shen, T. K. Choueiri, J. N. Weinstein, J. Guinney, J. Saltz, R. A. Holt, C. S. Rabkin, Network Cancer Genome Atlas Research, A. J. Lazar, J. S. Serody, E. G. Demicco, M. L. Disis, B. G. Vincent, and I. Shmulevich. 2018. "The immune landscape of cancer." *Immunity* 48 (4):812-30 e14. doi: 10.1016/j.immuni.2018.03.023.

[67] Angelova, M., B. Mlecnik, A. Vasaturo, G. Bindea, T. Fredriksen, L. Lafontaine, B. Buttard, E. Morgand, D. Bruni, A. Jouret-Mourin, C. Hubert, A. Kartheuser, Y. Humblet, M. Ceccarelli, N. Syed, F. M. Marincola, D. Bedognetti, M. Van den Eynde, and J. Galon. 2018. "Evolution of metastases in space and time under immune selection." *Cell* 175 (3):751-65 e16. doi: 10.1016/j.cell.2018.09.018. De Mattos-Arruda, L., S. J. Sammut, E. M. Ross, R. Bashford-Rogers, E. Greenstein, H. Markus, S. Morganella, Y. Teng, Y. Maruvka, B. Pereira, O. M. Rueda, S. F.

Chin, T. Contente-Cuomo, R. Mayor, A. Arias, H. R. Ali, W. Cope, D. Tiezzi, A. Dariush, T. Dias Amarante, D. Reshef, N. Ciriaco, E. Martinez-Saez, V. Peg, Y. Cajal S. Ramon, J. Cortes, G. Vassiliou, G. Getz, S. Nik-Zainal, M. Murtaza, N. Friedman, F. Markowetz, J. Seoane, and C. Caldas. 2019. "The genomic and immune landscapes of lethal metastatic breast cancer." *Cell Rep* 27 (9):2690-708 e10. doi: 10.1016/j.celrep.2019.04.098.

[68] Greaves, M., and C. C. Maley. 2012. "Clonal evolution in cancer." *Nature* 481 (7381):306-13. doi: 10.1038/nature10762. McGranahan, N., and C. Swanton. 2017. "Clonal heterogeneity and tumor evolution: past, present, and the future." *Cell* 168 (4):613-28. doi: 10.1016/ j.cell.2017.01.018. Graham, T. A., and A. Sottoriva. 2017. "Measuring cancer evolution from the genome." *J Pathol* 241 (2):183-91. doi: 10.1002/path.4821.

[69] Laland, K. N., T. Uller, M. W. Feldman, K. Sterelny, G. B. Muller, A. Moczek, E. Jablonka, and J. OdlingSmee. 2015. "The extended evolutionary synthesis: its structure, assumptions and predictions." *Proc Biol Sci* 282 (1813):20151019. doi: 10.1098/rspb.2015.1019.

[70] Jablonka, E. 2017. "The evolutionary implications of epigenetic inheritance." *Interface Focus* 7 (5):20160135. doi: 10.1098/rsfs.2016.0135.

[71] Noble, D. 2013. "A biological relativity view of the relationships between genomes and phenotypes." *Prog Biophys Mol Biol* 111 (2-3):59-65. doi: 10.1016/j.pbiomolbio.2012.09.004.

[72] Laland, K. N., T. Uller, M. W. Feldman, K. Sterelny, G. B. Muller, A. Moczek, E. Jablonka, and J. OdlingSmee. 2015. "The extended evolutionary synthesis: its structure, assumptions and predictions." *Proc Biol Sci* 282 (1813):20151019. doi: 10.1098/rspb.2015.1019.

[73] Scott-Phillips, T. C., K. N. Laland, D. M. Shuker, T. E. Dickins, and S. A. West. 2014. "The niche construction perspective: a critical appraisal." *Evolution* 68 (5):1231-43. doi: 10.1111/ evo.12332. Laland, K., T. Uller, M. Feldman, K. Sterelny, G. B. Muller, A. Moczek, E. Jablonka, J. Odling-Smee, G. A. Wray, H. E. Hoekstra, D. J. Futuyma, R. E. Lenski, T. F. Mackay, D. Schluter, and J. E. Strassmann. 2014. "Does evolutionary theory need a rethink?" *Nature* 514 (7521):161-64. doi: 10.1038/514161a. Klug, H. 2014. "Evolution: students debate the debate." *Nature* 515 (7527):343. doi: 10.1038/515343a.

[74] Laland, K. N., T. Uller, M. W. Feldman, K. Sterelny, G. B. Muller, A. Moczek, E. Jablonka, and J. OdlingSmee. 2015. "The extended evolutionary synthesis: its structure, assumptions and predictions." *Proc Biol Sci* 282 (1813):20151019. doi: 10.1098/rspb.2015.1019. Odling-Smee, F. J., K. N. Laland, and M. W. Feldman. 2003. *Niche Construction: The Neglected Process in Evolution* (Princeton University Press, ISBN 0691044384). Lewontin, R. C. 1983. "Gene, organism and environment." In: *Evolution from Molecules to Men*, edited by D. S. Bendall, pp. 273-85 (Cambridge University Press, ISBN 0521247535).

[75] Laland, K. N., J. Odling-Smee, and M. W. Feldman. 2001. "Cultural niche construction and human evolution." *J Evol Biol* 14 (1):22-33. doi: 10.1046/j.1420-9101.2001.00262.x. Brewer, J., M. Gelfand, J. C. Jackson, I. F. MacDonald, P. N. Peregrine, P. J. Richerson, P. Turchin, H.

Whitehouse, and D. S. Wilson. 2017. "Grand challenges for the study of cultural evolution." *Nat Ecol Evol* 1 (3):70. doi: 10.1038/s41559-017-0070.

[76] Bertolaso, M., and J. Dupré. 2018. "A processual perspective on cancer." In: *Everything Flows: Towards a Processual Philosophy of Biology*, edited by D. J. Nicholson and J. Dupré (Oxford Scholarship Online, ISBN 9780198779636).

[77] Doolittle, W. F., and S. A. Inkpen. 2018. "Processes and patterns of interaction as units of selection: an introduction to ITSNTS thinking." *Proc Natl Acad Sci USA* 115 (16):4006-14. doi: 10.1073/pnas.1722232115.

[78] Hunter, P. 2017. "The role of biology in global climate change." *Embo Rep* 18 (5):673-76. doi: 10.15252/embr.201744260.

[79] Doolittle, W. F. 2019. "Making evolutionary sense of Gaia." *Trends Ecol Evol* 34 (10):889-94. doi: 10.1016/j.tree.2019.05.001.

[80] Lovelock, J. E. 1979. *Gaia: A New Look at Life on Earth* (Oxford University Press, ISBN 0192862189).

[81] Sagan, L. 1967. "On the origin of mitosing cells." *J Theor Biol* 14 (3):255-74. doi: 10.1016/0022-5193(67)90079-3. The endosymbiosis theory articulated by Lynn Margulis (authored as Lynn Sagan) presented the origin of eukaryotic cells ("higher" cells that divide by classical mitosis). The abstract of the 1967 study reads, "By hypothesis, three fundamental organelles: the mitochondria, the photosynthetic plastids and the (9+2) basal bodies of flagella were themselves once free-living (prokaryotic) cells."

[82] Doolittle, W. F. 2019. "Making evolutionary sense of Gaia." *Trends Ecol Evol* 34 (10):889-94. doi: 10.1016/j.tree.2019.05.001. Lovelock, J. 2003. "Gaia: the living Earth." *Nature* 426 (6968):769-70. doi: 10.1038/426769a. Gilbert, S. F., J. Sapp, and A. I. Tauber. 2012. "A symbiotic view of life: we have never been individuals." *Q Rev Biol* 87 (4):325-41. doi: 10.1086/668166.

[83] Margulis, L., and L. Fester. 1991. *Symbiosis as a Source of Evolutionary Innovation: Speciation and Morphogenesis* (MIT Press, ISBN 0262519908).

[84] Gilbert, S. F., J. Sapp, and A. I. Tauber. 2012. "A symbiotic view of life: we have never been individuals." *Q Rev Biol* 87 (4):325-41. doi: 10.1086/668166. Gilbert, S. F. 2016. "Developmental plasticity and developmental symbiosis: the return of eco-devo." *Curr Top Dev Biol* 116:415-33. doi: 10.1016/bs.ctdb.2015.12.006.

[85] DeGregori, J. 2018. *Adaptive Oncogenesis—A New Understanding of How Cancer Evolves Inside Us* (Harvard University Press, ISBN 0674545397). Maley, C., and M. Graeves. 2018. *Frontiers in Cancer Research—Evolutionary Foundations, Revolutionary Directions* (Springer-Verlag New York, ISBN 1493964581). Ujvari, B., B. Roche, and F. Thomas. 2017. *Ecology and Evolution of Cancer* (Academic Press, ISBN 0128043105).

[86] Gilbert, S. F., J. Sapp, and A. I. Tauber. 2012. "A symbiotic view of life: we have never been

individuals." *Q Rev Biol* 87 (4):325-41. doi: 10.1086/668166.

[87] Enriquez-Navas, P. M., J. W. Wojtkowiak, and R. A. Gatenby. 2015. "Application of evolutionary principles to cancer therapy." *Cancer Res* 75 (22):4675-80. doi: 10.1158/0008-5472.CAN-15-1337. Gatenby, R. A., and J. Brown. 2017. "Mutations, evolution and the central role of a self-defined fitness function in the initiation and progression of cancer." *Biochim Biophys Acta Rev Cancer* 1867 (2):162-66. doi: 10.1016/j.bbcan.2017.03.005. Gillies, R. J., D. Verduzco, and R. A. Gatenby. 2012. "Evolutionary dynamics of carcinogenesis and why targeted therapy does not work." *Nat Rev Cancer* 12 (7):487-93. doi: 10.1038/nrc3298. Maley, C. C., A. Aktipis, T. A. Graham, A. Sottoriva, A. M. Boddy, M. Janiszewska, A. S. Silva, M. Gerlinger, Y. Yuan, K. J. Pienta, K. S. Anderson, R. Gatenby, C. Swanton, D. Posada, C. I. Wu, J. D. Schiffman, E. S. Hwang, K. Polyak, A. R. A. Anderson, J. S. Brown, M. Greaves, and D. Shibata. 2017. "Classifying the evolutionary and ecological features of neoplasms." *Nat Rev Cancer* 17 (10):605-19. doi: 10.1038/nrc.2017.69.

[88] Ibrahim-Hashim, A., M. Robertson-Tessi, P. M. Enriquez-Navas, M. Damaghi, Y. Balagurunathan, J. W. Wojtkowiak, S. Russell, K. Yoonseok, M. C. Lloyd, M. M. Bui, J. S. Brown, A. R. A. Anderson, R. J. Gillies, and R. A. Gatenby. 2017. "Defining cancer subpopulations by adaptive strategies rather than molecular properties provides novel insights into intratumoral evolution." *Cancer Res* 77 (9):2242-54. doi: 10.1158/0008-5472.CAN-16-2844. Estrella, V., T. Chen, M. Lloyd, J. Wojtkowiak, H. H. Cornnell, A. Ibrahim-Hashim, K. Bailey, Y. Balagurunathan, J. M. Rothberg, B. F. Sloane, J. Johnson, R. A. Gatenby, and R. J. Gillies. 2013. "Acidity generated by the tumor microenvironment drives local invasion." *Cancer Res* 73 (5):1524-35. doi: 10.1158/0008-5472. CAN-12-2796.

[89] Narhi, K., A. S. Nagaraj, E. Parri, R. Turkki, P. W. van Duijn, A. Hemmes, J. Lahtela, V. Uotinen, M. I. Mayranpaa, K. Salmenkivi, J. Rasanen, N. Linder, J. Trapman, A. Rannikko, O. Kallioniemi, T. M. Af Hallstrom, J. Lundin, W. Sommergruber, S. Anders, and E. W. Verschuren. 2018. "Spatial aspects of oncogenic signalling determine the response to combination therapy in slice explants from Kras-driven lung tumours." *J Pathol* 245 (1):101-13. doi: 10.1002/path.5059. Bao, J., M. Walliander, F. Kovacs, A. S. Nagaraj, A. Hemmes, V. K. Sarhadi, S. Knuutila, J. Lundin, P. Horvath, and E. W. Verschuren. 2019. "Spa-RQ: an image analysis tool to visualise and quantify spatial phenotypes applied to non-small cell lung cancer." *Sci Rep* 9 (1):17613. doi: 10.1038/s41598-019-54038-9.

[90] Bussey, K. J., L. H. Cisneros, C. H. Lineweaver, and P. C. W. Davies. 2017. "Ancestral gene regulatory networks drive cancer." *Proc Natl Acad Sci USA* 114 (24):6160-62. doi: 10.1073/pnas.1706990114. Davies, P. C., and C. H. Lineweaver. 2011. "Cancer tumors as Metazoa 1.0: tapping genes of ancient ancestors." *Phys Biol* 8 (1):015001. doi: 10.1088/1478-3975/8/1/015001. Davies, P. C., L. Demetrius, and J. A. Tuszynski. 2011. "Cancer as a dynamical phase transition." *Theor Biol Med Model* 8:30. doi: 10.1186/1742-4682-8-30.

［91］Noble, D. 2006. *The Music of Life: Biology beyond Genes* (Oxford University Press, ISBN 0199228362).

［92］Levy, A. 2019. "How evolution builds genes from scratch." *Nature* 574 (7778):314-16. doi: 10.1038/d41586-019-03061-x.

［93］Klein, C. A. 2009. "Parallel progression of primary tumours and metastases." *Nat Rev Cancer* 9 (4):302-12. doi: 10.1038/nrc2627.

［94］Dotto, G. P. 2014. "Multifocal epithelial tumors and field cancerization: stroma as a primary determinant." *J Clin Invest* 124 (4):1446-53. doi: 10.1172/JCI72589. Curtius, K., N. A. Wright, and T. A. Graham. 2018. "An evolutionary perspective on field cancerization." *Nat Rev Cancer* 18 (1):19-32. doi: 10.1038/nrc.2017.102.

［95］Kerr, E. M., E. Gaude, F. K. Turrell, C. Frezza, and C. P. Martins. 2016. "Mutant Kras copy number defines metabolic reprogramming and therapeutic susceptibilities." *Nature* 531 (7592):110-13. doi: 10.1038/nature16967.\

［96］https://cancerprogressreport.org/Pages/cpr19-contents.aspx.

［97］Quail, D. F., and A. J. Dannenberg. 2019. "The obese adipose tissue microenvironment in cancer development and progression." *Nat Rev Endocrinol* 15 (3):139-54. doi: 10.1038/s41574-018-0126-x.

［98］Wilson, B. E., S. Jacob, M. L. Yap, J. Ferlay, F. Bray, and M. B. Barton. 2019. "Estimates of global chemotherapy demands and corresponding physician workforce requirements for 2018 and 2040: a population-based study." *Lancet Oncol* 20 (6):769-80. doi: 10.1016/S1470-2045(19)30163-9. Bray, F., J. Ferlay, I. Soerjomataram, R. L. Siegel, L. A. Torre, and A. Jemal. 2018. "Global cancer statistics 2018: GLOBOCAN estimates of incidence and mortality worldwide for 36 cancers in 185 countries." *CA Cancer J Clin* 68 (6):394-424. doi: 10.3322 / caac.21492. The Lancet. 2018. "GLOBOCAN 2018: counting the toll of cancer." *Lancet* 392 (10152):985. doi: 10.1016/S0140-6736(18)32252-9.

［99］Sapolsky, R. M. 2017. *Behave: The Biology of Humans at Our Best and Worst* (Penguin Press, ISBN 1594205078).

［100］Eriksson, J. G. 2016. "Developmental origins of health and disease—from a small body size at birth to epigenetics." *Ann Med* 48 (6):456-67. doi: 10.1080/07853890.2016.1193786.

［101］Sharma, P., and J. P. Allison. 2015. "Immune checkpoint targeting in cancer therapy: toward combination strategies with curative potential." *Cell* 161 (2):205-14. doi: 10.1016/j.cell.2015.03.030.

［102］Hanoun, M., M. Maryanovich, A. Arnal-Estape, and P. S. Frenette. 2015. "Neural regulation of hematopoiesis, inflammation, and cancer." *Neuron* 86 (2):360-73. doi: 10.1016/j.neuron.2015.01.026. Umamaheswaran, S., S. K. Dasari, P. Yang, S. K. Lutgendorf, and A. K. Sood. 2018. "Stress, inflammation, and eicosanoids: an emerging perspective." *Cancer Metastasis Rev* 37 (2-3):203-11. doi: 10.1007/s10555-018-9741-1. Chida, Y., M. Hamer, J.

Wardle, and A. Steptoe. 2008. "Do stress-related psychosocial factors contribute to cancer incidence and survival?" *Nat Clin Pract Oncol* 5 (8):466-75. doi: 10.1038/ncponc1134.

[103] Hanoun, M., M. Maryanovich, A. Arnal-Estape, and P. S. Frenette. 2015. "Neural regulation of hematopoiesis, inflammation, and cancer." *Neuron* 86 (2):360-73. doi: 10.1016/j.neuron.2015.01.026. Umamaheswaran, S., S. K. Dasari, P. Yang, S. K. Lutgendorf, and A. K. Sood. 2018. "Stress, inflammation, and eicosanoids: an emerging perspective." *Cancer Metastasis Rev* 37 (2-3):203-11. doi: 10.1007/s10555-018-9741-1. Cole, S. W., A. S. Nagaraja, S. K. Lutgendorf, P. A. Green, and A. K. Sood. 2015. "Sympathetic nervous system regulation of the tumour microenvironment." *Nat Rev Cancer* 15 (9):563-72. doi: 10.1038/nrc3978.

[104] McEwen, B. S., and E. Stellar. 1993. "Stress and the individual: mechanisms leading to disease." *Arch Intern Med* 153 (18):2093-101. McEwen, B. S. 2002. "Sex, stress and the hippocampus: allostasis, allostatic load and the aging process." *Neurobiol Aging* 23 (5):921-39. doi: 10.1016/s0197-4580(02)00027-1.

[105] Emanuel, L., D. Berwick, J. Conway, J. Combes, M. Hatlie, L. Leape, J. Reason, P. Schyve, C. Vincent, and M. Walton. 2008. "What exactly is patient safety?" In: *Advances in Patient Safety: New Directions and Alternative Approaches (Vol. 1: Assessment)*, edited by K. Henriksen, J. B. Battles, M. A. Keyes and M. L. Grady (Agency for Healthcare Research and Quality, Publication No. 08-0034-1).

[106] Lipsitz, L. A. 2012. "Understanding health care as a complex system: the foundation for unintended consequences." *JAMA* 308 (3):243-44. doi: 10.1001/jama.2012.7551.

[107] Illich, I. 1975. *Limits of Medicine. Medical Nemesis: The Expropriation of Health* (Marion Boyars, ISBN 0714525138).

[108] van Muijen, P., S. F. A. Duijts, K. Bonefaas-Groenewoud, A. J. van der Beek, and J. R. Anema. 2017. "Predictors of fatigue and work ability in cancer survivors." *Occup Med (Lond)* 67 (9):703-11. doi: 10.1093/occmed/kqx165.

[109] Sanden, U., F. Nilsson, H. Thulesius, M. Hagglund, and L. Harrysson. 2019. "Cancer, a relational disease exploring the needs of relatives to cancer patients." *Int J Qual Stud Health Well-being* 14 (1):1622354. doi: 10.1080/17482631.2019.1622354.

[110] Fojo, T., and A. W. Lo. 2016. "Price, value, and the cost of cancer drugs." *Lancet Oncol* 17 (1):3-5. doi: 10.1016/S1470-2045(15)00564-1.

[111] Schnipper, L. E., N. E. Davidson, D. S. Wollins, C. Tyne, D. W. Blayney, D. Blum, A. P. Dicker, P. A. Ganz, J. R. Hoverman, R. Langdon, G. H. Lyman, N. J. Meropol, T. Mulvey, L. Newcomer, J. Peppercorn, B. Polite, D. Raghavan, G. Rossi, L. Saltz, D. Schrag, T. J. Smith, P. P. Yu, C. A. Hudis, R. L. Schilsky, and American Society of Clinical Oncology. 2015. "American Society of Clinical Oncology statement: a conceptual framework to assess the value of cancer treatment options." *J Clin Oncol* 33 (23):2563-77. doi: 10.1200/

JCO.2015.61.6706.

[112] Claxton, K., S. Martin, M. Soares, N. Rice, E. Spackman, S. Hinde, N. Devlin, P. C. Smith, and M. Sculpher. 2015. "Methods for the estimation of the National Institute for Health and Care Excellence cost-effectiveness threshold." *Health Technol Assess* 19 (14):1-503, v-vi. doi: 10.3310/hta19140.

[113] Preamble to the Constitution of WHO as adopted by the International Health Conference, New York, 19 June to 22 July 1946; signed on 22 July 1946 by the representatives of 61 States (Official Records of WHO, no. 2, p. 100).

[114] Burns, H. 2014. "What causes health?" *J R Coll Physicians Edinb* 44 (2):103-5. doi: 10.4997/JRCPE.2014.202.

[115] Antonovsky, A. 1979. *Health, Stress and Coping* (Jossey-Bass, ISBN 0875894127).

[116] Sagner, M., A. McNeil, P. Puska, C. Auffray, N. D. Price, L. Hood, C. J. Lavie, Z. G. Han, Z. Chen, S. K. Brahmachari, B. S. McEwen, M. B. Soares, R. Balling, E. Epel, and R. Arena. 2017. "The P4 health spectrum—a predictive, preventive, personalized and participatory continuum for promoting healthspan." *Prog Cardiovasc Dis* 59 (5):506-21. doi: 10.1016/j.pcad.2016.08.002.

[117] Brennan, P., M. Perola, G. J. van Ommen, E. Riboli, and Consortium European Cohort. 2017. "Chronic disease research in Europe and the need for integrated population cohorts." *Eur JEpidemiol* 32 (9):741-49. doi: 10.1007/s10654-017-0315-2.

[118] Leonelli, S. 2016. *Data-Centric Biology: A Philosophical Study* (University of Chicago Press, ISBN 0226416472).

[119] Leonelli, S. 2019. "Data—from objects to assets." *Nature* 574 (7778):317-20. doi: 10.1038/d41586-019-03062-w.

[120] DelNero, P., and A. McGregor. 2017. "From patients to partners." *Science* 358 (6361):414. doi: 10.1126/science.358.6361.414.

[121] Peisch, S. F., E. L. Van Blarigan, J. M. Chan, M. J. Stampfer, and S. A. Kenfield. 2017. "Prostate cancer progression and mortality: a review of diet and lifestyle factors." *World J Urol* 35 (6):867-74. doi: 10.1007/s00345-016-1914-3. Johnston-Early, A., M. H. Cohen, J. D. Minna, L. M. Paxton, B. E. Fossieck, Jr., D. C. Ihde, P. A. Bunn Jr., M. J. Matthews, and R. Makuch. 1980. "Smoking abstinence and small cell lung cancer survival. An association." *JAMA* 244 (19):2175-79. Browman, G. P., G. Wong, I. Hodson, J. Sathya, R. Russell, L. McAlpine, P. Skingley, and M. N. Levine. 1993. "Influence of cigarette smoking on the efficacy of radiation therapy in head and neck cancer." *N Engl J Med* 328 (3):159-63. doi: 10.1056/NEJM199301213280302.

[122] Tindle, H. A., and R. A. Greevy. 2018. "Smoking cessation pharmacotherapy, even without counseling, remains a cornerstone of treatment." *J Natl Cancer Inst* 110 (6):545-46. doi: 10.1093/jnci/djx246.

[123] Evins, A. E., and C. Cather. 2015. "Effective cessation strategies for smokers with schizophrenia." *Int Rev Neurobiol* 124:133-47. doi: 10.1016/bs.irn.2015.08.001.

[124] Ashmore, J. A., K. W. Ditterich, C. C. Conley, M. R. Wright, P. S. Howland, K. L. Huggins, J. Cooreman, P. S. Andrews, D. R. Nicholas, L. Roberts, L. Hewitt, J. N. Scales, J. K. Delap, C. A. Gray, L. A. Tyler, C. Collins, C. M. Whiting, B. M. Brothers, M. M. Ryba, and B. L. Andersen. 2019. "Evaluating the effectiveness and implementation of evidence-based treatment: a multisite hybrid design." *Am Psychol* 74 (4):459-73. doi: 10.1037/ amp0000309.

[125] Sandén, U. 2016.… *and I Want to Live* (Vulkan, ISBN 9789163913457).

[126] Sanden, U., L. Harrysson, H. Thulesius, and F. Nilsson. 2017. "Exploring health navigating design: momentary contentment in a cancer context." *Int J Qual Stud Health Well-Being* 12 (suppl 2):1374809. doi: 10.1080/17482631.2017.1374809.

[127] The Lancet. 2019. "Promoting and prescribing the arts for health." *Lancet* 394 (10212):1880. doi: 10.1016/S0140-6736(19)32796-5.

[128] Sanden, U., L. Harrysson, H. Thulesius, and F. Nilsson. 2017. "Exploring health navigating design: momentary contentment in a cancer context." *Int J Qual Stud Health Well-Being* 12 (suppl 2):1374809. doi: 10.1080/17482631.2017.1374809.

[129] Sapolsky, R. M. 2017. *Behave: The Biology of Humans at Our Best and Worst* (Penguin Press, ISBN 1594205078). Blakemore, S. J. 2019. "Adolescence and mental health." *Lancet* 393 (10185):2030-31. doi: 10.1016/S0140-6736(19)31013-X.

[130] Blakemore, S. J. 2019. "Adolescence and mental health." *Lancet* 393 (10185):2030-31. doi: 10.1016/S0140-6736(19)31013-X. Nemeroff, C. B. 2016. "Paradise lost: the neurobiological and clinical consequences of child abuse and neglect." *Neuron* 89 (5):892-909. doi:10.1016/ j.neuron.2016.01.019. Nemeroff, C. B., and F. Seligman. 2013. "The pervasive and persistent neurobiological and clinical aftermath of child abuse and neglect." *J Clin Psychiatry* 74 (10):999-1001. doi: 10.4088/JCP.13com08633.

[131] The Lancet. 2019. "Lung cancer: some progress, but still a lot more to do." *Lancet* 394 (10212):1880. doi: 10.1016/S0140-6736(19)32795-3. https://www.lung.org/ourinitiatives/ research/monitoring-trends-in-lung-disease/state-of-lung-cancer/.

[132] Alberg, A. J., D. R. Shopland, and K. M. Cummings. 2014. "The 2014 Surgeon General's report: commemorating the 50th Anniversary of the 1964 Report of the Advisory Committee to the US Surgeon General and updating the evidence on the health consequences of cigarette smoking." *Am J Epidemiol* 179 (4):403-12. doi: 10.1093/aje/kwt335. Loeb, L. A. 2016. "Tobacco causes human cancers—a concept founded on epidemiology and an insightful experiment now requires translation worldwide." *Cancer Res* 76 (4):765-66. doi: 10.1158/0008-5472.CAN-16-0149.

[133] Lawrence, F. 2019. "Big Tobacco, war and politics." *Nature* 574:172-73. doi: 10.1038/ d41586-019-02991-w. Milov, S. 2019. *The Cigarette: A Political History* (Harvard University

Press, ISBN 0674241215).

［134］ Loeb, L. A. 2016. "Tobacco causes human cancers—a concept founded on epidemiology and an insightful experiment now requires translation worldwide." *Cancer Res* 76 (4):765-66. doi: 10.1158/0008-5472.CAN-16-0149.

［135］ The Lancet. 2019. "Lung cancer: some progress, but still a lot more to do." *Lancet* 394 (10212):1880. doi: 10.1016/S0140-6736(19)32795-3. Wild, C. P. 2019. "The global cancer burden: necessity is the mother of prevention." *Nat Rev Cancer* 19 (3):123-24. doi: 10.1038/s41568-019-0110-3. Ganz, P. A. 2019. "Current US cancer statistics: alarming trends in young adults?" *J Natl Cancer Inst* 111 (12):1241-42 . doi: 10.1093/jnci/djz107.

［136］ Wild, C. P. 2019. "The global cancer burden: necessity is the mother of prevention." *Nat Rev Cancer* 19 (3):123-24. doi: 10.1038/s41568-019-0110-3. Song, M., B. Vogelstein, E. L. Giovannucci, W. C. Willett, and C. Tomasetti. 2018. "Cancer prevention: molecular and epidemiologic consensus." *Science* 361 (6409):1317-18. doi: 10.1126/science.aau3830.

［137］ Song, M., B. Vogelstein, E. L. Giovannucci, W. C. Willett, and C. Tomasetti. 2018. "Cancer prevention: molecular and epidemiologic consensus." *Science* 361 (6409):1317-18. doi: 10.1126/science.aau3830.

［138］ Garcia, P. J. 2019. "Corruption in global health: the open secret." *Lancet* 394 (10214):2119-24. doi: 10.1016/S0140-6736(19)32527-9.

［139］ Moynihan, R., L. Bero, S. Hill, M. Johansson, J. Lexchin, H. Macdonald, B. Mintzes, C. Pearson, M. A. Rodwin, A. Stavdal, J. Stegenga, B. D. Thombs, H. Thornton, P. O. Vandvik, B. Wieseler, and F. Godlee. 2019. "Pathways to independence: towards producing and using trustworthy evidence." *BMJ* 367:l6576. doi: 10.1136/bmj.l6576.

［140］ Hanson, R. 1994. "Buy health, not health care." *Cato J* 14 (1). http://mason.gmu.edu/~rhanson/buyhealth.html.

［141］ https://www.ipcc.ch/srccl/.

［142］ Chaplin-Kramer, R., R. P. Sharp, C. Weil, E. M. Bennett, U. Pascual, K. K. Arkema, K. A. Brauman, B. P. Bryant, A. D. Guerry, N. M. Haddad, M. Hamann, P. Hamel, J. A. Johnson, L. Mandle, H. M. Pereira, S. Polasky, M. Ruckelshaus, M. R. Shaw, J. M. Silver, A. L. Vogl, and G. C. Daily. 2019. "Global modeling of nature's contributions to people." *Science* 366 (6462):255-58. doi: 10.1126/science.aaw3372. Morecroft, M. D., S. Duffield, M. Harley, J. W. Pearce-Higgins, N. Stevens, O. Watts, and J. Whitaker. 2019. "Measuring the success of climate change adaptation and mitigation in terrestrial ecosystems." *Science* 366 (6471):eaaw9256. doi: 10.1126/science. aaw9256. Diaz, S., J. Settele, E. S. Brondizio, H. T. Ngo, J. Agard, A. Arneth, P. Balvanera, K. A. Brauman, S. H. M. Butchart, K. M. A. Chan, L. A. Garibaldi, K. Ichii, J. Liu, S. M. Subramanian, G. F. Midgley, P. Miloslavich, Z. Molnar, D. Obura, A. Pfaff, S. Polasky, A. Purvis, J. Razzaque, B. Reyers, R. R. Chowdhury, Y. J. Shin, I. Visseren-Hamakers, K. J. Willis, and C. N. Zayas. 2019. "Pervasive human-driven decline of life on Earth points to the need for transformative change." *Science* 366 (6471):eaax3100. doi: 10.1126/science.aax3100.

[143] DeGregori, J., and N. Eldredge. 2019. "Parallel causation in oncogenic and anthropogenic degradation and extinction." *Biol Theor* 15:12-24. doi: 10.1007/s13752-019-00331-9.

[144] Swinburn, B. A., V. I. Kraak, S. Allender, V. J. Atkins, P. I. Baker, J. R. Bogard, H. Brinsden, A. Calvillo, O. De Schutter, R. Devarajan, M. Ezzati, S. Friel, S. Goenka, R. A. Hammond, G. Hastings, C. Hawkes, M. Herrero, P. S. Hovmand, M. Howden, L. M. Jaacks, A. B. Kapetanaki, M. Kasman, H. V. Kuhnlein, S. K. Kumanyika, B. Larijani, T. Lobstein, M. W. Long, V. K. R. Matsudo, S. D. H. Mills, G. Morgan, A. Morshed, P. M. Nece, A. Pan, D. W. Patterson, G. Sacks, M. Shekar, G. L. Simmons, W. Smit, A. Tootee, S. Vandevijvere, W. E. Waterlander, L. Wolfenden, and W. H. Dietz. 2019. "The global syndemic of obesity, undernutrition, and climate change: The Lancet Commission report." *Lancet* 393 (10173):791-846. doi: 10.1016/S0140-6736(18)32822-8.

[145] Quail, D. F., and A. J. Dannenberg. 2019. "The obese adipose tissue microenvironment in cancer development and progression." *Nat Rev Endocrinol* 15 (3):139-54. doi: 10.1038/s41574-018-0126-x.

[146] Swinburn, B. A., V. I. Kraak, S. Allender, V. J. Atkins, P. I. Baker, J. R. Bogard, H. Brinsden, A. Calvillo, O. De Schutter, R. Devarajan, M. Ezzati, S. Friel, S. Goenka, R. A. Hammond, G. Hastings, C. Hawkes, M. Herrero, P. S. Hovmand, M. Howden, L. M. Jaacks, A. B. Kapetanaki, M. Kasman, H. V. Kuhnlein, S. K. Kumanyika, B. Larijani, T. Lobstein, M. W. Long, V. K. R. Matsudo, S. D. H. Mills, G. Morgan, A. Morshed, P. M. Nece, A. Pan, D. W. Patterson, G. Sacks, M. Shekar, G. L. Simmons, W. Smit, A. Tootee, S. Vandevijvere, W. E. Waterlander, L. Wolfenden, and W. H. Dietz. 2019. "The global syndemic of obesity, undernutrition, and climate change: The Lancet Commission report." *Lancet* 393 (10173):791-846. doi: 10.1016/S0140- 6736(18)32822-8. Nugent, R. 2019. "Rethinking systems to reverse the global syndemic." *Lancet* 393 (10173):726-78. doi: 10.1016/S0140-6736(18)33243-4.

[147] Nguyen, K. H., S. A. Glantz, C. N. Palmer, and L. A. Schmidt. 2019. "Tobacco industry involvement in children's sugary drinks market." *BMJ* 364:l736. doi: 10.1136/bmj.l736.

[148] https://ec.europa.eu/info/sites/info/files/president-elect-speech-original_en.pdf.

[149] Diaz, S., J. Settele, E. S. Brondizio, H. T. Ngo, J. Agard, A. Arneth, P. Balvanera, K. A. Brauman, S. H. M. Butchart, K. M. A. Chan, L. A. Garibaldi, K. Ichii, J. Liu, S. M. Subramanian, G. F. Midgley, P. Miloslavich, Z. Molnar, D. Obura, A. Pfaff, S. Polasky, A. Purvis, J. Razzaque, B. Reyers, R. R. Chowdhury, Y. J. Shin, I. Visseren-Hamakers, K. J. Willis, and C. N. Zayas. 2019. "Pervasive human-driven decline of life on Earth points to the need for transformative change." *Science* 366 (6471):eaax3100. doi: 10.1126/science.aax3100. Swinburn, B. A., V. I. Kraak, S. Allender, V. J. Atkins, P. I. Baker, J. R. Bogard, H.

Brinsden, A. Calvillo, O. De Schutter, R. Devarajan, M. Ezzati, S. Friel, S. Goenka, R. A. Hammond, G. Hastings, C. Hawkes, M. Herrero, P. S. Hovmand, M. Howden, L. M. Jaacks, A. B. Kapetanaki, M. Kasman, H. V. Kuhnlein, S. K. Kumanyika, B. Larijani, T. Lobstein, M. W. Long, V. K. R. Matsudo, S. D. H. Mills, G. Morgan, A. Morshed, P. M. Nece, A. Pan, D. W. Patterson, G. Sacks, M. Shekar, G. L. Simmons, W. Smit, A. Tootee, S. Vandevijvere, W. E. Waterlander, L. Wolfenden, and W. H. Dietz. 2019. "The global syndemic of obesity, undernutrition, and climate change: The Lancet Commission report." *Lancet* 393 (10173):791-846. doi: 10.1016/S0140-6736(18)32822-8.

[150] Wilson, B. E., S. Jacob, M. L. Yap, J. Ferlay, F. Bray, and M. B. Barton. 2019. "Estimates of global chemotherapy demands and corresponding physician workforce requirements for 2018 and 2040: a population-based study." *Lancet Oncol* 20 (6):769-80. doi: 10.1016/S1470-2045(19)30163-9. Bray, F., J. Ferlay, I. Soerjomataram, R. L. Siegel, L. A. Torre, and A. Jemal. 2018. "Global cancer statistics 2018: GLOBOCAN estimates of incidence and mortality worldwide for 36 cancers in 185 countries." *CA Cancer J Clin* 68 (6):394-424. doi: 10.3322/caac.21492. The Lancet. 2018. "GLOBOCAN 2018: counting the toll of cancer." *Lancet* 392 (10152):985. doi: 10.1016/S0140-6736(18)32252-9.

[151] Sarto-Jackson, I. 2018. "Time for a change: topical amendments to the medical model of disease." *Biol Theor* 13:29. doi: 10.1007/s13752-017-0289-z. Kauffman, S. I., C.I. Hill, L. Hood, and S. Huang. 2014. "Transforming medicine: a manifesto." *Sci Am worldVIEW*. https://medecine-integree.com/wp-content/uploads/2018/06/Transforming-Medicine_-A-Manifesto-_-worldVIEW_Kauffman.pdf.

[152] Kruk, M. E., A. D. Gage, C. Arsenault, K. Jordan, H. H. Leslie, S. Roder-DeWan, O. Adeyi, P. Barker, B. Daelmans, S. V. Doubova, M. English, E. G. Elorrio, F. Guanais, O. Gureje, L. R. Hirschhorn, L. Jiang, E. Kelley, E. T. Lemango, J. Liljestrand, A. Malata, T. Marchant, M. P. Matsoso, J. G. Meara, M. Mohanan, Y. Ndiaye, O. F. Norheim, K. S. Reddy, A. K. Rowe, J. A. Salomon, G. Thapa, N. A. Y. Twum-Danso, and M. Pate. 2018. "High-quality health systems in the Sustainable Development Goals era: time for a revolution." *Lancet Glob Health* 6 (11):e1196-252. doi: 10.1016/S2214-109X(18)30386-3.

[153] Garcia, P. J. 2019. "Corruption in global health: the open secret." *Lancet* 394 (10214):2119-24. doi: 10.1016/S0140-6736(19)32527-9.

[154] Swinburn, B. A., V. I. Kraak, S. Allender, V. J. Atkins, P. I. Baker, J. R. Bogard, H. Brinsden, A. Calvillo, O. De Schutter, R. Devarajan, M. Ezzati, S. Friel, S. Goenka, R. A. Hammond, G. Hastings, C. Hawkes, M. Herrero, P. S. Hovmand, M. Howden, L. M. Jaacks, A. B. Kapetanaki, M. Kasman, H. V. Kuhnlein, S. K. Kumanyika, B. Larijani, T. Lobstein, M. W. Long, V. K. R. Matsudo, S. D. H. Mills, G. Morgan, A. Morshed, P. M. Nece, A. Pan, D. W. Patterson, G. Sacks, M. Shekar, G. L. Simmons, W. Smit, A. Tootee, S. Vandevijvere, W. E. Waterlander, L. Wolfenden, and W. H. Dietz. 2019. "The global syndemic of

obesity, undernutrition, and climate change: The Lancet Commission report." *Lancet* 393 (10173):791-846. doi: 10.1016/S0140-6736(18)32822-8.

［155］Diaz, S., J. Settele, E. S. Brondizio, H. T. Ngo, J. Agard, A. Arneth, P. Balvanera, K. A. Brauman, S. H. M. Butchart, K. M. A. Chan, L. A. Garibaldi, K. Ichii, J. Liu, S. M. Subramanian, G. F. Midgley, P. Miloslavich, Z. Molnar, D. Obura, A. Pfaff, S. Polasky, A. Purvis, J. Razzaque, B. Reyers, R. R. Chowdhury, Y. J. Shin, I. Visseren-Hamakers, K. J. Willis, and C. N. Zayas. 2019. "Pervasive human-driven decline of life on Earth points to the need for transformative change." *Science* 366 (6471):eaax3100. doi: 10.1126/science. aax3100. DeGregori, J., and N. Eldredge. 2019. "Parallel causation in oncogenic and anthropogenic degradation and extinction." *Biol Theor* 15:1 2-24. doi: 10.1007/s13752-019- 00331-9. Stokstad, E. 2019. "Nitrogen crisis threatens Dutch environment-and economy." *Science* 366 (6470):1180-81. doi: 10.1126/science.366.6470.1180. https://ec.europa.eu/info/ sites/info/files/president-elect-speech-original_en.pdf.

［156］Lancaster, A. K., A. E. Thessen, and A. Virapongse. 2018. "A new paradigm for the scientific enterprise: nurturing the ecosystem." *F1000Res* 7:803. doi: 10.12688/f1000research.15078.1. Alberts, B., M. W. Kirschner, S. Tilghman, and H. Varmus. 2014. "Rescuing US biomedical research from its systemic flaws." *Proc Natl Acad Sci USA* 111 (16):5773-77. doi: 10.1073/ pnas.1404402111. Chapman, C. A., J. C. Bicca-Marques, S.Calvignac-Spencer, P. Fan, P. J. Fashing, J. Gogarten, S. Guo, C. A. Hemingway, F. Leendertz, B. Li, I. Matsuda, R. Hou, J. C. Serio-Silva, and N. Chr Stenseth. 2019. "Games academics play and their consequences: how authorship, h-index and journal impact factors are shaping the future of academia." *Proc Biol Sci* 286 (1916):20192047. doi: 10.1098/rspb.2019.2047.

［157］Waddington, C. H. 1959. "Behavior and evolution." *Science* 129:203.

［158］Dotto, G. P. 2020. "Conjectures, refutations and the search for truths: science, symbolic truths and the devil." *EMBO Rep* 21:e49924. doi: 10.15252/embr.201949924.

［159］Tinbergen, N. 1978. *Animals and Behavior* (Time-Life Books, ISBN 0809438917).

［160］Goldin, I. 2017. "The second Renaissance." *Nature* 550 (7676):327-29. doi:10.1038/550327a.

［161］Aykut, B., S. Pushalkar, R. Chen, Q. Li, R. Abengozar, J. I. Kim, S. A. Shadaloey, D. Wu, P. Preiss, N. Verma, Y. Guo, A. Saxena, M. Vardhan, B. Diskin, W. Wang, J. Leinwand, E. Kurz, J. A. Kochen Rossi, M. Hundeyin, C. Zambrinis, X. Li, D. Saxena, and G. Miller. 2019. "The fungal mycobiome promotes pancreatic oncogenesis via activation of MBL." *Nature* 574 (7777):264-67. doi: 10.1038/s41586-019-1608-2.

［162］Hunter, P. 2017. "The role of biology in global climate change." *Embo Rep* 18 (5):673-76. doi: 10.15252/embr.201744260.

［163］Crowther, M. D., G. Dolton, M. Legut, M. E. Caillaud, A. Lloyd, M. Attaf, S. A. E. Galloway, C. Rius, C. P. Farrell, B. Szomolay, A. Ager, A. L. Parker, A. Fuller, M. Donia, J. McCluskey, J. Rossjohn, I. M. Svane, J. D. Phillips, and A. K. Sewell. 2020. "Genome-wide CRISPR-Cas9 screening reveals ubiquitous T cell cancer targeting via the monomorphic MHC class I-related protein MR1." *Nat Immunol* 21 (2):178-85. doi: 10.1038/s41590-019-0578-8.

［164］Sontheimer-Phelps, A., B. A. Hassell, and D. E. Ingber. 2019. "Modelling cancer in microfluidic human organs-on-chips." *Nat Rev Cancer* 19 (2):65-81. doi: 10.1038/s41568-018-0104-6.

［165］FitzGerald, G., D. Botstein, R. Califf, R. Collins, K. Peters, N. Van Bruggen, and D. Rader. 2018. "The future of humans as model organisms." *Science* 361 (6402):552-53. doi: 10.1126/science.aau7779.

［166］Hyun, I., M. Munsie, M. F. Pera, N. C. Rivron, and J. Rossant. 2020. "Toward guidelines for research on human embryo models formed from stem cells." *Stem Cell Reports* 14 (2): 169-74. doi: 10.1016/j.stemcr.2019.12.008.

［167］Duflo, E., and A. Banerjee. 2017. *Handbook of Field Experiments* (Volume 2, Elsevier, ISBN 44640118).

［168］Pemovska, T., M. Kontro, B. Yadav, H. Edgren, S. Eldfors, A. Szwajda, H. Almusa, M. M. Bespalov, P. Ellonen, E. Elonen, B. T. Gjertsen, R. Karjalainen, E. Kulesskiy, S. Lagstrom, A. Lehto, M. Lepisto, T. Lundan, M. M. Majumder, J. M. Marti, P. Mattila, A. Murumagi, S. Mustjoki, A. Palva, A. Parsons, T. Pirttinen, M. E. Ramet, M. Suvela, L. Turunen, I. Vastrik, M. Wolf, J. Knowles, T. Aittokallio, C. A. Heckman, K. Porkka, O. Kallioniemi, and K. Wennerberg. 2013. "Individualized systems medicine strategy to tailor treatments for patients with chemorefractory acute myeloid leukemia." *Cancer Discov* 3 (12):1416-29. doi: 10.1158/2159-8290.CD-13-0350. Kodack, D. P., A. F. Farago, A. Dastur, M. A. Held, L. Dardaei, L. Friboulet, F. von Flotow, L. J. Damon, D. Lee, M. Parks, R. Dicecca, M. Greenberg, K. E. Kattermann, A. K. Riley, F. J. Fintelmann, C. Rizzo, Z. Piotrowska, A. T. Shaw, J. F. Gainor, L. V. Sequist, M. J. Niederst, J. A. Engelman, and C. H. Benes. 2017. "Primary patient-derived cancer cells and their potential for personalized cancer patient care." *Cell Rep* 21 (11):3298-309. doi:10.1016/j.celrep.2017.11.051. Snijder, B., G. I. Vladimer, N. Krall, K. Miura, A. S. Schmolke, C. Kornauth, O. Lopez de la Fuente, H. S. Choi, E. van der Kouwe, S. Gultekin, L. Kazianka, J. W. Bigenzahn, G. Hoermann, N. Prutsch, O. Merkel, A. Ringler, M. Sabler, G. Jeryczynski, M. E. Mayerhoefer, I. Simonitsch-Klupp, K. Ocko, F. Felberbauer, L. Mullauer, G. W. Prager, B. Korkmaz, L. Kenner, W. R. Sperr, R. Kralovics, H. Gisslinger, P. Valent, S. Kubicek, U. Jager, P. B. Staber, and G. Superti-Furga. 2017. "Image-based ex-vivo drug screening for patients with aggressive haematological malignancies: interim results from a single-arm, open-label, pilot study." *Lancet Haematol* 4 (12):e595-e606. doi: 10.1016/S2352-3026(17)30208-9. Lee, J. K., Z. Liu, J. K. Sa, S. Shin, J. Wang, M. Bordyuh, H. J. Cho, O. Elliott, T. Chu, S. W. Choi, D. I. S. Rosenbloom, I. H. Lee, Y. J. Shin, H. J. Kang, D. Kim, S. Y. Kim, M. H. Sim, J. Kim, T. Lee, Y. J. Seo, H. Shin, M. Lee, S. H. Kim, Y. J. Kwon, J. W. Oh, M. Song, M. Kim, D. S. Kong, J. W. Choi, H. J. Seol, J. I. Lee, S. T. Kim, J.

O. Park, K. M. Kim, S. Y. Song, J. W. Lee, H. C. Kim, J. E. Lee, M. G. Choi, S. W. Seo, Y. M. Shim, J. I. Zo, B. C. Jeong, Y. Yoon, G. H. Ryu, N. K. D. Kim, J. S. Bae, W. Y. Park, J. Lee, R. G. W. Verhaak, A. Iavarone, J. Lee, R. Rabadan, and D. H. Nam. 2018. "Pharmacogenomic landscape of patient-derived tumor cells informs precision oncology therapy." *Nat Genet* 50 (10):1399-411. doi: 10.1038/s41588-018-0209-6.

［169］Maley, C. C., A. Aktipis, T. A. Graham, A. Sottoriva, A. M. Boddy, M. Janiszewska, A. S. Silva, M. Gerlinger, Y. Yuan, K. J. Pienta, K. S. Anderson, R. Gatenby, C. Swanton, D. Posada, C. I. Wu, J. D. Schiffman, E. S. Hwang, K. Polyak, A. R. A. Anderson, J. S. Brown, M. Greaves, and D. Shibata. 2017. "Classifying the evolutionary and ecological features of neoplasms." *Nat Rev Cancer* 17 (10):605-19. doi: 10.1038/nrc.2017.69. West, J., L. You, J. Zhang, R. A. Gatenby, J. S. Brown, P. K. Newton, and A. R. A. Anderson. 2020. "Towards multi-drug adaptive therapy." *Cancer Res* 80:1578-89. doi: 10.1158/0008-5472.CAN-19-2669.

［170］Zhang, J., J. J. Cunningham, J. S. Brown, and R. A. Gatenby. 2017. "Integrating evolutionary dynamics into treatment of metastatic castrate-resistant prostate cancer." *Nat Commun* 8 (1):1816. doi: 10.1038/s41467-017-01968-5. West, J. B., M. N. Dinh, J. S. Brown, J. Zhang, A. R. Anderson, and R. A. Gatenby. 2019. "Multidrug cancer therapy in metastatic castrate-resistant prostate cancer: an evolution-based strategy." *Clin Cancer Res* 25 (14):4413-21. doi: 10.1158/1078-0432.CCR-19-0006.

（许扬　罗伟仁）

V

下一步该怎么做？

Bernhard Strauss、Marta Bertolaso、Ingemar Ernberg 和 Mina J. Bissell

展望

呼吁修订/拓展癌症研究的因果范式，并提供实证证据支持是一回事；将其转化为一种新的科学实践又是另一码事。我们十分清楚，像这样专注于概念变革的著作可能会引发"是的，但是……"的反应，甚至可能还会有人问"那么，接下来该怎么办呢？"好吧，那么下一步我们该怎么做？

每位作者都根据自己的专业领域和章节内容提出了下一步的设想。从这些以及过去二十年中出现的其他见解中，我们可以确定一些亟待解决的具体要求，以将癌症研究推向新的方向。如果付诸实施，这些举措将对所有癌症研究产生深远而有益的影响，并且可能是急需改善和拯救癌症患者生命所必不可少的。这些要点大致可以归纳为以下两个主要主题（也许不一定很完整）。

（1）教育/跨学科合作

• 教学/语言。与所有科学创新一样，重要的是在实验研究实践中向下一代科学家传授对癌症的新思考方式。这需要一种与新概念框架的认知结构相匹配的全新语言，也意味着不应鼓励使用旧教条，重要的一点是我们的资助机构和科学期刊的审稿人及其编辑不能把"癌症是一种基因病"或"癌症是由癌基因突变引起"这样的句子当作可与万有引力定律相媲美的基本定律。科学文章中这样的句子如今看起来更像是试图避免在引言部分进行任何实质性的讨论，以便人们快速进入到研究的技术部分。作为一个科学团体，我们并不会比任何其他留恋在各自的回声室作应声虫的团体更能抵御教条的自我催眠效应。

• 跨学科合作。然而，过去二十年的事实充分表明所有的生物科学和医学都从不断扩大的跨学科合作中受益匪浅。我们正在进入一个需要"团队科学"的时代，特别是物理学家、数学家、工程师和网络科学家的加入已经在基础生物学和癌症研究领域催生了许多启发（例如国家癌症研究所的物理科学-肿瘤网络倡议）。解决癌症问题需要来自不同认知思维文化的专业知识，这个观点必须进一步强调，以确保癌症科学家认识到处理一个复杂的问题可能需要与非线性和概率过程来一个不期而遇，而如何分析这些问题通常不会在生物学或医学课程中被讲授。

• 从现有的辩论中学习。一旦纳入更广泛复杂系统的概念框架中，癌症自然而然会成为另一种可以接受传统的还原者/反还原者辩论的生物现象，而这些辩论在基础生物学、进化发育生物学、生态学或进化论等领域都得以充分体现。一旦我们接受了这一点，也许可以从这样的辩论中学到很多东西，例如通过物理约束、基因表达和自组织的生物物理机制的相互作用决定正常的生物表型。要在科学界培养和保持跨学科思维，需要通过有执念的机构和倡议不断支持，以保持这种精神生生不息和与时俱进。

• 目前，癌症领域的这样一种跨学科合作文化才刚刚开始，挫折是常事。例如促进癌症科学家和物理学家之间合作的上述倡议的资金和支持已逐渐枯竭，过去的参与者认为其势头（momentum，这里指的不是物理术语）已经不复存在。

（2）将新的概念见解转化为实验和临床研究实践

• 应用更合适的模型解释观测数据。通过应用复杂系统理论的原理可以更好地理解许多临床经验观察结果，但在转化为基于这些原理的治疗方法之前还需要进行实验验证，就例如早期和晚期癌症之间存在很大差异，需要采用截然不同的研究模型系统和治疗方案。与这一事实密切相关的是，为了挽救更多的生命，需要在首次发现原发肿瘤时就将转移作为防治目标。然而，现有的模型系统主要基于高度晚期的肿瘤表型研究癌症和测试治疗模式，对于癌症的系统性理解并无太大帮助。目前，可用于研究、预防和治早期肿瘤的资源和创新寥寥可数。

• 单细胞水平以上的因果相关因素。在基础生物学中，组织的组织原理（如物理力的作用）、细胞生命的自组织原理以及高阶整合机制（如产生和维持组织表型的生物电现象）已经被研究了很长时间。然而在单细胞水平以上（代表新的"中尺度结构"）对恶性表型相关的因果因素进行实验研究和探索仍然不是当前癌症研究议程的一部分。

• 验证单个癌细胞以外的概念。尽管很有可能是更大的细胞群，而不仅仅是一个神话般的单个恶性癌细胞，参与了触发致癌的过程，但目前并没有太理想的实验框架研究这样的一些因果相关单位。例如，过去曾有人建议将物理学中的场概念应用于生物体，以便定义单细胞水平以上的功能单位（例如"场癌变"概念）。虽然在概念方面很有吸引力，并且得到实验数据的支持，但关于这些场效应如何因果运行，或者其组成"力"是什么，仍然缺乏一个完整的理论。"肿瘤生态位"概念可能更接近这个想法，并且最近得到了更广泛的接受。

• 中／远程相互作用。考虑到大多数致癌刺激一开始都会影响到整个生物体，癌症也很可能始于一种（全身）系统性损伤，进而影响到许多远离首个被检测到原发肿瘤的器官的信号调节通路。当前，还没有实验工具检测这些跨生物组织层次及生物生命周期的远程相互作用。

• 用于理解肿瘤生物学的患者治疗数据。一个被忽略的、有助于对肿瘤生物学相互作用深入理解的是患者体内的实际肿瘤及其对治疗的实时应答。我们需要充分好地利用大量治疗应答者的数据，特别是无应答者和因治疗而病情恶化的患者数据。当肿瘤仍然是生物体系统的一部分时，在那里就可能会发现许多关于人类肿瘤生物学的潜在新见解。

· 研究"健康"组织状态。目前还没有清楚地了解在体内需要持续维持的、以确定组织"健康"状态所需的一系列远程相互作用。当务之急是对这些问题进行更多的实验研究，这可能需要恢复"老式"生理学实验，即研究生物体中较大单元之间的相互作用。参与私营 P4 医疗服务的大型人群的数据可能为这个问题上提供支持。也许发展迅猛的类器官研究领域和在培养皿中构建器官的生物工程有助于揭示健康组织维持的一些基本原理。

· 确定组织中的癌症易感性。由于对决定健康的组织因素了解不足，我们还在努力理解癌症是由于这些组织／生物体内在维护和防御机制崩溃而造成的结果，因此仍然在单个细胞内寻找恶性肿瘤的"主动"触发因素（当然，这些可以在工程实验系统中观察到，但其作为人类癌症模型的适用性越来越受到质疑）。

· 肿瘤并不是"杂乱无章的"随机细胞团。肿瘤在不同的组织中生长也不一样。对肿瘤如何在三维中生长进行更详细的研究有助于揭示肿瘤生长的"单位"，就像正常组织的生长和再生总是涉及不同类型的细胞群，其需要以一种协调的方式相互作用一样。一旦我们更深入地了解到肿瘤细胞群彼此之间以及和肿瘤微环境之间是如何相互作用以促进恶性，那么阻断这些相互作用就应该成为治疗方法的一个切入点。

· 超越单靶治疗。在整个癌变过程中，癌细胞群在细胞内和细胞间的相互作用中不断地使用许多反馈回路例如癌细胞特异性的局部代谢、微环境的物理特性以及局部和远程炎症信号不断的相互调节。这也清楚地表明，倘若考虑到复杂动力系统行为的第一性原理，旨在通过"修复"恶性肿瘤的其中一个方面治疗癌症的单次疗法大多都会以失败告终，这样的结果是可以预料的。长期以来，多组分联合药物被认为更有治疗效果，而"适应性疗法"的应用最近才初露锋芒。然而，是否可以获得成功将取决于其所依据的因果范式。

总而言之，我们希望在这本书中阐明一点，即在对癌症的理解和对治疗方法的因果合理化方面，绝不是"只有一步之遥"。更可能"只是在接近"这样一个时刻：我们在概念和技术上都足够完善，终于可以开始着手去理解和治愈癌症。在这一努力过程中，开放的思维和新的概念框架无疑是取得成功的关键所在。

尾声

一百多年前，也就是 1914 年，Theodor Boveri 出版了那本极具远见的专著《恶性肿瘤的起源》，其本人在这本书中通过深度的演绎推理，阐述了在接下来的一个世纪中出现的几乎所有主要概念，这或多或少地影响了癌症研究——大多数情况下都没有被引用过。从海胆胚胎的详细实验观察中，他提出癌症是由于罕见的细胞分裂缺陷致使染色体畸变而引起。半个世纪后，Boveri 重新被分子生物学家发现，从此被尊称为体细胞突变概念之父，这一概念在过去五十年的癌症研究中占据了主导地位。然而，仔细阅读一下其专著就会发现，Boveri 敏锐地意识到生物体所处环境的重要性以及"单个细胞与整个生物体之间"的系统性相互作用，而他提出的染色体畸变作为致癌的诱因，也只有在细胞与其环境之间的通信被中断的前提下才能发挥作用——在许多方面，这可能是明确地阐述癌症成因的首个系统性观点（有关其专著的相关引用，见本卷第 9 章）。Boveri 也非常清楚将一种全新的范式引入科学界所带来的认识论后果和挑战，毕竟科学界需要解决一个非常具体的实际问题，直到今天仍然如此。他知道新概念对实验科学的进步至关重要，正如他在专著的倒数第二句中所写的那样："在这个领域，就像在任何其他领域一样，尽管我们进行了殚精竭虑的求索，但仍有许多重要的现象未被发现，因为它不是我们当前任何的概念所能预测。"

我们乐观地认为，这样的见解将在未来一百年内引领癌症研究领域的变革性创新，从而为患者带来更大的福祉。

（罗伟仁）